职业技能等级认定培训教程

健康照护师

（技师 高级技师）

中国就业培训技术指导中心
人力资源和社会保障部职业技能鉴定中心 组织编写
中国研究型医院学会

中国劳动社会保障出版社

图书在版编目（CIP）数据

健康照护师：技师　高级技师 / 中国就业培训技术指导中心，人力资源和社会保障部职业技能鉴定中心，中国研究型医院学会组织编写. -- 北京：中国劳动社会保障出版社，2024. --（职业技能等级认定培训教程）.
ISBN 978-7-5167-6115-1

Ⅰ. R47

中国国家版本馆 CIP 数据核字第 2024VG7900 号

中国劳动社会保障出版社出版发行

（北京市惠新东街 1 号　邮政编码：100029）

*

北京市科星印刷有限责任公司印刷装订　　新华书店经销

787 毫米 × 1092 毫米　16 开本　28.25 印张　460 千字

2024 年 9 月第 1 版　　2024 年 9 月第 1 次印刷

定价：78.00 元

营销中心电话：400-606-6496

出版社网址：http://www.class.com.cn

本书编审人员

总主编　王社芬

技师篇

主　编　李榕彬　邵越英

副主编　杨　多　李晓兰

编　者　刘　曼　程凌燕　卢在超　郭　京
曹颖茜　田　黎　王　雯　梁洪娟
卢瑜瑜

高级技师篇

主　编　刘则杨　王华芬

副主编　刘　军　邵荣雅

编　者　徐国英　胡叶文　王飞霞　马迎春
吕张红　刘万芳　姚松佑　秦　静
辛胜利　黄素素

前　言

为加快建立劳动者终身职业技能培训制度，大力实施职业技能提升行动，全面推行职业技能等级制度，推进技能人才评价制度改革，促进国家基本职业培训包制度与职业技能等级认定制度的有效衔接，进一步规范培训管理，提高培训质量，中国就业培训技术指导中心、人力资源和社会保障部职业技能鉴定中心、中国研究型医院学会组织有关专家在《健康照护师国家职业技能标准》（以下简称《标准》）制定工作基础上，编写了健康照护师职业技能等级认定培训教程（以下简称等级教程）。

健康照护师等级教程紧贴《标准》要求编写，内容上突出职业能力优先的编写原则，结构上按照职业功能模块分级别编写。该等级教程共包括《健康照护师（基础知识）》《健康照护师（初级）》《健康照护师（中级）》《健康照护师（高级）》《健康照护师（技师　高级技师）》5 本。《健康照护师（基础知识）》是各级别健康照护师均需掌握的基础知识，其他各级别教程内容分别包括各级别健康照护师应掌握的理论知识和操作技能。

本书是健康照护师等级教程中的一本，是职业技能等级认定推荐教程，也是职业技能等级认定题库开发的重要依据，已纳入国家基本职业培训包教材资源，适用于职业技能等级认定培训和中短期职业技能培训。

本书在编写过程中得到中国研究型医院学会护理教育专业委员会专家团队和编者单位（解放军总医院、浙江大学医学院附属第一医院、长江大学、天津医学高等专科学校、安阳师范学院、北京市海淀医院、陆军军医大学士官学校）的大力支持与协助，在此一并表示衷心感谢。

中国就业培训技术指导中心
人力资源和社会保障部职业技能鉴定中心
中国研究型医院学会

目 录 CONTENTS

第一篇 技师

第二篇　高级技师

第一篇　技师

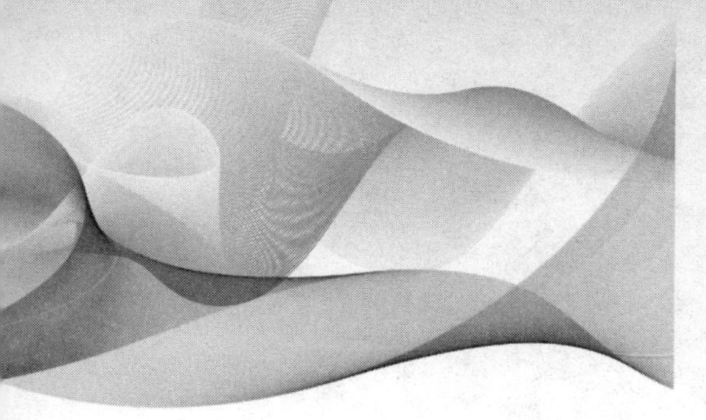

职业模块 1 健康问题照护

培训课程 1

慢性伤口照护

随着我国老龄化社会的发展，特别是带有压疮、糖尿病足及下肢血管性溃疡等慢性伤口的人群多以老年人为主。皮肤受损不仅破坏了人体正常的屏障功能，还可能引起个体生理功能的损害和情感脆弱，由此会给照护对象及其家庭的生活质量带来不同程度的影响。

学习单元 1　慢性伤口评估

慢性伤口评估是一个动态过程，是慢性伤口照护的第一步，也是关键的一步。实施居家照护时，掌握评估的基本知识，客观地对慢性伤口进行评估，帮助专业医护人员收集临床资料，制订有效的护理计划，实施有效的干预措施，调整伤口处理方案，促进伤口愈合，具有一定的临床意义。

一、伤口概念

在外界物理性、化学性和生物性的致伤因素及机体内在因素（如局部血液供应障碍）等因素的作用下，身体完整性和正常解剖结构以及组织功能被破坏而形成伤口。

慢性伤口是指经过专业人员的处理，持续 4 周以上不愈合或无愈合迹象的伤口。

二、伤口分类

一般根据伤口的清洁程度、组织颜色、伤口的深度及伤口愈合时间进行伤口分类。

1. 根据伤口清洁程度分类

（1）清洁伤口。其常见于外科无污染的无菌手术切口或未被污染的水疱，包括完整的水疱及在无菌操作条件下去除疱皮后形成的伤口，如图 1–1 所示。

（2）污染伤口。其指被细菌污染但尚未感染的伤口，如急性外伤伤口、已污染腔隙的外科手术切口等均属于此类伤口，如图 1–2 所示。

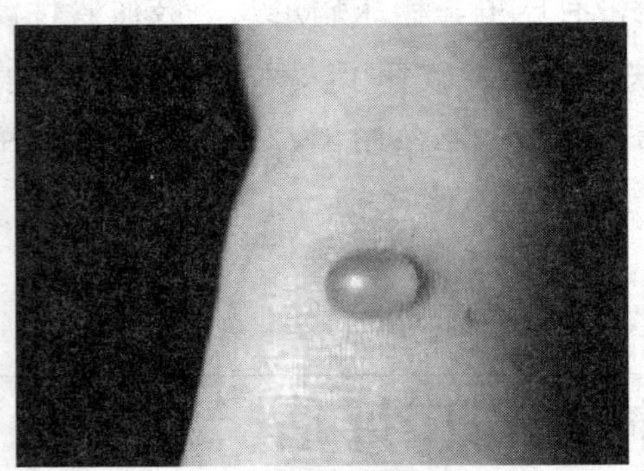

图 1–1　手臂水疱

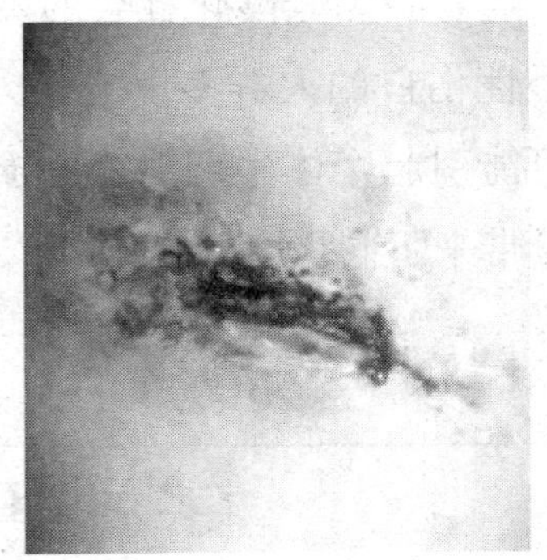

图 1–2　外伤伤口

（3）感染伤口。外观有炎性分泌物，培养出机会致病菌或细菌数量大于 1×10^5 个，伤口表现为红、肿、热、痛等感染症状，如图 1–3 所示。

2. 根据伤口组织颜色分类

（1）红色伤口。红色伤口基底部为健康的红色新鲜肉芽组织，边缘整齐、清洁，此时的伤口处于炎症期或增生期，如图 1–4 所示。

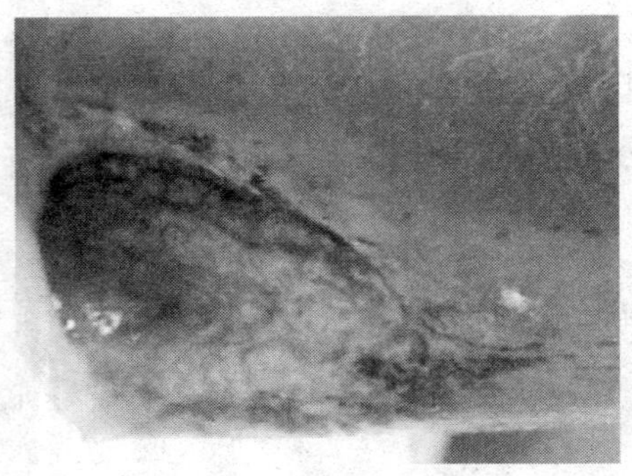

图 1–3　腋下感染伤口

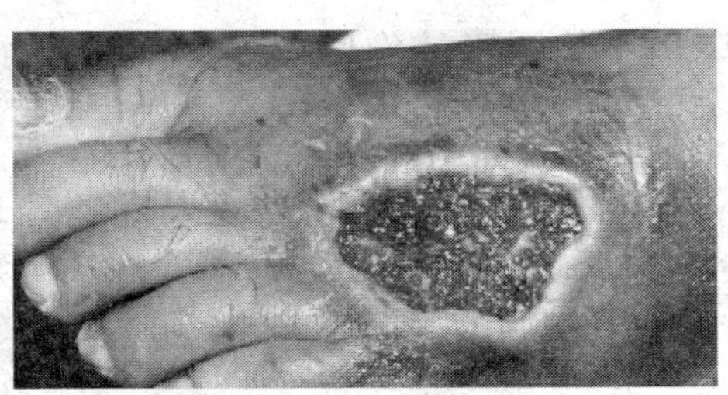

图 1–4　红色伤口

（2）黄色伤口。这类伤口基底部为脱落细胞和死亡细菌，伤口出现坏死残留物并有腐肉、渗出液或感染，因此产生黄色分泌物。此时的伤口处于炎症期，如图 1–5 所示。

（3）黑色伤口。因缺乏血液供应，这类伤口表面有黑色的结痂或坏死组织覆盖，无渗出液或少有渗出液。此时的伤口处于炎症期，如图 1–6 所示。

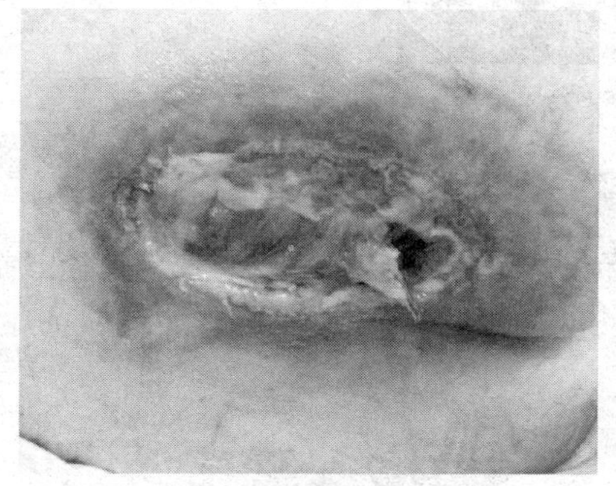
图 1–5　黄色伤口

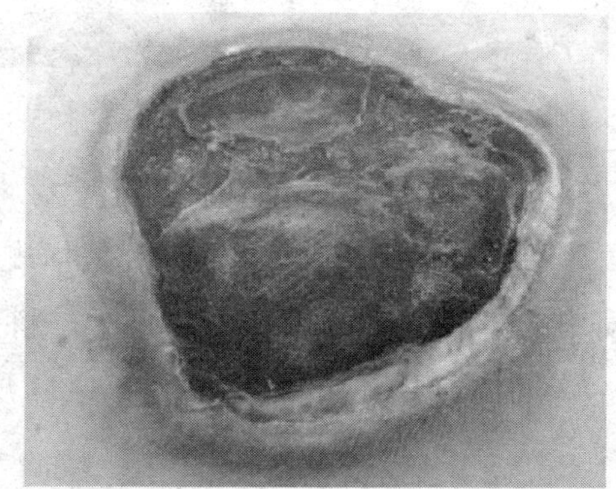
图 1–6　黑色伤口

（4）粉色伤口。这类伤口表面有新生的粉红色上皮组织覆盖，此时的伤口通常处于修复期，如图 1–7 所示。

3. 根据伤口深度分类

（1）部分皮层损伤。这类伤口是指只是皮肤的表皮和部分真皮损伤的伤口，常见于皮肤的擦伤、水疱、Ⅱ期压力性损伤等，如图 1–8 所示。

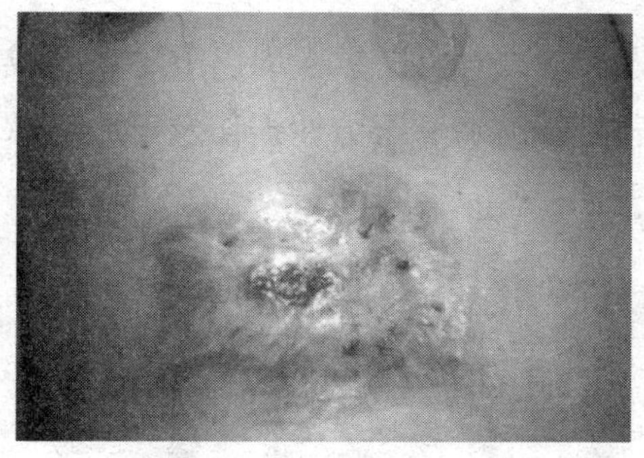
图 1–7　粉色伤口

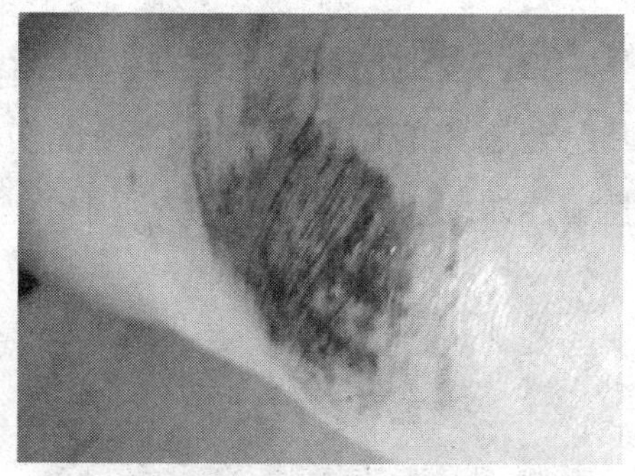
图 1–8　擦伤

（2）全皮层损伤。这类伤口是指从表皮、真皮扩展到皮下组织、筋膜甚至损伤肌肉的伤口，如静脉性溃疡、Ⅲ期以及Ⅳ期的压力性损伤的伤口等，如图 1–9 所示。

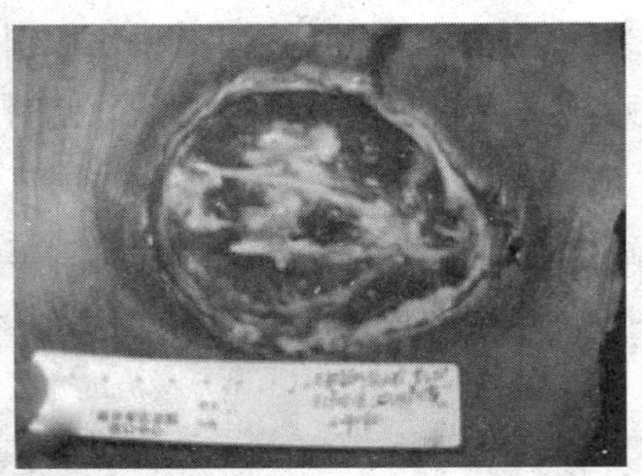

图 1–9　压力性损伤Ⅲ期

4. 根据伤口愈合时间分类

（1）急性伤口。这类伤口是指皮肤和皮下组织的完整性被破坏，但以及时、简单的方式愈合的伤口，常见于外科手术伤口、二度烧伤伤口。此类伤口通常在 1 ~ 3 周内愈合，如图 1–10、图 1–11 所示。

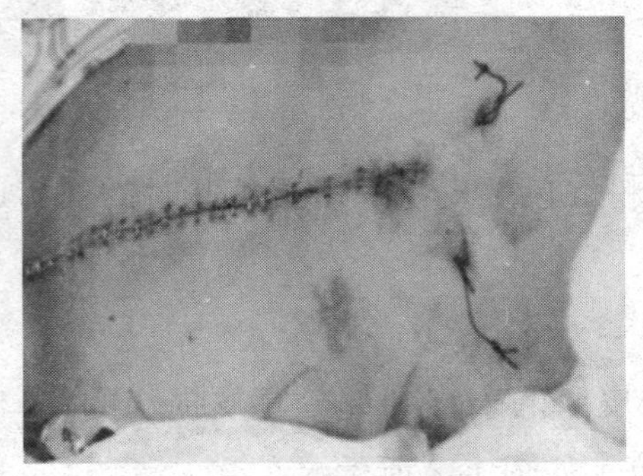

图 1–10　外科手术伤口

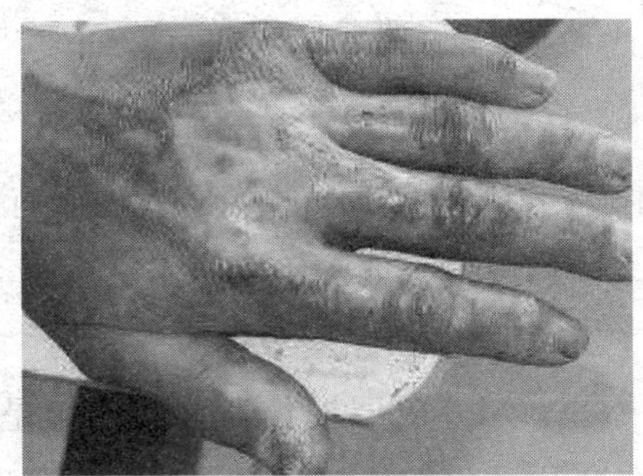

图 1–11　二度烧伤伤口

（2）慢性伤口。这类伤口是指经过专业人员的处理且持续 4 周以上不愈合或无愈合迹象的伤口。常见的慢性伤口有糖尿病足部溃疡、压力性损伤及下肢静脉溃疡，如图 1–12、图 1–13 所示。

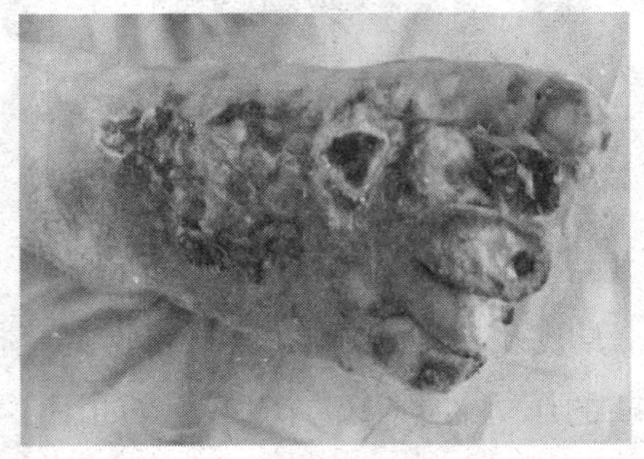

图 1–12　糖尿病足溃疡

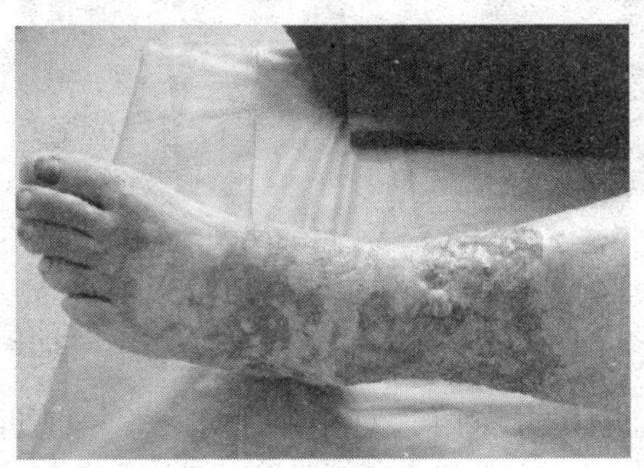

图 1–13　下肢静脉溃疡

三、慢性伤口局部评估

慢性伤口局部评估内容包括伤口的类型及位置、伤口基底颜色、伤口周围皮肤的情况和伤口的渗液情况。

1. 伤口类型及位置

（1）慢性伤口的类型。确定愈合时间大于 4 周的照护对象伤口为慢性伤口。

（2）慢性伤口的位置。准确描述伤口的解剖位置，为医生确定病因提供线索。如压疮好发于骨突受压处（骶尾部、耳廓等）、糖尿病足好发于足底、静脉性溃疡好发于小腿内侧及足踝上方、动脉性溃疡好发于肢体末端。

2. 伤口基底颜色

根据伤口基底颜色分为红、黄、黑及混合性颜色。红色提示伤口内有健康的肉芽组织生长，伤口可能处于愈合期；黄色提示伤口内有坏死组织，伤口可能存在感染；黑色提示伤口有坏死组织或结痂，无愈合倾向；混合性颜色提示伤口内有不同颜色的组织。

3. 伤口周围皮肤情况

伤口周围区域为距离伤口边缘外围 4 cm 以内的区域。伤口周围皮肤评估内容如下。

（1）血液循环障碍。伤口周围皮肤颜色苍白、皮温低或者颜色变紫并伴有色素沉着。

（2）渗出液浸渍。伤口周围皮肤呈苍白色或灰白色。

（3）感染。周围组织呈现红、肿、热、痛，有硬结。

（4）受压。周围组织呈现充血、水肿、硬块、颜色改变。

4. 伤口渗液的观察

伤口渗液是指留在组织或伤口床中的由血管中渗透出来的液体及细胞。渗液的评估包括渗液的量、性状及气味。

（1）渗液的量

1）无渗出。24 h 更换的纱布干燥。

2）少量渗出。24 h 渗出量少于 5 mL，更换一块纱布。

3）中等渗出。24 h 渗出量 5 ~ 10 mL，更换一块纱布，但不超过三块纱布，如图 1–14 所示。

4）大量渗出。24 h 渗出量大于 10 mL，需要三块或更多纱布，如图 1–15 所示。

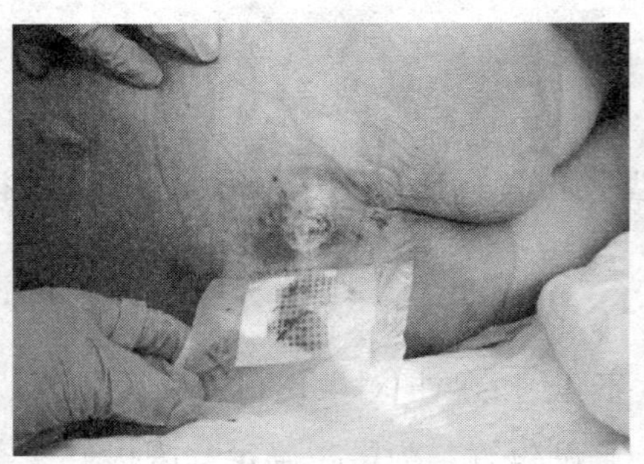

图 1–14　中等渗液

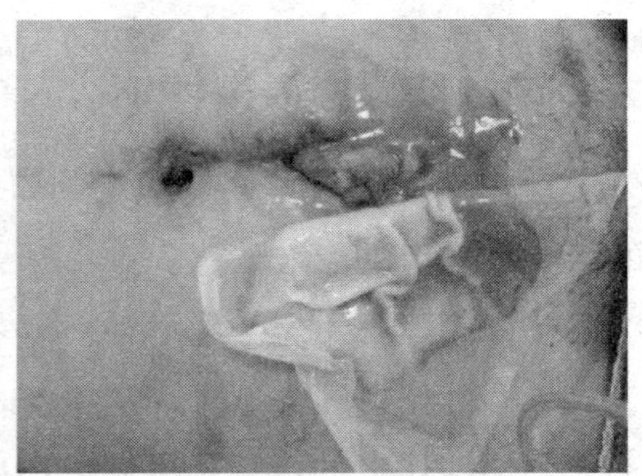

图 1–15　大量渗液

（2）渗液的性状

1）血清样。清亮透明。

2）血性。通常为红色，如图 1–16 所示。

3）浆液性。淡红色清亮液体，如图 1–17 所示。

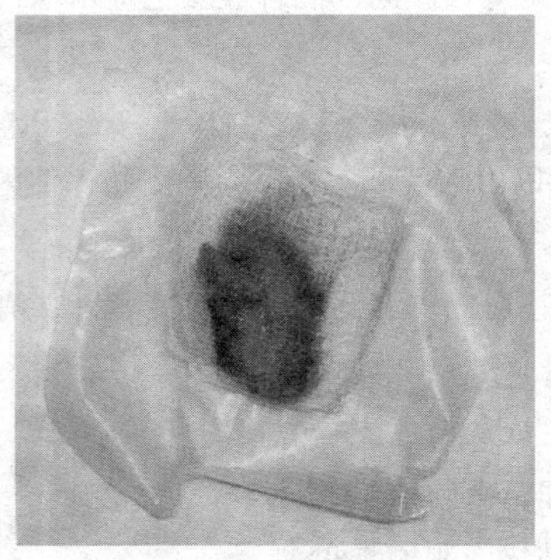

图 1–16　血性渗液

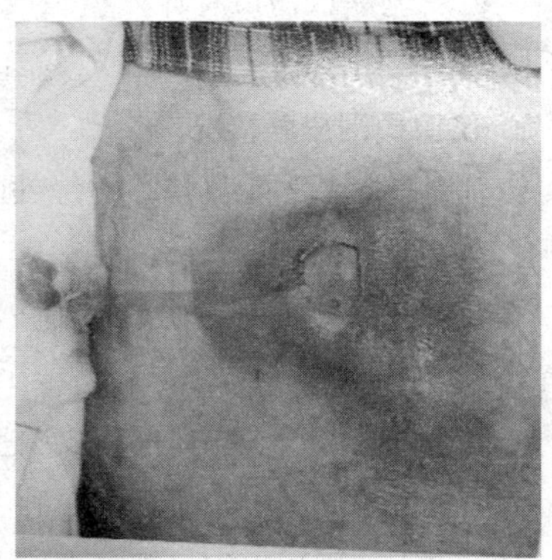

图 1–17　浆液性渗液

4）脓性。黄绿色黏稠液体，如图 1–18 所示。

（3）渗液的气味。血清性、血性及浆液性渗液通常无特殊气味，脓性渗液因伤口感染而产生臭味。

四、慢性伤口测量方法

测量的原则：统一测量方法、统一测量单位为厘米（cm）。

1. 伤口测量工具

（1）线状测量工具。厘米尺、同心圆尺等。

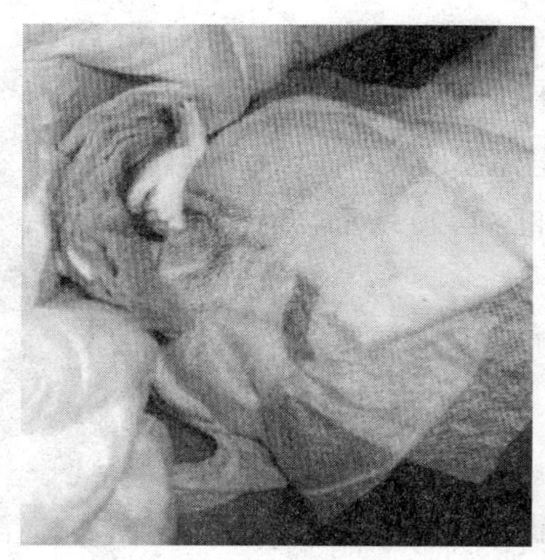

图 1–18　黄绿色渗液

（2）记号笔。各种颜色记号笔可以与透明膜同时使用。

（3）描绘伤口的工具。透明膜、带有测量格的新型敷料。进行伤口测量时，先将透明膜覆盖在伤口上，再用不同颜色的记号笔沿伤口边缘画出伤口的大小。

（4）数码照相机。直接拍摄伤口大小，直观度、还原度高。

2. 伤口的大小

伤口的大小是判断伤口愈合过程的重要依据。

（1）伤口长度。与身体的长轴平行，测出最长处为伤口的长，如图 1–19a 所示。

（2）伤口宽度。与身体的长轴垂直，测出最宽处为伤口的宽，如图 1–19b 所示。

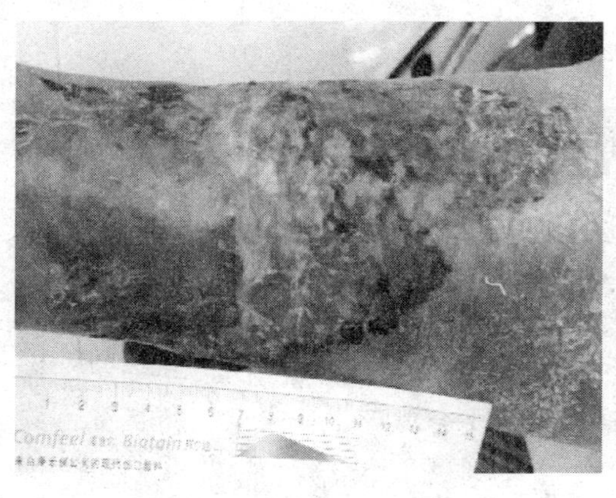

a）

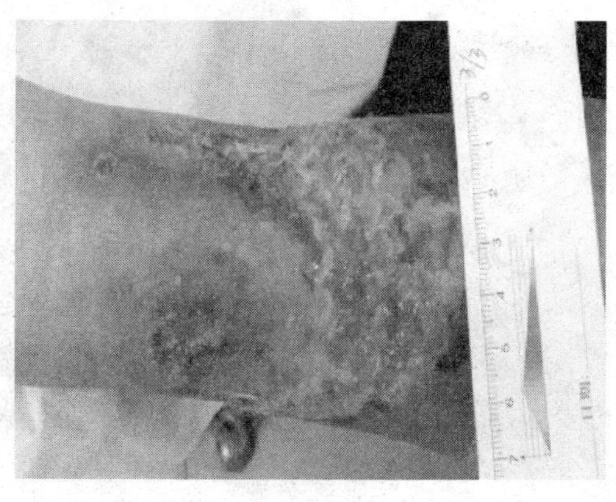

b）

图 1–19　伤口长度、伤口宽度

a）伤口长度　b）伤口宽度

（3）伤口深度。伤口垂直的最深深度。将无菌棉签放入至伤口最深处，标识出棉签与皮肤表面齐平处，然后测量棉签顶头到标识点的长度，即伤口的深度，如图 1–20 所示。

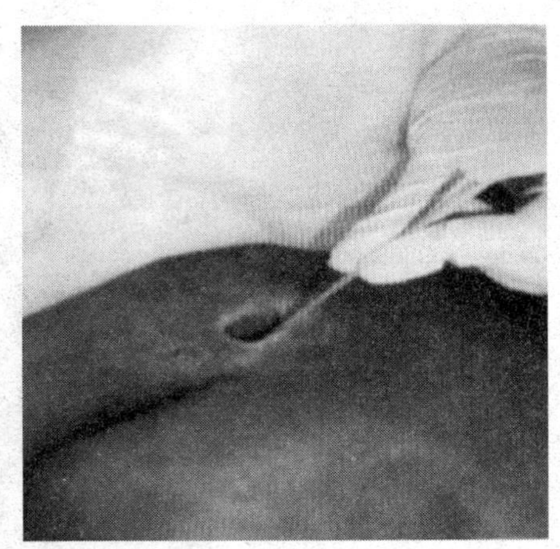

图 1–20　伤口深度

3. 伤口大小的记录

（1）伤口的二维测量。用厘米制的尺测量出伤口的长、宽，描述为长 × 宽，如 3.5 cm × 4.5 cm。

（2）伤口的三维测量。用厘米制的尺测量伤口的长、宽，用测量深度的方法测量出伤口深度，描述为长 × 宽 × 深，如 3.5 cm × 4.5 cm × 2.1 cm。

4. 伤口的潜行

深部组织被破坏后形成伤口内潜行。潜行的测量方法与深度的测量方法相同，用棉签沿伤口四周逐一测量，记录时是以顺时针方向来描述的。棉签可以探测到盲端的称为窦道，探测不到盲端并且与体内空腔脏器相通的称为瘘管。

5. 伤口记录表

伤口评估后需要客观、及时及准确进行记录，各机构可以根据实际情况制作适用的表格或用文字进行记录，方便对伤口的愈合进行判断，并在照护对象转诊或居家时继续进行连续、有效的治疗。

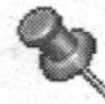 **小贴士**

渗液的管理

渗液对伤口愈合有积极作用，但是伤口渗液一旦过多或过少、渗液中包含有害成分时，就会导致伤口愈合延迟。居家照护时，定时观察伤口敷料的渗出情况，及时发现异常情况，并给予处理。在管理过程中主要运用合适的伤口敷料、器具和伤口护理器具，健康照护师需要会观察、会记录，为医务人员提供可靠的数据。

1. 合理选择敷料

住院期间，根据伤口评估、渗液量等照护对象的情况，医务人员选择相应的伤口敷料。居家照护时，保证敷料的妥善固定，翻身或进行功能锻炼后观察敷料的固定情况；定时观察渗液渗出情况，按照规定时间前往医院换药；如果敷料脱落或渗液量大时敷料被浸湿，应及时到医院处理。

2. 造口袋的使用

伤口或手术后引流管周围有持续渗液时，医务人员一般通过粘贴造口袋来收集渗出液。这样一方面减少了渗液对皮肤的刺激、提高舒适感，另一方面可以准确记录渗液量，并为进一步治疗提供依据。重要的是除去了反复更换敷料的因素，节省了医疗费用，也减轻了照护对象的经济负担。居家照护时，掌握倾倒引流液的方法，记录引流液的量及更换造口袋的方法。

3. 负压封闭引流技术

该技术可以充分引流渗液；促进伤口愈合，为伤口愈合提供依据；降低更换敷料的频率，增加照护对象的舒适感。这种技术需要专业医务人员进行操作，居家照护时，定时观察引流的负压工作情况，保证外层敷料的妥善固定。

学习单元 2　协助更换伤口敷料

更换敷料的目的是保持伤口清洁、预防控制伤口感染及促进伤口愈合。操作内容包括检查伤口、清除脓液及分泌物、清洁伤口、覆盖合适伤口敷料。

一、伤口的清洗

不同类型伤口对清洗溶液的要求相同。清洁伤口只需要使用普通的清洁溶液清洗，以保持伤口清洁，避免感染；感染伤口或污染严重的伤口需要消毒溶液清洗，达到杀菌或抑菌的目的，控制感染，促进伤口愈合。

理想的伤口清洗溶液应具备在伤口清洁时对伤口床的干扰最少，对人体无毒、维持适当的伤口湿润环境、缓解伤口疼痛、有抗菌作用，并且不影响使用伤口敷料等特点，可分为清洁溶液及消毒溶液两类。

二、伤口清洁溶液

1. 生理盐水

生理盐水是最常用的，也是与人体生理学最相符的伤口清洁溶液，对活体组织无任何影响，且经济实惠、无刺激。生理盐水无抗菌性，对感染伤口，只能用于消毒溶液清洗伤口后的冲洗，如图 1–21 所示。

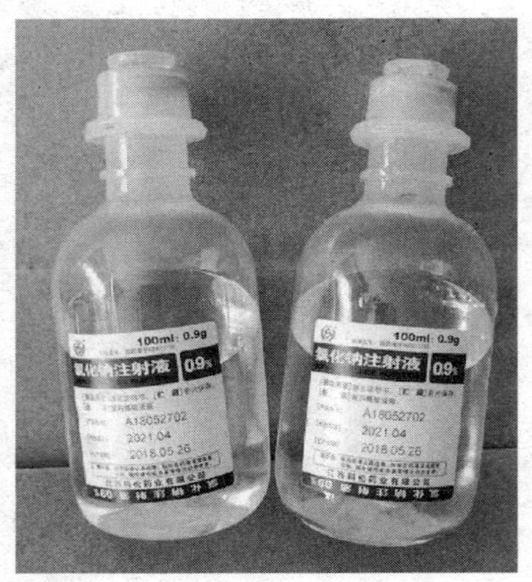

图 1–21　生理盐水

2. 灭菌注射用水

感染伤口需要使用含银离子的敷料，如果使用生理盐水做清洁溶液，其中的氯离子会影响对含银敷料中银离子的吸收，因此清洁感染伤口时建议使用灭菌注射用水。

3. 清水

临床上较少用饮用水或自来水，但在院外尤其是野外，用清水清洗伤口较常见。在野外发生意外创伤如烧烫伤、爆炸伤时，现场可先用清水清洗，降低创伤部位温度，清除污物，降低感染风险。需要注意的是，如果伤口有潜行或窦道时，为避免细菌进入机体深部组织，不可用清水冲洗，应改为用无菌生理盐水冲洗。

三、伤口消毒溶液

1. 乙醇（75% 酒精）

乙醇（75% 酒精）用于皮肤消毒，消毒速度快、无毒，对黏膜有刺激性，易挥发、不稳定，保存时需加盖、避免高温及远离火源，如图 1–22 所示。

2. 碘酊（碘酒）

碘酊（碘酒）具有杀灭病原体、皮肤消毒的作用。使用时注意外用，消毒后用 75% 乙醇脱碘，以免腐蚀皮肤，如图 1–23 所示。

3. 聚维酮碘（碘伏）

聚维酮碘（碘伏）为中效消毒剂，消毒速度快，低毒，对皮肤黏膜无刺激、无黄染，稳定性好，可用于口腔黏膜及伤口消毒，如图 1–24 所示。

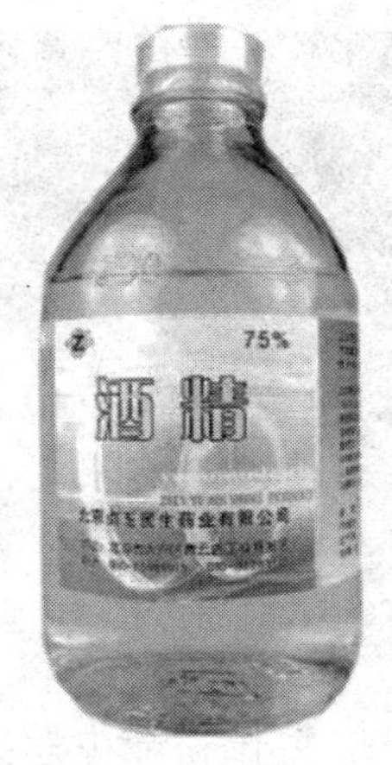

图 1–22　酒精

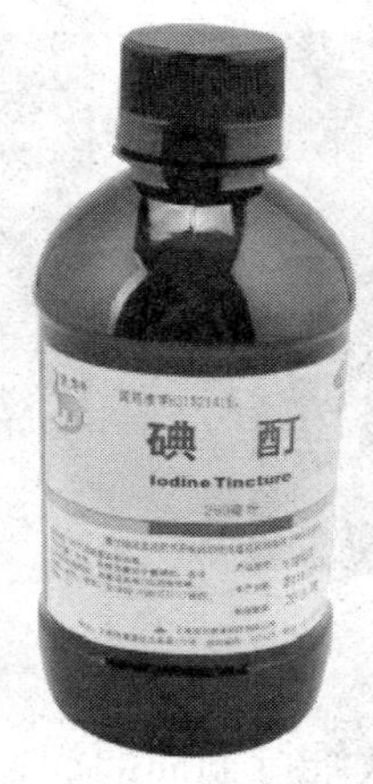

图 1–23　碘酊

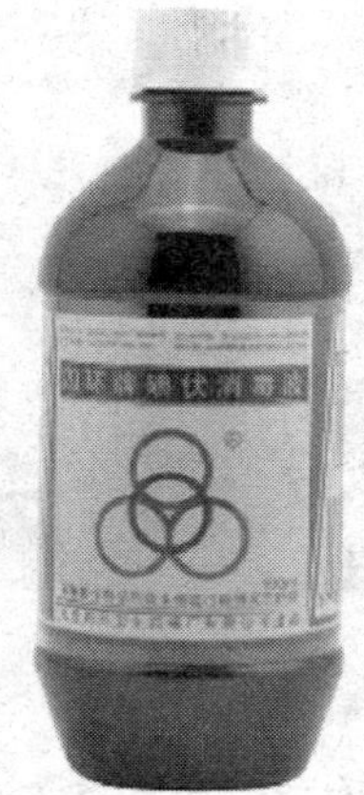

图 1–24　碘伏

四、伤口敷料的种类

使用伤口敷料的目的是营造与皮肤相近的自然环境，能让伤口快速自然愈合。20 世纪 60 年代经英国科学家研究证实，湿性环境下伤口愈合速度比干性环境快一倍，从而产生了湿性愈合理论。理想的敷料具有保持伤口周围皮肤干燥、吸收渗液、清除坏死组织、避免及减少感染、控制气味等功能，并起到固定、止血、止痛的效果。

1. 传统敷料

传统敷料包括纱布、棉垫、各类油纱布等。这类敷料只是暂时覆盖伤口，容易与新生肉芽组织粘连，须在一定时间内更换，更换敷料时会损伤新生肉芽组织。

（1）纱布

纱布是最常见的传统敷料。这种敷料的用料来源广泛——由棉花、软麻布和亚麻布加工而成，如图 1–25 所示为无菌纱布。

1）优点。质地柔软；具有良好的吸收功能；保护创面；可做填充；制作及应用简单、价格便宜，因此使用广泛。

2）缺点。容易黏着创面；对创面的愈合无明显促进作用；更换敷料时易造成新生肉芽组织的机械性损伤；外界微生物容易通过，增加感染的机会。

3）应用。可作为外层敷料使用；可填塞带有深腔、窦道的伤口；可作为引流条使用。

（2）凡士林纱布

凡士林纱布是由传统纱布经石蜡油、羊毛脂等浸润而成的，如图 1–26 所示。

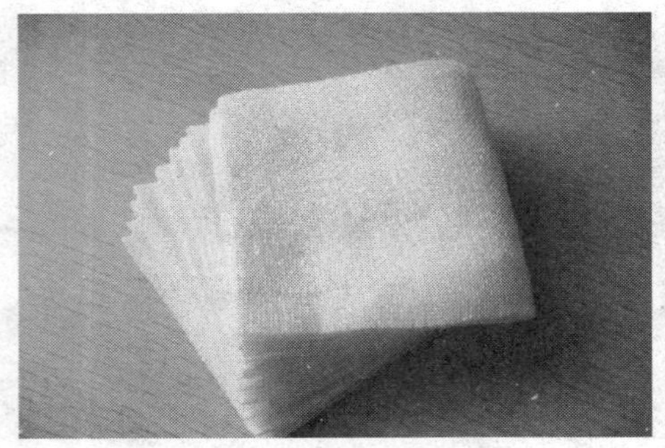

图 1–25　无菌纱布

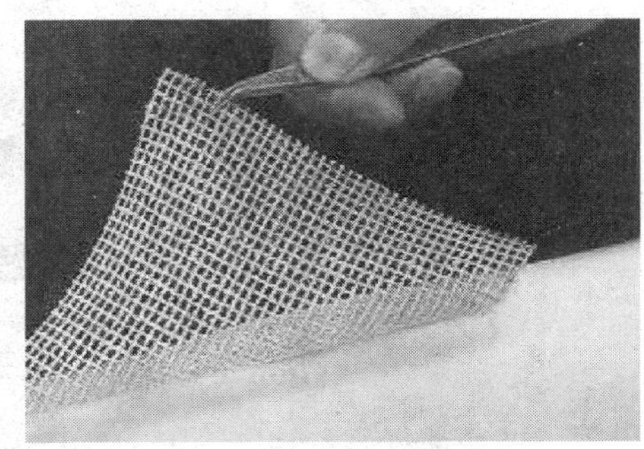

图 1–26　凡士林纱布

1）优点。减少粘连；可有效维持创面湿润，有利于表皮生长；减少感染；可剪裁。

2）缺点。无吸收功能，不能用于渗液量多的伤口；需要外层敷料固定。

3）应用。用于烧、烫伤伤口，也可用于伤口的填塞、引流和止血。

（3）合成纤维纱布

1）优点。经济；可吸收渗液、透气；有自黏性并且使用方便，如图 1–27 所示。

2）缺点。不适合渗液量多的伤口；周围黏胶有过敏现象。

3）应用。大多数外科手术后的伤口及切割伤和擦伤的伤口应用此类敷料。

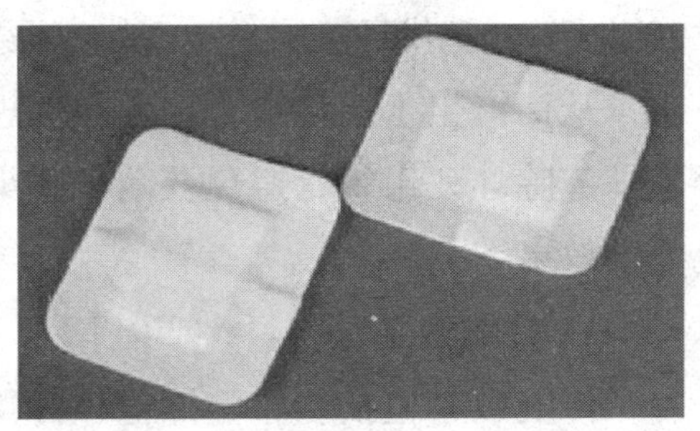

图 1–27　合成纤维纱布

2. 新型敷料

新型敷料有三大特点：一是，对于伤口而言，可以保持一个湿润愈合的环境；有一定吸收渗液的功能；保温，有利于伤口的血液循环；保护伤口，防止感染。二是，对于照护对象而言，减轻伤口所带来的疼痛；减少异味；减少更换敷料的次数；提升舒适感；价格便宜；治疗时间短。三是，对于医务人员而言，使用敷料时操作简单，局部容易清洁；易储存且安全。

这里介绍临床上常见的几类新型敷料，以便健康照护师在实施居家照护时会观察、懂使用。

（1）薄膜类敷料。薄膜类敷料是最常见的新型敷料，最常用制作薄膜的材料是聚氨酯类材料及硅橡胶类材料，如图 1–28 所示。

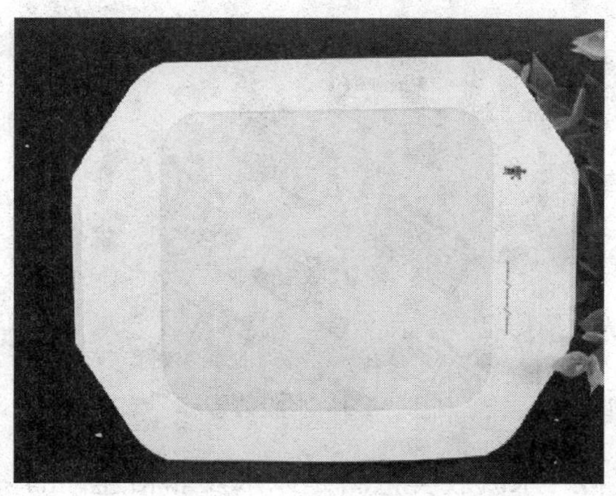

图 1–28　薄膜类敷料

1）优点。可以保持伤口的湿润环境；阻隔微生物，防止感染；具有黏性、使用方便、透明且易于观察伤口；顺应性好；减少表面摩擦。

2）缺点。薄膜类敷料几乎没有吸收功能；不能用于感染伤口；去除时如方法不正确易损伤伤口周围皮肤。

3）应用。主要用于表浅伤口、少量渗液或无渗液的创面；用于固定留置针、导管，预防感染。

（2）水胶体类敷料。此类敷料的材质主要由明胶、果胶和羧甲基纤维素钠混合而成，在混合的过程中掺入液体石蜡和橡胶黏合剂，易于粘贴，如图 1–29 所示。

1）优点。可吸收少到中等量的渗液；敷料与伤口接触后，水胶的微颗粒吸收伤口渗出物膨胀并形成温润的凝胶填充层，为伤口提供最佳的愈合环境，加快愈合、防止感染；更换敷料时无痛；可直接粘贴，不需要外层敷料固定。居家照护时，由于水胶体敷料透明，更方便观察伤口；敷料有防水功能，不影响沐浴。

2）缺点。水胶体敷料比薄膜类敷料厚，应用时易卷边；对水蒸气几乎没有转送功能，吸收渗液后有污染伤口的风险。

3）应用。适用于压疮早期预防及表皮擦伤的伤口，还用于慢性难愈合的创面如压疮、小腿溃疡等。

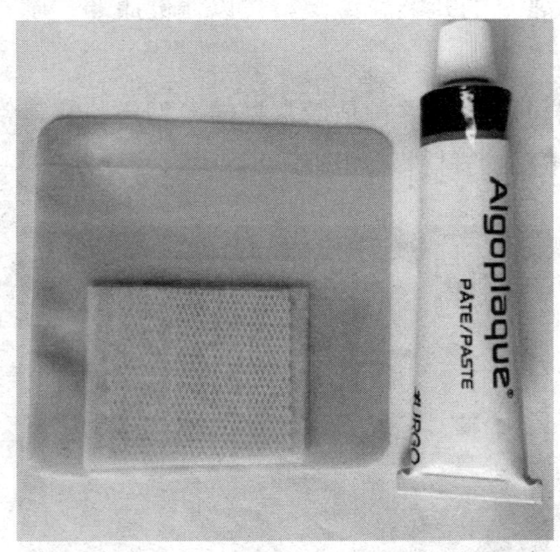

图 1–29　水胶体敷料

（3）水凝胶类敷料。水凝胶类敷料是以水及非粘连性的多分子聚合物所制成，含水量高，如图 1–30 所示。

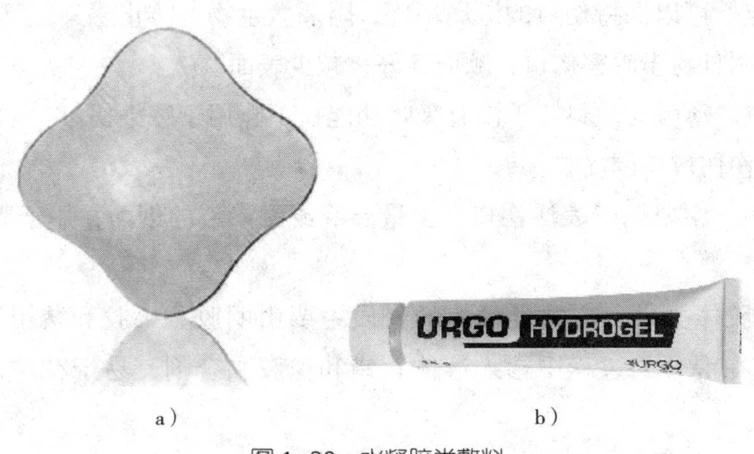

a）　　b）

图 1–30　水凝胶类敷料

a）片状水凝胶　b）膏状水凝胶

1）优点。敷料不粘连伤口，更换敷料时不会对伤口表面造成二次损伤；维持湿性愈合环境，促进坏死组织自溶，达到清创目的；止痛。

2）缺点。不能吸收渗液，容易浸渍伤口周围皮肤；需要外层敷料固定。

3）应用。适用于有黑痂、大量坏死组织的伤口；不适用于感染伤口。

（4）海绵类敷料。海绵类敷料也称泡沫类敷料，应用广泛。主要材质是聚氨酯泡沫和聚乙烯醇泡沫，由防粘连伤口接触层、渗液吸收层以及防水阻菌的被衬组成，具有多孔性，对伤口起到很好的保护作用，如图 1–31、图 1–32 所示。

1）优点。具有快速、强大的渗液吸收能力，既能保持伤口愈合的湿润环境，又能减少伤口周围皮肤的浸渍；敷料表面的半透膜阻止外界微生物的侵入，防止交叉感染；使用方便，顺应性好，适合身体各部位；可制成不同厚度，缓冲压力。

2）缺点。不适合用于干燥、有结痂的伤口；非自黏性的泡沫敷料需要外层敷料固定；有自黏性黏边的泡沫敷料不适合裁剪。

3）应用。适用于各种中到大量渗出的伤口；居家照护时还可预防压力性损伤。

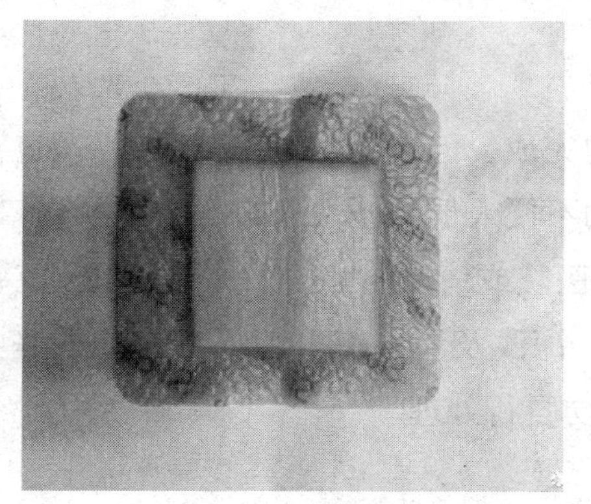

图 1–31 有边泡沫敷料

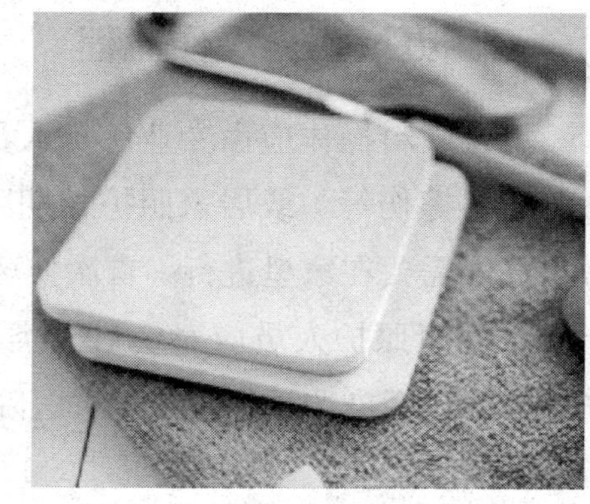

图 1–32 无边泡沫敷料

（5）藻酸盐敷料。藻酸盐敷料是一类从天然海藻类植物中提炼出的天然纤维，是经过精细加工制成的高科技敷料，可吸收本身重量 17 ~ 20 倍的渗液，如图 1–33、图 1–34 所示。

1）特点。强大而快速的吸收能力，以保持伤口的湿性愈合环境；有止血作用；顺应性好，不粘连伤口；可以填充带有腔隙和窦道的伤口。

2）缺点。填充深部伤口、吸收渗液并形成凝胶后，容易与伤口分泌物混淆；敷料在伤口内溶解不易取出；需要外层敷料固定。

3）应用。适用于中等到大量渗液的伤口以及出血及恶性肿瘤伤口；不适用于渗液量少或干燥结痂的伤口；填充深部伤口前，先评估伤口的深度，以判断更换敷料时是否能将其取出。

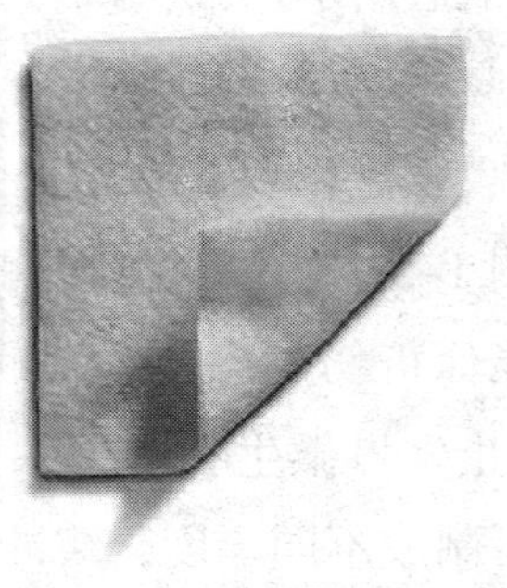

图 1-33　片状藻酸盐敷料

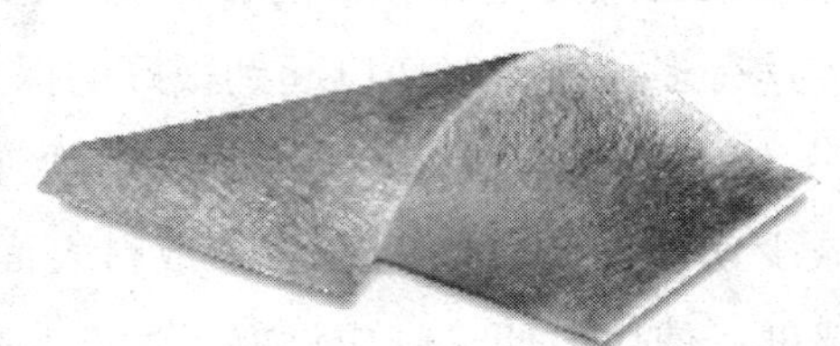

图 1-34　条状藻酸盐敷料

每一种敷料都具有局限性，没有一种敷料适用于伤口愈合的所有阶段。健康照护师需要了解常见新型敷料的特点，掌握简单更换敷料的方法，做好居家照护时的观察，必要时记录伤口情况，让照护对象舒适、安心地休养。

五、更换敷料操作流程

更换敷料操作应由专业医护人员在医院内完成，但在一些特殊情况下，如轻微外伤（擦伤等）或居家照护长期卧床、行动不便人群的慢性伤口等，更换伤口敷料往往需要在家里进行。首次换药前需前往医院或请专业医护人员到家里示范、指导，健康照护人员应对伤口的类型、大小、深浅及渗出液等情况有充分了解。伤口较深、污染严重者应尽早去医院就诊，切勿自行处理。

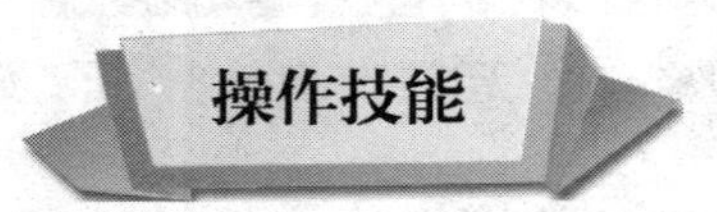

更换敷料操作流程

一、操作准备

1. 核对照护对象

2. 评估

（1）评估照护对象配合程度。

（2）评估照护对象所用伤口敷料、有无引流情况，了解伤口的部位及持续时间。

3. 解释

向照护对象和（或）家属解释换药目的，以取得配合。（××：“您好！根据您的伤口评估情况，为了清洁伤口、保持引流通畅，避免伤口再次损伤和感染，现在给您更换伤口敷料，请您配合。”）

4. 准备

（1）操作者准备：着装整齐，洗手，戴口罩。

（2）物品准备：换药包（带剪刀）、适用伤口敷料、胶布、生理盐水、消毒溶液、垫巾、医用手套、碘伏棉球和生理盐水棉球、手部消毒液。

（3）环境准备：室内温度 22～26 ℃，光线适宜，保护照护对象隐私。

（4）照护对象准备：协助照护对象取舒适体位；勿空腹进行操作，以防止换药过程中发生低血糖；向照护对象讲解换药的目的、过程及配合方法。

二、操作步骤

步骤 1 协助取舒适卧位

（1）用手部消毒液对手部进行消毒。

（2）协助照护对象取舒适卧位。

（3）充分暴露伤口部位。

步骤 2 揭除敷料

（1）在伤口部位下铺垫巾，戴医用手套。

（2）打开换药包，将生理盐水和消毒溶液分别倒于两个弯盘内并浸湿棉球。

（3）先后揭去外层敷料及内层敷料，如分泌物与敷料粘连，用生理盐水湿润后再移除敷料。

步骤 3 评估伤口

如图 1–35 所示。

（1）评估伤口的位置、大小、气味、渗出情况。

（2）评估伤口周围皮肤有无浸渍、颜色有无异常。

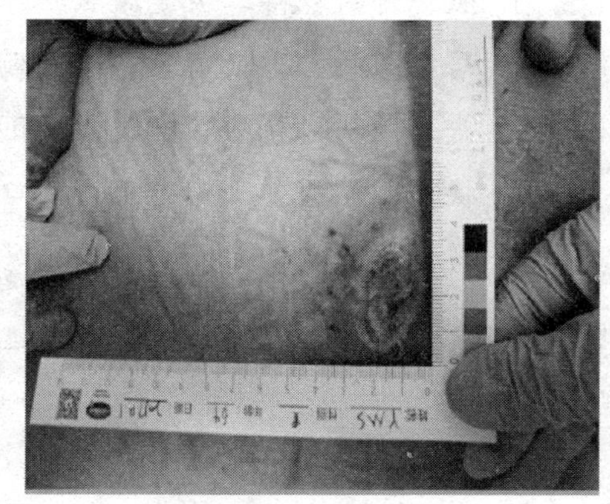

图 1–35 评估伤口

步骤 4 皮肤消毒

（1）清洁伤口时用碘伏棉球从伤口处由

内向外擦拭消毒两次，消毒范围包括伤口及周围 5 cm 以内的皮肤，如图 1–36 所示。

（2）对污染伤口，用碘伏棉球从伤口处由外向内擦拭消毒周围皮肤两次，再用生理盐水棉球清洁，如图 1–37 所示。

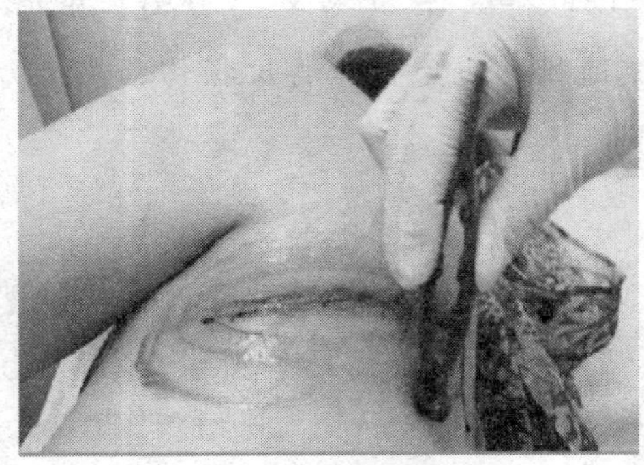

图 1–36　清洁伤口消毒

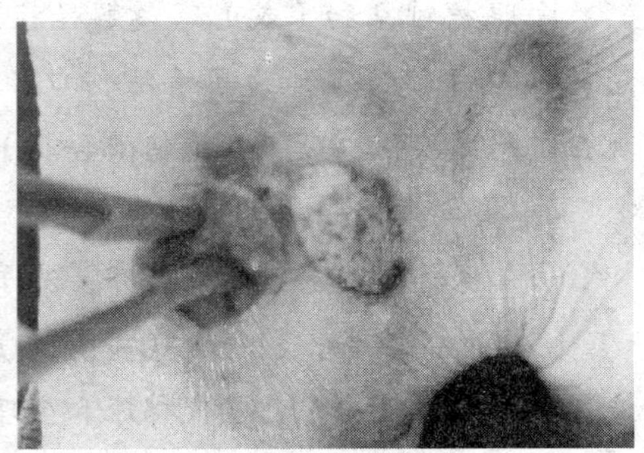

图 1–37　污染伤口消毒

步骤 5　敷料选择及固定

（1）根据伤口的位置、大小、渗液量等情况选择合适的伤口敷料。

（2）将所选择的敷料根据伤口需要剪裁，并覆盖伤口，再用外层敷料包扎固定。

步骤 6　换药后处理

整理用物，用手部消毒液对手部进行消毒，洗手。交代换药后注意事项。

（1）保持外层敷料清洁干燥，避免擦洗。

（2）观察伤口渗出情况，根据渗出情况更换敷料。

（3）伤口恢复期间禁烟酒，避免辛辣刺激饮食，以免影响伤口愈合。

三、注意事项

1. 照护者需取得二级健康照护师资质后才可以协助医护人员进行伤口换药。

2. 居家照护首次换药时需遵医嘱或在专业医护人员指导下进行伤口换药。

3. 告知照护对象勿在空腹情况下换药，防止发生低血糖。

4. 换药顺序原则上为先无菌伤口，后感染伤口。

5. 观察评估伤口大小、气味、渗出液量及周围皮肤等情况，如有异常情况应及时就医。

培训课程 2

造口照护

学习单元 1　造口袋类型及选择

对于低位直肠癌患者来说，切除肿瘤的同时进行肠造口是一种不得已而为之的外科治疗手段，术后患者无法控制排便。对于某些膀胱癌患者来说，可能需要接受膀胱全切和肠道代膀胱术，术后无法控制排尿。造口人群不仅关心手术是否成功，更关心造口手术是否会对生活质量产生影响，术后帮助这类人群选择合适的造口用品收集排泄物、保持身体没有异味、让他们走出家门并回归社会是健康照护师的工作任务。

一、造口袋类型

第一个肠造口袋生产于二十世纪三四十年代，第一个尿路造口袋生产于二十世纪五十年代。早期的造口袋由橡胶制成，其体积巨大而且外观极不雅观。当时最大的问题是排泄物的渗漏和患者对橡胶的过敏，使用过程中缺乏舒适感。二十世纪五十年代塑料造口袋面世，造口者感受到明显的隐蔽性、舒适性和操作方便性。

1972 年，随着水胶体黏合剂的发明，造口底盘具有更加良好的黏合性、吸收皮肤水分的特性，使得造口袋具备防臭味、隐蔽、低敏及舒适等特点。目前，我国市场上的造口袋可分为粘贴型造口袋和非粘贴型造口袋两大类。

1. 粘贴型造口袋

（1）特点。造口底盘能与周围皮肤粘贴，可根据造口形状进行裁剪，能有效防止排泄物渗漏到周围皮肤，对造口周围皮肤起到良好的保护作用。

（2）分类

1）从结构上分为一件式造口袋、二件式造口袋。

2）从底盘上分为平面底盘、凸面底盘、轻微凸面底盘。

3）从功能上分为开口袋、闭口袋、抗返流泌尿造口袋。

4）从是否透明上分为透明造口袋、不透明造口袋。

5）从黏胶上分为含氧化锌造口袋和含保护剂造口袋。

粘贴型造口袋的分类及特点见表 1–1。

表 1–1　粘贴型造口袋的分类及特点

产品分类		特点	图片
按结构	一件式	造口袋与底盘连成一体。造口袋直接粘贴于腹壁。底盘薄、柔软，与皮肤的顺应性好。使用简单，一次性使用。造口袋开口处自带封条	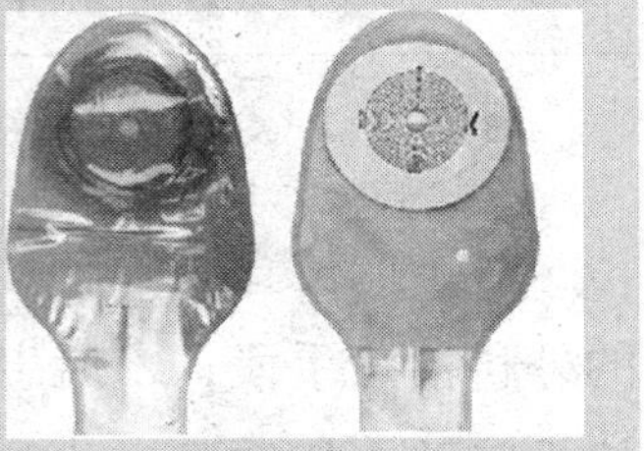
	二件式	造口袋和底盘分为两部分。底盘粘贴于腹壁，造口袋可换下进行清洗，重复使用，价格较一件式造口袋贵。①二件式造口袋，又分为自黏式和环扣式。②环扣式造口袋可以根据体位变化而改变袋口的方向。③与底盘配用的造口袋有开口袋和闭口袋。④造口袋可以带有碳片和无碳片。碳片的主要作用是除臭及自动排气，造口袋不胀袋，避免手动放气	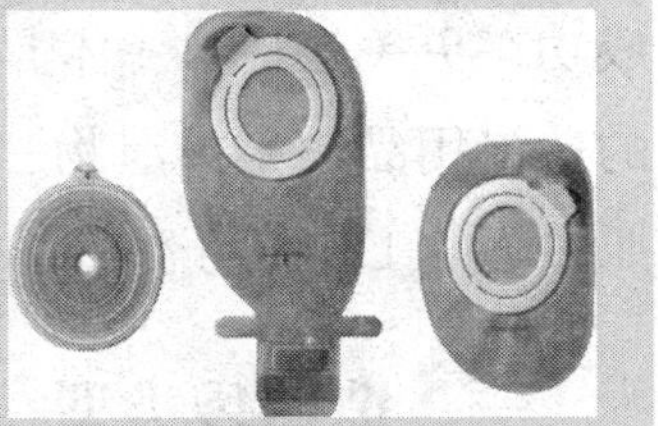 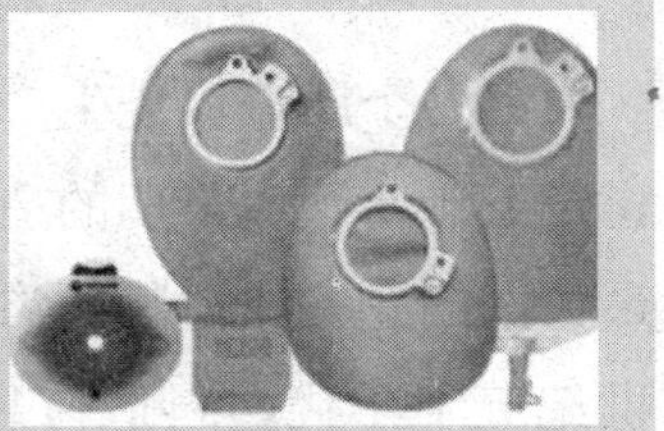
按底盘	平面底盘	底盘黏胶无高度。适合于造口黏膜高度正常、造口周围皮肤平坦的造口者	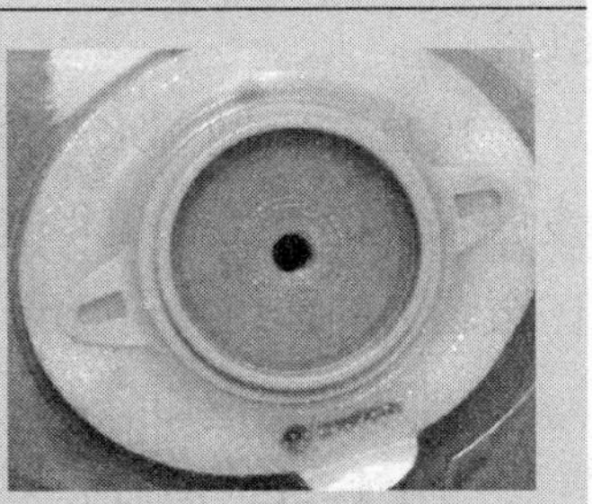

续表

产品分类		特点	图片
按底盘	凸面底盘	底盘黏胶向皮肤侧方向凸出一定高度。适合于造口与皮肤平齐、造口凹陷或回缩、造口位置低平的造口者。特别适用于液体排泄物造口，如泌尿造口、回肠造口	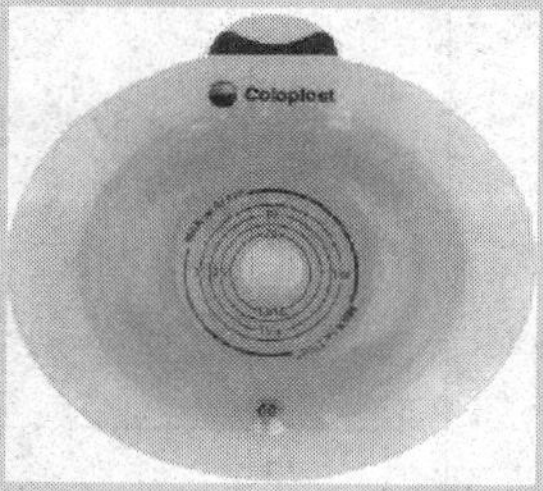
	轻微凸面底盘	底盘黏胶向皮肤侧方向凸出的高度介于前两者之间。适用于皮肤有皱褶、皮肤凹陷、瘢痕、造口平齐等要求佩戴更安全的造口者	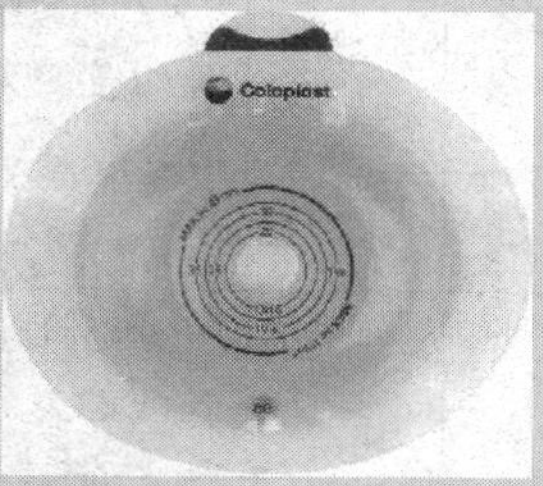
按功能	开口袋	造口袋底部有开口，自带封条。优点是方便排空排泄物及气体，可清洗、可重复使用	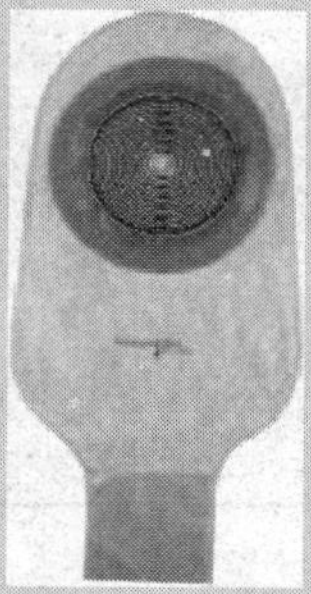
	闭口袋	造口袋底部无开口。优点是一次性使用，免洗，配合除臭碳片使用，可自动排气，适合康复期排便规律者使用	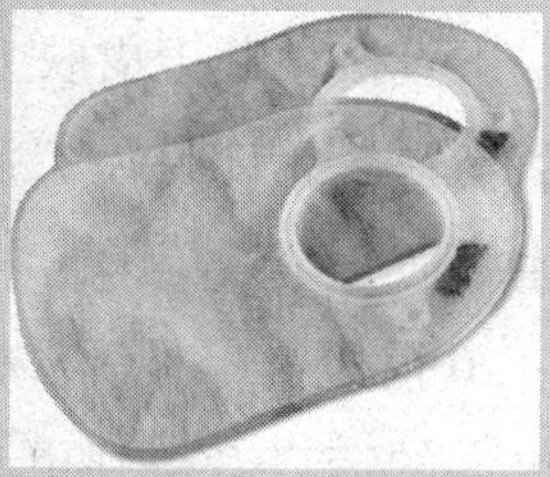
	抗返流泌尿造口袋	造口袋底部开口接引流袋。袋体内有抗反流设计，确保尿液顺利收集于造口袋内，减少排泄物在造口周围皮肤的残留，避免刺激性皮炎的发生	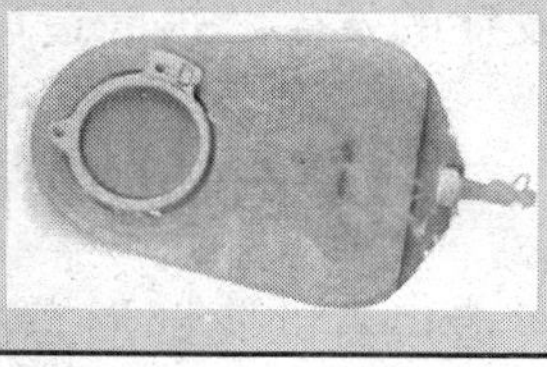

续表

产品分类		特点	图片
按是否透明	透明造口袋	造口袋外观透明，方便观察造口黏膜和排泄物的情况。适合于造口术后早期及年纪大的造口者	
	不透明造口袋	造口袋外观呈肉色或由肉色无纺布材料覆盖。目的是避免直接看到排泄物，减少视觉上的刺激，缓解造口者的精神负担	
按黏胶	含氧化锌	粘贴性能强大，但吸水性差，皮肤顺应性差，揭除黏胶时容易损伤造口周围皮肤，造成机械性皮炎	
	含保护剂	粘贴性能好，同时具有一定的吸收功能，皮肤顺应性好，使用舒适、安全，但价格较贵	

2. 非粘贴性造口袋

不直接粘贴于皮肤上，必须借助于腰带进行固定。特点是经济、可重复使用。此类造口袋密闭性差，没有隔臭功能，经常出现排泄物的渗漏导致造口周围皮肤发生破溃、糜烂等，影响造口者的日常生活，给其心理精神上造成严重伤害。

20世纪90年代以来，造口护理用品生产厂家也不断对于产品进行研发更新，让更多的造口者得到更专业的护理和更安全、更卫生和舒适的生活，降低了造口并发症的发生，提高造口者的生活质量。

二、造口辅助用品

造口者的腹部形态不同、造口类型不同、排泄物性质不同，为了使造口用品使用更加安全，提升舒适度，延长使用时间，更好预防渗漏，保护和治疗造口周围皮肤并发症，生产厂家开发了造口辅助用品，为造口者提供个性化支持，帮助造口者平稳渡过出院后的难关。

1. 皮肤保护粉

皮肤保护粉如图 1–38 所示。

（1）特点。消除造口周围皮肤发红、发痒等症状；能够吸收一部分排泄物，保持造口周围皮肤干燥，减少皮肤浸渍。

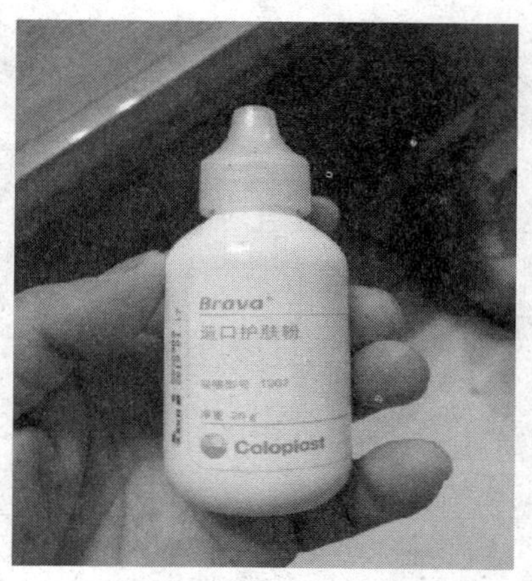

图 1–38　皮肤保护粉

（2）应用。清洁造口周围皮肤、用干纸巾擦干后，喷洒少量皮肤保护粉并均匀涂抹，喷无痛皮肤保护膜，待干后粘贴造口底盘。

2. 皮肤保护膜

皮肤保护膜如图 1–39、图 1–40 所示。

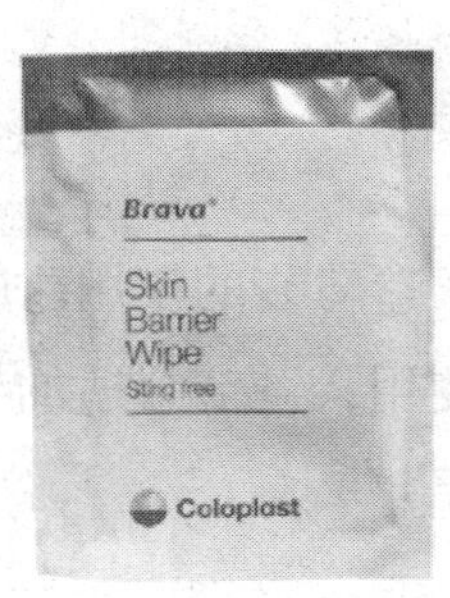

图 1–39　皮肤保护膜（含酒精）

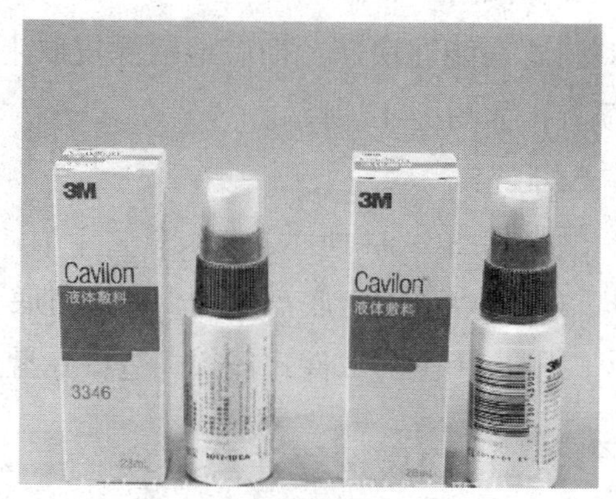

图 1–40　无痛保护膜（不含酒精）

（1）特点。主要作用是保护皮肤，隔离造口底盘黏胶及排泄物对皮肤的刺激。有含酒精和不含酒精两种类型。

（2）应用。造口周围皮肤完好无破损，两种保护膜均可使用，清洁皮肤后擦干，直接涂抹或喷洒在皮肤上即可。如果造口周围皮肤出现破损，清洁皮肤后擦干，结合皮肤保护粉，应用不含酒精的保护膜，保护并治疗皮肤。

3. 防漏产品

防漏产品如图 1–41、图 1–42 所示。

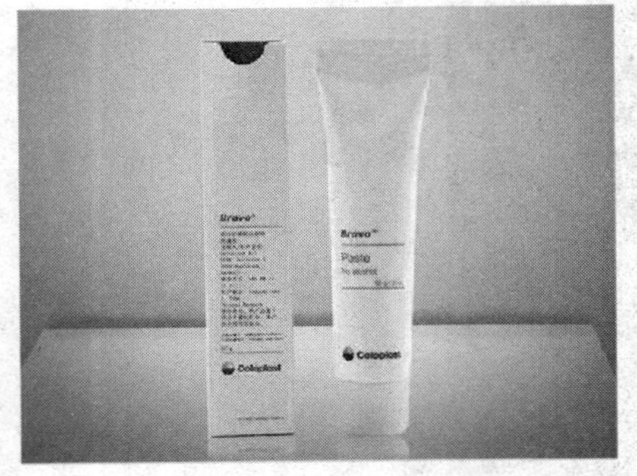

图 1–41　防漏膏

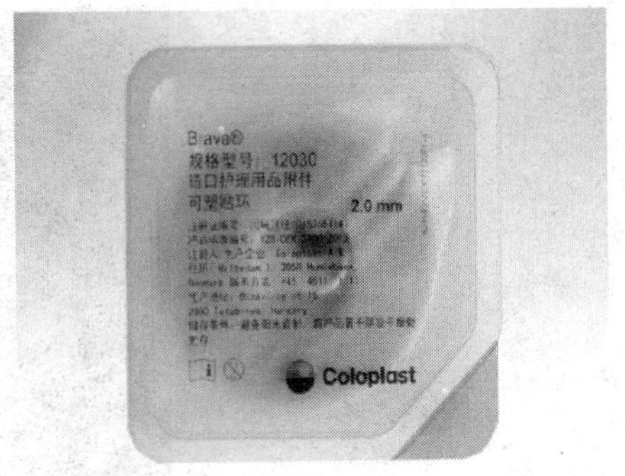

图 1–42　可塑贴环

（1）特点。防止排泄物的渗漏，用于皮肤有皱褶、造口排泄物呈水样等情况。有防漏膏和防漏贴环两种类型。

（2）应用。可将适量的防漏膏填充在皮肤的皱褶处，也可将防漏膏或防漏贴环直接放在造口底盘的相应位置，再将底盘粘贴于皮肤上。对于老年造口者来说，防漏贴环使用更方便。

4. 剥离剂

剥离剂能够快速、彻底地清除皮肤上造口底盘所残留的黏胶，适合皮肤容易受损者，如图 1–43 所示。

5. 腰带

腰带如图 1–44 所示。

（1）特点。固定底盘，减少外力对底盘的影响，延长造口袋的使用时间。

（2）应用。与二件式环扣式造口底盘上的扣眼连接使用，调节合适的松紧度。

三、造口袋选择注意事项

造口照护用品种类多，各有特点。医护人员会根据造口者治疗阶段的不同，结合造口类型、造口周围皮肤特点、排泄物的性质及经济能力等情况，为造口者选择合适的造口护理用品。

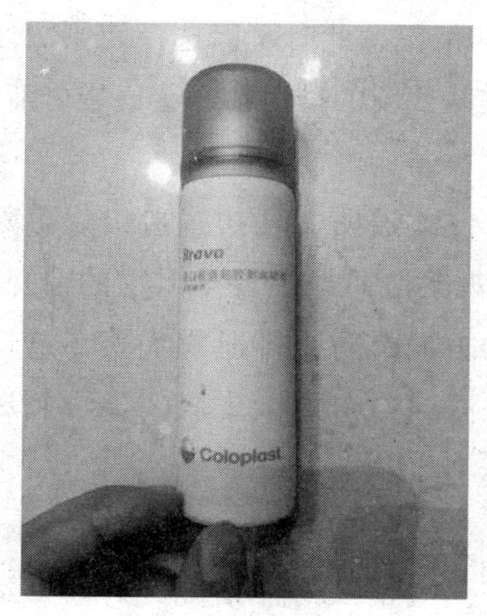

图 1–43　剥离剂

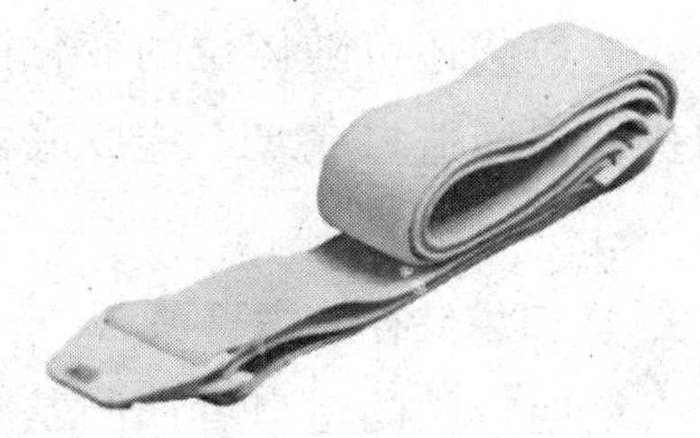

图 1–44　腰带

1. 造口照护用品选择的总原则

（1）根据造口者的治疗阶段选择。术后早期、术后治疗期、治疗结束后恢复期、康复期的造口用品选择应有区别。例如，术后早期应选用一件式或二件式透明造口袋，便于术后观察造口黏膜及排泄物的情况；术后治疗期选用二件式透明造口袋，方便清洁；在康复期可以选用不透明造口袋，更加关注造口者的心理感受。

（2）根据造口的类型选择。横结肠造口多是袢式造口，造口较大，同时有支架管支撑，宜选用底盘大、柔软度好的一件式或二件式造口袋；回肠造口术后早期、回肠膀胱造口，因回肠肠管较细小，排泄物为水样，可选择具有抗反流功能的造口袋。

（3）根据造口周围皮肤情况选择。随着年龄的增长，皮肤也逐渐松弛，老年造口者应选择相对柔软的底盘，减少对皮肤的刺激；皮肤容易过敏者，选择低敏性的底盘。

（4）根据造口者的自身需求选择。例如，康复期需重返职场的人群可以选用功能型造口袋，如造口袋带碳片，可及时排出气体并吸收异味；有运动需求的人群游泳时可以选择迷你型造口袋，穿着游泳衣更美观。

2. 居家照护时选择造口照护用品的建议

（1）根据造口者的年龄、认知能力、生活自理能力，选择简单、安全并且容易操作的产品。

（2）根据造口者排泄物的性质对造口用品进行选择。由于食物、药物等因素影响，造口者可能会出现腹泻等胃肠功能紊乱的情况，此时可以选择使用二件式造口袋，方便倾倒排泄物、及时清理造口周围皮肤残留的排泄物，造口袋可清洗，既安全，又保证了卫生。

（3）卧床生活不能自理的造口者，选择二件式透明、环扣式造口袋。除方便倾倒排泄物、及时清洁造口周围皮肤、定时观察造口黏膜及排泄物的情况外，环扣式造口袋还可随体位的变化而改变袋口的方向，防止排泄物集聚在造口黏膜附近，侵蚀造口底盘，造成底盘发生渗漏，浸渍造口周围皮肤，导致刺激性皮炎。

3. 造口袋储存注意事项

康复期阶段的造口者回归基本家庭生活。当病情及身体情况允许时，造口者会回归社会，有的人还会重返工作岗位。此阶段面临的主要问题是要准备充足的造口用品，并且合理储存，保证安全使用。居家储存造口袋时需注意以下事项。

（1）尽量避免一次性购买大量造口用品，应根据自身造口的特点、排便的情况合理购买。

（2）将造口用品储存在室温适宜、干爽的地方。

（3）避免将造口产品放在高温（40 ℃以上）或潮湿的地方。

（4）不能在阳光下晾晒。

（5）不能在冰箱等低温环境下保存。

（6）避免重物压迫造口用品。

学习单元 2　造口用品更换

更换造口袋是将照护对象现在使用的造口袋及底盘从造口处揭除，并在评估造口及其周围皮肤情况后更换粘贴新的造口底盘的过程，提高照护对象的舒适度。

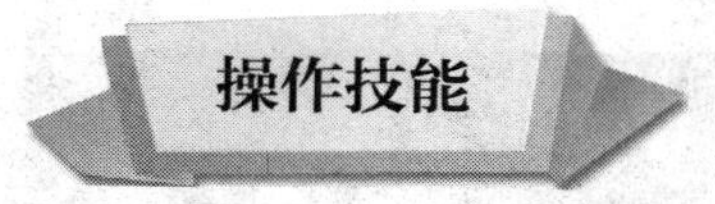

肠造口袋更换流程

一、操作准备

1. 核对照护对象

2. 评估

（1）评估照护对象对造口照护方法等知识的掌握程度。

（2）评估照护对象的造口类型、造口的功能情况。

（3）评估照护对象的自理程度，以决定照护的方式。

3. 解释：向照护对象及家属说明操作目的，以取得配合（××女士：“您好！根据对您的造口的评估情况，为了保持造口周围皮肤的清洁、帮助您和家人掌握正确护理造口的方法，现在给您更换造口袋，请您配合。”）

4. 准备

（1）操作者准备：衣帽整齐，洗手，戴口罩。

（2）物品准备

1）造口用品：包括造口底盘、造口袋。

2）造口辅助用品：包括造口粉、皮肤保护膜。

3）造口剪刀、造口尺。

4）换药用品：包括换药包、干棉签。

5）居家照护用品：包括一次性手套、垫巾、卫生纸、湿纸巾（或脸盆盛温水 35～37 ℃；软毛巾两条）。

（3）环境准备：室内温度 22～26 ℃，尊重照护对象的意愿，选择在卧室或卫生间内完成。

（4）照护对象准备：摆放体位，取舒适体位，注意保暖。

二、操作步骤

步骤 1　协助取舒适卧位

（1）协助照护对象取舒适卧位。

（2）充分暴露造口部位，在照护对象造口侧身下铺垫巾。

步骤 2　揭除造口底盘

（1）戴手套，一手轻压皮肤，用另一手由上向下撕离造口底盘，并观察内容物，如图 1–45 所示。

（2）观察造口底盘浸渍情况，询问照护对象有无不适。

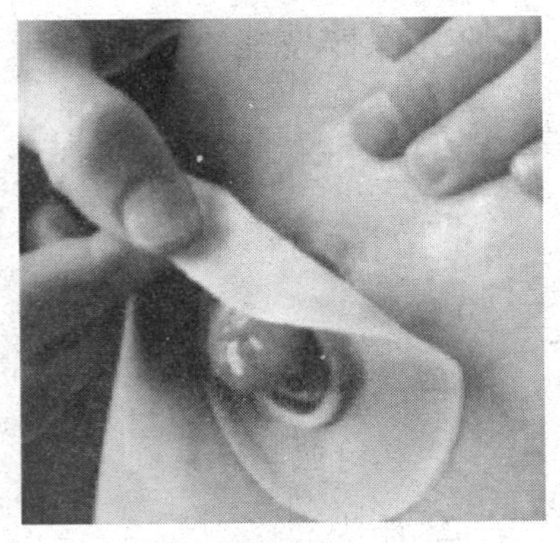

图 1–45　揭除造口底盘

步骤 3　清洁造口

（1）用湿毛巾或湿纸巾沾温水并擦洗造口及周围皮肤。

（2）用干毛巾或卫生纸擦干造口及周围皮肤。

（3）观察造口黏膜的颜色、形状，观察周围皮肤有无发红、破溃等情况，如图 1–46 所示。

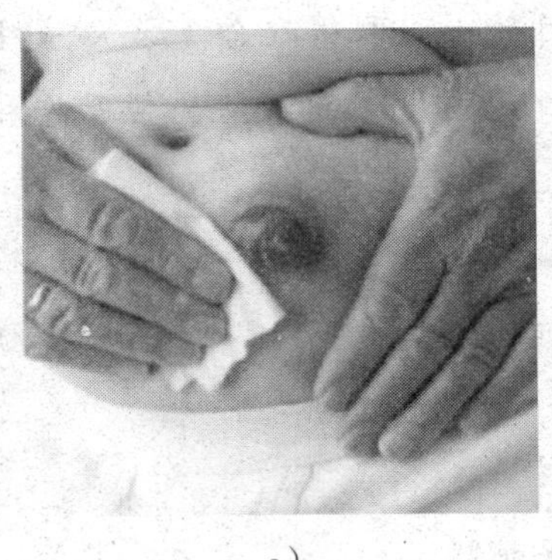

a）

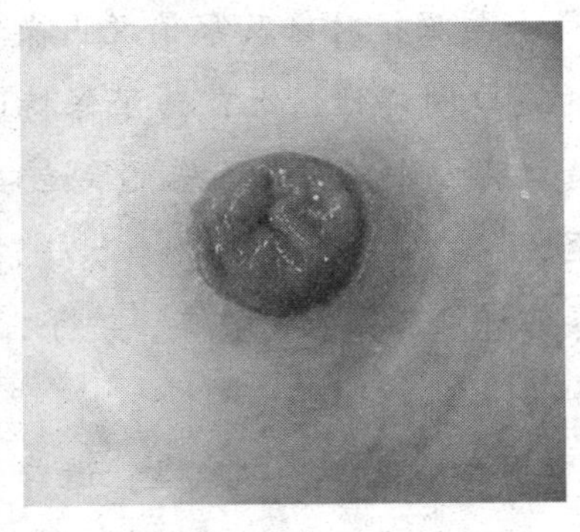

b）

图 1–46　清洁造口

a）清洁造口　b）清洁后

步骤 4　测量造口

（1）使用造口尺测量造口大小，并且在底盘上标注。

（2）如果造口形状不规则，需要多角度测量，如图 1–47 所示。

步骤 5　绘线

在造口底盘上根据测量结果绘线、做记号，如图 1–48 所示。

步骤 6　裁剪底盘

（1）按照测量时标注的刻度裁剪底盘，底盘直径大于造口 1～2 mm，注意用手捋平底盘内侧以免划伤造口黏膜，必要时可涂防漏膏、保护膜，如图 1–49 所示。

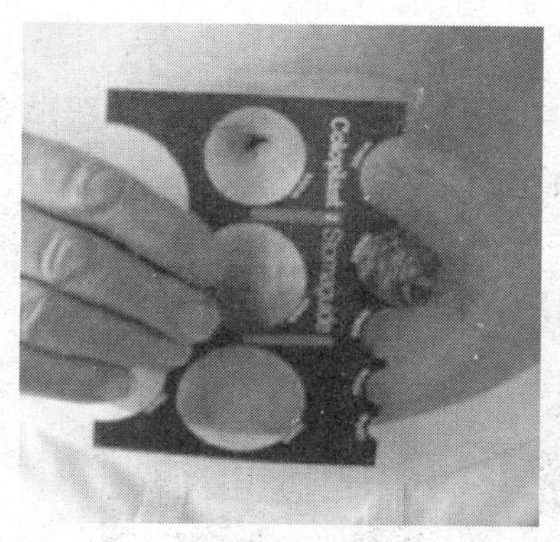

图 1-47　测量造口

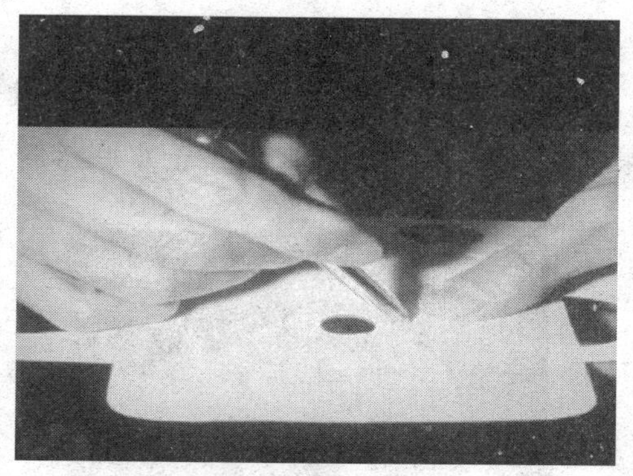

图 1-48　绘线、做记号

（2）涂抹造口粉和皮肤保护膜。涂抹方法是首先用干棉签将造口粉在造口周围涂均匀，避免过多，30 秒后再涂抹皮肤保护膜，待其干后形成一层无色透明的保护膜，如图 1-50、图 1-51 所示。

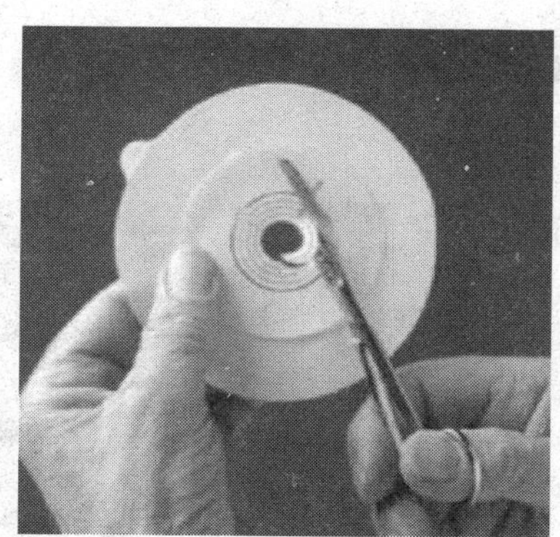

图 1-49　裁剪底盘

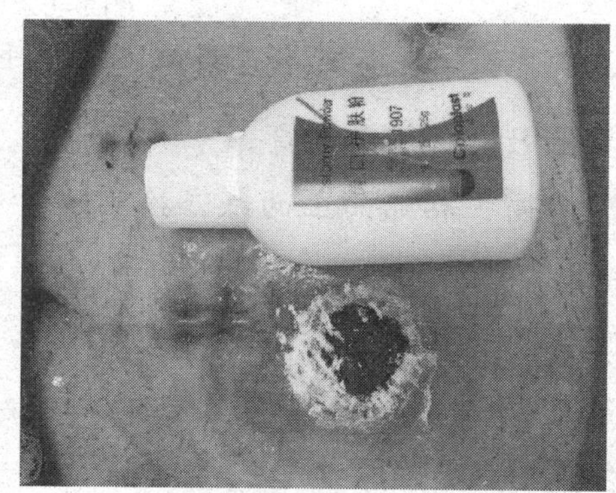

图 1-50　涂抹皮肤保护粉

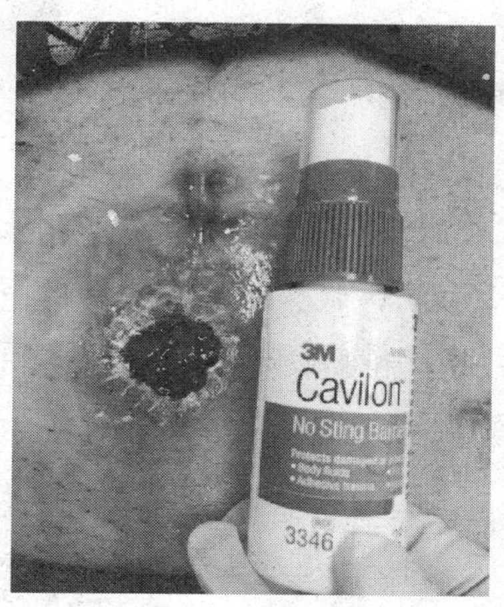

图 1-51　涂抹皮肤保护膜

步骤 7 粘贴底盘

应用完附件产品后，将裁剪好的底盘沿着造口黏膜粘贴，并与皮肤紧密贴合，如果此刻有液体流出，需要擦干皮肤后再粘贴，如图 1–52 所示。

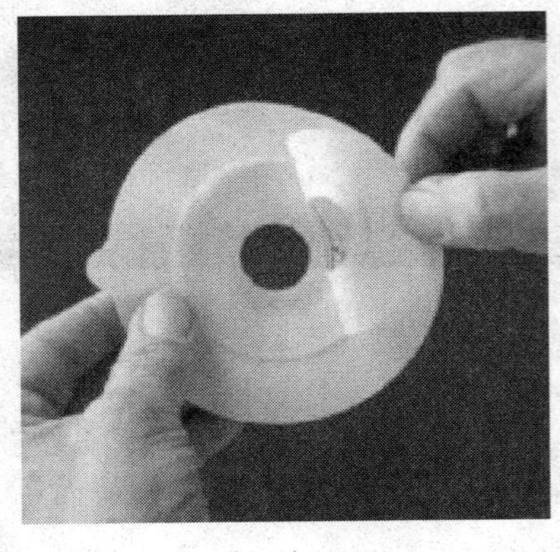

a）

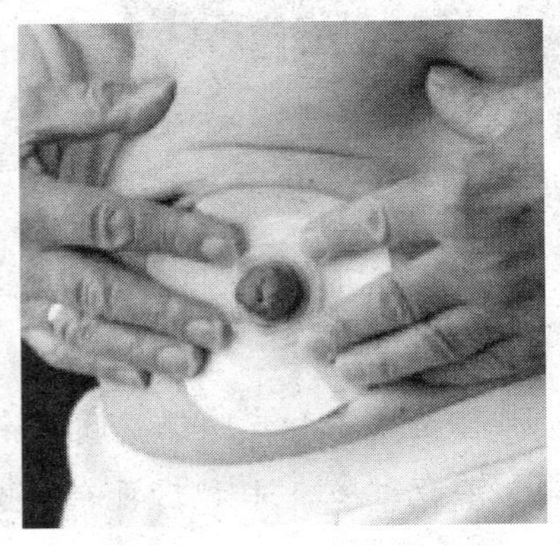

b）

图 1–52 粘贴底盘

a）揭下背板纸 b）与皮肤紧密贴合

步骤 8 扣合造口袋

（1）撕去粘贴面上的纸，按照造口位置由下而上将造口袋贴合。

（2）用手往上按紧黏胶，夹好便袋夹，检查造口袋是否粘贴牢固，如图 1–53 所示。

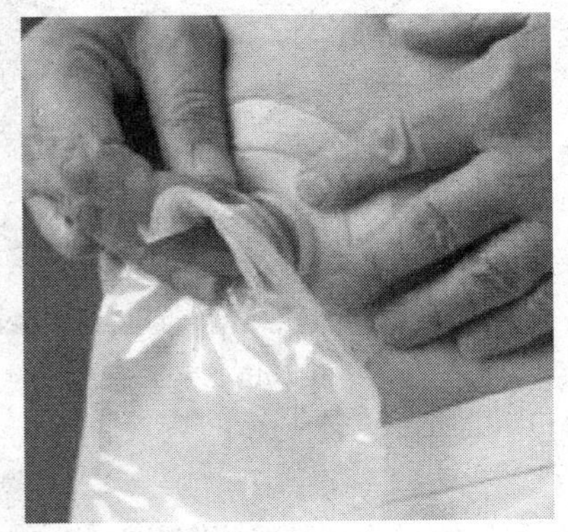

图 1–53 扣合造口袋

步骤 9 更换后处理

整理用物，洗手。交代注意事项。

三、注意事项

1. 动作要轻柔，防止皮肤损伤。注意防止袋内容物排出污染伤口。

2. 粘贴造口袋前应确定皮肤清洁、彻底干燥，否则未干的皮肤会影响粘贴效果。

3. 要正确测量造口大小形状，裁剪造口袋底盘时一般要比测量的造口尺寸大 1～2 mm，如果尺寸过大，造口和黏胶之间的缝隙会积留粪液，不仅影响黏胶的黏性，还会对皮肤造成刺激，造成皮炎；若尺寸过小，会压迫造口黏膜，引起不适或造口黏膜出血。

4. 造口袋一般可 3～5 天更换一次，避免频繁揭换对皮肤过多刺激，若一旦出现渗漏则随时更换。

5. 使用造口辅助用品应当在使用前认真阅读产品说明书，如使用防漏膏，一定将造口袋由内圈向外圈粘贴后应持续按压 15～20 min，保证造口袋底盘与皮肤充分黏合。

泌尿造口袋更换流程

一、操作准备（同肠造口袋更换流程）

二、操作步骤

步骤 1　协助取舒适卧位

（1）协助照护对象取舒适卧位。

（2）充分暴露造口部位，在照护对象造口侧身下铺垫巾。

步骤 2　揭除底盘

（1）戴手套，一手轻压皮肤，另一手由上向下撕离造口底盘。

（2）观察造口底盘浸渍情况，询问照护对象有无不适。

步骤 3　清洁造口

（1）清洁前可将棉球或卫生纸卷成烟卷状并置于造口上，防止尿液流出。

（2）清洁造口方法同肠造口。

步骤 4　测量造口

（1）输尿管皮肤造口不需要测量。

（2）回肠膀胱造口测量方法同肠造口。

步骤 5　绘线（同肠造口）

步骤 6　裁剪底盘（同肠造口）

步骤 7　粘贴底盘

粘贴底盘前将棉球或卫生纸卷成烟卷状并置于造口上，防止尿液流出。

步骤 8　扣合造口袋（同肠造口）

步骤 9　更换后处理（同肠造口）

三、注意事项

1. 泌尿造口者建议在晨起未进食、进水前更换造口用品，此时尿液排出少，清洁彻底，更换时间短，造口底盘黏合度好，照护对象体验感好。

2. 其他注意事项同肠造口。

学习单元 3　造口者生活照护

造口手术虽然可以治愈疾病，挽救生命，但也给造口者的生活带来诸多不便。造口使人长期处于“失禁”状态，造成造口者自我形象的紊乱，给其生活方式、人际关系，甚至家庭关系带来一定程度的影响。

造口者术后身体和心理康复是一个持续的适应过程，包括造口者自我照护、参加社交活动、继续工作或学习等，健康照护师要鼓励造口者加强锻炼，协助其正确使用造口用品，关注其生活细节，帮助他们恢复对生活的信心，把造口带来的不便降到最低。

一、肠造口者生活照护

1. 饮食照护

造口者不能完全控制排便的过程，因此饮食就成为他们最关心的问题。要让造口者认识到，造口手术只是改变了排便的方式，他们原有的消化功能并没有丧失。和普通人一样，造口者每天都需要有均衡的饮食，进食足够的谷类、肉类、蔬菜和水果，吸收足够营养，以维持身体的机能。除原有糖尿病、心脑血管病、肾病等需要特别限制的饮食外，均应遵循均衡膳食的原则。

（1）术后饮食注意事项。由于手术对肠道的创伤及全身麻醉对胃肠功能的抑制作用，术后早期应严格禁食；在造口功能恢复并出现排气、排便后，方可逐渐恢复饮食，应遵循饮水—流质饮食—半流质饮食—普通饮食这个过渡过程。饮食应以少食多餐、定量饮食为原则，防止暴饮暴食，以免影响造口的排泄功能。

1）保证饮食营养均衡。可以食用高蛋白、高维生素、高微量元素、低脂的饮食。

2）少进食容易产气的食物。如豆类、萝卜、巧克力、韭菜、碳酸饮料、啤酒等。某些行为习惯如咀嚼口香糖、吸烟、进食时说话较多也能使肠道内气体增加。因肠造口没有括约肌控制粪便的排出，肠道产气过多，在造口袋内集聚致使造口袋胀鼓，影响腹部外观形象。另外，造口排气发出的声音也会使造口者很难堪而产生自卑心理。

3）少进食容易产生异味的食物。如洋葱、大蒜、鱼类、蛋类、香辛类调味品等。不良气味的散发是造口者最头痛的问题。如果使用的是不具备隔臭功能的造口袋，会引来周围人的特殊注意，让造口者无法融入正常的社交生活。日常生活中，可以适当减少产生异味食物的摄入，有条件的话，选择隔臭功能好的造口产品。

4）少进食容易引起腹泻的食物。如豆类、辛辣食物、煎炸食品等。宜进食低纤维、少油炸的食物。在饮食上还应特别注意保证食物的新鲜、干净和卫生。造口手术后，由于肠道功能的不完整，造口者更容易发生胃肠道的不适。腹泻时，稀薄的粪水对造口周围产生刺激，还会引起电解质紊乱和脱水的情况。

5）适量进食粗纤维的食物。粗纤维食物能促进肠蠕动，增加粪便量。对于有便秘的造口者，适当进食能帮助粪便的形成，减轻排便困难。但是，如果进食过多，会造成大便量的增加，需要经常排放粪便或更换造口袋，影响造口者外出活动。造口狭窄者，因造口出口窄小，大便排出费力，进食粗纤维食物（富含粗纤维的食物有玉米、芹菜、南瓜、红薯等）后，易发生造口梗阻。还应注意进食粗纤维食物时要多喝水，保证充足的水分。

6）避免进食容易引起便秘的食物。如巧克力、番石榴等；某些药物也会引起便秘，如氢氧化铝、碳酸钙以及吗啡类药物等。保持大便的通畅对于造口者是非常重要的。粪便过硬，会引起造口黏膜出血；如果长期便秘，会增加造口脱垂及造口旁疝的风险。居家护理时，督促照护对象多饮水，合理饮食，保证蔬菜、水果的进食量；适当增加活动量，促进肠蠕动，改善便秘的症状。

（2）回肠造口者饮食注意事项。回肠造口因解剖原因，自身造口管径小，如进食难以消化的粗纤维食物过多，会造成粪便排出障碍并堵塞造口，给照护对象增加痛苦，同时增加居家护理的难度。因此，应减少如各类坚果、菠萝、芒果、芹菜、冬笋、玉米等难消化食物的摄入；水果最好去皮食用；进食时仔细咀嚼；适当增加摄入新鲜蔬菜和富含维生素 C 的水果，如橙子、柚子、山楂等。

结肠切除后严重影响水分和无机盐的重吸收，因此回肠造口排泄物呈稀水样便、量多，容易造成水和电解质的紊乱，尤其在夏季天气炎热、出汗多时，更易发生此种情况。因此，应定时督促照护对象饮水，每日的饮水量在 2 000 mL，应注意照护对象的活动情况，以免因电解质失调，出现无力等症状，出现摔倒等安全问题。

（3）化疗期间饮食注意事项。结直肠癌造口手术后，很多造口者还需要后续的化学治疗。在治疗中，由于药物及心理的作用，多数人会发生味觉和嗅觉上的改变。化疗药物引发的恶心、呕吐等厌食症状，也会造成便秘或腹泻等不适。种种胃肠功能紊乱的表现，导致营养摄入不足，水、电解质失调。居家护理时，在饮食上注意易保持清淡，保证营养的摄入，满足照护对象的胃口，少食多餐，不强迫进食。必要时去营养科就诊，咨询专科建议，给予合理的饮食。良好的营养可以调动机体的免疫系统，减轻化疗的不良反应，确保完成治疗计划。

2. 日常生活指导

（1）衣着。出院后，造口者穿自已平时的衣服即可，无须特殊制作购买衣服，但应注意以下几点。

1）避免穿紧身衣、裤（裙），以免造口受到摩擦和压迫，影响造口黏膜的血液循环。

2）男士避免穿需系腰带的裤子，穿着西裤，可以用背带来代替。

3）女士夏季穿着裙装时，可以选择带有碳片的造口袋。避免因造口排气导致造口袋胀鼓带来的尴尬。

（2）沐浴。伤口痊愈、身体体力恢复后，无论是粘贴还是去除造口袋时，都可以正常洗澡。洗澡时应注意以下几点。

1）最佳洗澡方式是淋浴，尽量避免泡浴。长时间泡澡会影响造口黏膜，引发黏膜水肿；如果是佩戴造口袋泡澡，会直接影响造口底盘的粘贴时间。

2）洗澡时水温不宜过热，否则会损伤造口黏膜。

3）避免用淋雨喷头直接冲洗造口黏膜，以免造成黏膜的损伤。

4）避免用毛巾或浴球直接擦洗造口黏膜。

5）回肠造口者因无法控制排便，排泄物会刺激皮肤，因此建议佩戴造口袋洗澡。

6）佩戴造口底盘者洗澡后应即刻更换造口产品，避免因底盘脱落带来不必要的麻烦。

（3）社交活动。鼓励造口者参加一般的社会活动。康复期居家护理时，只要造口者体力允许，家人和健康照护师应多陪伴他们外出，多与周围人沟通交往；鼓励参加造口者联谊会，与同是造口者的人群一起交流分享生活上的小经验、小方法，激发其生活信心，促进其康复。

（4）锻炼与运动。适当体育活动除能提高造口者机体的免疫力、促进康复、愉悦心情外，还能避免体重超标引发的造口旁疝、造口回缩等并发症。造口者可进行一些力所能及的运动，如散步、慢跑、乒乓球、骑自行车等，需避免腹压增大的活动（如举重）和有身体撞击的运动（如篮球、足球等），前者会因腹压增大带来造口旁疝的风险，后者会因为撞击误伤造口黏膜。

3. 心理疏导

无论是暂时性的或是永久性的造口，都会给造口者带来躯体形象上的变化，进而导致负面的社会心理问题，造口者需要调整和适应这种变化。除做好生活照顾外，健康照护师还要从心理、情绪方面关心他们，让他们感受到被关心，从而树立生活的自信。

（1）环境

1）居家照护时，健康照护师要做到说话轻、动作轻，在家里营造一个安静、温馨的氛围，以舒缓造口者的心理压力。

2）根据个体的家庭条件，为造口者设计一个更换造口用品时的相对私密的空间，放松其心情，缓解其焦虑情绪。

（2）情绪疏导

1）鼓励造口者走出家门，与周围人交流。

2）参加造口者联谊会，与造口者交流分享心得体会。

3）对独居老人，建议子女多关注，定期问候、探望。

二、泌尿造口者生活照护

泌尿造口者的生活照护基本同肠造口者，但在饮食及沐浴上有所区别。

1. 饮食注意事项

（1）在饮食上应尽量避免食用辛辣刺激、油炸烤制的食物。

（2）应保证每日的饮水量在 2 000 mL 以上，以防止泌尿系感染和肾结石等并发症，必要时多进食流质饮食、果汁等，以帮助增加进水量。

2. 沐浴注意事项

建议佩戴造口袋洗澡，原因为无法控制排尿，排泄物会刺激皮肤并引发不适。

培训课程 3 糖尿病足照护

随着生活水平的不断提高，糖尿病患病率逐年增高，糖尿病人群一生发生糖尿病足的概率为15%～25%，5年内复发率为50%～70%。因而健康照护师应了解糖尿病足基本知识、掌握糖尿病足防护技能。

学习单元1　糖尿病足观察

糖尿病足多见于老年人群，呈慢性、进行性发展，具有很强的致残性，可导致被照护人群生存质量严重下降。

一、糖尿病足概念

糖尿病足是糖尿病主要慢性并发症之一，是以糖尿病并发的血管、神经病变为基础，引起足部麻木、疼痛、皮肤溃疡甚至肢端坏疽等病变的总称。

二、糖尿病足诱因

糖尿病足的病因复杂，多为周围神经病变、血管病变、感染等因素共同作用的结果。

三、糖尿病足分级与分型

1. 糖尿病足分级

经典的分级方法为Wagner分级法，将糖尿病足分为6级，即0~5级，如图1–54所示。

0级：目前没有溃疡，但有发生足溃疡危险因素，如周围神经和自主神经病变、周围血管病变、足畸形、失明或视力严重减退者。

1级：表面溃疡，临床上没有感染，这类照护对象的溃疡如处理得当，均能痊愈。

2级：较深的溃疡，常合并软组织炎，这类照护对象如果处理得当，一般也能避免截肢。

3级：感染影响到骨组织。如图1–54所示。

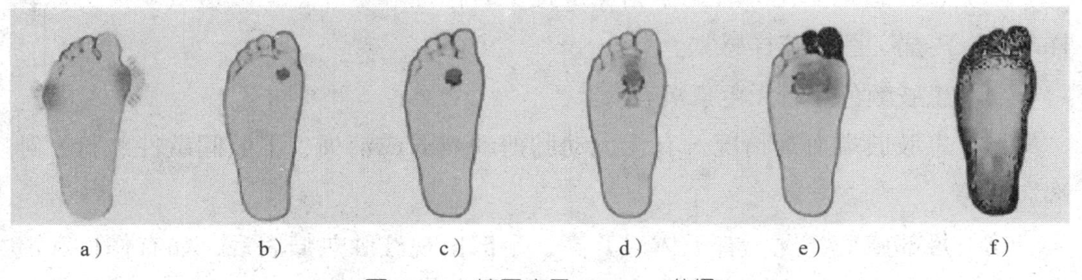

图1–54 糖尿病足Wagner分级

a）0级：无溃疡，但存在危险因素 b）1级：表面溃疡，常见于第1趾骨 c）2级：深部溃疡 d）3级：感染影响到骨组织 e）4级：局限性坏疽 f）5级：全足坏疽

4级：局限性坏疽，一般为足趾的坏疽，患趾经过截趾后，足功能一般能保留。

5级：全足坏疽，照护对象的截肢水平相对较高。

2. 糖尿病足分型

根据糖尿病足坏疽的性质，糖尿病足分为3种类型。

（1）湿性坏疽。最常见，多发生在肢端动、静脉同时受阻时，表现为皮肤肿胀、溃烂、有脓性分泌物、疼痛。

（2）干性坏疽。多发生在肢端动脉及小动脉粥样硬化，出现血管腔狭窄或动脉血栓形成，表现为皮肤变黑、干枯、疼痛消失。

（3）混合性坏疽。同一足的不同部位分别呈现干性或湿性坏疽。一般病情较重，坏疽面积较大。

四、糖尿病足特征及症状观察

1. 糖尿病足特征

糖尿病足主要有下肢周围神经和血管病变。

（1）下肢周围神经病变糖尿病足特征。表现为足部感觉减退、袜套样感觉障碍、踩棉花样感觉，严重者可导致足部神经性溃疡。

（2）下肢周围血管病变糖尿病足特征。表现为足动脉搏动减弱或消失，皮温下降，伴有间歇性跛行，严重者可导致足部皮肤变黑，出现血管性溃疡。

2. 糖尿病足症状观察

（1）患肢温度。有无感觉肢端发冷，检查有无皮肤发凉情况。

（2）患肢湿度。有无皮肤干燥弹性差、无汗表现。

（3）患肢感觉变化。有无手指（足趾）对称性麻木、感觉减退或缺失、袜套样改变、疼痛、踩棉花样感觉。

（4）患肢颜色。有无色素沉着。

（5）患肢肢端血运情况。有无大动脉搏动减弱或消失、下肢间歇性跛行、趾端坏疽等。

（6）足部感染情况。有无体温升高、足部出现红肿热痛表现，如有伤口和溃疡，要观察渗出的量和颜色等。

学习单元 2　糖尿病足者健康教育

通过对糖尿病足者被照护人群进行健康教育，可有效提高照护对象群对糖尿病足疾病的认识，增强其对照护的依从性；同时提高其自我管理能力，降低糖尿病足发生率和预防足部症状的发生，提高生活质量。

一、糖尿病足者健康教育内容

1. 控制血糖在正常范围

饮食疗法是治疗糖尿病的基础，应重视对饮食疗法重要性的教育。饮食做到定时定量，三餐合理搭配，补足蛋白质和各种维生素，禁吃含糖量高的食品及高胆固醇的食物。

2. 识别糖尿病足危险因素

评估照护对象是否存在糖尿病足发生的原因，如鞋不合脚、未治疗的胼胝、自行处理的胼胝、足部烫伤、鸡眼处理不当、趾甲感染、卧床者足跟部摩擦、足部畸形等。

3. 建立主动预防意识

帮助照护对象建立主动预防糖尿病足发生的意识，可降低糖尿病足的发生率。内容包括加强照护对象的饮食管理、能够主动识别感觉缺损和血循环不良发生状态、避免足部损伤及学会足部伤口的照护方法、避免足底压力分布不均，了解糖尿病足溃疡发生的高风险部位等，如图 1–55 所示。

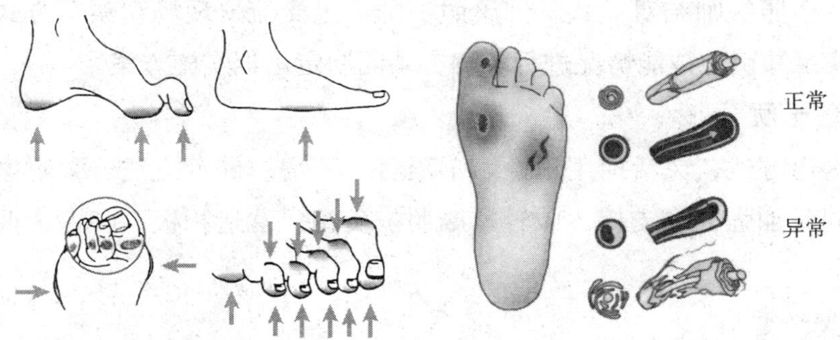

图 1–55　糖尿病足溃疡高风险的部位（阴影及箭头所示）

一旦确诊糖尿病足病，应定期进行危险因素筛查，了解有无神经病变、血管病变等，许多糖尿病足诱因是可以避免的。

4. 足部护理方法

帮助照护对象提升足部自我照护的知识水平、意识和技能，保持正确修剪趾甲的生活习惯以及实施糖尿病足正确的照护技能。

二、糖尿病足者健康教育方法

健康教育应根据受教育的人数、当时的环境而定。需要指出的是，提供给照护对象是可接受式的学习，而不是命令式的学习。健康教育的方式更要针对照护对象的个体问题制定个体化方案。

1. 一对一个体化健康教育

（1）首先了解照护对象的血糖值、糖尿病足表现等疾病相关情况，其次了解其受教育程度及交流思维能力等情况。

（2）通过交流了解照护对象对糖尿病足的认知情况和预防要点掌握情况，综合分析后制定个体化、针对性的健康教育内容。

（3）定期定时对照护对象综合运用图片、视频等素材和面对面指导、案例法等教学方法讲授糖尿病病因、糖尿病并发症及处理、糖尿病足预防、糖尿病足护理等相关知识，教学过程应循序渐进。

（4）示范指导足部运动方法，使照护对象掌握正确的活动方法及注意事项。

2. 小课堂或小组教育

（1）同伴支持模式。照护对象自由结合成对或成组，互相协助，通过一对匹配的同伴间的倾听、讨论来提供帮助，彼此分享自己的疾病管理经验，互相咨询生活中遇到的各种问题，提供情感或管理疾病的支持。

（2）健康照护师结对模式。健康照护师通过交流、现场观察等方式，对照护对象糖尿病足知识与技能情况进行了解，共同制定培训实施方案。

3. 心理干预

强化沟通方式，灵活运用正性暗示语言、移情诱导等方法，嘱咐家属、亲友多陪伴，同时加强社会支持，减轻家属照护负担，营造积极、和谐、温馨的照护氛围。

4. 持续教育

健康教育在短期内对照护对象的行为有积极作用。对于照护对象及其照护者的持续教育和强化教育非常必要，这样会产生持续的效果，从而预防并降低糖尿病足部溃疡的发生。

5. 糖尿病足照护对象健康教育计划及评价表（见表 1–2）

表 1–2　糖尿病足照护对象健康教育计划及评价表

教育内容	照护对象	评价时间	评价结果
1. 糖尿病饮食的管理方法			
2. 预防糖尿病足发生的相关知识			
3. 糖尿病足症状观察内容			
4. 糖尿病足者足部清洁方法			
5. 糖尿病足者足部修剪趾甲方法			
6. 糖尿病足者足部修剪趾甲注意事项			

续表

教育内容	照护对象	评价时间	评价结果
7. 糖尿病足者鞋袜选择要点			
8. 糖尿病足活动方法及注意事项			
9. 情绪管理			

学习单元 3　轻度糖尿病足照护

糖尿病者预防糖尿病足的发生，首先需要听从专科医务人员及营养师的指导，规律用药、科学饮食、定期监测血糖，将血糖、血压及血脂控制在正常或基本正常的水平；另外，须具备正确的防护知识和正确的足部护理行为，这样有助于及时发现和处理足部问题，避免足部受伤。

一、糖尿病足者足部清洁、修剪趾甲方法

1. 糖尿病足者足部清洁方法

（1）清洁前观察。建议在光线充足的环境下检查足部、足趾间有无外伤、皮肤破损等问题。

（2）足部清洁照护。①每天用温水泡脚。建议水温为 37 ℃，用水温计测量水温后再放入双脚。②洗脚后用柔软吸水性强的毛巾彻底将脚擦干，应注意擦拭脚趾间，避免用力，以免擦破皮肤。③洗脚时间为 5 ~ 10 min，忌长时间泡脚。④脚汗过多者避免使用爽身粉，防止堵塞毛孔。

（3）足部滋润和安全照护。①足部皮肤干燥，可在脚面及脚底处涂抹润肤霜，保持局部皮肤滋润、不皲裂。②冬季洗完脚后，不要使用热水袋、电热器或直接烧火取暖，避免足部感觉不敏感而发生烫伤或灼伤。

2. 糖尿病足者足部修剪趾甲方法和注意事项

（1）修剪趾甲的方法。①应在泡脚后趾甲较软时进行修剪。②剪趾甲时应用指甲钳直线剪，趾甲修剪后应与趾尖平行，不易过短。③剪完后用钝锉刀将趾甲边缘磨光滑，以免损伤皮肤。

（2）修剪趾甲的注意事项。①不要用剪刀、刀片进行修剪，以免损伤皮肤。

②不要自行修剪或利用化学药物清除鸡眼及胼胝。③视力差的照护对象不要自行修剪趾甲，应由他人协助修剪。

二、糖尿病足者鞋袜选择要点

1. 鞋的选择

（1）选择穿着合脚、透气性好的鞋子，材质以软皮鞋或布鞋为宜。

（2）宜选择圆头、厚软底的鞋型，忌穿尖头鞋、高跟鞋。

（3）外出鞋的鞋头须封闭，外出勿穿凉鞋、拖鞋。

（4）足部在下午会有肿胀情况，为了保证穿着最舒适，应在下午的时间选购鞋。若双脚大小有别，以较大的一只脚的尺码为准。

（5）鞋的大小要合适，以脚趾尖与鞋子前端有 1 cm 空隙为宜。

（6）每次的穿新鞋时间不要超过 2 h。穿鞋之前要先仔细检查鞋内有无石子、硬纸片、钉子等杂物，以免脚受摩擦而形成茧子。

2. 袜子的选择

（1）选用柔软、合脚、透气、吸水性好的袜子。

（2）袜子应在穿后不起皱，材质最好是棉织品或毛织品。

（3）袜口不能太紧，以免影响血液循环；袜体的松紧要合适，不能太大。

（4）不要穿有补丁或足底有接缝的袜子，防止磨出水泡。

（5）袜子颜色要浅，方便对已发生伤口创面的观察，每天更换清洁的袜子。

三、糖尿病足活动方法及注意事项

运动可改善下肢血液供应，增强血管收缩功能；能促进血液循环，避免血栓；运动能改善骨骼肌力量，提高胰岛素敏感性；能增加机体抵抗力以改善心肺功能。

1. 按摩足部改善血液循环

每日早、中、晚各一次足部按摩，每次 30 min，动作轻柔，从趾尖开始向上按摩，血液循环明显改善，有利于糖尿病足的恢复。要经常观察足背动脉的波动、弹性及皮肤温度有无异常变化。

2. 负重运动

可以进行慢跑、散步等活动。

3. 足部踝泵运动

（1）主动屈伸踝关节。协助照护对象取平卧位或坐位，下肢伸展，大腿放松并缓慢用力，询问照护对象有无疼痛感。在无痛感或微痛感的情况下，尽量用最大角度做脚尖内勾，尽力使脚尖朝向自己并做踝关节跖屈动作，保持 5 ~ 10 s。然后，脚尖绷直并向下压做踝关节背伸动作，保持 5 ~ 10 s。循环反复屈伸踝关节。

（2）绕环动作。协助照护对象取平卧位或坐位，下肢伸展，大腿放松，指导照护对象以踝关节为中心，做脚趾 360° 环绕，尽力做到最大幅度环绕。

（3）抓地运动。脚趾用力向下做抓地运动，保持 5 ~ 10 s，然后放松。

（4）若体力不好或环绕动作疼痛感觉明显，可以单独做屈伸踝关节动作。

（5）活动时间以每日 4 ~ 6 次、每次 5 ~ 10 min 为宜。

4. 活动注意事项

（1）不宜进行长时间站立运动，以减少足底压力。

（2）运动强度应以微汗、略感疲乏、无头晕胸闷等不适感，且休息后可缓解为宜。

（3）疲乏感在下一餐进餐前应基本消除，次日无乏力；为保证安全，心率控制在（170– 年龄）× 90% 左右。

（4）当照护对象为 4 级以上糖尿病合并心肺等器官功能不全或有严重感染情况，不适宜进行运动锻炼，需要静养休息。

（5）在换药期间行动不便的糖尿病足合并足部溃疡者，需要借助拐杖或助行器行走时，应保持地面清洁、干燥、无杂物，要指导照护对象穿防滑拖鞋。

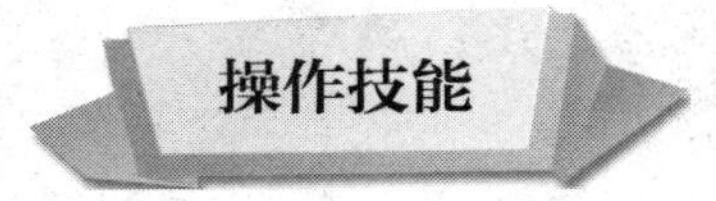

老年糖尿病足照护对象健康教育案例

一、照护对象基本资料

肖先生，77 岁，公务员，老年公寓独居，确诊糖尿病 5 年，体重指数（BMI）的值为 26.5。既往有冠心病和足癣病史。平日性格开朗，喜食辛辣食物、肉类、糕点，喜饮咖啡，每日吸烟 5 ~ 6 根。

3 天前曾修剪趾甲，查看后发现修剪趾甲过短，右足拇指皮肤发红瘙痒、轻微胀痛，影响夜间休息。经内分泌门诊医生诊断为糖尿病并发糖尿病足。

二、健康照护师实施健康教育内容

步骤 1　照护对象分析

通过对肖先生病情分析，该案例具有以下特点：

1. 年龄：77 岁。

2. 性别：男性。

3. 性格：开朗、易交流。

4. 生活嗜好：喜食辛辣食物、肉类、糕点，喜饮咖啡，每日吸烟 5～6 根。

5. 基础疾病：糖尿病 5 年，有冠心病和足癣病。

步骤 2　个性化健康教育计划制订和实施

采用语言、图片、示教等方法，进行以下内容健康教育。

1. 介绍糖尿病足发生的疾病知识

（1）基本知识。糖尿病足是糖尿病照护对象群血糖控制效果不佳时，因周围神经病变与外周血管疾病合并过高的机械压力，引起足部软组织及骨关节系统的破坏与畸形形成，进而引发下肢远端神经异常和不同程度周围血管病变相关的足部溃疡、感染和深层组织破坏的疾病，是我国临床常见的一种慢性病。

糖尿病史、高血压、高血脂、不合适的鞋袜、缺乏运动、足癣等因素均可诱发糖尿病足。吸烟也是引起糖尿病血管病变的重要因素，吸烟的糖尿病照护对象患糖尿病足的占比比不吸烟的糖尿病照护对象高 15 倍。

（2）肖先生糖尿病足发生的危险因素

1）直接原因：糖尿病史。

2）相关诱因：脚气病史、吸烟史、修剪的趾甲过短。

2. 介绍糖尿病足相关照护知识

（1）控制血糖。糖尿病可导致末梢神经和血管病变，对糖尿病足的发生既有危害性，又明确了可预防风险指标。在控制血糖过高的同时，应定时监测血糖，避免低血糖，依据情况调整胰岛素的剂量。

（2）饮食管理。糖尿病足者的饮食以低糖、限饮酒、少食多餐为主，体重超重者要忌吃油腻食物，忌吃油炸、油煎食物，炒菜宜用植物油，少食动物内脏、蟹黄、虾子、鱼子等含胆固醇高的食物。

严格限制食用各种甜食，包括各种食糖、糖果、甜点心、饼干、水果及各种含糖饮料等。

糖尿病足照护对象控制血糖时容易发生低血糖，建议随身备糖块，防止发生低血糖危险。

（3）指导正确选择鞋袜。日常生活中选择宽松舒适的鞋袜，如图1-56所示。每天检查鞋袜，避免过度挤压足部。及时检测足部皮温变化、足部颜色、足部感觉等变化，出现任何不适应及时就诊。

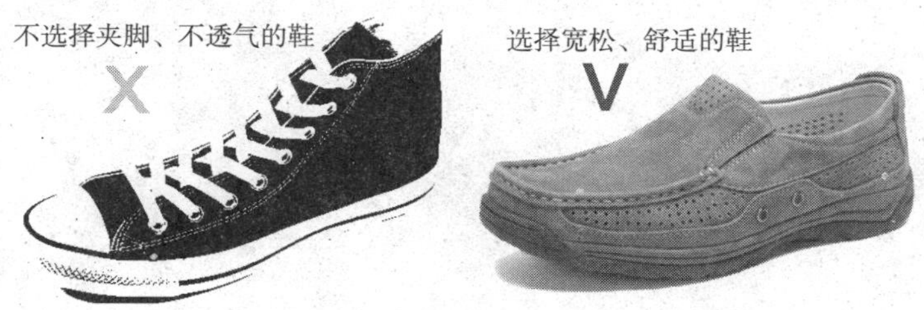

图1-56 糖尿病足者鞋的选择提示

（4）合理运动

1）在治疗足部感染期间应卧床休息，以床上运动为主，如蹬自行车、足部踝泵运动。

2）感染控制后，在心脏科医生和内分泌医生建议下进行运动。

3）避免久坐不动，建议将BMI值控制在24左右。

（5）并发症预防。循序渐进减少吸烟量，因为烟中有害物质可以损伤血管内膜，使血管腔进一步变得狭窄，加重下肢缺血。积极降脂、降压，尽可能将各项指标控制在相对安全的范围内，以免糖尿病病情加重。

步骤3 健康教育后效果评价

健康教育实施后，通过观察、问卷、面谈等方式评价教育效果。

步骤4 健康教育继续改进

根据评价表情况，加强对饮食、足部护理和并发症的预防指导。

三、注意事项

1. 引导照护对象对宣教内容进行复述，同时注意照护对象的反应，并以提问、强调的方法提高认知水平。

2. 健康照护师应协助监测肖先生的血糖、糖尿病足进展情况，如有异常加重应及时请专科医师指导医治。

3. 健康照护师指导肖先生选择宽松的鞋袜、正确剪趾甲的方法，减少因合并足癣、不正确修剪趾甲所引起的足部皮肤破溃，从而引发加重足部感染的情况。

4. 根据糖尿病足健康教育计划及评价表，对肖先生进行复测评估、指导。

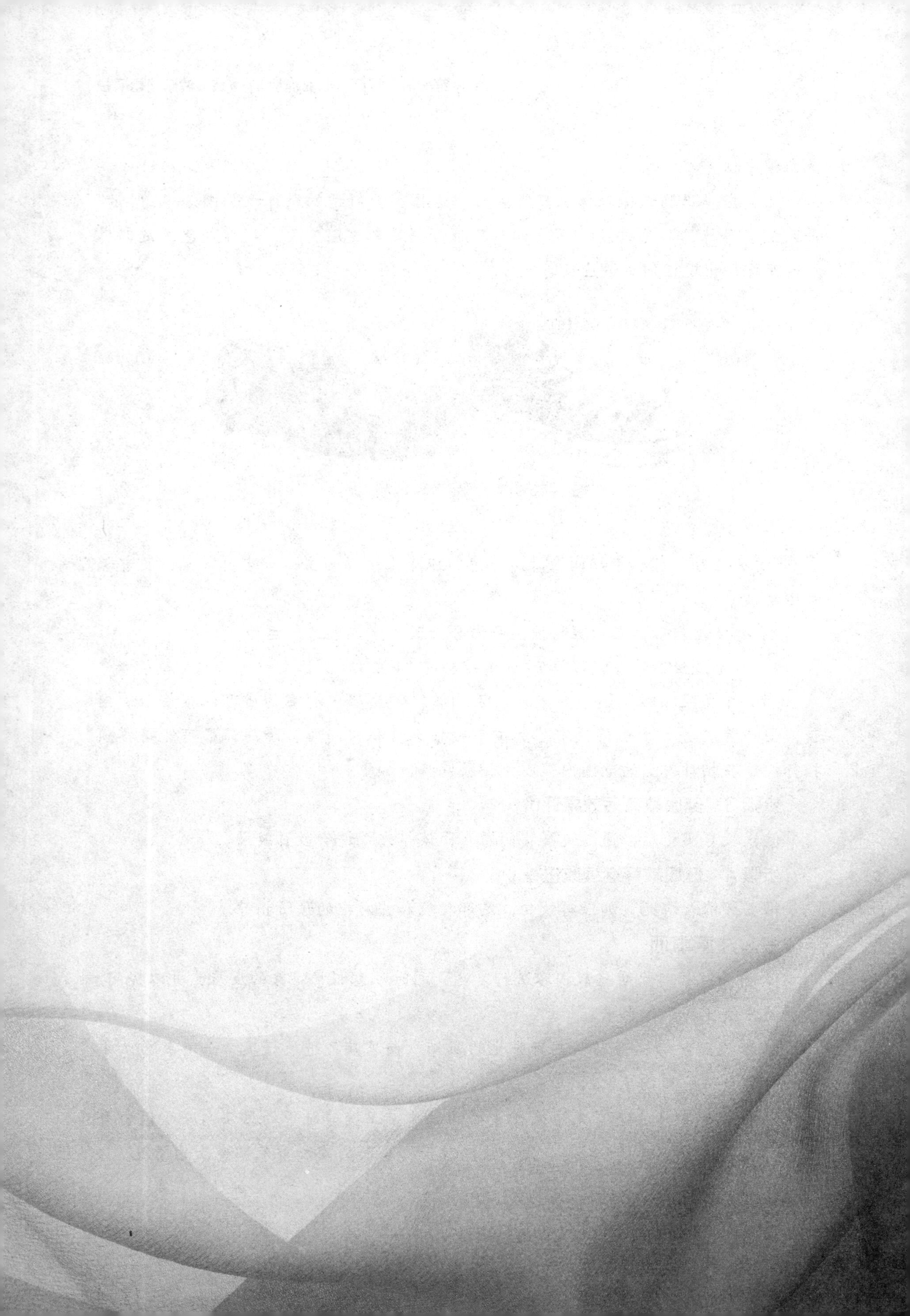

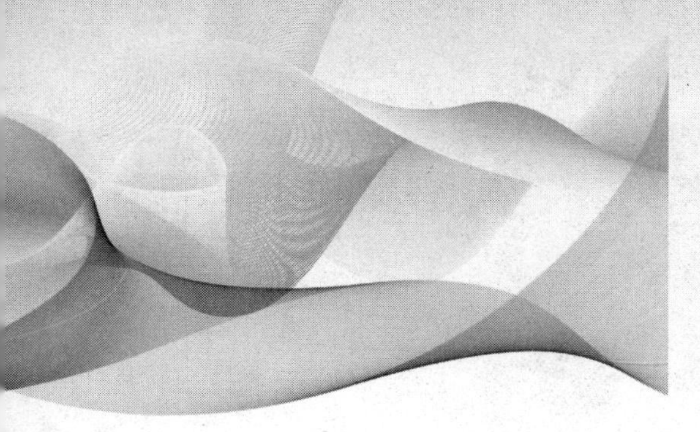

职业模块 2 健康教育

培训课程 1　评估

学习单元 1　疾病认知状况评估

学习单元 2　学习态度及学习能力评估

培训课程 2　实施

学习单元 1　呼吸系统常见病健康教育实施

学习单元 2　消化系统常见疾病健康教育实施

学习单元 3　心血管系统常见病健康教育实施

学习单元 4　神经系统脑卒中健康教育实施

学习单元 5　内分泌系统常见病健康教育实施

学习单元 6　泌尿系统常见疾病健康教育实施

学习单元 7　腰椎间盘突出症、骨折疾病健康教育实施

学习单元 8　青光眼、白内障健康教育实施

学习单元 9　健康教育效果评价

培训课程 1

评估

学习单元 1　疾病认知状况评估

一、常见疾病范围

健康照护师应掌握以下疾病的定义、诱因（病因）、临床表现、健康教育等：慢性支气管炎、肺心病、哮喘、胃炎、消化性溃疡、肝炎、肝硬化、高血压、冠心病、脑卒中、帕金森病、糖尿病、甲状腺功能亢进、痛风、慢性肾炎、肾功能不全、腰椎间盘突出、骨折、青光眼、白内障等。

二、疾病知识评估内容

1. 病因、诱因

疾病的病因是引起某一疾病发生的特定因素，它是引起疾病必不可少的、决定性的、特异性的因素，如外伤、中毒、感染等。

疾病诱因是指在病因存在的情况下具有促进疾病更早发生、病情更严重的因素，如气候变化、环境改变、营养不良、过度劳累、T 细胞免疫功能低下等。

以胃炎为例，幽门螺杆菌感染是胃炎最常见的病因，而长期进食粗糙饮食会损伤胃黏膜，易诱发胃炎的发生。

健康照护师评估病因、诱因的目的，是帮助照护对象识别引起和诱发疾病的相关因素，减少疾病的发生、发展或者复发。

2. 临床表现

临床表现是诊断疾病的重要依据，如上呼吸道感染的临床表现有咳嗽、发热、头痛、无力等。

单一疾病可能有多种临床表现，如胃炎可以有上腹痛或不适、食欲不振、饱胀、嗳气、反酸、恶心和呕吐等非特异性消化不良的表现。

而许多疾病都有着同样的临床表现，如咳嗽可以是咽炎、上呼吸道感染、肺结核、肺炎、气管炎等多种疾病的临床表现。

健康照护师评估临床表现的目的，是帮助照护对象识别疾病发生的信号，为尽快就医争取时间。

3. 饮食

饮食评估主要包含以下几个方面：

（1）膳食结构。评估每日的餐次、饮食种类、进食量。

（2）特殊饮食。评估有无特殊饮食，如流质、半流质、软食、普食、高蛋白饮食、低脂饮食等，以及相关原因和常见的饮食推荐。

（3）营养状况。评估对营养状况的自我感知，如食欲、体重变化等方面。

（4）饮水情况。健康照护师评估照护对象的饮食基本情况，为进行相关专业的指导提供依据，帮助照护对象识别有利于疾病恢复的饮食方面因素，辅助治疗疾病，加快照护对象的康复。

4. 运动

照护对象的运动情况，包括锻炼活动的方式、强度、规律性、持续时间。健康照护师评估运动情况的目的是帮助照护对象在不影响疾病恢复的前提下，推荐合理的运动方式和自我检测运动强度的方法，促进照护对象尽快恢复健康。

5. 用药评估

是否能够科学规律服药对照护对象的恢复过程有很大影响，健康照护师对用药的评估包含以下几个方面：

（1）服药时间。许多药物在人体的吸收、分布、代谢和排泄等方面有明显的时间节律性，为了达到最佳疗效，将副作用降到最低点，健康照护师要对药物使用进行时间评估。

（2）服药方法。服药最好用白开水。口服药不宜用茶水送服，因为茶水中的咖啡因会降低中枢神经抑制药（如催眠药、镇咳药）的作用。多酶片、胃蛋白酶抑制剂与茶水中的鞣质发生反应，会使药物失去活性。口服药物不宜与牛奶、果汁、可乐等饮料同服，因为牛奶中的蛋白质、钙离子以及果汁中的大量酸性物质容易和药物中的某些成分发生反应，降低疗效，影响药物吸收。服用止咳糖浆对呼吸道有安抚作用，不宜马上饮水。忌在服药期间饮酒，酒精可使药物作用减弱，甚至加大药物不良反应的发生概率。

（3）有无特殊剂型。糖衣片、肠溶片、缓释片、胶囊剂等不要嚼碎或掰开服用，以免降低药效或引发不良反应，如控释片掰碎了服用会破坏药物结构，使疗效降低。

健康照护师评估用药情况的目的是综合运用医药学知识，用简洁明了、通俗易懂的语言向照护对象说明按时、足量、按疗程用药对治愈疾病的重要性，解释用药过程可能出现的不良反应以及应对措施，科学指导照护对象正确合理使用药品。

三、评估方法及注意事项

1. 交谈法

交谈法是收集照护对象关于疾病认知情况的主要方法。交谈是照护过程的开始，是健康照护师与照护对象双向交流的过程。通过与照护对象和知情者的交谈，可以了解照护对象的健康状况。

交谈的方式可分为正式交谈和非正式交谈两种。非正式交谈是指健康照护师与照护对象之间的随意交谈，此种谈话的内容和形式不受限制。健康照护师在日常护理工作中，应经常与照护对象进行语言沟通，在“闲聊”中可了解照护对象的许多信息资料。下面重点介绍正式交谈。

正式交谈是指事先通知照护对象，有目的、有计划地交谈。多以照护者提出问题，照护对象回答的形式进行，如入院后的病史采集。为使交谈有效进行、以获得真实可靠的健康资料，熟练掌握并正确应用交谈的方法和技巧极为重要。

（1）做好谈话前的准备。健康照护师应先了解照护对象的基本情况，如姓名、年龄、职业、疾病诊断等，初步确定交谈的目的和方法。如对照护对象所患疾病相关知识不甚了解时，应进行学习。

（2）选择合适的时间。一般选择在照护对象病情稳定后进行交谈，不宜在其就餐、会客、情绪不稳定或其他不便时间内进行交谈。

（3）选择良好的环境。环境要安静、舒适，光线、温度要适宜。对重症者则在床边进行交谈，尽量减少周围环境的影响。若照护对象要求家属在场时可同意其请求。

（4）营造宽松和谐的氛围。一般从礼节性的交谈开始，先有礼貌地称呼对方并作自我介绍，说明自己的职责，表示愿意为照护对象提供帮助。将关心、爱护溢于言表，改善互不了解的生疏局面。在对方适应、感觉良好的情况下，照护者说明交谈的目的，如“为了使您在照护期间得到更好的护理，我想了解一下您的病情和生活习惯，您看可以吗”等。

（5）耐心倾听照护对象的陈述。尽可能让照护对象按自己的方式充分陈述和强调他认为重要的情况，不轻易打断照护对象的叙述，更不能主观推测照护对象的亲身感受。只有在照护对象离题太远时，才灵活地把话题转回，如“您讲的那些情况我已经知道，现在请您谈谈当时的腹痛情况好吗”。

（6）恰当地结束谈话。如已获得必要资料，准备结束谈话时，应对交谈的内容、效果做简要的评价小结，向照护对象简单复核谈话的重要内容以纠正错误，对照护对象提出的要求和表示的疑虑作必要的解释和指导。在结束谈话前，宜再问一下：“您还有什么事要说吗?”然后，告知今天暂谈到此，如有需要下次再联系，并感谢照护对象的合作。

2. 观察法

观察法是收集有关照护对象健康资料的重要方法之一，健康照护师与照护对象的初次见面就意味着观察的开始，在与照护对象的接触过程中，可观察照护对象的精神面貌、言行举止、情绪反应、体位步态、卫生习惯、治疗效果等，以及时发现病情变化。

3. 注意事项

（1）健康照护师应取得照护对象的充分信任，以保证评估的顺利进行。所以健康照护师必须具有高尚的道德情操、良好的职业形象、较高的文化素养，掌握一定的社交基本理论和技巧，善于人际沟通。

（2）健康照护师要认真倾听、接纳、尊重照护对象，评估过程中不予主观评判或不切实际的保证。评估遇到困难时，不可操之过急，不追问。

（3）评估时使用语言要通俗易懂，简明具体，避免使用医学术语。

（4）应注意运用非语言沟通技巧，如和蔼的面部表情、优雅的身体姿势、温和的目光接触、适时的微笑点头、恰当的肢体触摸等，使照护对象感到评估者亲切、可信，消除其紧张情绪，使交谈能顺利进行。

学习单元 2　学习态度及学习能力评估

一、健康教育“知、信、行”理论模式

“知、信、行”理论模式是健康教育工作中运用最成熟、最广泛的理论之一，“知、信、行”是知识、信念 / 态度、行为的简称。

“知、信、行”理论模式认为：建立正确、积极的信念和态度是转变危害健康的行为、主动形成有益于健康的行为的基础。因此，在实施健康教育之前应先评估照护对象的“知、信、行”。其中，“知”是指照护对象对健康相关知识的了解情况，“信”是指照护对象对所了解健康知识的相信程度，“行”是指照护对象为达到健康目标所采取的行为方式。

由此也可以看出“知、信、行”理论模式将人的行为的改变分为三个阶段：掌握知识、建立信念和形成行为。

二、健康教育“知、信、行”评估方法应用及注意事项

1. 健康教育“知、信、行”评估方法应用

照护对象“知、信、行”评估方法包括交谈、观察和设计简单问卷等。

下面以缺血性脑卒中为例，来讲“知、信、行”评估内容。

（1）脑卒中高危人群健康知识评估

您知道缺血性脑卒中的相关危险因素吗？您知道哪些照护对象更易患脑卒中吗？

您知道哪些不良生活习惯和缺血性脑卒中有关吗？

您知道短暂性脑缺血发作吗？您知道缺血性脑卒中可预防和控制吗？

您知道高血压、糖尿病和脑卒中有关吗？您知道血压正常范围、血糖正常范围是多少吗？

……

（2）脑卒中高危人群健康信念评估

您相信健康生活方式会降低脑卒中的发病概率吗？

您准备改变自己的不良生活习惯吗？

您认为健康生活方式能给自己来带益处吗？

（3）脑卒中高危人群健康行为评估

您会在生活中有意识控制自己的饮食方式和习惯吗？

您每天吃多少蔬菜水果？多少肉食？多少主食？

您每天锻炼的主要方式是什么？每天运动的时间是多少？

您经常喝酒吗？您能坚持口服降压药吗？

……

以上评估多以交谈法为主，也可以设计成简单问卷并让照护对象填写。健康照护师如果观察到照护对象不良行为或语言，可以继续和照护对象沟通，丰富评估内容，以对照护对象有更全面的了解。

2. 注意事项

疾病的因素可能影响照护对象的知识学习，对健康信念的坚持，以及对健康行为的执行能力。评估时须注意以下方面：

（1）照护对象的生理基础情况。照护者的听力、视力、语言表达能力以及理解阅读能力是否受限，健康照护师应选择适合的评估方法。

（2）照护对象的文化程度。文化程度低的人群应多采取交谈法，文化程度高的人群可采取问卷法。

（3）照护对象的信念。有无改变不良生活习惯的信心，如果缺乏信念应帮助其建立。

三、学习能力评估

1. 评估照护对象学习意愿

学习意愿强烈的人往往会有明确目标和持之以恒的学习态度，愿意接受新知识，能自觉、积极地参与到健康教育活动中。

2. 评估照护对象学习兴趣

兴趣是最好的老师，没有学习兴趣的人往往缺乏学习动力。

3. 评估照护对象的年龄、文化程度、原有知识结构、语言表达方式和能力

年龄、文化程度、原有知识结构影响人的注意力、理解力、记忆力。注意力、理解力是获得良好学习效果的基础，记忆力影响长期的健康教育效果。语言表达方式和能力影响健康教育过程，进而影响健康教育效果。

4. 评估照护对象的学习成就感、自信心

在健康教育过程中，健康照护师应随时评估照护对象的学习成就感、自信心，这样更有利于后期的教育活动。

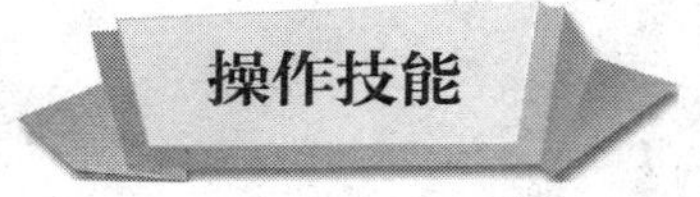

操作技能

高血压照护对象的健康教育“知、信、行”评估案例

一、照护对象基本资料

王先生，63 岁，退休工人，三年前查体时发现高血压，后偶有头晕，也未规律用药。1 周前因剧烈头痛就诊，当时血压为 170/125 mmHg，门诊以高血压收王先生住院。

王先生自诉对高血压相关知识不甚了解，吸烟 30 年（20 支 / 天），偶尔饮酒；口味较重，喜食咸菜；夫妻关系和睦，妻子经常打太极，跳广场舞，他本人喜静，很少参与户外锻炼。父亲 10 年前因脑出血去世。

经系统治疗后，王先生出院回家，医生出院医嘱包括：

（1）氯沙坦 50 mg，每日 1 次；氢氯噻嗪 12.5 mg，每日 1 次；硝苯地平缓释片 20 mg，每天 2 次。

（2）建议低盐低脂饮食，适当锻炼。

（3）定期随诊。

出院后，家人请小李负责照护王先生。

二、健康教育“知、信、行”评估实施

步骤 1　照护对象分析

通过对照护对象病情分析，该案例具有以下特点：

1. 老年男性，不喜锻炼。
2. 吸烟 30 年、量大，少量饮酒。
3. 饮食习惯不合理，盐摄入过多。
4. 对健康不重视，3 年前得知患高血压但未规律治疗。
5. 有家族史。
6. 与妻子同住，感情好。

步骤 2　“知、信、行”评估实施

1. 确定评估目的

了解王先生有关高血压“知、信、行”的情况，为后期进行健康教育做好准备。

2. 根据评估内容写出评估提纲

（1）高血压诊断标准、危险因素。

（2）高血压治疗措施。

（3）高血压的并发症。

（4）高血压人群的不良习惯。

（5）王先生的生活习惯。

（6）王先生的治疗态度。

3. 评估实施

评估实施以对话形式展示。

健康照护师小李：“王叔叔您好，我是小李，我想和您聊聊您这次入院治疗高血压的事，您看可以吗?”

王先生：“可以的。”

健康照护师小李：“您此次因为高血压住院，3 年前体检也查出高血压但没有重视。体检时医生告诉您高血压诊断标准了吗?”

王先生：“当时应该说了，我没有上心。”

健康照护师小李：“那您现在知道吗?”

王先生：“知道了，住院时医生告诉我了。”

健康照护师小李：“那您说一下?”

王先生：“高血压的诊断标准是收缩压≥140 mmHg 和 / 或舒张压≥90 mmHg。”

健康照护师小李：“嗯，对的。那您知道哪些因素会引起血压升高吗?”

王先生：“知道一点，爱吃咸的、不爱运动、熬夜、爱紧张。”

健康照护师小李：“好像您说的这些您自己都沾点。这次入院后医生告诉您高血压患者要长期吃药吗?”

王先生：“说了。但隔壁老张说他夏天不吃血压也不高。”

健康照护师小李：“那您打算吃一段时间也不吃了?”

王先生：“那倒不一定。”

健康照护师小李：“王叔叔，您知道高血压的严重后果吗? 住院期间医生、护

士讲过吗?”

王先生：“讲过，好像有脑出血、中风。我父亲就是因为脑出血去世的。”

健康照护师小李：“嗯。长期高血压还会影响心脏、肾脏、眼睛呢。”

王先生：“那没有想到。”

健康照护师小李：“出院时医生给您带了几种药？您知道怎么服用吗?”

王先生：“两种，每天早晚各吃一次。”

健康照护师小李：“哦，不太对，是 3 种，有的每天吃一次。您以后能坚持天天吃药吗?”

王先生：“我试试啊。”

健康照护师小李：“我看您喜欢吃咸的，咱以后做饭少放盐，吃饭少吃咸菜，可以吗?”

王先生：“菜里少放盐可以，我自己觉得味淡时加点咸菜。”

健康照护师小李：“王叔叔，我说的是‘做饭少放盐，吃饭少吃咸菜’，意思是咸菜也要少吃。”

王先生：“这太难了。我努力试试啊。”

健康照护师小李：“我看阿姨挺爱运动，您好像不爱活动。医生是不是也建议您多运动?”

王先生：“是的，您阿姨也说我不爱动。这个我要听医生和阿姨的，以后每天出去散步 2 次。”

健康照护师小李：“对了，以后咱们就要按时吃药，少吃盐，多运动。”

步骤 3 王先生“知、信、行”评估结果分析

通过与王先生沟通，健康照护师小李写了如下总结：

（1）王先生知道高血压诊断标准，对危险因素和并发症了解得不够全面。

（2）王先生知道药物可以治疗高血压，但对没有做好长期服药的心理准备。

（3）王先生知道高血压人群的一些不良习惯，决定每天开始锻炼，但还没有坚决表示不吃咸的。

（4）王先生不记得自己应该吃几种药以及药物服用方法，说明记忆力可能有点下降，可能影响健康教育效果。

（5）总体来说，王先生还是愿意积极治疗疾病的。后期应观察王先生的生活习惯及是否能坚持按时正确服药，进一步判断王先生的“知、信、行”。

三、注意事项

1. 照护对象“知、信、行”的评估是一个动态过程，应在健康教育后反复评估“知、信、行”的情况。

2. 应与照护对象和家属讨论分享评估结果，以获得他们的支持，为以后的健康教育打下良好基础。

3. 在评估过程中要及时肯定照护对象的优点，给其积极心理暗示。

培训课程 2 实施

学习单元 1 呼吸系统常见病健康教育实施

一、慢性支气管炎健康教育

1. 定义

慢性支气管炎简称慢支，是由感染或非感染因素导致的气管、支气管黏膜及其周围组织的慢性非特异性炎症。

2. 诱因

（1）吸烟是本病的最重要诱因。吸烟者的慢性支气管炎发病率比不吸烟者高 4～5 倍，并且发病率随吸烟的年限及吸烟量的增加而升高。

（2）病毒、支原体、细菌等感染是慢性支气管炎发生发展的重要原因之一。常见病毒感染有流感病毒、鼻病毒、腺病毒和呼吸道合胞病毒等。

（3）对于喘息型慢性支气管炎，过敏因素是一个重要原因。

（4）大气中的有害气体，如氧化氮、二氧化硫、氯等对支气管黏膜有刺激和细胞毒性作用，可引起黏膜炎症。

（5）气候变化，特别是寒冷、干燥、高热，都可以损害纤毛功能和呼吸道黏膜血液循环，使局部屏障功能下降而易继发病原微生物的感染。

（6）自主神经功能失调也可能是本病的一个内因。

（7）维生素缺乏，尤其是维生素 C、维生素 A 的缺乏可以降低机体抵抗力而易使人患慢性支气管炎。

3. 症状

（1）咳嗽。慢性支气管炎照护对象一般有慢性咳嗽，以早晨起来和夜间睡觉时咳嗽最为显著，随着病情发展，后期一直伴有不停地咳嗽、咳痰，冬春季加重。

（2）咳痰。慢性咳痰会出现有白色泡沫的痰或者浆液性的痰液，或者是青色的痰液，少数照护对象的痰中带血，一般在早晨起来的时候痰液相对比较多。部分照护对象的发作以呼吸道急性感染为前驱，此时可能出现发热、上呼吸道卡他症状等，继而咳嗽、咳痰显著加重，痰量增加，痰变黏稠或呈黄色脓性，少数还可见痰中带血。

（3）喘息、气促、胸闷。气道痰液比较多时会使气道受阻，因此会导致喘息、气促、胸闷的症状，尤其是活动后更加明显。当照护对象有支气管哮喘时喘息更为明显，而发展到慢性阻塞性肺部疾病时，气促的症状会比较显著。

4. 健康教育

（1）常用药物指导

1）对于急性发作期的慢性支气管炎，给予抗感染治疗，如左氧氟沙星、阿莫西林；一般口服，病情严重时用静脉输液治疗。

2）反复咳嗽，可使用镇咳药物，如复方甘草合剂、复方甲氧那明、右美沙芬；祛痰药物常用有乙酰半胱氨酸、溴己新、盐酸氨溴索、桃金娘油。

3）平喘药物：氨茶碱、茶碱控释剂、长效 β_2 激动剂加糖皮质激素后吸入。

4）遵医嘱按时给照护对象服用药物，观察有无不良反应。

（2）日常生活指导

1）应积极戒烟，尽量避免接触二手烟。

2）在生活中避免接触和吸入有害气体或烟尘等。

3）应加强体育锻炼。

4）加强居室内通风，保持清新空气，避免受凉感冒。

5）反复感染者，可预防接种流感疫苗、肺炎链球菌疫苗。

6）进行呼吸肌锻炼，提高呼吸效率，促进痰液排出，减少支气管、肺部反复感染和炎症急性发作。

（3）饮食指导

1）食物不可太咸，忌油炸、易产气食物；忌甜食、易引起生痰的食物，忌辛辣、刺激性食物。

2）应多进食高蛋白、高热量、高维生素、低脂、易消化饮食，如瘦肉、蛋、奶、鱼、蔬菜和水果。

3）每日应少量多次饮水，每日饮水量不少于 1 500 mL，以稀释痰液，利于排出。

（4）心理疏导。照护对象如养成良好健康习惯、严格遵医嘱要求，病情基本可控制，不影响工作和生活。应告诉照护对象不要有心理压力，鼓励照护对象以积极态度配合治疗，平时注意预防发作。

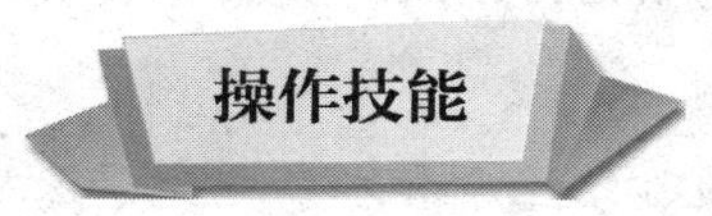

慢性支气管炎健康教育案例

一、照护对象基本资料

赵奶奶，74 岁，四川成都人，旅行社退休员工，汉族，已婚，高中毕业；育有 1 女；有高血压病史 5 年，规律服用伲福达片，血压控制在 130/80 mmHg，有习惯性便秘，无特殊治疗；口味嗜辣，爱吃甜食，喜欢在茶楼喝茶，与牌友打麻将，被迫吸二手烟；无吸烟和饮酒史。

赵奶奶 10 年前受凉后出现阵发性咳嗽，咳出少量白色泡沫样痰，不易咳出。此后，每遇冬春季节及受凉后症状就反复发作，每年持续 3 个月以上。

1 周前季节交替，忽冷忽热，赵奶奶出现反复咳嗽、咳痰加重，后住院治疗，经抗感染治疗、止咳后症状缓解。

出院医嘱：保持居室内空气清新；尽量不去烟雾多的地方；注意口腔清洁；生活规律，选择清淡易消化饮食，按时休息，进行适度的有氧训练；定时复查，不适随诊。

二、健康照护师实施健康教育内容

步骤 1　照护对象分析

通过对赵奶奶病情分析，该案例具有以下特点：

1. 年龄：74 岁。

2. 有二手吸烟史。

3. 既往病史：高血压病 5 年；哮喘病史 10 年，咳嗽、咳痰反复发作，季节更替时出现咳嗽、咳痰。

4. 生活习惯：喝茶、打麻将。

5. 饮食：喜辣、甜食。

6. 高中学历。

步骤 2　个性化健康教育计划制订和实施

制订健康教育计划（见表 2–1），采用语言、图片、示教等方式，主要进行以下内容健康教育。

1. 用药指导。遵医嘱，使用祛痰、镇咳药物，注意服用方法及对药物不良反应的观察。

2. 饮食指导。建议饮食应保证足够的热量、蛋白质、维生素和水，避免辛辣刺激性食物和容易生痰的甜食。

3. 运动指导。加强体育锻炼，增强体质，提高免疫力，锻炼应量力而行，循序渐进，以照护对象感觉不到劳累为宜，如散步、慢跑、太极拳、八段锦。活动后卧床休息，必要时吸氧，保证充足的睡眠，充分休息。

4. 生活指导。室内保持空气清新，每日通风 15～30 min；室内温度 18～20 ℃，湿度 50%～60%；阳光充足，注意防寒避暑；消除及避免烟雾、粉尘和刺激性气味；季节变化时注意添加衣物，注意保暖，防止感冒；反复感染者，可预防接种流感疫苗、肺炎链球菌疫苗。

5. 进行呼吸肌锻炼，提高呼吸效率，促进痰液排出，必要时进行雾化吸入，帮助痰液咳出；减少支气管、肺部反复感染和炎症急性发作。

6. 指导照护对象进行咳痰训练，取舒适的卧位，进行深呼吸。

7. 保持口腔清洁，在排痰或进食后漱口，为防止感染别人，咳嗽时应面向无人的方向，将痰咳在卫生纸上，尽量减少飞沫的播散。

8. 心理疏导。该病可防可控，平时注意锻炼身体，养成良好生活习惯，避免诱发因素。如发病则遵医嘱服药。

步骤 3　健康教育后效果评价

健康教育实施后通过观察、问卷、面谈等方式评价教育效果（见表 2–1），为工作改进提供依据。

表 2–1 照护对象健康教育计划及效果评价表

教育内容	落实情况		评价结果
	照护对象（完成画√）	教育时间	
1. 慢性支气管炎的用药注意事项	√	1 天	能复述注意事项
2. 规律用药	√	每天	血压控制在正常值内，饮食不规律
3. 定期复查	√	两周	3 个月遵医嘱完成复查
4. 饮食情况	√	每天	照护对象饮食仍以辛辣为主，富含维生素、高纤维的水果蔬菜进食相较之前有所增加，但未达到健康教育计划目标，需改进
5. 运动情况	√	每天	在最开始的一个月内，照护对象可以完全遵守运动时间。第二个月开始，打麻将时间较第一个月增加，运动时间有所减少
6. 呼吸肌锻炼	√	每天	能按照计划完成
7. 生活指导	√	每天	能按照计划完成
8. 口腔清洁	√	每天	能按照计划完成
9. 心理疏导	√	每周	照护对象心情舒畅，能积极配合医生及健康照护师的工作

步骤 4 健康教育效果评估及继续改进

根据评价表，照护对象能够完成除饮食、运动外其他项目的教育计划。对于饮食、运动方面的健康教育内容部分了解，执行效果不佳，须继续进行“知、信、行”评估，再次制订健康教育计划。

三、注意事项

1. 照护对象为老年女性，自身对饮食习惯改变愿望并不强烈。健康照护师帮助照护对象进行饮食管理时要细化改善计划，列出短、中、长期目标并跟踪记录评价。

2. 照护对象打麻将，不喜运动，对于二手烟危害通过健康教育有所了解，但是未主动改进，下一步须采用案例教育等方法跟踪改进。

二、肺心病健康教育

1. 定义

肺源性心脏病简称肺心病，是指由支气管 – 肺组织、胸廓或肺血管病变致肺血管阻力增加，肺动脉高压产生，继而使右心室结构和（或）功能改变的疾病。根据起病缓急和病程长短，可分为急性和慢性肺心病两类，临床上以后者多见。

2. 诱因

（1）呼吸道感染。呼吸道感染是肺心病急性发作的主要诱因，会使原有的呼吸系统疾病加重。

（2）吸烟。吸烟是加重呼吸系统疾病的常见诱因。

（3）过度劳累、过多饮水或输液。导致液体在体内蓄积，增加心脏负荷。

3. 症状

（1）急性肺源性心脏病。起病急骤，有呼吸困难、胸痛、窒息感。重者有烦躁不安、出冷汗、神志障碍、晕厥、发绀、休克等。

（2）慢性肺源性心脏病

1）慢性咳嗽、咳痰或哮喘史，逐步出现乏力、呼吸困难。

2）呼吸衰竭。多见于急性呼吸道感染后，呼吸困难加重。早期主要表现为发绀、心悸和胸闷等，病变进一步加重时可出现各种神经和精神症状，如表情淡漠、神志恍惚、谵妄，甚至昏迷，其称为肺性脑病。

3）心力衰竭。多发生在急性呼吸道感染后，因此常合并有呼吸衰竭，以右心衰竭为主，表现为明显的气促、心悸、食欲减退、恶心、明显腹胀，可出现各种心律失常。

4. 健康教育

（1）常用药物指导。遵医嘱应用呼吸兴奋剂时，应密切观察照护对象状态，观察药物的疗效和不良反应。如出现心悸、呕吐、震颤、惊厥等症状，立即通知医生。

（2）吸氧指导。维持吸入氧流量 / 浓度的恒定，告知照护对象不要自行调节流量。吸氧时室内严禁明火。

（3）饮食指导

1）给予高纤维素、易消化、清淡饮食，防止照护对象因便秘、腹胀而加重呼吸困难。

2）避免含糖高的食物，以免引起痰液黏稠。

3）如出现水肿、腹水或尿少时，应限制钠、水摄入，每天钠盐摄入 <3 g、水分 <1 500 mL。

（4）休息与活动指导。急性期安置照护对象卧床休息，协助采取舒适体位如半卧位或坐位，以减少机体耗氧量，促进心肺功能的恢复，减慢心率和减轻呼吸困难。对于卧床者，照护者应协助其定时翻身、更换姿势。

代偿期照护对象活动以量力而行、循序渐进为原则，活动量以不引起疲劳、不加重症状为度。

指导照护对象掌握既有利于气体交换又能节省能量的姿势，如站立时背倚墙，使膈肌和胸廓松弛、全身放松；坐位时选择合适凳高、两足正好平放在地、身体呈稍向前倾姿势，两手摆在双腿上或趴在小桌上，桌面上放软枕，使照护对象胸椎与腰椎尽可能处在一条直线上；卧位时抬高床头，并略抬高床尾，使下肢关节轻度屈曲。

（5）皮肤照护指导。肺心病者常有营养不良和身体下垂部位水肿，长期卧床极易形成压疮。指导其穿宽松、柔软的衣服；定时更换体位，受压处应垫气圈（海绵垫）或使用气垫床。

（6）心理疏导。肺心病者如积极配合医生治疗，可达到控制病情、提高生活质量目标。要指导肺心病者放松心情，不要过于紧张和焦虑，避免诱发因素。

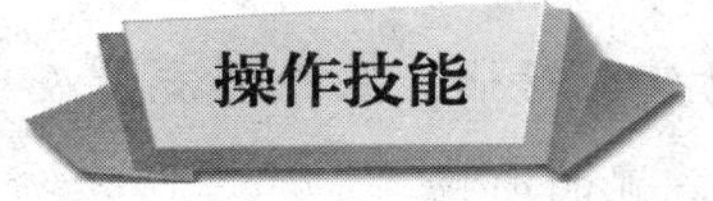

肺源性心脏病照护对象健康教育案例

一、照护对象基本资料

王爷爷，67 岁，退休干部，本科，汉族，已婚，育有 1 子 2 女，无过敏史，生活起居条件可，性格平和，爱好唱歌，饮食平淡，无吸烟饮酒史，既往高血压病史 15 年，最高 200/100 mmHg，规律服用尼群地平片，血压控制在 130/90 mmHg，诊断为慢性阻塞性肺炎史 5 年，冠心病史 2 年，气促 4 年，尿少，浮肿 2 年。

照护对象自诉 4 年前起，每年冬春季节气候变化时出现阵发性咳嗽、气短现象，痰液呈白色，量少，食欲不振，睡眠差。最近因感冒引起呼吸道感染诱发疾病，2 天前浮肿症状加重，入院诊断为肺心病。

经规律治疗后出院，出院医嘱包括：规律服用降压药物；规律服用利尿药物，减轻水肿；定期复查，不适随诊。

二、健康照护师实施健康教育内容

步骤 1　照护对象分析

通过对王爷爷的病情分析，该案例具有以下特点：

1. 67 岁老年男性。

2. 既往基础病史：高血压 15 年、冠心病 2 年。

3. 慢性阻塞性肺炎病史 5 年。

4. 呼吸道感染：季节变化时咳嗽、咳痰。

5. 退休干部：本科文化。

步骤 2　个性化健康教育计划制订和实施

制订健康教育计划（见表 2–2），采用语言、图片等方式，主要进行以下内容健康教育。

1. 用药指导

遵医嘱规律用药，控制血压；服用利尿药，减轻水肿；照护者应注意观察药物不良反应，低钾症状如精神萎靡、食欲不振、全身无力。

2. 吸氧指导

坚持长期家庭氧疗，注意用氧安全防火、防热、防震、防油，给予低流量吸氧 1～2 L/min，准备无创呼吸机辅助呼吸，并保持输氧装置的通畅。

3. 咳痰指导

指导照护对象有效的呼吸技巧，如腹式呼吸及缩唇呼吸；鼓励照护对象积极咳出痰液，保持呼吸道通畅；向照护对象讲解排痰的意义，给予其有效排痰技巧的指导；向家属解释并协助其翻身，拍背（拍背顺序应自外向内，由下向上），必要时给予雾化吸入。

4. 睡眠指导

要给予照护对象舒适的体位，如抬高床头半坐卧位、高枕卧位，提供一个安静舒适的环境，保证充足的睡眠时间。

5. 运动指导

照护对象要进行有计划的活动，可选择自行车或者快步行走等方法，活动应量力而行，循序渐进，在运动时保证血氧饱和度大于 90%。

6. 饮食指导

给予易消化、高蛋白、高热量、高维生素的低盐饮食；多吃新鲜蔬菜水果，多饮水，增加纤维素，控制碳水化合物的摄入量，预防便秘而引起呼吸困难；鼓励少食多餐，以减少用餐时的疲劳。

如出现腹水、水肿、尿少时，应限制饮水，准确记录 24 h 出入量，根据情况及时调整摄入量。

7. 日常生活指导

（1）保持室内空气新鲜，每日早晚各通风一次，每次 15～30 min，温度控制在 20～22 ℃，湿度为 50%～70%。注意增减衣物，以防止感冒引起呼吸道感染。

（2）满足照护对象生活需求，将常用物品放在易拿到的地方，尽量减少照护对象体力消耗。

（3）避免过冷或干燥的空气，防止呼吸道痉挛。

（4）保证充足的睡眠，适当锻炼，远离危险因素，尽量避免去交通拥挤及多雾的地方，减少对有害气体的吸入（如油漆清洁剂等）。建议接种流感疫苗。

（5）保持皮肤干燥，床单、被罩整洁平整，每 2 小时为卧床照护对象更换一次体位，减轻皮肤压力，必要时可以使用防压疮敷料，保护皮肤，以防止压疮的发生。

（6）将下肢水肿者下肢抬高，增加静脉回流，减轻肿胀。

8. 心理疏导

照护对象应严格按照医生要求，避免诱发因素，阻断疾病向不良方向发展，增加治疗疾病信心。健康照护师应多倾听照护对象诉说，及时给予鼓励。

步骤 3 健康教育后效果评价

健康教育实施后通过观察、问卷、面谈等方式评价教育效果（见表 2-2），为工作改进提供依据。

表 2-2 照护对象健康教育计划及效果评价表

教育内容	落实情况		评价结果
	照护对象（完成画√）	教育时间	
1. 肺心病的用药、吸氧、咳痰注意事项	√	1 天	能复述注意事项
2. 规律用药	√	1 天	规律服药，血压维持正常，液体出入量、血氧饱和度监测未见异常
3. 定期复查	√		能按照要求完成

续表

教育内容	落实情况		评价结果
	照护对象（完成画√）	教育时间	
4. 饮食情况	√	每天	坚持进食易消化、高蛋白、高热量、高维生素的低盐饮食，多吃新鲜水果蔬菜，多饮水，增加纤维素，控制碳水化合物摄入量；体重控制佳
5. 运动情况	√	每天	能按照要求完成
6. 睡眠情况	√	每天	能按照要求完成
7. 生活指导	√	每天	保持室内空气新鲜，每日早晚各通风一次，温度控制在 20～22 ℃，湿度为 50%～70%
8. 预防感染	√	每天	
9. 预防压疮	√		照护对象每日能活动，不存在压疮问题
10. 心理疏导	√	每周	照护对象能以乐观、积极心态面对疾病

步骤 4　健康教育效果评估及继续改进

根据评价表，照护对象对健康教育的知识掌握较好，按照计划完成教育目标。

三、注意事项

照护对象可按健康照护师制订的健康教育计划进行自我管理，同时对于疾病知识要求进一步了解和掌握，健康照护师可采用面对面环境宣教，制作疾病宣传手册，讲座等方法继续给予健康教育。

三、支气管哮喘健康教育

1. 定义

哮喘是支气管哮喘的简称，是一种以慢性气道炎症和气道高反应性为特征的疾病。主要特征包括气道慢性炎症，气道对多种刺激因素呈现的高反应性，多变的可逆性气流受限，以及随病程延长而导致一系列气道结构的改变，即气道重构。

2. 诱因

（1）精神因素。紧张不安、情绪激动等会促使哮喘发作，一般认为其原因是通过大脑皮层和迷走神经反射或者过度换气所致。

（2）运动和通气过度。70% 以上的哮喘照护对象在剧烈运动后引发哮喘发作，称为运动性哮喘。可能原因为剧烈运动后过度呼吸，气道黏膜上皮水分和热量丢失，渗透压升高，诱发支气管平滑肌痉挛。

（3）环境因素。气温、湿度、气压和环境变应原等可诱发哮喘，如室内因素（尘螨、家养宠物、蟑螂），室外因素（花粉、花草），职业性因素（油漆、活性染料），食物因素（鱼、虾、蛋类、牛奶）。

（4）月经、妊娠等生理因素。部分女性哮喘照护对象在月经前 3～4 天有哮喘加重的现象，可能与经前期黄体酮的下降有关。妊娠对哮喘的作用主要表现为机械性的影响及与哮喘有关的激素变化，一般无规律性。

（5）微量元素缺乏。缺铁和缺锌比较常见，这些微量元素缺乏可致免疫功能下降并引发哮喘。

3. 症状

典型症状为发作性伴有哮鸣音的呼气性呼吸困难，可伴有气促、胸闷或咳嗽。

（1）急性发作期症状

1）轻度。步行或上楼时气短，可有焦虑，呼吸频率轻度增加，听诊闻及散在哮鸣音，肺通气功能和血气分析检查正常。

2）中度。稍事活动感气短，讲话常有中断，时有焦虑，呼吸频率增加，可有三凹征，听诊闻及响亮、弥漫的哮鸣音，心率加快。

3）重度。休息时感气短，端坐呼吸，只能发单字表达意思，常有焦虑和烦躁，大汗淋漓，呼吸频率 >30 次 / 分，常有三凹征，听诊闻及响亮、弥漫的哮鸣音，心率加快（常大于 120 次 / 分）。

4）危重。照护对象不能讲话，嗜睡或意识模糊，胸腹矛盾运动，听诊哮鸣音减弱甚至消失，表现为沉默肺，脉率变慢或不规则。

（2）慢性持续期症状

1）间歇状态（第 1 级）。症状小于每周 1 次，短暂出现，夜间哮喘症状小于等于每月 2 次。

2）轻度持续（第 2 级）。症状大于等于每周 1 次，但小于每天 1 次，夜间哮喘症状大于每月 2 次，但小于每周 1 次。

3）中度持续（第 3 级）。每天有症状，影响活动和睡眠，夜间哮喘症状大于等于每周 1 次。

4）重度持续（第 4 级）。每天有症状，频繁出现，经常出现夜间哮喘症状，体力活动受限。

（3）妊娠期哮喘症状。可能会在妊娠期间初次发作哮喘，或者在此期间发生变化。如果哮喘得到有效控制，是能够正常妊娠的，母亲和胎儿基本不会承受更大的风险。但是，如果哮喘没有得到有效控制，继续妊娠则有很大风险。

4. 健康教育

（1）常用药物指导

1）糖皮质激素。该药是目前控制哮喘最有效的药物，分为吸入、口服和静脉用药三种制剂，常用药物有布地奈德、佛替卡松、环索奈德。

2）β_2受体激动剂。该药是治疗哮喘急性发作的首选药物，有吸入、口服和静脉三种制剂，首选吸入给药，常用药物有沙美特罗、福莫特罗。照护对象要掌握正确的吸入技术。

3）茶碱类药物。常用药物有氨茶碱和缓释茶碱。

4）提醒照护对象按时应用药物，观察有无不良反应。

（2）饮食指导

1）应选择清淡、易消化、热量足够的饮食。

2）避免进食生冷、硬、油煎油炸食物。

3）避免食用与哮喘发作有关的食物，如鱼、虾蟹、蛋、牛奶等。

4）某些食品添加剂如酒石黄和亚硝酸盐可诱发哮喘发作，应当避免食用。多饮水有利于稀释痰液和补充水分，鼓励照护对象每天饮水 2 500 ~ 3 000 mL。

（3）生活指导

1）避免接触环境中的过敏原，保持室内空气流通、温度和湿度适宜。

2）不宜摆放花草及使用羽绒枕头，避免尘埃飞扬。

（4）病情监测指导

1）峰流速测定是发现早期哮喘发作最简便易行的方法。应指导照护对象学会利用峰流速仪来监测最大呼气峰流速（PEFR），在没有出现症状之前，PEFR 下降提示将会有哮喘急性发作。

2）指导照护对象做好哮喘日记，为疾病预防和治疗提供参考资料。

（5）心理疏导

1）坚持规范治疗，远离过敏原，避免诱发因素等能够有效控制哮喘发作，鼓励照护对象树立康复信心。

2）指导照护对象学会情绪管理，不要因紧张、焦虑、激动等诱发哮喘发作。

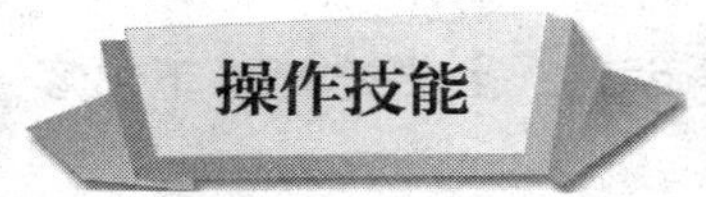

支气管哮喘照护对象健康教育案例

一、照护对象基本资料

赵女士，37 岁，河北省石家庄市人，公司创意总监，未婚，硕士研究生。照护对象近 1 年来反复喘息，伴咳嗽，少量咳痰，多与气候变化、接触油烟等刺激性气味有关，无胸闷、胸痛、心悸、无发热等情况，在脱离刺激性气味后症状可自行消失。

1 天前，赵女士和朋友前往宠物市场，回家后喘息再发作，轻微活动即感到胸闷、气促，夜间症状较白天加重，以“胸闷、气短”收入医院进行检查，检查可闻及响亮、弥漫的哮鸣音，心率加快。诊断为哮喘急性发作期中度症状。

赵女士嗜辣，爱吃甜食，喝咖啡，无吸烟史，有饮酒史（饮酒不规律，常常喝醉），不喝茶；平时喜欢追剧，经常熬夜；不喜欢运动，休息时喜欢宅在家中睡觉；患有习惯性便秘，平时使用开塞露协助排便；本人性格活泼外向，但是爱发脾气。

母亲患有哮喘疾病，规律用药；父亲体健。

经治疗后病情好转。出院医嘱：规律用药治疗——硫酸沙丁胺醇吸入气雾剂，缓解期哮喘发作，以 1 揿为最小计量，如有必要增加至 2 揿；生活规律，选择清淡易消化饮食，按时休息，进行适度有氧训练；定时复查。

二、健康照护师实施健康教育内容

步骤 1　照护对象分析

通过对赵女士病情的分析，该案例具有以下特点：

1. 年龄：37 岁。

2. 过敏原因——环境因素：宠物市场，宠物毛发。

3. 过敏原因——遗传因素：母亲患有哮喘疾病。

4. 过敏原因——自身因素：长期熬夜，生活作息不规律，工作压力过大。

5. 企业高管：研究生学历。

步骤 2　个性化健康教育计划制订和实施

制订健康教育计划（见表 2–3），采用语言、图片等方式，主要进行以下内容健康教育。

1. 用药指导

指导照护对象随身携带硫酸沙丁胺醇吸入气雾剂，学会正确使用气雾剂的方法。一旦出现哮喘前兆，立刻进行吸入治疗，避免紧张情绪。

2. 疾病知识指导

进行知识宣传，向照护对象讲解哮喘预防知识，如预防呼吸道感染、避免接触过敏原、冬春季节佩戴口罩均可以起到预防作用。让照护对象知道哮喘虽不能完全根治，但可以预防，可以临床治愈。

3. 寻找过敏原

建议到医院进行过敏原检查；也可在生活中留意观察与疾病发生相关的事情，如口服了某种药物，进食了某种食物，接触了某种花粉、动物毛发及油烟等。

4. 饮食指导

摄入营养丰富的清淡饮食，避免牛奶、蛋、鱼虾等容易引起过敏的食物及胡椒、生姜等刺激性食物，戒烟酒。

5. 日常生活指导

缓解期应加强体育锻炼，增强身体素质，提高机体抗病能力，但要避免剧烈运动。保持乐观心情，避免劳累及感冒，减少哮喘发作次数。保持房间空气清新，不养花和带毛动物，尽量不使用地毯。每日在 23：00 前上床睡觉。放松身心，尽量减少加班。

6. 心理疏导

在查明过敏原及规范治疗基础上，该病可得到良好控制。应鼓励照护对象保持乐观心态、及时诉说压力，在医护人员、健康照护人员和家人帮助下预防和控制疾病发作，提高生活质量。

步骤 3　健康教育后效果评价

健康教育实施后通过观察、问卷、面谈等方式评价教育效果（见表 2–3），为工作改进提供依据。

表 2-3　照护对象健康教育计划及效果评价表

教育内容	落实情况		评价结果
	照护对象（完成画√）	教育时间	
1. 哮喘疾病知识掌握	√	1 日	能复述注意事项
2. 哮喘药物使用注意事项	√	1 日	随身携带药物，能复述用药注意事项
3. 规律用药	√	每天	能按要求完成
4. 睡眠情况	√	每天	偶有熬夜情况
5. 饮食情况	√	每天	饮食规律，照护对象多食用富含维生素、高纤维的水果蔬菜
6. 过敏原检查	√	1 日	完成检查
7. 生活指导	√	每天	运动规律，保持愉悦心情
8. 工作情况	√	每天	偶有加班情况
9. 居室卫生情况	√	每天	定时对房间进行通风
10. 心理疏导	√	每周	照护对象在了解该病原因及治疗措施后，心理压力减轻，表示要远离过敏原、定期复诊

步骤 4　健康教育效果评估及继续改进

根据照护对象评价表，照护对象能够按照健康教育计划，对自身疾病进行自我管理，但对睡眠、工作时间方面的计划执行持续性不足需继续加强督导。

三、注意事项

1. 照护对象学习力佳，希望了解更多疾病知识，除了进行面对面知识健康宣教外，健康照护师可制定知识手册供照护对象进行学习；邀请照护对象参加线下讲座、论坛进行学习等，通过和不同的照护对象接触，分享生活，了解更多疾病知识。

2. 由于照护对象工作的特殊性，加班和熬夜是常态，自身对此方面的宣教能了解，但是不能每天都按照计划执行，下一步应合理安排工作、做到规律生活作息，加强计划目标落实和跟踪评价。

学习单元 2　消化系统常见疾病健康教育实施

一、慢性胃炎健康教育

1. 定义

慢性胃炎是指各种原因引起的胃黏膜慢性炎症反应，可出现消化不良、中上腹疼痛、上消化道出血等症状，不及时治疗可发生癌变，是常见消化系统疾病之一。

2. 病因与诱因

（1）生物因素。幽门螺杆菌感染是慢性胃炎最常见的病因。我国的幽门螺杆菌感染率高，达 40%～70%。

（2）物理因素。长期饮烈酒、浓茶、咖啡，以及进食过冷、过热或过于粗糙的饮食会导致胃黏膜损伤，诱发胃炎发生。

（3）免疫因素。自身免疫异常致胃体萎缩。

（4）药物因素。服用大量非甾体抗炎药（如阿司匹林、布洛芬）可破坏黏膜屏障，引起十二指肠液反流，削弱胃黏膜屏障功能。

（5）诱发因素。饮食不佳如进餐不规律、进食过快、暴饮暴食等，长期吸烟、精神压力大都可诱发慢性胃炎发生。

3. 症状

（1）消化道症状。上腹痛或不适、食欲不振、饱胀、嗳气、反酸、恶心和呕吐等非特异性消化不良表现。

（2）全身表现。明显畏食、贫血和体重减轻。

4. 健康教育

（1）常用药物指导

1）抑酸药。① H_2 受体拮抗剂，如西咪替丁、雷尼替丁和法莫替丁，每日 2 次，早餐前半小时和睡前半小时服用。②质子泵阻滞剂，如奥美拉唑、兰索拉唑等，作用时间长，每日 1 次，早餐前半小时服用。奥美拉唑可引起头晕，尤其是在用药初期，应叮嘱照护对象不要做开车等需要高度集中注意力的工作。

2）胃动力药。如甲氧氯普胺、多潘立酮可增加胃动力，缓解腹胀、恶心、呕吐等不适。应在餐前 1 h 及睡前 1 h 服用。

3）解痉剂。如颠茄，用于缓解胃痉挛疼痛。

4）胃黏膜保护剂。如胶体次枸橼酸铋和硫糖铝。①胶体次枸橼酸铋每日 3～4 次，餐前半小时服用，该药可使齿、舌变黑，应指导用吸管直接吸入；部分照护对象服药后出现便秘和粪便变黑等现象，停药后可自行消失，少数照护对象有恶心、一过性血清转氨酶升高等，应告知照护对象勿紧张。②硫糖铝每日 2 次，早餐前 1 h 和睡前服用。

5）根除幽门螺杆菌药物。我国目前推荐方案为铋剂四联用药方案：质子泵抑制剂（奥美拉唑等）、铋剂和 2 种抗菌药物，疗程为 10 天或 14 天。

6）遵医嘱合理用药，避免长期大量使用对胃黏膜有损伤的药物，如阿司匹林、吲哚美辛等。

（2）饮食指导

1）鼓励照护对象少食多餐，以高热量、高蛋白、高维生素、易消化的饮食为原则。避免摄入过咸、过甜、过辣等刺激性食物。

2）与照护对象共同制订均衡合理的饮食计划。食物多样化，避免偏食；多吃新鲜的蔬菜水果；可增加鸡汤、肉汤的摄入。

3）避免食用霉变的食物，减少腌制、熏制、富含亚硝酸盐的食物，避免粗糙、辛辣、刺激的食品。

4）按时进餐，养成良好的就餐习惯。注意饮食卫生，不可暴饮暴食。

5）有少量出血者可服用牛奶、米汤以中和胃酸，促进胃黏膜的修复。

（3）生活方式指导

1）避免大量饮酒与吸烟。

2）应多注意休息，减少活动。

（4）心理疏导。慢性胃炎容易反复，导致照护对象出现焦虑、烦躁等情绪变化，进而影响胃的消化吸收功能。健康照护师应及时疏解照护对象不良情绪，做好心理疏导，指导避免诱发因素，促使照护对象身心康复。

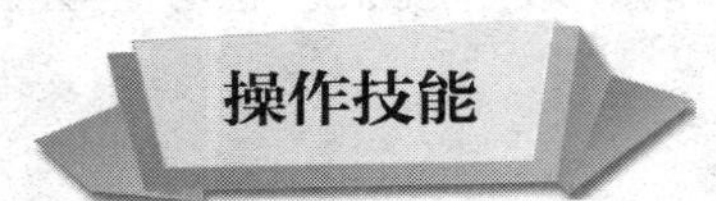

操作技能

胃炎照护对象健康教育案例

一、照护对象基本资料

李先生，28 岁，2 年前研究生毕业后任职于某外企，刚参加工作想尽快做出成绩，工作几乎四季无休，饮食不固定，需要经常出去应酬，白天忙时食物以方便面为主，夜晚熬夜靠咖啡提神。父母均在外地，身边无亲朋照顾。

去年升任部门负责人，工作压力陡增，饮食更加不规律，后出现食欲减退、恶心、嗳气、泛酸、食后胃胀、空腹容易放屁等问题，未就诊。

半年后胃部不适感加重，并出现剧烈胃痛，用手按压腹部有一定缓解作用，但胃痛反复发作，饥饿时痛，吃饱后出现恶心泛酸等。诊断为慢性胃炎，且有幽门螺杆菌感染。

治疗好转后出院，与母亲同住。医生建议出院后继续使用阿莫西林、甲硝唑与奥美拉唑联合疗法治疗。

二、健康照护师实施健康教育内容

步骤 1　照护对象分析

通过对照护对象病情分析，该案例具有以下特点：

1. 年轻男士，研究生学历。
2. 饮食不规律，膳食结构不合理。
3. 工作压力大。
4. 生病前独自居住，无人照顾。

步骤 2　个性化健康教育计划制订和实施

1. 药物指导

（1）遵医嘱按时服用药物，观察药物不良反应。

（2）指导服药方法：奥美拉唑在餐前半小时服用，阿莫西林与甲硝唑在餐后半小时服用。如有胃部不适可使用胃复安、维生素 B_6，并叮嘱照护对象注意服药后有无皮疹发生。

2. 生活方式指导

(1)照护者给予照护对象心理支持，促进其保持良好的心理状态。

(2)恢复期适量运动，从快步走等运动形式开始，严格根据病情掌握活动量，以不感到劳累为宜。康复期逐渐过渡到游泳、慢跑等强度稍大的运动方式。

(3)康复后合理安排日常活动，适当安排工作和休息，劳逸结合，以不感到劳累和诱发疼痛为原则，可通过增加运动量、合理休息等提高工作效率。

(4)幽门螺杆菌感染者餐具应单独使用，避免传染给家人，治疗过程中餐具须定期消毒，避免重复感染。

3. 饮食指导

(1)给予流质饮食，如米汤(小米稀饭等)、稀藕粉、杏仁茶、果汁等。如照护对象无不适，可以逐渐增加流质饮食量，并逐步向半流质饮食、软食、正常饮食过渡。

(2)少食多餐，忌烟酒、浓茶、咖啡及辛辣刺激性食物。餐后避免剧烈活动。

4. 心理疏导

(1)照护对象初次患病，心理压力大，应倾听其诉说。

(2)告诉照护对象保持良好的饮食与生活规律、减轻工作压力有利于疾病治疗，胃是最容易受情绪影响的器官，忧愁、焦虑只会加重胃炎病情、不利于康复。

步骤 3 健康教育后效果评价

健康教育实施后通过观察、交谈等方式评价教育效果(见表 2–4)。

表 2–4 照护对象健康教育计划及效果评价表

教育内容	落实情况		评价结果
	照护对象(完成画√)	评价时间	
1. 用药注意事项	√	3 天	知晓并可复述用药的不良反应，并有意识注意观察
2. 规律用药	√	3 天	能复述用药时间及原因，且能履行
3. 定期复查	√	2 周	出院 3 个月内，定期进行复查
4. 饮食情况	√	每天	由母亲照顾，按时就餐基本可以解决，偶尔加班时以饼干充饥，基本戒除咖啡
5. 运动情况	√	每天	树立用运动方式增强体质、缓解精神压力、提高工作效率的意识，并逐步实施
6. 生活指导	√	每天	在健康照护师的帮助下已经制定作息时间，基本可以做到劳逸结合，不再熬夜加班

续表

教育内容	落实情况		评价结果
	照护对象（完成画√）	评价时间	
7. 心理疏导	√	3 天	学会用运动、音乐、与母亲聊天等方式缓解压力，心态积极乐观

步骤 4　健康教育效果评估及继续改进

根据照护对象评价表，照护对象能够按照健康教育计划，对自身疾病进行自我管理，但对饮食规律方面的计划执行持续性不足，须继续加强督导。

三、注意事项

1. 照护对象对于知识的领悟力比较强，能够接受健康教育计划，下一步可以采用网络资源（如健康科普片）强化健康的重要性，避免单纯说教引起的照护对象的抵触。

2. 照护对象计划执行的持续性须进一步强化追踪，尤其应针对照护对象痊愈并回到工作岗位后能否规律生活作息以及放缓工作节奏进行追踪。

二、消化性溃疡健康教育

1. 定义

消化性溃疡指胃肠道黏膜被自身消化而形成的溃疡，可发生于食管、胃、十二指肠、胃－空肠吻合口附近等处，其中胃溃疡和十二指肠溃疡最为常见。其特点是慢性、周期性、节律性上腹部疼痛。

2. 病因

（1）幽门螺杆菌感染是消化性溃疡的主要病因。

（2）胃酸分泌过多。

（3）药物因素。长期服用非甾体抗炎药（如阿司匹林、布洛芬、吲哚美辛）、糖皮质激素（如氢化可的松、泼尼松）、化疗药物等，除直接损伤胃黏膜外，还损伤黏膜保护作用。

（4）其他因素。遗传、不良饮食习惯、吸烟等。

3. 症状

（1）上腹部疼痛。消化性溃疡的主要症状，如疼痛性质、部位、疼痛时间、持续时间等依溃疡部位的不同而有其特殊性。

1）胃溃疡的疼痛部位在剑突下正中，疼痛常在进餐后 0.5～1 小时出现，持续 1～2 小时后逐渐缓解，下次进餐后疼痛复发，其典型节律为进食－疼痛－缓解。

2）十二指肠溃疡照护对象疼痛为饥饿痛或空腹痛（位置偏右），其疼痛节律为疼痛进食－缓解。

（2）全身症状。可表现为失眠、多汗、消瘦、贫血等症状。

（3）并发症

1）上消化道出血。其是消化性溃疡最常见的并发症，可表现为呕血与黑便，出血量大时甚至排鲜血便。

2）穿孔。常发生于十二指肠溃疡，主要表现为突然发作的上腹部刀割样剧痛和急性腹膜炎的体征。

3）梗阻。主要发生于十二指肠溃疡或幽门管溃疡。表现为餐后上腹部饱胀，频繁呕吐，呕吐量大，不含胆汁，呕吐物有隔夜或隔餐食物，严重时可引起水和电解质紊乱，并有营养不良和体重下降症状。

4）癌变。胃溃疡尤其是 45 岁以上人群的胃溃疡易发生癌变。

4. 健康教育

（1）常用药物指导

1）抑酸药。①H_2 受体拮抗剂如西咪替丁、雷尼替丁和法莫替丁，每天 2 次，早餐前半小时和睡前半小时服用。②质子泵阻滞剂如奥美拉唑、兰索拉唑等，作用时间长，每天 1 次，早餐前半小时服用。奥美拉唑可引起头晕，尤其是用药初期，应叮嘱照护对象不要做开车等需要高度集中注意力的工作。

2）根除幽门螺杆菌药物。我国目前推荐方案为铋剂四联用药方案：质子泵抑制剂（奥美拉唑等）、铋剂和 2 种抗菌药物，疗程为 10 天或 14 天。

3）弱碱性抗酸剂。常用药物有氢氧化铝、碳酸氢钠、铝碳酸镁等，可适度缓解溃疡的疼痛，但愈合溃疡率低，现已少用。

（2）饮食指导

1）建立合理的饮食习惯。①规律进餐，避免餐间进食零食和睡前进食。②溃疡活动期宜少食多餐。③细嚼慢咽。

2）食物选择。①选择营养丰富、易消化食物，如软面食、稍加碱的软米饭或米粥等偏碱性食物。②两餐间饮用少量脱脂牛奶。③禁食刺激强的食物及生、冷、硬、粗纤维多的蔬菜、水果，如葱头、韭菜、芹菜及浓肉汤，咖啡、浓茶和辣椒、酸醋等调味品。

3）进餐时避免精神紧张。

（3）生活方式指导

1）选择合适的锻炼方式，提高机体抵抗力。

2）戒烟，避免过度劳累。

（4）心理疏导。长期精神紧张、焦虑、抑郁、情绪波动等可诱发或加重消化性溃疡，健康照护师应观察照护对象情绪变化，倾听其诉说，多交流，引导其缓解不良心理和情绪；指导采用放松技术如转移注意力、听音乐等，外出走走，放松全身，保持乐观精神，促进溃疡愈合。

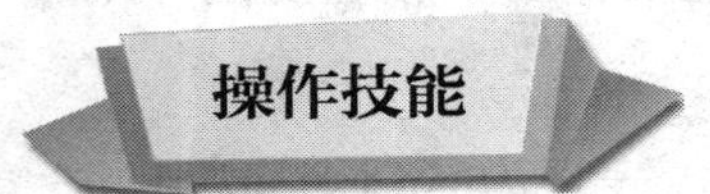

十二指肠溃疡照护对象健康教育案例

一、照护对象基本资料

张先生，45岁，农民，初中学历。中上腹反复疼痛三年余，冬春季节明显。平时饮食不规律，性格内向，不善言谈。其妻子常年多病，经济来源主要靠自己在建筑工地打工获得，精神及经济压力大，经常靠大量吸烟来缓解压力，有20余年的吸烟史。

自述疼痛呈烧灼感，常有午夜痛，进食后疼痛能缓解，并伴有反酸、嗳气、食欲减退等。平日里疼痛发作时自服止疼片缓解，近日来症状有所加重。纤维胃镜初步诊断为十二指肠溃疡，确诊有幽门螺杆菌感染。

医生建议使用根除幽门螺杆菌的药物和减少胃酸的药物治疗。

二、健康照护师实施健康教育内容

步骤1 照护对象分析

通过对照护对象病情分析，该案例具有以下特点：

1. 中年男性，农民，文化程度低。

2. 精神及经济压力大。

3. 腹痛特点。①部位：多位于上腹中部。腹痛性质：烧灼样、午夜疼。②慢性过程：数年反复发作。③周期性发作：发作与缓解交替出现，多在秋冬和冬春之交发作。

步骤 2　个性化健康教育计划制订和实施

个性化健康教育计划主要内容如下。

1. 用药指导

（1）遵医嘱按时服用药物，观察药物不良反应。

（2）抑制胃酸分泌药。西米替丁和奥美拉唑，在饭前半小时，或每日下午及临睡前服用效果好。每日 1~2 次，服药时间为 3 个月左右。需要注意观察药物不良反应如皮肤瘙痒、变黄，出现幻觉、定向力障碍和精神紊乱等。

2. 生活方式指导

（1）鼓励照护对象建立规律的作息、戒烟酒，治疗期间避免重体力劳动。

（2）餐具应单独使用，避免传染给家人，治疗过程中，餐具也须定期消毒，避免重复感染。

3. 饮食指导

（1）饮食原则。定时定量、少食多餐，细嚼慢咽。选择营养丰富、搭配合理、清淡、易于消化的食物，以避免食物对溃疡病灶的刺激。

（2）食物选择

1）营养丰富、搭配合理、清淡、易于消化的食物，如牛奶、鸡蛋、鱼等。

2）避免刺激性食物，如生、冷、硬、粗纤维的蔬菜、水果，忌用强刺激胃酸分泌的食品和调味品，如油炸食物、咖啡、浓茶、辣椒和醋等。

3）烹调方法以蒸、煮、炖、烩等，食物应切细、煮软。

4. 心理疏导

鼓励家属多与其交流，分担思想压力。指导照护对象用放松技术，自我调整，减轻精神压力，以有利于疾病康复，进而减轻因患病带来的经济压力。

步骤 3　健康教育后效果评价

健康教育实施后通过观察、问卷、面谈等方式评价教育效果（见表 2–5）。

表 2–5　照护对象健康教育计划及效果评价表

教育内容	落实情况		评价结果
	照护对象（完成画√）	评价时间	
1. 用药注意事项	√	3 天	张先生知晓常见用药的不良反应，并注意观察
2. 规律用药	√	1 天	张先生能复述用药时间

续表

教育内容	落实情况		评价结果
	照护对象（完成画√）	评价时间	
3. 定期复查	√	2周	出院3个月内，李先生定期进行复查
4. 饮食情况	√	每天	家属能够根据饮食原则烹饪食物，张先生能够定时定量、膳食结构合理地进餐
5. 生活指导	√	3天	在健康照护师帮助下已经戒烟，就餐时进行分餐，餐具用后消毒
6. 心理疏导	√	1周	在健康照护师和家人帮助下，认识到焦虑对疾病的影响，已开始调整自己的心态

步骤4　健康教育效果评估及继续改进

根据照护对象评价表，照护对象能够按照健康教育计划，对自身疾病进行自我管理，对药物的疗效担心和家庭经济压力顾虑、用药规律和心理须进一步强化督导。

三、注意事项

1. 照护对象学历较低，对于知识的接受能力一般，健康宣教可增加频次和利用图片、实物、视频等方式强化重点内容，如用药注意事项、饮食指导等。

2. 照护对象经济条件较差，自身对健康教育计划的长期执行缺乏信心。健康教育计划执行须持续跟踪评价。

三、病毒性肝炎健康教育

病毒性肝炎是由多种肝炎病毒引起的、以肝脏损害为主的一组全身性传染病，目前按病原学明确分类的有甲、乙、丙、丁、戊型五型肝炎病毒。各型病毒性肝炎临床表现相似，以疲乏、食欲减退、厌油、肝功能异常为主，部分病例出现黄疸。我国是乙型病毒性肝炎高发区，全世界有HBsAg携带者约3.5亿人，我国有1亿人左右。本部分重点介绍乙型病毒性肝炎。

1. 定义

乙型病毒性肝炎，简称乙肝，是由乙型肝炎病毒引起的以肝脏病变为主要特征的一种传染病。

2. 流行病学

（1）传染源。乙型肝炎有急性患者、慢性患者和病毒携带者，其传染性贯穿整个病程。急性患者的传染性可从起病前数周开始，并持续于整个急性期。慢性患者和乙肝病毒（HBV）携带者，是乙型肝炎最主要的传染源。

（2）传播途径

1）血液、体液传播是乙型肝炎的主要传播途径。含有肝炎病毒的体液、血液可通过输血及血制品、注射、手术、针刺、共用剃刀和牙刷、血液透析、器官移植等方式传播。

2）生活上的密切接触是次要的传播方式，主要与各种体液和分泌物的接触有关，如唾液、精液和阴道分泌物等。

3）母婴传播由母亲传给婴儿，也是乙肝感染的一种重要传播途径，主要经胎盘、产道分娩、哺乳和喂养等方式传播。

（3）易感人群。主要是乙肝病毒表面抗原、核心抗体及表面抗体均为阴性者。新生儿普遍易感。

3. 症状

乙型肝炎病毒引起的肝炎潜伏期为 1～6 个月，平均为 3 个月。慢性乙型肝炎早期症状较轻，可反复出现乏力、头晕、食欲减退等症状，随着病情加重，可能出现肝掌、蜘蛛痣、肝脾肿大等症状。

4. 健康教育

（1）常用药物指导。遵医嘱按时按量服药，严禁擅自停药、减药，用药期间注意监测血常规、肝功能，及时停药后也要随诊 1 年。

1）非特异性保肝药。如各种维生素、葡醛内酯（肝泰乐）。

2）降转氨酶药。如甘草甜索、甘草酸二铵（甘利欣）、垂盆草制剂、五味子制剂等。

3）抗病毒药。如干扰素、核苷类药物等。

（2）饮食指导

1）急性期照护对象应进食清淡易消化、含维生素丰富的饮食，多食蔬菜、水果。

2）恢复期应注意营养，适当进食优质蛋白质食物，如豆制品、牛奶、鸡蛋、鱼、鸡肉、瘦肉等。

3）有糖尿病倾向和肥胖者不宜长期摄入高热量、高脂肪食物，以防诱发糖尿病和脂肪肝。

（3）生活方式指导

1）注意休息，保证每晚 7 ~ 8 h 睡眠，消除疲劳，提高免疫力。

2）急性期应卧床休息至黄疸消退或自觉症状改善再逐渐增加活动，以不感到疲劳为度。慢性活动期应根据病情决定活动情况，重型肝炎者要绝对卧床休息。

3）指导照护对象注意观察有无出血，如牙龈出血、鼻出血、皮肤瘀斑、呕血、便血及注射部位出血等。告知照护对象不要用手指或牙签剔牙、不用硬牙刷刷牙，刷牙后有出血者可用棉棒擦洗或用水漱口。注射后局部至少压迫 10 ~ 15 min，以避免出血。

4）鼓励照护对象树立战胜疾病的信心，正确对待疾病，使其正确配合治疗。

（4）预防指导。乙型肝炎者应按血液、体液隔离，生活用具应专用，餐具应单独使用，不与他人共同使用剃须刀、牙刷等物品，接触照护对象后用肥皂和流动水洗手。

（5）心理疏导。乙型肝炎者与他人就餐时应主动单独使用餐具，同时克服自卑心理，建立良好社交关系。另外，要以积极、恒久心态面对长时间服药、病情反复等问题。

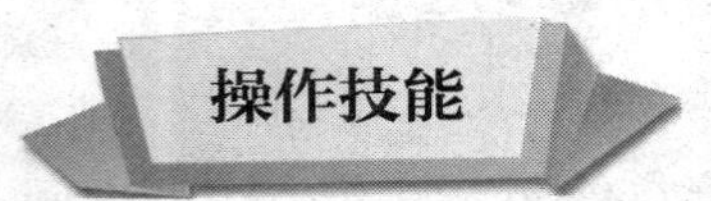

乙型病毒性肝炎照护对象健康教育案例

一、照护对象基本资料

刘女士，27 岁，未婚，大学教师，因恶心、乏力就诊。初步诊断为乙型病毒性肝炎。自述父亲是乙型肝炎转肝硬化照护对象，已于 3 年前去世，自己近日来偶尔有恶心呕吐。血清学检查结果表明表面抗原阳性，转氨酶升高。遵医嘱休息并用复合维生素、肝泰乐治疗。

自诉担心病情发展为肝硬化，也担心因病情影响结婚生育。

二、健康照护师实施健康教育内容

步骤1 照护对象分析

该案例照护对象特点：

1. 年轻女性，教学工作繁重，生活不规律。

2. 父亲是乙型肝炎转肝硬化照护对象。

3. 肝功能异常，对治疗效果有顾虑，担心影响婚育，心理压力大。

步骤2 个性化健康教育计划制订和实施

个性化健康教育计划主要内容如下。

1. 用药指导

（1）遵医嘱严格规范用药，不随意停止药物或多种中西医药物同时使用。

（2）定期复查监测肝功能变化。

2. 饮食指导

（1）进食低脂肪、低蛋白、高糖类食物，保证足够热量并补充大量纤维素。

（2）出现恶心、呕吐、胃纳差，应在短期内适当限制饮食，以减轻胃肠道的负担。在限制饮食的同时，适当补充葡萄糖、电解质和维生素。

（3）饮食内要有一定量的蔬菜、水果等各类食物及适量蛋白质。在食欲恢复正常后，应适当控制饭量，一般以下一餐之前有饥饿感为宜，少进油腻、油炸食物，不必过多限制其他食物。

（4）平衡饮食，基本上与正常人相同，增加蔬菜、水果以补充维生素。

3. 生活方式

（1）注意休息，保证每晚7～8 h睡眠，消除疲劳，提高机体免疫力。

（2）日常活动以不感到疲劳为度。

4. 心理照护

（1）培养乐观向上的积极生活态度，在保证充足睡眠、适度活动的前提下，通过听音乐、看电视、聊天、室内外活动等转移照护对象的注意力。

（2）给予社会支持，寻求家人、朋友的帮助，并鼓励表达内心忧虑，倾诉病后感受和焦虑心情，将不快情绪发泄出来。

（3）良好防护和母婴阻断可避免夫妻、母子间传播，照护对象应积极寻求医疗帮助，以积极心态面对婚恋问题。

步骤3　健康教育后效果评价（见表2–6）

表2–6　照护对象健康教育计划及效果评价表

教育内容	落实情况		评价结果
	照护对象（完成画√）	评价时间	
1. 用药注意事项	√	1天	刘女士能够复述药物的不良反应及原因
2. 规律用药	√	1天	严格规律用药，已使用健康照护师推荐药物，防止发生漏服等情况
3. 定期复查	√	2周	按照医院要求可以定期复诊
4. 饮食情况	√	每天	可以复述饮食结构搭配的方法以及原因，并且可以有意识烹制合理饮食。当疾病影响食欲时可以有效缓解消化道不适，并控制饮食
5. 生活指导	√	3天	刘女士可以保证睡眠时间，并且适当减少工作量
6. 预防情况	√	每天	刘女士学会隔离的方法，有意识进行血液、体液隔离，生活用具及餐具单独使用
7. 心理疏导	√	3天	刘女士找到适合自己的缓解压力方法，如听音乐、散步、与友人聊天、寻求医生帮助等

步骤4　健康教育效果评估及继续改进

根据照护对象评价表，照护对象能够按照健康教育计划，对自身疾病进行自我管理，但对饮食规律方面计划执行持续性不足须继续加强督导。

三、注意事项

1. 照护对象学习能力良好，可以提供一些专业网站或者公众号，让其深入了解疾病的相关知识，配合做好康复工作。

2. 由于照护对象职业的特殊性，可暂停集中面对面授课的教学模式，采用线上教学方式坚持工作。一方面有助于缓解照护对象的紧张焦虑情绪，回归工作；另一方面减少外出，有利于疾病康复，减少感染他人的可能性。

四、肝硬化健康教育

1. 定义

肝硬化是一种由不同病因引起的慢性、进行性、弥漫性肝病。以肝功能障碍和门静脉高压为主要特征，并且累及全身多个系统。本病患者以青壮年男性多见。

2. 病因

（1）在我国病毒性肝炎是引起肝硬化的主要原因，其中主要是乙型肝炎和丙型肝炎。

（2）酒精中毒。长期大量酗酒，乙醇及其中间代谢产物（乙醛）引起酒精性肝炎，继而发展为肝硬化。

（3）胆汁淤积。肝外胆管阻塞或肝内胆汁淤积持续存在。

（4）循环障碍。多见于慢性充血性心力衰竭、缩窄性心包炎等。

（5）日本血吸虫病。

（6）工业毒物或药物。长期反复接触磷、砷、四氯化碳等化学毒物或长期服用双醋酚汀、甲基多巴等药物，可引起中毒性肝炎，最终演变为肝硬化。

3. 症状

（1）肝功能减退表现

1）全身症状。消瘦，精神不振，皮肤干而粗糙，面色灰暗黝黑（肝病面容），常有不规则低热及浮肿。

2）消化道症状。厌食，进食后感上腹饱胀不适、恶心、呕吐等。稍进油腻食物即可引起腹泻。

3）出血倾向和贫血。可有鼻出血、牙龈出血、皮肤紫癜和胃肠出血倾向，照护对象常有不同程度的贫血。

4）内分泌失调。如女性照护对象月经失调、闭经、不孕等；部分照护对象出现蜘蛛痣，主要分布在面、颈部、上胸、肩背和上肢等部位。

（2）门静脉高压表现

1）脾大、脾功能亢进。照护对象常出现白细胞、红细胞、血小板计数减少。

2）呕血、便血。其与食管和胃底静脉曲张破裂有关。

3）腹水。见于肝硬化后期，严重者影响照护对象呼吸。

4. 健康教育

（1）常用药物指导

1）应在医生指导下结合照护对象个人情况，遵医嘱按时督促其服用药物，并注意观察用药后有无不良反应。

2）谨慎使用各种药物，服药前咨询医生。不服用疗效不确定的药物、不正规的中药和保健品。

3）不能随意自行停用抗病毒药物，否则易导致急慢性肝功能衰竭。

（2）饮食指导。饮食照护原则：以高热量、高蛋白质、高维生素、易消化饮食为原则，并根据病情变化及时调整。

1）蛋白质。肝硬化腹水多伴有低蛋白血症，给予高蛋白饮食，以提高血浆蛋白含量，并促使肝细胞修复和再生，以及保护肝脏。摄入蛋白质应来自生理价值较高的动物蛋白质，如瘦肉、鱼、乳、蛋及大豆制品，注意荤素搭配。但是，对肝功能显著减退或出现肝昏迷先兆的照护对象，为避免病情进一步恶化，应严格限制蛋白质摄入量，不超过 20 g/d。

2）碳水化合物。包括粮食、蔬菜、水果和糖类。提供足够的碳水化合物，可减少蛋白质的消耗，减轻肝脏负担。除了正常饮食外，不宜加食过多的糖。

3）脂肪。硬化的肝脏使胆汁合成及分泌减少，使脂肪的消化和吸收受到严重影响。膳食脂肪过多，不仅有碍消化，而且容易在肝内沉积，引起肝功能减退。选择食用含不饱和脂肪酸的植物油为佳。

4）维生素。应鼓励照护对象多进食含维生素丰富的蔬菜、水果、粗粮、蛋黄、瘦肉、动物肝脏等食物。

5）应避免进食带骨头或刺的食物以及硬的食物，如带骨头的鸡块，带刺的鱼，以及生硬的大块食物，防止刺破曲张的食道静脉，引起上消化道出血。应指导照护对象进食易消化的食物、细嚼慢咽。

（3）生活方式指导

1）适当休息与活动，以降低能量消耗，减轻肝代谢的负担，但不宜过多躺卧，以免引起照护对象消化不良、情绪不佳。

2）限制饮酒，饮酒可能会导致进一步的肝损伤。

3）轻症者可参加轻体力工作。重症者应多卧床休息，适量活动，活动以不感到疲劳、不加重症状为度。

4）卧床时尽量取平卧位，适当抬高下肢以减轻水肿。

5）大量腹水者卧床时可取半卧位，使膈肌下降，有利于呼吸运动。

6）应避免使腹内压突然剧增的因素，例如剧烈咳嗽、打喷嚏和用力排便。

（4）心理疏导

1）鼓励照护对象诉说压力，及时与照护对象家人、朋友沟通，获得更多社会支持。

2）鼓励照护对象遵照医生要求，及时肯定其积极表现。

3）做好生活照护，减轻照护对象消化道出血压力。

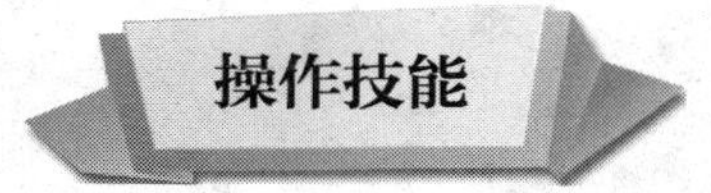
操作技能

肝硬化照护对象健康教育案例

一、照护对象基本资料

张女士，48 岁，无业，初中学历。患乙型肝炎 25 年，因无症状，未给予任何治疗。

8 年前，在家人劝说下复诊，血液生化检查显示：乙肝小三阳、肝功能异常、黄疸指数正常、乙肝病毒 DNA1.3×10^7。B 超显示：弥漫性肝脏病变。医嘱：“1. 给予恩替卡韦片，1 次 / 天，每晚睡前服药。2. 每半年复诊。”

3 年前，张女士在肝功能正常、黄疸指数正常、乙肝病毒 DNA 连续 4 次未检测的情况下自行停药。停药的另一原因是认为常年吃药是一件痛苦的事情，自己偶尔会忘记服药或记不清当天是否服过药。

1 个月前，张女士因恶心、食欲下降、乏力复诊，血液生化检查显示：乙肝小三阳、肝功能异常、黄疸指数异常、乙肝病毒 DNA1.3×10^4。B 超显示：弥漫性肝脏病变、轻度腹水。医生告知张女士：“1. 乙肝病人各项指标均正常后停药，2 年内 47% 的病人复发。2. 病毒持续复制会导致肝硬化，在此基础上可能出现肝癌、食道胃底静脉曲张等严重并发症。3. 建议终生吃药。”医嘱：“1. 替诺福韦二吡呋酯片 1 次 / 天，午餐随餐服；螺内酯 1 次 / 天。2. 低盐饮食。3. 一周后复诊。”

张女士上网搜索乙肝—肝硬化—肝癌的关系后，精神压力较大，后悔自行停药并担心未来的健康问题。

二、照护师实施健康教育内容

步骤 1　照护对象分析

通过对照护对象病情分析，该案例具有以下特点：

1. 中年女性，无业，文化程度低。

2. 看病没有经济压力，长期服药压力较大。

3. 检查显示病情复发并出现轻度腹水。

4. 担心自己未来病情发展。

步骤 2　个性化健康教育计划制订和实施

个性化健康教育主要内容如下。

1. 用药指导

（1）鼓励照护对象克服长期服药的心理压力。

（2）建议购买标注“周一～周日”的药盒，方便提醒是否服药。

（3）建议在手机上设定服药时间，把药物放在餐桌显眼位置。外出时携带药盒。

（4）建议家人提醒张女士按时服药。

2. 生活方式指导

（1）鼓励照护对象规律生活。

（2）餐具单独使用，避免传染给家人。

3. 饮食指导

选择营养丰富、搭配合理、清淡低盐、易于消化的食物。

4. 病情监测和记录指导

（1）教会张女士观察病情内容，包括测量腰围、体重、尿量，观察有无下肢水肿。

（2）给张女士设计监测记录本，教会记录方法。

（3）嘱咐其定期复诊。

5. 心理疏导

（1）告诉张女士应坚持按时服药，阻断病情进一步发展。

（2）建议家人鼓励关心张女士，告知其保持乐观心情有助于疾病治疗。

步骤 3　健康教育后效果评价

健康教育实施后通过观察、问卷、面谈等方式评价教育效果（见表 2–7）。

表 2–7　照护对象健康教育计划及效果评价表

教育内容	落实情况		评价结果
	照护对象（完成画√）	评价时间	
1. 按时服药	√	每天	张女士能每天中午按时服药
2. 饮食情况	√	每天	家属注意食物搭配，张女士食欲有极大改善
3. 生活指导	√	3 天	张女士能按时起居
4. 病情观察记录	√	每天	张女士能认真记录腰围、体重、服药、尿量、食欲等情况

续表

教育内容	落实情况		评价结果
	照护对象（完成画√）	评价时间	
5. 定期复查	√	1 周	1 周后张女士按时复诊
6. 心理疏导	√	1 周	家人经常与其聊天，开导她，张女士心理压力明显减轻

步骤 4　健康教育继续改进

照护对象开始学会管理自身疾病，因其文化水平低，对药物作用机理不能完全理解，须进一步强化督导。

三、注意事项

照护对象学历较低，对于知识的理解能力较差，也容易被网络上信息误导，可通过图片、实际案例、视频等方式强化重点内容，如用药注意事项、饮食指导、预后等。

学习单元 3　心血管系统常见病健康教育实施

一、高血压健康教育

1. 定义

高血压定义为在未使用降压药物的情况下，有 3 次诊室血压值均高于正常值，即诊室收缩压（俗称高压）≥140 mmHg 和（或）舒张压（俗称低压）≥90 mmHg，而且这 3 次血压测量不在同一天内。

2. 诱因

（1）年龄。随着年龄增长发病率有增高趋势，40 岁以上者发病率高。

（2）过量饮酒。高盐饮食（盐摄入量 >6 g/d），饮食中钾、镁、钙含量低、缺少叶酸。

（3）肥胖。缺乏体育锻炼或体力活动。

（4）经常承受较大的精神压力。

（5）有高血压家族史，即家族中父母（父、母或父母）有高血压。

（6）患有睡眠呼吸暂停综合征或睡眠呼吸障碍类疾病。

（7）长期使用某些药物，例如布洛芬、麻黄素类药物、甘草等。

3. 症状

高血压者可有头晕、头痛，耳鸣、心悸，视物模糊，鼻出血等症状。随着病情发展、血压持续升高，可出现心、脑、肾、眼底等器质性损害。

4. 健康教育

（1）常用药物

为照护对象讲解长期服药的重要性，为预防脑卒中、冠心病、肾功能不全的发生。照护对象要严格按照医嘱坚持终身服药，不可骤然停药。

1）利尿药。适用于高血压早期或轻型高血压照护对象。如氢氯噻嗪（双氢克尿噻）、氯噻酮、呋噻米（速尿）等，副作用是低钾血症、高钙血症、高血糖和高脂血症等。

2）β– 受体阻滞药。适用于心率偏快，心功能良好，伴冠心病心绞痛的轻中型高血压照护对象。如普萘洛尔、美托洛尔、阿替洛尔和比索洛尔等，副作用是导致心动过缓，诱发支气管哮喘、高血糖、高脂血症等。如大剂量使用还会诱发急性心力衰竭。

3）α– 受体阻滞药。适用于伴有肥胖、高脂血症及肾功能不良的高血压照护对象。常用的有哌唑嗪、特拉唑嗪等。常见副作用为体位性低血压，尤其是首剂服药时容易发生，因此首次服药时应在临睡前减半药量服用，并注意尽量避免夜间起床。

4）钙拮抗药。适用于合并肾功能不全或糖尿病的高血压照护对象。常用的硝苯地平控释片（拜新同）、非洛地平（波依定）和氨氯地平（络活喜）等，副作用为产生面部潮红、头痛、心跳加快、踝部水肿等。

5）血管紧张素Ⅱ受体拮抗剂。适用于对血管紧张素转换酶抑制剂不能耐受的高血压照护对象。如氯沙坦（科素亚）、缬沙坦（代文）等。目前尚未发现有明显的不良反应，可有轻度头晕、恶心等，偶可致高钾血症。

6）中枢性降压药。适用于肾功能减退、肾性高血压或妊娠期高血压者，如甲基多巴、可乐定等，副作用是可引起眩晕、体位性低血压及性功能减退等。

7）复方降压制剂。如常用的复方降压片（复降片），内含利血平，可引起嗜睡、乏力、鼻塞、胃出血、性功能障碍等副作用，溃疡病者慎用。

（2）饮食指导

1）多吃富含维生素 C 和钾的新鲜水果、蔬菜，如橙子、香蕉、芹菜等。

2）饮食宜低脂、低胆固醇、低糖，忌食咸肉、火腿、腐乳、酱菜等。

3）多进食含叶酸多的食物，例如菠菜、西红柿、胡萝卜等。

4）减少盐的摄入，我国指南推荐高血压者每天摄入钠盐控制在 6 g 以下。

（3）运动指导

1）坚持适当的体育运动及体力劳动，注意劳逸结合。

2）在医生指导下进行规律的体育锻炼计划。在身体能耐受的前提下，可选择散步、慢跑、游泳、骑自行车、打太极拳等活动。

（4）日常生活指导

1）戒烟并避免接触二手烟。

2）避免或尽量减少饮酒和含酒精饮品。

3）指导照护对象定期测量血压，为医生调整用药剂量、种类提供依据，以维持血压长期在理想范围。

4）指导照护对象如出现头晕头疼，恶心呕吐，心悸、胸闷、心前区疼痛，视物模糊，四肢发麻等症状时，应及时通知家人，必要时紧急就诊。

5. 心理疏导

提供安静舒适、光线适中、温度适宜的环境，指导照护对象调整心态，保证充足的睡眠。指导其避免诱发因素，学会释放精神压力，避免紧张，保持轻松乐观心态。

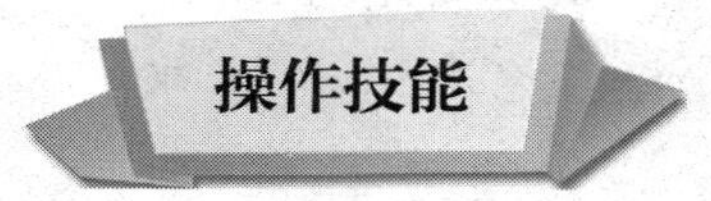

高血压照护对象健康教育案例

一、照护对象基本资料

王先生，70 岁，退休干部，大专学历，山西人，身高 175 cm，体重 85 kg，BMI 值 27.8。

1 年前诊断为原发性高血压，血压的控制一直不理想，最近一次测量血压值为 165/105 mmHg。曾服用苯磺酸氨氯地平片，效果不明显，近日改为硝苯地平缓释片（Ⅱ）20 mg，2 次 / 日。

自述高血压病并未给他带来很多不适，经常凭感觉服药，平时无不适症状不服用降压药；当出现头痛、心悸等症状时，会自行服用降压药；认为长期服用降压药物后就得终身服药，嫌麻烦。随着症状好转，他常常熬夜看电视，每日睡眠时间不足 6 小时，运动锻炼不规律，嗜烟，吸烟史 40 年，1 天 1 包，偶饮酒。

有高血压家族史，父亲有高血压病史。饮食喜咸，爱吃猪肉、面食，不喜欢水果和青菜，喝浓茶。性格暴躁、易怒，和老伴一起生活，儿子孝顺，经常看望老人。

二、健康照护师实施健康教育内容

步骤 1　照护对象分析

通过对王先生病情分析，该案例具有以下特点：

1. 年龄：70 岁。
2. 有吸烟史：嗜烟，吸烟史 40 年，1 天 1 包。
3. 家族遗传史：父亲有高血压病史。
4. 生活作息不规律：经常熬夜看电视。
5. 饮食：口味偏咸，喜欢肉食及面食。
6. 缺乏运动：运动锻炼不规律，肥胖。
7. 未规律服药：嫌麻烦，经常凭感觉服药，平时无不适症状不服用降压药。
8. 学习能力较强：退休干部，大专学历。

步骤 2　个性化健康教育计划制订实施

根据健康教育计划（见表 2–8），采用语言、图片等方式，主要进行以下内容健康教育。

1. 用药指导

（1）告知照护对象“凭感觉服药”是错误的，并为其详细讲解硝苯地平缓释片（Ⅱ）的作用与不良反应。硝苯地平缓释片（Ⅱ）一般在 15 min 即可起效，在 1～2 h 可以达到药物浓度的高峰值。它的降压作用可以维持 4～8 h，因此它不能在 24 h 平稳降压，需要每天口服两次甚至以上次数。服药三四天后血压维持相对稳定状态。维持血压长期在较为稳定的理想范围，血压维持在 130～140 mmHg/70～90 mmHg 之间。

（2）长期、按时服药非常重要，不按时服药可能导致脑卒中、冠心病、肾功能不全的发生。该药可产生面部潮红、头痛、心跳加快、踝部水肿等副作用，如出现上述症状不必过于担心，可能是药物的副作用，可以向医生寻求意见与帮助，定期复查。

（3）为提醒王先生按时服药，可采用一些提醒办法如手机闹铃、每日药盒等。

2. 饮食指导

（1）为王先生制作低热量或中等热量的均衡饮食，以控制体重，减重目标为 BMI<24。补充优质蛋白质如瘦肉、豆类等，可适当多食鱼类蛋白。

（2）多吃富含维生素 C 和钾的新鲜水果、蔬菜，如香蕉、橘子、菠菜、芹菜等。为王先生制订进食蔬菜、水果量的计划，如早晨 1 根香蕉，中午半个苹果，下午 1 个橘子。维持足够的钾、钙的摄入，遵医嘱适当补充叶酸。

（3）降低茶的浓度，大约 500 mL 水的茶叶量不大于 3 g。

（4）测量王先生家庭每日摄盐、酱油、味精等的量，计算每人每天摄盐量，观察王先生每日进食蔬菜、水果、肉类食物的量和种类，观察王先生每日喝茶的量。

（5）限制盐：使用控盐勺，每日盐的摄入量不高于 6 g，除食用盐外，也应控制酱油、味精等调料的摄入。

3. 运动指导

（1）向照护对象说明体育锻炼的重要性，使其认识到坚持锻炼的好处，坚持适当的体育运动及体力劳动，注意劳逸结合。

（2）在医生指导下制订规律的体育锻炼计划，在身体能耐受的前提下，增加有氧运动，例如早晨散步 30～40 min，下午打乒乓球 20 min，此外还有游泳、太极拳等，一般每周 3～5 次，每次 30～45 min。

4. 生活习惯指导

（1）戒烟，讲解吸烟的危害，并避免接触二手烟，鼓励并协助照护对象改掉吸烟习惯。

1）“目标分步”实现法，从 20 支 / 天逐渐减少至 1 支 / 天，循序渐进，逐步改掉吸烟的习惯。

2）替代疗法：如嚼口香糖。

（2）避免或尽量减少饮酒和含酒精饮品。

（3）睡眠指导

1）制定作息时间安排，每晚 10 点前必须卧床休息。

2）睡觉之前不喝刺激性饮料，可喝牛奶，泡脚。

3）听舒缓、有助于睡眠的音乐。

5. 病情监测指导

（1）教会王先生居家测量血压，测量血压方法正确。为王先生制作记录血压的表格，复诊时携带血压记录表。

（2）告诉王先生如出现头晕头痛，恶心呕吐，心悸、胸闷、心前区疼痛，视物模糊，四肢发麻等症状时，可能是发生高血压急症，应及时去医院就诊。

6. 心理疏导

（1）指导照护对象调整心态，避免情绪剧烈波动，以免引起血压波动。

（2）告知照护对象如不坚持服药可能会导致严重的不良后果，消除其抵抗长期用药心理，调整心态，积极配合医生控制血压。

步骤 3　健康教育效果评价

健康教育实施后通过观察、问卷、面谈等方式评价教育效果（见表 2–8），为工作改进提供依据。

表 2–8　照护对象健康教育计划及效果评价表

教育内容	落实情况		评价结果
	照护对象（完成画√）	评价时间	
1. 用药注意事项	√	1 天	王先生能复述用药注意事项
2. 规律用药	√	1 周	掌握长期服药的重要性，按时按量用药，按要求进行减量
3. 定期复查	√	2 周	王先生按要求定期进行复查
4. 饮食情况	√	每天	能按照要求完成
5. 运动情况	√	每天	能按照要求完成
6. 病情监测	√	每天	每天睡醒了自测血压、体重
7. 生活指导	√	每天	偶尔仍有熬夜情况
8. 心理疏导	√	每天	性格仍然急躁，逐渐学会释放精神压力； 认识到规律服药重要性，开始坚持服药及监测血压

步骤 4　健康教育效果评估及继续改进

根据照护对象评价表，照护对象能够按照健康教育计划，对自身疾病进行自我管理。情绪管理和生活指导计划执行仍存在缺陷，须继续加强督导。

三、注意事项

照护对象学习能力良好，有进一步了解疾病知识的需求，健康照护师可以采用面对面宣教，发放疾病宣传手册，提供专业网站或者公众号，继续强化健康教育效果。

二、冠心病健康教育

在我国，冠心病发病率约为 0.77%，自 20 世纪 90 年代以来呈显著上升趋势。随着我国居民生活水平提高，未来 10 ~ 20 年内冠心病的患病率仍将持续上升。

1. 定义

冠心病是冠状动脉粥样硬化性心脏病简称，是冠状动脉血管发生动脉粥样硬化病变而引起血管腔狭窄或阻塞，造成心肌缺血、缺氧或坏死而导致的心脏病。

2. 原因与诱因

（1）性别和年龄，随着年龄的增长冠心病的发病率明显增高，男子在 40 岁后冠心病发病率明显升高，女性绝经期前发病率低于男性，绝经期后与男性相等。

（2）有冠心病家族史，即家族中父母有冠心病。

（3）高血压、糖尿病、高脂血症等疾病。

（4）吸烟、过量饮酒、不合理膳食、饱食、缺少体力活动等不良生活方式。

（5）季节变化、情绪激动、体力活动增加等。

3. 症状

（1）典型胸痛。因体力活动、情绪激动等诱发，突感心前区疼痛，多为发作性绞痛或压榨痛，也可为胸前区闷胀感。疼痛从胸骨后或心前区开始，向上放射至左肩、臂，甚至小指或无名指，休息或含服硝酸甘油可缓解。胸痛放散部位也可涉及颈部、下颌、牙齿、腹部等。

（2）猝死。约有 1/3 照护对象首次发作冠心病表现为猝死。

（3）其他。合并心力衰竭的照护对象可伴有全身症状，如发热、出汗、恶心、呕吐等症状。

4. 健康教育内容

（1）常用药物指导。为照护对象讲解长期服药的重要性，冠心病者应严格按照医嘱坚持终身服药，不可骤然停药或随意增减药物。

1）硝酸酯类。最常用的治疗心绞痛的药物有硝酸甘油、消心痛等，副作用包括面部潮红、头部胀痛、头晕、心动过速、心悸。青光眼者不宜使用。

2）β受体阻断剂。常用药有氨酰心安、美多心安、卡维地洛等。心率缓慢和有肺部疾病的照护对象应慎用。

3）钙拮抗剂。具有解除冠状动脉痉挛、减慢心率的作用，用于治疗变异性心绞痛和其他类型的不稳定性心绞痛。常用的有心痛定、硫氮卓酮等。

4）抗血小板药物。包括阿司匹林肠溶片、硫酸氢氯吡格雷片、利伐沙班片等。通过抗血小板聚集以及抑制凝血因子，防止血栓形成，从而降低冠心病以及再梗死发生率。副作用是有出血的可能，有出血倾向的人慎用。

5）抗凝药。以肝素为代表，在不稳定性心绞痛时应用，但应用时间不宜过长，也应注意有发生出血的可能。

6）降血脂药物。如阿托伐他汀、氟伐他汀、普伐他汀、洛伐他汀、辛伐他汀等。注意观察消化道反应及肝肾功能的改变。

7）中成药。常用的有速效救心丸、复方丹参滴丸等。副作用少，主要注意观察血压变化及出血倾向。

（2）饮食指导

1）饮食宜控制热量、低脂肪、低胆固醇、低糖、高蛋白，例如瘦肉、鱼肉、鸡蛋、乳类、黄豆或豆制品。

2）忌食高脂肪、高胆固醇食物，如动物内脏（猪肝、肾、脑、鱼子等），肥肉等。

3）减少钠盐的摄入，采用低钠饮食，一般每日不超过 5 g。

4）多食新鲜蔬菜和水果，适当增加膳食纤维摄入，保持大便通畅，如粗粮、豆类、胡萝卜、芹菜、韭菜、香蕉、橘子等。

5）少食多餐，切忌暴饮暴食，晚餐也不宜吃得过饱，最好采用定时、定量和少食多餐的方法。一日最好吃 4 ~ 5 餐，每餐吃八分饱。

（3）运动指导

1）坚持适当的体育运动及体力劳动，注意劳逸结合。

2）在医生指导下进行规律的体育锻炼，根据照护对象的身体状况与耐力，可选择散步、慢跑、骑自行车、打太极拳等活动。

（4）日常生活指导

1）戒烟。由于香烟含有的尼古丁可以引起血管收缩，促使血压升高，心跳加快，从而使心肌耗氧量增加，降低心脏功能，加重有病的心脏负担，因此是诱发心绞痛的常见因素之一。

2）限酒。如果血压不高，无肝病、无消化道溃疡病，每日早晚可少量饮酒（不超过 30 g 酒精），对冠心病的恢复有一定好处。

3）指导照护对象在用药过程中，学会自我监测，从而为医生调整药物剂量及种类提供依据。

4）外出时要随身携带硝酸甘油，居家时硝酸甘油放在易取之处，定位放置，家人也应知道，以便发病时及时取用。

5）保证充足的睡眠。

（5）心理疏导。提供安静舒适、光线适中、温度适宜的环境，保证充足的睡眠。指导照护对象避免诱发因素，保持愉快心情。学会释放精神压力，缓解焦虑和恐惧；学会控制情绪，遇到高兴的事情不狂喜，遇到伤感的事情不过度悲伤。

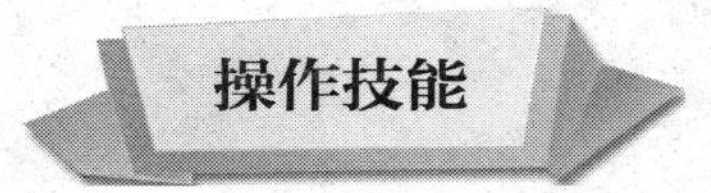

冠心病照护对象健康教育案例

一、照护对象基本资料

刘先生，65 岁，大学教师，本科学历，甘肃人，身高 170 cm，体重 80 kg，BMI 值 27.7。

2 年前诊断为原发性高血压，血压的控制一直不理想，血压值波动在 130～175 mmHg/78～100 mmHg。1 年前因心前区不适、胸闷等症状住院，诊断为冠心病。目前服用阿司匹林肠溶片、单硝酸异山梨酯缓释片、苯磺酸氨氯地平片、阿托伐他汀钙片等药物进行抗血小板聚集、扩冠、降压治疗。

家族中母亲、父亲均有高血压病史、冠心病病史。饮食口味偏重，爱吃酱肉，水果和青菜吃得较少，喝浓茶。性格孤僻、易怒，自己独居，经常熬夜看电视、看手机。

服药依从性差，自述未规律服用药物，经常凭心情服药；当头痛、心悸、胸闷等症状出现时，才会想起来服药；运动锻炼不规律，嗜烟，吸烟史 36 年，1 天 30 支左右，退休后经常喝酒，几乎每餐都喝，每次量约 150 g。

二、健康照护师实施健康教育内容

步骤 1　照护对象分析

通过对刘先生病情分析，该案例具有以下特点：

1. 年龄：65 岁。

2. 有吸烟史：嗜烟，吸烟史 36 年，1 天 30 支左右。

3. 家族遗传史：父亲、母亲有高血压、冠心病病史。

4. 生活作息不规律：经常熬夜看电视、看手机。

5. 饮食：口味偏重、喜欢肉食及面食，肥胖。

6. 缺乏运动：运动锻炼不规律。

7. 未规律服药：嫌麻烦，经常凭心情服药，不能坚持服用降压和治疗冠心病相关药物。

8. 学习能力强：大学教师，本科学历。

步骤 2　个性化健康教育计划制订与实施

个性化健康教育计划主要内容如下。

1. 用药指导

（1）告知照护对象“凭心情服药”是错误的，为其详细讲解目前服用阿司匹林肠溶片、单硝酸异山梨酯片、苯磺酸氨氯地平片、阿托伐他汀钙片等药物的作用与副作用。

1）阿司匹林肠溶片。服用后 3～4 h 效果可达最佳，如需快速起效可嚼碎服用。其副作用是有出血的可能，因此有出血倾向的人慎用，例如，脑出血、牙龈出血、消化道出血。注意观察大便颜色、肢体活动情况。如有不适，及时前往医院就诊。

2）单硝酸异山梨酯缓释片。有效地缓解心绞痛，服药后 1 h 效果最佳，一次用药作用持续 4～5 h。副作用是会引起头痛，青光眼者不宜使用。

3）苯磺酸氨氯地平片。口服治疗剂量后，6～12 h 药物浓度达到高峰。连续给药 7～8 天后，治疗效果达到稳态。多次服药后可有效维持 24 h 降压疗效。不良反应为脸红、心悸、外周水肿、下腹疼痛、恶心、头昏、头痛、嗜睡等。如出现以上不良反应时，请及时告知医生，医生会根据轻重，采取必要措施。

4）阿托伐他汀钙片。口服后迅速吸收，1～2 h 内药物浓度即可达到高峰；连续用药，一般 3～5 天胆固醇开始下降，通常 2 周左右使降胆固醇效果达到最大。不良反应包括出现不明原因的肌肉疼痛、压痛或无力；出现黄疸（皮肤变黄、眼白变黄）、尿色加深、腹部不适、食欲不振、乏力等肝损伤症状；出现面部、嘴唇、舌头、喉咙肿胀等急性过敏症状，可能导致呼吸或吞咽困难。当出现以上症状时，请立即停药并就医。

（2）长期、按时服药非常重要，不按时服药可能导致脑卒中、急性心梗、心功能不全的发生。少服或忘服后，12 h 内可补服，如果超过 12 h 下次服药时不要服用双倍剂量，应继续按医生的处方服药。

（3）为提醒刘先生按时服药，与其协商可采用一些提醒办法。如手机备忘录、提示纸条、每日药盒。

2. 饮食指导

（1）测量刘先生每日摄盐、酱油、味精等调味料的量，计算每天摄盐量，观察刘先生每日进食蔬菜、水果、肉类食物的量和种类，观察刘先生每日喝茶的量。

（2）限制盐：每日盐的摄入量不高于 5 g，除食用盐外，也应控制酱油、味精等有咸味调料的摄入。

（3）为刘先生制作低热量或中等热量的均衡饮食，以控制体重，减重目标为 BMI<24。补充优质蛋白质如瘦肉、鸡蛋、乳类、黄豆或豆制品等。

（4）多吃富含维生素 C 和钾的新鲜水果、蔬菜，如香蕉、橘子、菠菜、芹菜等。可以为刘先生制订进食蔬菜、水果量的计划，如早晨 1 根香蕉，中午半个苹果，下午 1 个橘子。维持足够的钾、钙的摄入，遵医嘱适当补充叶酸。

（5）逐渐降低茶的浓度，大约 500 mL 水的茶叶量不大于 3 g。

3. 运动指导

（1）向照护对象说明体育锻炼的重要性，讲解不锻炼的危害，使其认识到坚持锻炼的好处，坚持适当的体育运动及体力劳动，注意劳逸结合。

（2）在医生指导下制订规律的体育锻炼计划，在身体能耐受的前提下，增加有氧运动，如散步、打乒乓球、游泳、太极拳等。一般每周 3～5 次，每次 30～45 min。例如，早晨练太极拳 20～30 min，下午游泳 20 min。

4. 生活习惯指导

（1）戒烟，讲解吸烟的危害，并避免接触二手烟，鼓励并协助照护对象改掉吸烟习惯。

1）“目标分步”实现法，从 30 支 / 天逐渐减少至 1 支 / 天，循序渐进，逐步改掉吸烟的习惯。

2）替代疗法：如嚼口香糖。

（2）避免或尽量减少饮酒和含酒精饮品，与其一起制订限酒计划，可从每日三顿逐渐改为每日一顿，从每次 150 g 降至 50 g。

5. 病情监测指导

（1）为刘先生制作记录血压和心率的表格，督促每日测量血压、脉搏，复诊时携带心率及血压记录表。

（2）告诉刘先生如出现心前区疼痛或憋闷，部位主要指胸骨后方，向左下方可延伸到左侧肋骨、上腹部，向上可到左侧肩、背甚至口腔、头部，疼痛持续时间较长，多超过 30 min，无明显疼痛峰值，安静休息或应用硝酸甘油等药物并不能很快减轻症状，应及时去医院就诊。

6. 心理疏导

刘先生独居，性格孤僻，不愿与他人交流。应提供安静舒适、光线适中、温度适宜的环境；指导照护对象调整心态，学会和他人沟通交流，从而释放精神压力，缓解焦虑紧张情绪，保持轻松乐观心态。

步骤 3　健康教育后效果评价

健康教育实施后通过观察、问卷、面谈等方式评价教育效果（见表 2–9），为工作改进提供依据。

表 2–9　照护对象健康教育计划及效果评价表

教育内容	落实情况		评价结果
	照护对象（完成画√）	评价时间	
1. 用药注意事项	√	1 天	刘先生能复述用药注意事项
2. 规律用药	√	1 周	掌握按时按量服药用药的重要性，按要求进行减量
3. 定期复查	√	2 周	刘先生按要求定期进行复查
4. 饮食情况	√	每天	能按照要求完成
5. 运动情况	√	每天	能按照要求完成
6. 病情检测	√	每天	每天睡醒了自测脉搏、血压、体重
7. 生活指导	√	每天	偶尔饮酒，仍有熬夜情况
8. 心理疏导	√	每天	性格仍然孤僻，逐渐学会释放精神压力

步骤 4　健康教育效果评估及继续改进

根据照护对象评价表，照护对象能够按照健康教育计划，对自身疾病进行自我管理。情绪管理和生活指导计划执行仍存在缺陷，须继续加强督导。

三、注意事项

1. 照护对象学习能力良好，有进一步了解疾病知识的需求，健康照护师可以采用面对面宣教，发放疾病宣传手册，提供专业网站或者公众号，继续强化健康教育效果。

2. 照护对象性格内向，仍有饮酒、熬夜现象。通过健康教育已有改善但未实现计划目标，须进一步优化教育方法和措施并跟踪执行。

学习单元 4　神经系统脑卒中健康教育实施

一、脑卒中健康教育

1. 定义

脑卒中俗称中风，指一种急性脑血管疾病，包括缺血性脑卒中（又称脑梗死）和出血性脑卒中（包括脑实质出血、脑室出血以及蛛网膜下腔出血）两种。脑卒中是指突然发生的、由脑血管病变引起的局限性脑功能障碍，并持续时间超过 24 h 或引起死亡的临床症候群。

2. 诱因

（1）患有动脉粥样硬化、高血压、房颤等疾病。

（2）长期使用抗凝药、抗血小板聚集药物。

（3）不良生活习惯，长期吸烟、过量饮酒、不健康饮食、肥胖、生活作息不规律等。

（4）年龄。55 岁以上人群脑卒中的发病率明显增加，每增加 10 岁，脑卒中的发生率约增加 1 倍。

（5）性别。男性高于女性。

（6）家族史。家族中父母（父、母或父母）有脑卒中或高血压等。

3. 症状

本病可能会出现较多症状，其中最常见的症状是肢体麻木无力、构音障碍。

（1）肢体麻木无力。照护对象会感觉一侧肢体（或单侧上肢、单侧下肢）麻木无力，走路或拿东西发软，持物不稳，走路摇晃；严重时，肢体无法抬起和自主运动。

（2）构音障碍。不能说话或说话不清楚，但能听懂别人的意思。

（3）面瘫。感觉自己的口角向一侧歪斜，鼓腮时漏气，流口水增多；伸舌头发现舌头伸出后不居中；一侧的鼻唇沟变浅。

（4）头晕。严重时不敢睁眼。

（5）吞咽困难。进食费力，无法顺利吞咽食物。

（6）饮水呛咳。

（7）头痛。可剧烈、可缓和，依据病变部位不同而不同。

（8）恶心、呕吐。呕吐物为胃内容物。

（9）癫痫发作。表现为突然出现抽搐发作，多伴有意识丧失，呼之不应，持续几分钟后缓解。

（10）复视。双眼睁开时看东西有重影，闭上一只眼睛时看东西无重影。

（11）偏盲。看东西看不全，有视野缺损。

（12）眼球运动障碍。照护对象会感觉一只眼睛不能向上、下、左、右这四个方位的某一个方位转动，或都不能转动，只能直视前方。

（13）不同程度的意识障碍。根据病情严重程度，可以表现为嗜睡、昏睡和昏迷。

1）嗜睡。白天睡眠时间过度延长，但是能够被叫醒，叫醒后可以回答一些简单的问题，停止刺激后照护对象又很快入睡。

2）昏睡。处于熟睡状态，只有强刺激才可被唤醒，醒后答非所问，停止刺激后即可进入熟睡状态。

3）昏迷。意识完全丧失，无自发睁眼；任何言语和疼痛刺激均不能唤醒。

4. 健康教育内容

（1）常用药物指导。脑卒中用药主要依据脑卒中的类型，类型不同、病因不同、临床表现不同，用药就有所不同。

1）缺血性脑卒中常用药物作用与副作用观察

①溶栓药。如尿激酶、瑞替普酶等。尿激酶，急性梗塞 6 h 内应用。不良反应常见出血：表浅部位出血，如皮肤、黏膜和血管穿刺部位出血、瘀斑；内脏出血，

如消化道出血、咯血、尿血、腹膜后出血、脑出血等。出血严重者可致死亡。

②抗凝血药。防治血管内栓塞或血栓形成，预防中风或其他血栓性疾病。常用的抗凝血药包括肝素、华法林、阿司匹林、潘生丁等。常见副作用有自发性出血，偶见不良反应有恶心、呕吐、腹泻、瘙痒性皮疹、过敏反应、皮肤坏死、肝肾功能损害。

③抗血小板药。可使血液的黏稠度下降，减少血栓形成，常用药物包括阿司匹林、潘生丁、低分子右旋糖酐及某些中药如丹参、川芎、毛冬青等。这类药物副作用很小，可长期使用。

2）出血性脑卒中常用药物作用与副作用观察

①高渗脱水剂。常用药物为甘露醇、甘油果糖、高渗盐水，可使脑组织脱水、减轻脑水肿，进而降低颅内压。常见副作用包括水电解质紊乱（低钠、低氯、低钾血症）、肾功能损害等。

②利尿脱水剂。常用药物为呋塞米、托拉塞米等，利尿作用强，使脑组织脱水，减轻脑水肿并降低颅内压。副作用包括水电解质紊乱（低钠、低氯、低钾血症等）、高血糖、高尿酸血症，故糖尿病、痛风照护对象慎用，肝功能不全者较大剂量脱水利尿可诱发肝昏迷，严重肾功能衰竭的照护对象禁用。

③降压药物。使用及不良反应的观察见高血压相关内容。

（2）饮食指导

1）缺血性脑卒中饮食指导

①忌高脂肪、高热量食物。防止血脂进一步增高、血液黏稠度增加、动脉硬化斑块形成。忌食肥肉、动物内脏等，少食花生等含油脂多、胆固醇高的食物；忌用或少用全脂乳、奶油、蛋黄、动物油。不宜采用油炸、煎炒、烧烤等技法烹调食物。

②忌烟酒，忌生、冷、辛辣刺激性食物。

③低盐饮食，忌食过多酱油、咸菜等。

④高纤维饮食，多食水果和蔬菜。

2）出血性脑卒中饮食指导

①昏迷、吞咽困难照护对象应给予鼻饲流食，防止误吸引起肺部感染。

②对尚能进食者喂食不宜过多过急，注意一口量，同时给予鼓励性语言，遇呕吐、呛咳时暂停进食，抬高床头。

③能进食者，吃些易消化吸收的流食或半流食，病情平稳后可吃普食。

④限制盐的摄入量，每日食盐控制应在 2 ~ 5 g，多食含纤维多的食物，每天保证充足的水量，防止便秘用力，加重脑出血。

（3）良肢位摆放与运动康复指导

1）缺血性脑卒中运动康复指导

①指导偏瘫照护对象正确摆放体位。

②患侧卧位时患侧上肢前伸，与躯干成 30° ~ 90°，健侧上肢可放在身上，患侧下肢呈屈曲位，健腿由枕头支撑。

③健侧卧位时，患侧上肢放在胸前并由枕头支撑、肩关节屈曲约 90° 并使肩胛骨前伸，肘关节伸直，患侧下肢向前屈髋、屈膝并完全由枕头支撑。

④及早进行康复锻炼。在床上进行主动和被动活动，可由健侧上肢带动患侧上肢活动；尽量做自己力所能及的事情，不要过多依赖家人。家属与其交谈时尽量坐在照护对象的患侧。

2）出血性脑卒中运动康复指导

①脑出血者 1 周内的运动以被动活动为主，按摩和被动活动瘫痪肢体，以促进血液循环，预防和减轻肌肉挛缩，维持关节及韧带活动度。按摩痉挛性肢体的手法要轻，以降低神经肌肉兴奋性，使痉挛的肌肉放松。弛缓性瘫痪按摩手法应适当加重，以刺激神经活动兴奋性。每次按摩 5 ~ 10 min，每日 2 次。教会照护对象床上自主性被动活动；强化对偏瘫照护对象刺激，尽量将物品摆在患侧，家属与其交谈时应尽量坐在照护对象的患侧。

②脑出血 1 周后照护对象的生命体征平稳时，应鼓励其在床上进行康复训练。瘫痪肢体功能训练时，指导照护对象用意念对患肢发出冲动，使瘫痪肢体的肌肉收缩。反复训练，促进神经传导功能恢复，达到上肢可举起、下肢可站立和行走的程度。

③生活自理能力训练可指导照护对象用健肢替代患肢的方法，如右侧肢体瘫痪时，可练习用左手吃饭、写字、取物；穿上衣时先穿患肢再穿健肢，脱衣时则相反。训练照护对象用一只手穿脱鞋、袜、衣裤，使用拐杖及习步车辅助行步等。

④语言训练。失语照护对象应进行语言训练，从单字、单词发音到讲短句、短语。

（4）心理疏导。向照护对象介绍疾病病因及影响病情因素、治疗目的及用药注意事项，使其知道心理因素对疾病转归和康复会起到重要的作用。帮助照护对象减轻和克服消极悲观心理，保持良好的心情。

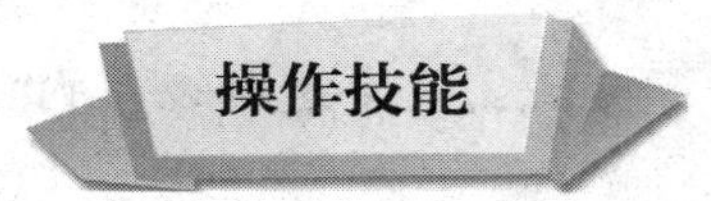

脑卒中照护对象健康教育案例

一、照护对象基本资料

陈女士，62 岁，工人，高中学历，湖北人，身高 160 cm，体重 60 kg，BMI 值 23.4。5 年前诊断为原发性高血压，血压控制不理想，血压测量值波动在 145～180 mmHg/90～102 mmHg。

两月前因和家人吵架后情绪激动，确诊脑出血，经保守治疗后病情平稳，左侧肢体偏瘫，回家自行康复。服用苯磺酸左旋氨氯地平片、厄贝沙坦氢氯噻嗪片降压治疗，呋塞米片，1 次 / 日。

自述确诊高血压病，自己并未重视，经常凭感觉服药，平时无头痛头晕不适症状不服用降压药；当出现以上症状时才能想起来服用降压药物；自认为长期服用降压药物后非常麻烦，吃药比较随意。

母亲有高血压病史。饮食规律、口味偏重、爱吃油炸食物和猪肉、不喜欢吃水果和青菜。性格急，易怒，和老伴一起生活。

生活作息不规律，常失眠，每日睡眠时间不足 5 h，运动锻炼不规律，无吸烟、喝酒等不良嗜好。

二、健康照护师实施健康教育内容

步骤 1　照护对象分析

通过对陈女士病情分析，该案例具有以下特点：

1. 年龄：62 岁。
2. 无吸烟、喝酒等不良嗜好。
3. 家族史：母亲有高血压病史。
4. 生活作息不规律：常常失眠，每天睡眠不足 5 h。
5. 饮食：口味偏重，爱吃油炸食物和猪肉，不喜欢吃水果和青菜。
6. 缺乏运动：运动锻炼不规律。
7. 未规律服药：嫌麻烦，经常凭感觉服药，平时无不适症状不服用降压药。
8. 学习能力中等：工人，高中学历。

步骤 2　个性化健康教育计划制订和实施

制订健康教育计划（见表 2-10），采用语言、图片等方式，主要进行以下内容的健康教育。

1. 用药指导

（1）告知照护对象“凭感觉服药”是错误的，为其详细讲解其所服用口服药的作用与副作用。

（2）为提醒陈女士按时服药，与其协商可采用一些提醒办法，如手机闹铃。

（3）为陈女士制作记录血压的表格，督促每日测量血压，保证测量方法正确，复诊时携带血压记录表，遵医嘱调整用药剂量、种类，维持血压长期在较为稳定的理想范围，血压维持在 130～140 mmHg/70～90 mmHg。

（4）如出现头晕头疼，恶心呕吐，心悸、胸闷、心前区疼痛，视物模糊，四肢发麻等症状时，可能发生了高血压急症，预防脑出血再次发生。

2. 饮食指导

（1）测量陈女士每日钠盐的摄入量，每日食盐在 6 g 以下为宜。除限制钠盐摄入外，也应控制酱油、味精等有咸味调料的摄入。

（2）多食含纤维多的食物，每天保证充足的水量，防止便秘用力，加重脑出血。例如，玉米、高粱米、薏米、小米、绿豆、赤小豆、黑豆、蚕豆等。

（3）应限制动物脂肪，如猪油、牛油、奶油等，以及含胆固醇较高的食物，如蛋黄、鱼子、动物内脏、肥肉等摄入；可采用植物油，如豆油、茶油、芝麻油、花生油等，因其中所含不饱和脂肪可促进胆固醇排泄及转化为胆汁酸，从而达到降低血中胆固醇含量、推迟和减轻动脉硬化的目的。

（4）要多吃新鲜蔬菜和水果，其中含维生素 C 和钾、镁等，如香蕉、橘子、菠菜、芹菜等。

（5）注意少食多餐，细嚼慢咽，每天三至五顿，每餐七八分饱，不要暴饮暴食。

（6）不吃生冷食物，引起血压升高、加重病情，甚至严重的还会再次诱发脑出血。

3. 运动康复指导

（1）脑出血后半年内是最佳康复时间，应抓紧时间，克服疼痛困难，循序渐进地进行锻炼。当照护对象神志清楚，生命体征平稳后，即可开展床上主动训练，以利肢体功能恢复。可做 bobath 握手、桥式运动、床上移行、床边活动、下床活动，如图 2-1、图 2-2 所示。

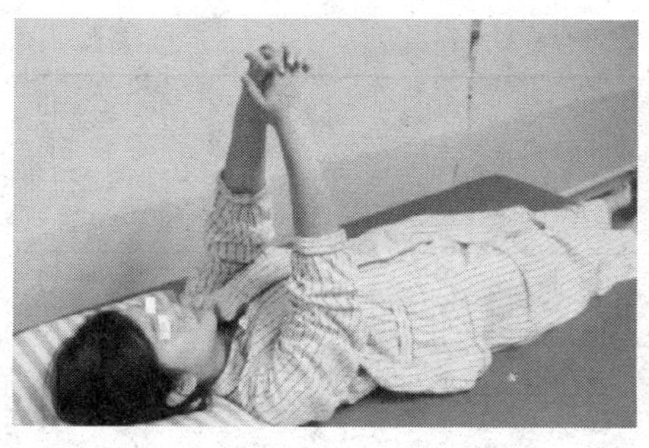

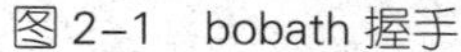
图 2-1 bobath 握手

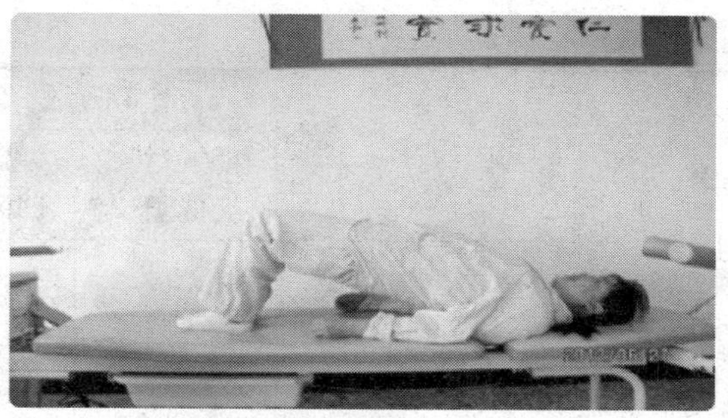

图 2-2 桥式运动

（2）进行生活自理能力训练，可指导照护对象用健肢替代患肢的方法，如右侧肢体瘫痪时，可练习用左手吃饭、写字、取物；穿上衣时先穿患肢再穿健肢，脱衣时则相反。训练照护对象用一只手穿脱鞋、袜、衣裤，使用拐杖及习步车辅助行步等。

4. 生活习惯指导

（1）睡眠。睡前不要太激动、兴奋，避免用脑过度。

（2）早上醒后不能立即起床，醒后 4～5 min 后再起床。

5. 心理疏导

向照护对象陈女士介绍出血性脑卒中疾病病因及影响病情因素、治疗目的及用药注意事项，使其知道心理因素对出血性脑卒中转归和康复会起到重要的作用。帮助陈女士减轻和克服消极悲观心理，保持良好的心情。

步骤 3 健康教育后效果评价

健康教育实施后通过观察、问卷、面谈等方式评价教育效果（见表 2-10），为工作改进提供依据。

表 2-10 照护对象健康教育计划及效果评价表

教育内容	落实情况		评价结果
	照护对象（完成画√）	评价时间	
1. 脑卒中相关疾病知识	√	1 天	能基本了解疾病相关知识
2. 规律用药	√	每天	大多数时间遵医嘱按时服药，偶尔忘记
3. 定期监测血压	√	每天	不能按要求每天晨起测量血压并做好记录
4. 饮食情况	√	每天	饮食不规律，猪肉摄入过多，富含维生素、高纤维的水果、蔬菜进食较少

续表

教育内容	落实情况		评价结果
	照护对象（完成画√）	评价时间	
5. 康复情况	√	每天	能按照要求完成
6. 体重下降情况	√	每天	不能按要求每天测量体重变化情况
7. 生活指导	√	每天	养成良好生活习惯
8. 药物作用及副作用	√	每天	对药物作用及副作用掌握不全面
9. 睡眠情况	√	每天	睡眠质量良好
10. 心理疏导	√	每天	意识到不良情绪对治疗、康复的影响，学会控制情绪

步骤 4　健康教育效果评估及继续改进

根据照护对象评价表，照护对象能够部分按照健康教育计划，对自身疾病进行自我管理。血压、饮食、控制体重和药物计划执行仍存在缺陷，须继续加强督导。

三、注意事项

1. 照护对象学习能力差，对疾病知识掌握不佳，应细化教育方案，采用面对面模式，并利用实物、图片、视频、案例等方式进行宣教。

2. 照护对象年龄较大，生活习惯、自我管理改变意愿不强烈。健康教育计划据此要细化目标落实和跟踪评价。

二、帕金森病健康教育

1. 定义

帕金森病又称震颤麻痹，是中老年常见的神经系统变性疾病，以静止性震颤、运动减少、肌强直和体外不稳为临床特征。

2. 原因与诱因

（1）年龄。30 岁之后，随着年龄增长，黑质多巴胺能神经元就开始呈现退行性变，神经系统老化，但是并非所有黑质多巴胺能神经元退行性变都会导致帕金森病。

（2）家族史。家族中的父亲或者母亲有帕金森病史，绝大多数为散发性。

（3）环境中工业或农业毒素，如某些杀虫剂、除草剂、鱼藤酮等可能是帕金森病的诱因之一。

在环境因素、神经系统老化等因素的共同作用下导致发病。

3. 症状

帕金森病症状因人而异，最为显著的症状就是静止性震颤、运动迟缓和肌强直，中晚期照护对象出现姿势平衡障碍，发病前后还会伴随一些非运动症状，包括便秘、嗅觉障碍、睡眠障碍、自主神经功能障碍及精神、认知障碍等。

典型症状分为两大类：运动症状和非运动症状。

（1）运动症状

1）静止性震颤。此类症状常为首发症状，大多开始于一侧上肢远端部位，静止体位时出现或症状明显。发病时拇指与屈曲的食指间呈“搓丸样”动作。

2）肌强直。照护对象肢体可出现类似弯曲软铅管的状态，称为“铅管样强直”；在有静止性震颤的照护对象中，可出现断续停顿样的震颤，如同转动齿轮，称为“齿轮样强直”。严重时，照护对象可出现特殊的屈曲体位或姿势，甚至生活不能自理。

3）运动迟缓。早期可以观察到照护对象手指精细动作缓慢，如解纽扣或扣纽扣、系鞋带等动作尤为明显。

4）姿势平衡障碍。在疾病中晚期出现，表现为照护对象起立困难和容易向后跌倒。照护对象有时迈步后，以极小的步伐越走越快，不能及时止步，称为前冲步态或慌张步态。

（2）非运动症状

1）感觉障碍。早期可能出现嗅觉减退，疾病的中晚期伴有肢体麻木、疼痛。

2）睡眠障碍。夜间多梦，伴大声喊叫和肢体舞动。

3）自主神经功能障碍。可能伴有便秘、多汗、排尿障碍、体位性低血压等。

4）精神障碍。约有 50% 的照护对象伴有抑郁情绪，也常常伴有焦虑情绪。在疾病晚期，15% ~ 30% 的照护对象出现认知障碍，甚至痴呆。最多见的精神障碍是视觉出现幻觉，即幻视。

4. 健康教育内容

（1）常用药物指导

1）告知照护对象本病需要长期或终身服药治疗，从小剂量开始，逐步缓慢加量直至有效维持。

2）服药期间尽量避免使用维生素 B_6、氯氮卓、利血平、氯丙嗪、奋乃静等药物，以免降低药物疗效或导致直立性低血压。

3）服药过程中要仔细观察震颤、肌强直和其他运动功能、语言功能的改善程度，观察照护对象起坐的速度、步行的姿态、讲话的音调与流利程度、写字、梳头、扣纽扣、系鞋带及进食动作等，以确定药物疗效。

4）告知照护对象，长期服药过程中可能会突然出现某些症状加重或疗效减退，如“开－关现象”“剂末现象”和“异动症”等。出现药物不良反应应及时就医。

（2）饮食指导

1）给予高热量、高维生素、高纤维素、低盐、低脂、适量优质蛋白的易消化饮食，并根据病情变化及时调整和补充各种营养素。

2）多食粗粮，多食新鲜蔬菜、水果，多喝水（每天 2 000 mL 以上），减轻腹胀，防止便秘；适当摄入奶制品（2 杯脱脂奶）和肉类（全瘦）、家禽（去皮）、蛋、豆类；少吃油、盐、糖。钙质有利于预防骨质疏松，每天应补充 1 000～1 500 mg 钙质。

3）进食方法

①进食或饮水时抬高床头，保持坐位或半坐位。

②注意力集中，并给予充足的时间和安静的进食环境，不催促、打扰照护对象进食。

③流涎过多的照护对象可使用吸管吸食流质饮食。

④对于咀嚼能力和消化功能减退的照护对象，应给予其易消化、易咀嚼、细软、无刺激性的软食或半流食，少食多餐。

⑤咀嚼和吞咽功能障碍者应选用稀粥、面片、蒸蛋等精细制作的小块食物或黏稠、不易反流的食物，并指导其少量分次吞咽，避免吃坚硬、滑溜及圆形的食物，如果冻等。喝鲜榨果汁等饮品时，每口食物应尽量为同一质感，不可混杂。

⑥对于进食困难、饮水呛咳的照护对象，要及时插胃管、给予鼻饲，防止经口进食引起误吸、窒息或吸入性肺炎。

（3）运动指导

1）告知运动锻炼的目的在于防止和推迟关节强直与肢体挛缩，有助于维持身体的灵活性，增加肺活量。

2）照护对象应树立信心，坚持主动运动，如散步、打太极拳等，保持关节活动的最大范围。

3）加强日常生活动作训练，进食、洗漱、穿脱衣服等应尽量自理。

4）卧床照护对象应协助被动活动关节和按摩肢体，预防关节僵硬和肢体挛缩。应与照护对象和家属共同制订切实可行的具体锻炼计划。

（4）安全指导

1）指导照护对象避免从事危险动作，防止受伤等意外。

2）避免让照护对象进食带骨刺的食物和使用易碎的餐具。

3）体位性低血压的照护对象睡眠时，应抬高床头，可穿弹力袜，避免快速坐起或下床活动，防止跌倒。

4）照护对象外出时须有人陪伴，尤其是精神智能障碍者的衣服口袋内要放置写有照护对象姓名、住址和联系电话的“安全卡片”，或佩戴手腕识别牌，以防走失。

（5）生活习惯指导

1）戒烟并避免接触二手烟。

2）避免或尽量减少饮酒和含酒精饮品。

（6）心理疏导

1）帕金森病照护对象常封闭自己，不愿与外界交流，或过分担心自身疾病而造成情绪低落。

2）鼓励照护对象尽量维持过去的兴趣与爱好，多与他人交往，不要孤立自己。

3）照护者应细心观察照护对象的心理反应，鼓励照护对象表达并注意倾听其心理感受，及时给予正确的信息和引导，使其能够接受和适应自己目前的状态并能设法改善。

4）指导家属关心体贴照护对象，多鼓励、少指责和念叨，为照护对象创造良好的亲情氛围，减轻其心理压力。

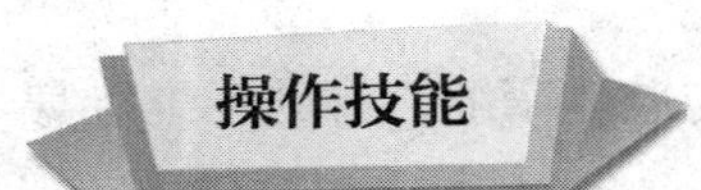

帕金森病照护对象健康教育案例

一、照护对象基本资料

周先生，74 岁，企业职工，大专学历，北京人，身高 178 cm，体重 78 kg，BMI 值 24.6。高血压病史 10 余年，血压最高 180/120 mmHg，服用非洛地平缓释片，血压控制在 135～155 mmHg/78～100 mmHg。

6 个月前，家人发现周先生右侧上肢安静时出现震颤，因不影响生活未予重视。2 个月前震颤加重，并出现起立困难，头晕、扣纽扣和系鞋带等动作变慢等表现，诊断为帕金森病。医嘱给予其口服多巴丝肼片、普拉克索、血塞通。

服用多巴丝肼片后，行动迟缓及肢体不自主抖动好转，但头昏无明显好转。自述未规律服用药物，经常忘记服药。目前生活能自理。

家族中母亲有高血压病史，父亲有帕金森病史。

饮食规律以米面为主，一日三餐，喜欢吃猪肉、偏咸食物。无烟酒不良嗜好。

性格沉默少语，和老伴一起生活，不喜社交。两个女儿非常孝顺，经常看望老人。平素精神一般，有焦虑情绪。

夜间睡眠一般，4～6 h，饮水量少，每日饮水量不足 500 mL，大便干结，2～3 天 1 次，小便无明显异常，近期体重无明显改变。

二、健康照护师实施健康教育内容

步骤 1　照护对象分析

通过对周先生病情分析，该案例具有以下特点：

1. 年龄：74 岁。

2. 无烟酒不良嗜好。

3. 家族中母亲有高血压病史，父亲有帕金森病史。

4. 休息与睡眠情况：照护对象有焦虑情绪，每日睡眠 4～6 h。

5. 饮食：以米面为主，一日三餐，喜欢吃猪肉、偏咸食物，每日饮水量不足 500 mL。

6. 未规律服药：经常忘记服药。

7. 学习能力强：企业职工，大专学历。

步骤2　个性化健康教育计划制订和实施

制订健康教育计划（见表2-11），采用语言、图片等方式，主要进行以下内容健康教育。

1. 用药指导

（1）告知照护对象本病需要长期或终身服药治疗，从小剂量开始，逐步缓慢加量直至有效维持。

（2）多巴丝肼片不良反应常见有失眠、情绪冲动、精神抑郁等，剂量过大可出现舞蹈样或其他不随意运动。告知照护对象长期服药过程中可能会突然出现某些症状加重或疗效减退，通常可以通过调整剂量或少量多次给药来消除或者使其耐受，随后可逐步增加剂量来加强疗效，出现不良反应应及时就医。

（3）服药期间注意正确测量血压，为其制定测量血压记录表格，保证记录的准确性。

（4）长期按时服用药物非常重要，服药过程中要仔细观察震颤、肌强直和其他运动功能、语言功能的改善程度，观察照护对象起坐的速度、步行的姿态、讲话的音调与流利程度、写字、梳头、扣纽扣、系鞋带及进食动作等，以确定药物疗效。

（5）与周先生协商可采用一些提示按时吃药的办法，如手机备忘录、每日药盒、小纸条等。

2. 饮食指导

（1）给予高热量、高维生素、高纤维素、低盐、低脂、适量优质蛋白的易消化饮食，并根据病情变化及时调整和补充各种营养素。

（2）多食粗粮、新鲜蔬菜、水果，通常每天吃300～500 g。

（3）由于饮水不足和用药的原因，会出现口干、口渴、眼干症状。可尝试每天比前一天多喝半杯水的方法，逐渐增加饮水量至每天6～8杯（相当于2 000 mL左右）。

（4）适当的奶制品（2杯脱脂奶）和瘦肉、家禽（去皮）、蛋、豆类，少吃油、盐、糖。由于肉类蛋白质中某些氨基酸成分会影响左旋多巴的作用，因此需限制蛋白质的摄入，可尝试只在晚餐安排蛋白质丰富的食物。

（5）足量维生素D和钙质有利于预防骨质疏松，每天应补充1 000～1 500 mg钙质。

（6）进食注意事项

1）注意力集中，并给予照护对象充足的时间和安静的进食环境，不催促、打扰照护对象进食。

2）指导照护对象少量分次吞咽，避免吃坚硬、滑溜及圆形的食物，如果冻等。喝鲜榨果汁等饮品时，每口食物应尽量为同一质感，不可混杂。

3. 运动指导

（1）与照护对象和家属共同制订切实可行的具体锻炼计划。告知该照护对象运动锻炼的目的在于防止和推迟关节强直与肢体挛缩，有助于维持身体的灵活性，增加肺活量。

（2）照护对象应树立信心，坚持主动运动，如早晨散步 20 min、下午打太极拳 20 min 等，保持关节活动的最大范围。

（3）鼓励自己完成进食、洗漱、穿脱衣服等活动。

4. 安全指导

（1）指导照护对象避免进行登高等危险动作，防止受伤等意外发生。

（2）避免进食带骨和刺的食物，建议使用不锈钢餐具。

（3）如易出现体位性低血压，应在睡眠时抬高床头。改变体位时应缓慢，从卧位变坐位后先休息 5 s，再从坐位缓慢站立，站立后再休息 5 s，然后再活动，防止跌倒。

（4）外出最好有人陪同。如单独外出，随身携带写有“姓名、住址、联系电话”的卡片。

5. 生活习惯指导

（1）制定作息时间安排，每晚 22：00 以前必须卧床休息。

（2）睡之前不要喝刺激性饮料，可喝 1 杯牛奶，泡脚。

（3）听舒缓、有助于睡眠的音乐。

6. 心理疏导

照护对象常封闭自己，不愿与外界交流，焦虑，因此应鼓励其尽量维持过去的兴趣与爱好，多与他人交往。指导家属关心体贴照护对象，多带其外出活动，为照护对象创造良好的社会支持氛围，减轻他们的心理压力。

步骤 3　健康教育后效果评价

健康教育实施后通过观察、问卷、面谈等方式评价教育效果（见表 2-11），为工作改进提供依据。

表2-11　照护对象健康教育计划及效果评价表

教育内容	落实情况		评价结果
	照护对象（完成画√）	评价时间	
1. 帕金森病相关疾病知识	√	1天	能基本了解疾病相关知识
2. 规律用药	√	每天	遵医嘱按时服用药物
3. 定期监测血压	√	每天	晨起和睡前测量血压，做好记录，按要求完成
4. 饮食情况	√	每天	饮食不规律，富含维生素、高纤维的水果蔬菜进食较少
5. 运动情况	√	每天	能按照要求完成
6. 生活指导	√	每天	养成了良好的睡眠习惯
7. 所服用药物的作用及副作用	√	每天	对药物的作用及副作用掌握不全面
8. 心理疏导	√	每周	能在家人陪伴下每天外出活动30 min，情绪明显改善

步骤4　健康教育效果评估及继续改进

根据照护对象评价表，照护对象能够部分按照健康教育计划，对自身疾病进行自我管理。血压检测、饮食、睡眠及药物计划执行仍存在缺陷，须继续加强督导。

三、注意事项

照护对象为老年男性，学习及接受能力一般，对疾病知识掌握不佳，健康照护师应继续细化教育方案，采用面对面的方式并利用实物、图片、视频进行宣教。

学习单元5　内分泌系统常见病健康教育实施

一、糖尿病健康教育

1. 定义

糖尿病是遗传和环境因素相互作用引起的一组代谢异常综合征，即因胰岛素分泌和（或）作用缺陷，或两者同时存在而引起的碳水化合物、蛋白质、脂肪、水和电解质代谢紊乱。以慢性高血糖为共同特征，随着病程延长可出现多系统损害，导致眼、肾、神经、心脏、血管等组织器官慢性进行性病变、功能减退及衰竭；病情严重或应激时可发生急性严重代谢紊乱，如糖尿病酮症酸中毒、高渗高血糖综合征。

2. 诱因

（1）能量摄入过多。长期饮食不规律，饮食过饱，高脂肪、高蛋白、高能量导致身体肥胖，会使人体内分泌胰岛素的胰岛 β 细胞长期处于负担过重、相对疲劳状态，造成胰岛素分泌功能障碍，特别是对有糖尿病遗传易感性的人群，极易诱发糖尿病。

（2）睡眠紊乱。熬夜、入睡困难、早醒失眠等，与糖尿病发生关系密切，与胰岛素抵抗增加有关。

（3）果糖摄入过多。经常以水果和饮料为主食，各类瓜果饮料中所含糖分偏高，不加节制地进食往往容易使血糖直线上升，从而诱发糖尿病。

（4）运动量少。由于生活节奏快、生活便捷，喜欢以车代步，活动量少，容易使人发胖而引发糖尿病。

（5）不良生活习惯。有抽烟、喝酒史的人的血糖往往也是比较难以控制的，与不吸烟者相比，每天吸烟大于 20 支者的糖尿病发病风险上升了 70%。

（6）缺少维生素。人体内维生素 E 含量低，糖尿病的风险是正常人的 4 倍。

（7）过度焦虑、抑郁。当人处于紧张、焦虑、抑郁、恐惧或受惊吓等情绪时，交感神经兴奋，会直接抑制胰岛素分泌，所以情绪管理不到位也是引起糖尿病的一个因素。

（8）工作压力过大。经济困难或其他改变生活的变化，也是糖尿病的危险因素之一。工作压力大又不注重控制工作节奏的人，患糖尿病的风险比普通人高 63%。

3. 症状

典型症状为“三多一少”，即多尿、多饮、多食和体重减轻。

（1）一般情况。体力减退、精神萎靡、疲乏、易感冒、工作能力下降。

（2）心血管系统。心悸、气促、心动过缓或心动过速、心前区不适。

（3）泌尿系统。尿频、尿糖阳性、夜尿增多。

（4）生殖系统。女性可并发月经稀少、闭经，男性以阳痿和性欲减退常见。

（5）精神系统。常有忧虑、急躁、情绪不稳或抑郁、失眠、多梦、易惊醒。

（6）消化系统。无并发症者多表现为食欲亢进、易饥饿、体重下降，较重者食欲缺乏、恶心、呕吐、腹胀等。

（7）急性并发症。糖尿病酮症及酮症酸中毒、糖尿病高渗状态、乳酸酸中毒昏迷、急性感染（泌尿系统感染、呼吸道炎症、败血症等）。

（8）慢性并发症

1）大血管病变。心血管病变（冠心病、心肌梗死）、脑血管病变（脑卒中）、下肢血管病变。

2）微血管病变。视网膜病变、糖尿病肾病。

3）神经病变。以周围神经病变最常见，为对称性。常出现肢端感觉异常，如袜子或手套分布，伴麻木、针刺感等。

4）糖尿病足。下肢远端神经异常和不同程度的周围血管病变相关的足部感染、溃疡和深层组织破坏，如图 2–3 所示。

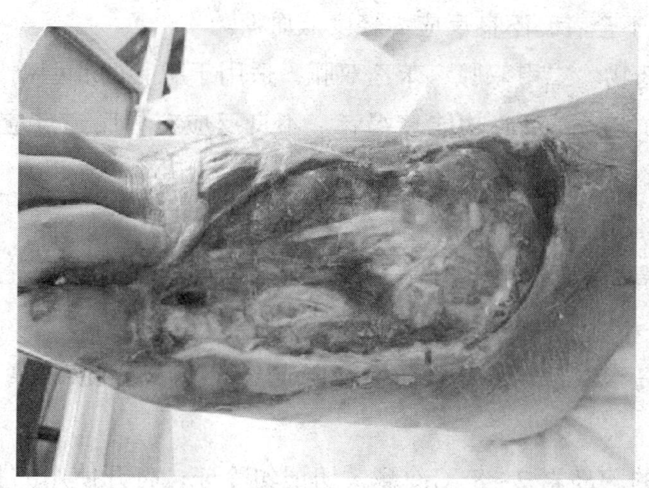

图 2–3　糖尿病足

4. 健康教育

（1）常用口服药物指导。为照护对象详细讲解口服降糖药及胰岛素的名称、剂量、给药时间和方法，教会其观察药物疗效和不良反应。对使用胰岛素的照护对象，应教会正确的注射方法。

1）磺脲类药物。通过刺激胰岛 β 细胞分泌胰岛素，增加体内的胰岛素水平而降低血糖。适用于Ⅱ型糖尿病，特别是非肥胖血糖升高者。不适用于Ⅰ型糖尿病者、孕妇、肝肾功能障碍者、白细胞减少者。不良反应有低血糖反应、皮肤过敏反应、胃肠道反应、骨髓抑制，个别有肝酶升高。

2）格列本脲。属于长效口服降糖药，降血糖作用快而强，作用可维持 15 h 以上，有低血糖反应，老年人慎用。

3）格列喹酮。属于短效口服降血糖药物，不良反应较少，很少引起低血糖反应，并具有降血脂和降低尿蛋白作用，对血液、肝、肾功能基本无影响，是轻、中度肾功能不全者首选药物。

4）格列齐特。属于长效口服降糖药，作用温和，半衰期达 10～12 h，很少引起低血糖反应，同时又抑制血小板聚集及抗氧化作用，适用于伴有高脂血症的糖尿病者。

5）格列美脲。本药极少引起低血糖反应，每日 1 次给药（开始剂量 1～2 mg，最大剂量 6 mg），于早餐前或早餐时口服。

6）非磺脲类药物。瑞格列奈、那格列奈，适用于运动、运动治疗及减轻体重均不能满意控制血糖的Ⅱ型糖尿病者。不适用于Ⅰ型糖尿病者、妊娠或哺乳期妇女、严重肝功能不全者，不良反应为轻度低血糖。

7）双胍类药物。二甲双胍、苯乙双胍，适用于肥胖的Ⅱ型糖尿病者，不适用于孕妇、肝肾功能障碍及心功能衰竭者，不良反应有胃肠道反应、乳酸酸中毒、皮疹等。

（2）胰岛素使用指导

1）中长效胰岛素吸收慢，代表药物有甘精胰岛素、地特胰岛素、低精蛋白锌胰岛素。

2）短效胰岛素：普通胰岛素、生物合成胰岛素、预混胰岛素 30R、预混胰岛素 50R。

3）未开封的胰岛素 2～8 ℃冷藏，切记勿冷冻；打开使用的胰岛素可放置在 25 ℃以内的室温、阴凉干燥的地方。

4）注射部位：腹部吸收最快，依次为上臂、臀部，大腿吸收最慢。胰岛素笔注射后要停留 10 s，保证剂量准确。

5）局部过敏反应，偶有注射部位红肿、瘙痒，通常在几天或几周内消失；全身过敏反应发生率较低，一旦发生，情况非常严重，包括全身皮疹、呼吸短促、气喘、血压下降、脉搏加快、多汗，严重者可危及生命。

（3）自我血糖监测指导

1）教会照护对象自我监测血糖、血压、体重指数的方法，如血糖仪的使用、血压的测量方法、体重指数的计算等。

2）了解糖尿病的控制目标。血浆葡萄糖单位为 mmol/L，空腹血糖 3.9 ~ 6.1 表示理想，≤7.0 表示尚可，>7.0 表示差；餐后 2 h 血糖 4.4 ~ 8.0 表示理想，≤10.0 表示尚可，>10.0 表示差。

（4）低血糖观察指导。告知照护对象外出时随身携带甜食，当出现出虚汗、视物模糊、发抖、头晕犯困、饥饿、头疼、抽搐、焦虑不安、心跳加快、四肢无力等低血糖症状时及时食用，若症状无缓解，应及时到医院就诊，如图 2–4 所示。

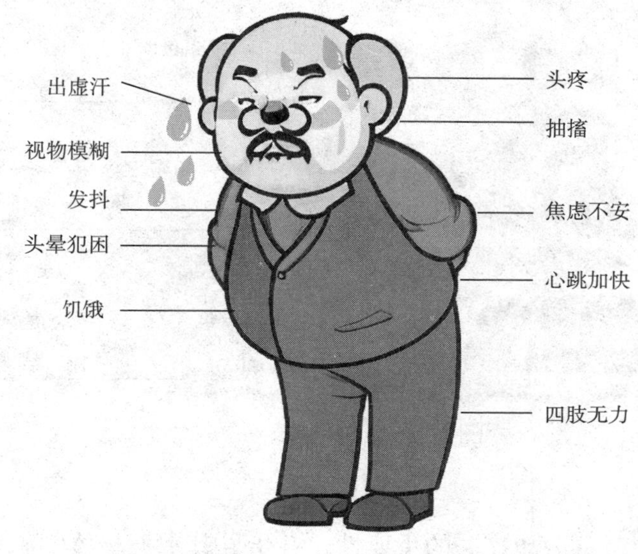

图 2–4　低血糖表现

（5）饮食指导。告知照护对象糖尿病饮食治疗原则，如图 2–5 所示。

1）食物中糖类、脂肪、蛋白质三大营养素要合理分配，合理控制总热能，热能摄入量以达到或维持理想体重为宜。

2）平衡膳食，选择多样化、营养合理的食物；糖类占总热能的 50% ~ 60%，提倡用粗粮，限制各种甜品；蛋白质不超过总热量的 15%，成人每天每千克 0.8 ~ 1.2 g；脂肪约占总热量的 30%。

3）放宽对主食类食物的限制、减少或禁忌单糖及双糖的食物；Ⅱ型糖尿病稳定者可按每日 3 餐，即按 1/5、2/5、2/5 或各按 1/3 分配，对注射胰岛素或口服降糖药且血糖有波动者，可每天 5 ~ 6 餐。

4）忌用油炸食品，炒菜宜用植物油。限制含胆固醇高的食物，如动物脑髓、内脏、鱼子、蟹黄等。

5）限制食盐，每天食盐 <6 g，增加膳食纤维的摄入；增加维生素、矿物质摄

入（如粗粮、蔬菜和含糖分少的水果等）。

6）多饮水，戒酒、戒烟；坚持少食多餐，定时定量进餐。

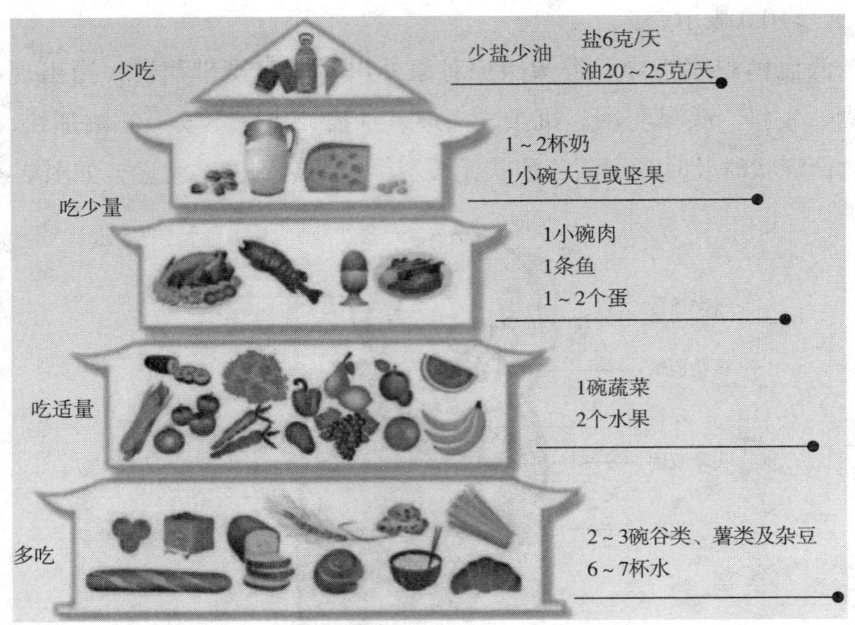

图 2–5　糖尿病饮食治疗原则

（6）运动指导

1）告知照护对象运动疗法的重要性，并指导其掌握具体实施及调整的原则和方法。不宜在空腹时进行运动，运动中须注意补充水分，随身携带甜食与糖尿病卡，身体出现不适感时应暂停运动。当血糖 >14.0 mmol/L，应减少活动，增加休息时间。

2）指导照护对象坚持有氧运动，如散步、慢跑、骑自行车、做广播体操、打太极拳、进行球类活动等。

3）以步行作为首选锻炼方式的运动强度：安全最高心率 =170– 年龄。

（7）生活指导。向照护对象介绍如下自我保健方法。

1）保持皮肤清洁、湿润、局部皮肤的干燥，要及时涂润肤露，避免阳光暴晒，及时治疗皮肤病。

2）糖尿病足预防：每天检查足和下肢，趾甲前端应剪平锉光，穿清洁、干燥的袜子，穿合适、松软的鞋子。

3）已发生糖尿病足者应及时对伤口局部进行清创处理，每周换药 2～3 次，清创范围应扩大到非感染组织，以清除坏死组织，促进肉芽组织生长。

4）告知照护对象定期复诊，外出时随身携带识别卡，以便发生紧急情况时及时处理、救治。

（8）心理疏导

1）提供安静舒适、光线适中、温度适宜的环境，指导照护对象调整心态，保证充足的睡眠。

2）耐心向照护对象讲解糖尿病相关知识，告知其糖尿病虽是终身疾病，但也是可以控制好的慢性病，提高照护对象对糖尿病的认识与治疗的依从性，使之以乐观积极的态度配合治疗。

3）针对照护对象的年龄、性别、生活习惯、知识文化水平及所处的社会地位等，分析其心理状态，做好心理沟通，帮助其树立战胜疾病的信心。

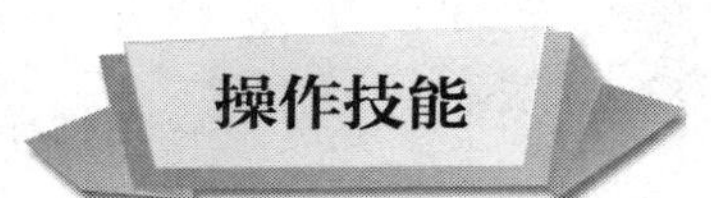

糖尿病照护对象的健康教育案例

一、照护对象基本资料

王女士，50 岁，汉族，大专学历，江苏连云港东海县人，已婚。1996 年无明显诱因出现多饮、多食、多尿症状，主食量约 600 g/d，尿量与饮水量相当，体重下降 2 kg，查空腹血糖 15.9 mmol/L，诊断为“糖尿病”。给予口服格列齐特缓释片 15 mg 1 次 / 日，未严格控制饮食，偶测空腹血糖大于 10 mmol/L，未测餐后血糖。

2006 年 1 月，因血糖控制不佳在当地门诊就诊，降糖方案改为甘舒霖 30R，早 26 单位、晚 28 单位皮下注射，空腹血糖波动在 6～7 mmol/L，餐后血糖在 8～9 mmol/L 波动，偶有低血糖发生。

2015 年，照护对象欲进行白内障手术，术前血糖控制差，自行加用二甲双胍 0.5 g 3 次 / 日、阿卡波糖 50 mg 3 次 / 日，联合甘舒霖 30R 早 26 单位、晚 28 单位皮下注射，空腹血糖在 4 mmol/L 左右波动，餐后血糖 6～7 mmol/L。

2017 年，自觉应用口服药种类多，仅皮下注射甘舒霖 30R 治疗，偶测空腹血糖 6～9 mmol/L，未测餐后血糖。

2020 年，因监测空腹血糖在 10～13 mmol/L 波动，自行联用二甲双胍 0.5 g

3 次 / 日、阿卡波糖 50 mg 3 次 / 日治疗，未监测血糖，偶有低血糖发生，每月 0～1 次，进食后可缓解。

高血压病史 11 年，血压最高 180/85 mmHg，现服用厄贝沙坦氢氯噻嗪片（150 mg/12.5 mg）。

血脂紊乱病史 11 年，1 周前开始口服辛伐他汀 20 mg 1 次 / 晚。

2 周前体检查空腹血糖 10.9 mmol/L，未严格控制饮食，为进一步控制血糖、筛查并发症，门诊以“糖尿病、高血压、血脂紊乱”收入住院。

目前精神状态良好，食欲可，睡眠一般，体重较应用胰岛素前增长 10 kg，大便 1～2 次 / 天，夜尿 0～1 次 / 晚。

配偶体健，育有 1 子 1 女，本人性格急躁，觉得长期服药、不能随心所欲吃饭是一种痛苦。无吸烟史，无饮酒史。

二、健康照护师实施健康教育内容

步骤 1　照护对象分析

通过对王女士病情的分析，该案例具有以下特点：

1. 年龄：50 岁。
2. 性别：女性。
3. 性格急躁、易怒。
4. 生活作息：生活作息规律，精神状态良好，睡眠一般。
5. 饮食：未严格按照糖尿病控制饮食，主食量约 600 g/d。
6. 有基础疾病：高血压、高血脂、白内障术后。

步骤 2　个性化健康教育计划制订和实施

制订健康教育计划（见表 2–20），采用语言、表格、图片等方式，主要进行以下内容健康教育。

1. 用药指导

（1）告知照护对象注意服药时间，熟悉药物作用机制、适应证、禁忌证、副作用和毒性。

（2）每次服用磺脲类药物应在餐前 30 min，告知照护对象该药物与磺胺类药物、水杨酸制剂、β 受体阻滞剂、利血平药物同服时，可增加其降糖效应，应注意发生低血糖。与氢氯噻嗪利尿剂、糖皮质激素合用时会产生拮抗，会降低降糖效果。

（3）服用非磺脲类降糖药物一般在餐前 10～15 min，不进餐不服药，服药后按时按量进餐，以防发生低血糖反应。

（4）服用二甲双胍类药物一般在餐中或餐后，如出现轻微胃肠道反应，影响照护对象讲解清楚，避免不必要的恐慌。

（5）服用阿卡波糖药物，该药分解食物中的碳水化合物，应和第一口主食一起服用，不宜与抗酸类药物、肠道吸附剂、消化酶制剂药物合用，降低药物作用。

（6）注射胰岛素时分清楚胰岛素的种类、注射方法、注射部位、保存方法和温度，避免震荡。

2. 饮食指导

（1）碳水化合物摄入量占总摄入量的 50%～65%，选用燕麦、大麦、谷麦、大豆、小扁豆、豆类、牛奶、酸奶等。不建议食用红薯、土豆、山药、藕、芋头等含淀粉类高的食物。

（2）蛋白质的摄入量占总量的 10%～15%。每周可以吃 2～3 次鱼或富含 ω-3 的植物油。

（3）食物中胆固醇摄入量 <300 g/d，胆固醇主要存在于各类蛋黄、鱼子、动物内脏的食物中。

（4）合理分配早、中、晚餐量，三餐摄入量分别占总量摄入量的比例：1/5、2/5、2/5。也可根据实际情况进行调整。用胰岛素时可在两餐之间或睡前加餐，以防发生低血糖反应，但每天摄入总量不变。可参考表 2-12～表 2-19。

表 2-12　等值谷物食物交换表

食物	质量（g）
大米、小米、糯米、薏米	25
高粱米、玉米渣	25
面粉、米粉、混合面	25
荞麦面、各种挂面	25
绿豆、红豆、干豌豆	25
干粉条、干莲子	25
油条、苏打饼干	25
生面条、魔芋生面条	35
马铃薯	100
鲜玉米 1 个（带棒心）	200

备注：表格中这些质量的谷薯类食物均含蛋白质 2 g、碳水化合物 20 g、热量 377 J。表 2-13～表 2-19 中等值含义同此。

表 2-13　等值蔬菜类交换表

食物	质量（g）
大白菜、油菜、圆白菜、菠菜	500
韭菜、茴香、茼蒿、芹菜、盖菜	500
莴笋、油菜苔	500
西葫芦、西红柿、冬瓜、苦瓜	500
芥蓝、飘菜、龙须菜	500
胡萝卜	200
绿豆芽、鲜蘑、水浸海带	500
倭瓜、南瓜、菜花、白萝卜	400
青椒、茭白、冬笋	400
凉薯、山药、藕、荸荠	250
慈姑、百合、芋头	100
毛豆、豌豆	70

每份蔬菜类食物提供蛋白质 2 g、碳水化合物 17 g、热量 377 J。

表 2-14　等值水果类交换表

食物	质量（g）
柿子、香蕉、鲜荔枝	150
梨子、桃子、苹果	200
橘子、橙子、柚子	200
猕猴桃	200
李子、杏	200
葡萄	150
草莓	300
西瓜	500

每份水果提供蛋白质 1 g、碳水化合物 21 g、热量 377 J。

表 2-15　等值大豆类交换表

食物	质量（g）
腐竹	20
大豆	25

续表

食物	质量（g）
大豆粉	25
豆腐丝、豆腐干、油豆腐	50
北豆腐	100
南豆腐	150
豆浆	400

每份大豆提供蛋白质 9 g、碳水化合物 4 g、热量 377 J。

表 2–16　等值奶类交换表

食物	质量（g）
奶粉	20
脱脂奶粉、奶酪	25
无糖酸奶	130
牛奶、羊奶	160

每份奶类食品提供蛋白质 5 g、脂肪 5 g、碳水化合物 6 g、热量 377 J。

表 2–17　等值肉蛋类交换表

食物	质量（g）
瘦猪肉、牛肉、羊肉	50
鸡鸭鹅肉、鸽子肉	50
熟火腿、香肠	20
肥瘦猪肉	25
酱肉、午餐肉、大肉肠	35
对虾、青虾、鲜贝、蟹肉	100
鸡蛋（带壳 1 个）	60
鹌鹑蛋（带壳 6 个）	60
带鱼、草鱼、甲鱼、比目鱼	80
大黄鱼、黑鲢鱼、鲫鱼	100
兔肉、鳝鱼、水浸鱿鱼	100

每份肉蛋类食物提供蛋白质 9 g、脂肪 6 g、热量 377 J。

表 2–18　等值坚果类交换表

食物	质量（g）
芝麻酱	15
花生米	15
核桃粉	15
杏仁	15
葵花籽（带壳）	25
南瓜子（带壳）	25
西瓜子（带壳）	40

每份坚果提供蛋白质 4 g、脂肪 7 g、碳水化合物 2 g、热量 377 J。

表 2–19　等值油类交换表

食物	质量（g）
花生油、香油	10
玉米油、菜籽油	10
豆油、红花油	10
猪油	10
牛油	10
羊油	10
黄油	10

每份油类食物提供脂肪 10 g、热量 377 J。

3. 运动指导

（1）告知照护对象运动在糖尿病管理中的重要意义，适当运动可增加胰岛素敏感性、减轻体重、改善血糖情况。

（2）运动方式包括散步、快步走、慢跑、游泳、骑自行车等，如图 2–6 所示。因照护对象有高血压病史、低血糖情况发生，鼓励其以散步为主要锻炼方式，并注意监测血压、血糖，外出时携带含糖食物及识别卡，预防突发事件。

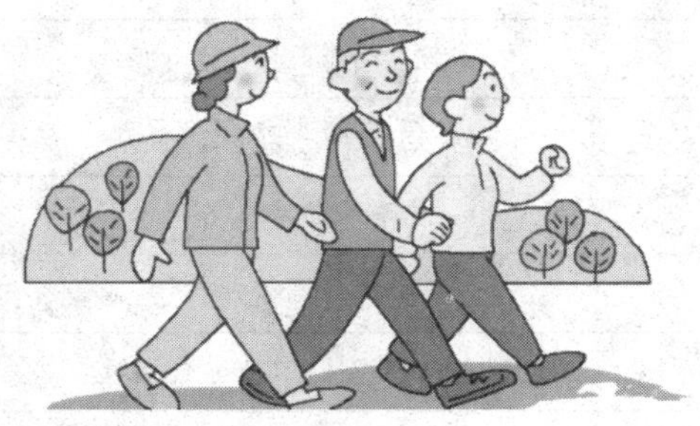

图 2–6　运动方式

4. 预防低血糖

（1）告知照护对象注射胰岛素后 30 min 内必须进食，告知其低血糖发生的症状及处理方法，一旦发生低血糖反应，应立即吃糖块、喝糖水，外出时随身携带识别卡，以便发生紧急情况时及时救治。

（2）外出时尽量有家属陪同，以便做好安全措施。

5. 预防感染

（1）积极锻炼身体，预防感冒。如出现发热、咳嗽、乏力、消瘦等应及时就医。

（2）保持会阴部清洁，多饮水，并定期做尿液检查以便及早发现无症状性泌尿道感染。

（3）注意口腔清洁，早晚刷牙、三餐后漱口，预防口腔感染。

（4）保持皮肤清洁，经常检查暴露皮肤，若有破损，立即处理。

6. 心理疏导

（1）给予照护对象心理疏导，告知坚持按时服药的重要性。只要坚持早期治疗，不会对身体及生活质量有影响。不用药物任其发展则会出现病情加重及多种并发症。

（2）宣教糖尿病的发生、发展、转归，告知其通过合理饮食、适当运动、科学用药、保持良好的情绪可以控制病情。

（3）指导照护对象正确处理疾病所致的生活压力，树立与糖尿病作长期斗争及战胜疾病的信心。

步骤 3　健康教育后效果评价

健康教育实施后通过观察、问卷、面谈等方式评价教育效果（见表 2–20），为工作改进提供依据。

表 2–20　照护对象健康教育计划及效果评价表

教育内容	落实情况		评价结果
	照护对象（完成画√）	评价时间	
1. 糖尿病相关疾病知识	√	1 天	能基本了解疾病相关知识
2. 规律用药	√	每天	了解口服降糖药物服用时间、胰岛素注射后用餐时间
3. 预防低血糖和感染	√	每天	进餐前后检测血糖，做好记录，不能按要求完成
4. 饮食情况	√	每天	饮食不规律，碳水化合物摄入过多，富含维生素、高纤维的水果蔬菜进食较少

续表

教育内容	落实情况		评价结果
	照护对象（完成画√）	评价时间	
5. 运动情况	√	每天	能按照要求完成
6. 体重下降情况	√	每天	不能按要求每天检测体重变化情况
7. 降糖药作用及副作用	√	每天	对药物的作用及副作用掌握不全面
8. 睡眠情况	√	每天	睡眠质量良好
9. 心理疏导	√	每周	意识到长期服药的重要性，表示能自己克服心理障碍，配合治疗

步骤 4　健康教育效果评估及继续改进

根据照护对象评价表，照护对象能够按照健康教育计划，对自身疾病部分进行自我管理，对血糖检测、饮食、控制体重和药物计划执行持续性不足须继续加强督导。

三、注意事项

1. 照护对象对于知识的接受力较强，能够接受健康教育计划，下一步可以采用网络资源（如健康科普片）强化健康教育的重要性，避免单纯说教引起照护对象的抵触。

2. 照护对象自律性较差，生活作息以及工作节奏等健康教育计划目标落实须进一步强化跟踪评价。

二、甲状腺功能亢进健康教育

1. 定义

甲状腺功能亢进症（简称甲亢），是由多种病因引起的甲状腺功能增强、甲状腺激素分泌过多所致的临床综合征。甲亢是一种常见病、多发病，按病因分为甲状腺性及垂体性，最常见的是弥漫性毒性甲状腺肿伴甲亢，约占全部甲亢的 90%。甲状腺位置如图 2–7 所示。

2. 诱因

（1）精神因素。使中枢神经系统去甲肾上腺素水平降低，引起弥漫性毒性甲状腺肿。

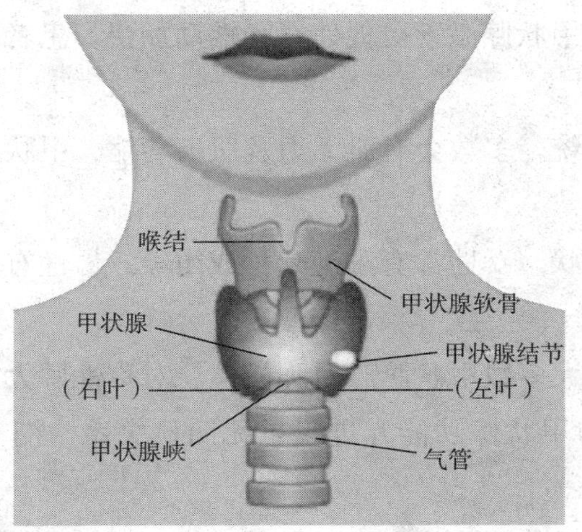

图 2-7　甲状腺位置

（2）感染。感冒、扁桃体炎、肺炎等未得到及时治疗易诱发甲状腺功能亢进。

（3）外伤。如车祸、创伤等。

（4）过度疲劳。工作压力大，作息不规律，长时间未能得到足够休息、过度劳累，甲亢患病的概率比正常休息的人高出几倍。

（5）妊娠。怀孕早期可能会诱发或加重甲状腺功能亢进。

（6）碘摄入过多。如大量吃海带等海产品。

（7）遗传因素。有甲亢家族史，如父母患弥漫性毒性甲状腺肿，其子女患病的风险增加。

（8）同时患其他自身免疫性疾病，如系统性红斑狼疮、糖尿病等。

（9）某些药物。如胺碘酮、性激素、锂剂等。

3. 症状

发病可急可缓，病情可轻可重，典型症状如下：

（1）高代谢症候群。疲乏无力、易饿、多食而消瘦。怕热多汗、皮肤温暖潮湿，可伴有低热，危象时可伴有高热。

（2）精神、神经系统症状。神经过敏、多言多动、紧张多虑、焦躁易怒、不安失眠、思想不集中、记忆力减退，有时有幻觉甚至为亚狂躁症或精神分裂，偶有寡言抑郁、神情淡漠，也可有伸手、伸舌细微震颤等。

（3）心血管系统症状。可有心悸、胸闷、气短。心率加快，重者有心房纤颤、心脏扩大和心力衰竭。收缩压升高，舒张压降低，脉压增大。

（4）消化系统症状。常有食欲亢进、多食、消瘦；老年甲状腺功能亢进者可有食欲减退、厌食；甲状腺激素可促使胃肠蠕动加快，患者因此出现腹泻而致消化吸收不良。

（5）运动神经系统。多数会有肌无力及肌肉萎缩，甲状腺功能亢进症者可伴有骨密度降低。

（6）生殖系统症状。女性常有月经减少或闭经，男性有阳痿，偶有男子乳腺发育等。

（7）局部症状。大多数甲状腺肿呈弥漫性、对称性肿大，可随着吞咽动作上下移动，肿大程度与甲状腺功能亢进轻重无明显关系，扪有震动，听诊有血管杂音。

（8）眼部症状。甲状腺功能亢进引起眼部改变，大致分为浸润性突眼和非浸润性突眼两种。主要表现有明显的自觉症状、畏光、流泪、复视、视力减退、眼部肿胀、上眼睑挛缩、眼裂增宽、上眼移动滞缓，瞬目减少和凝视，惊恐眼神，如图 2–8 所示。

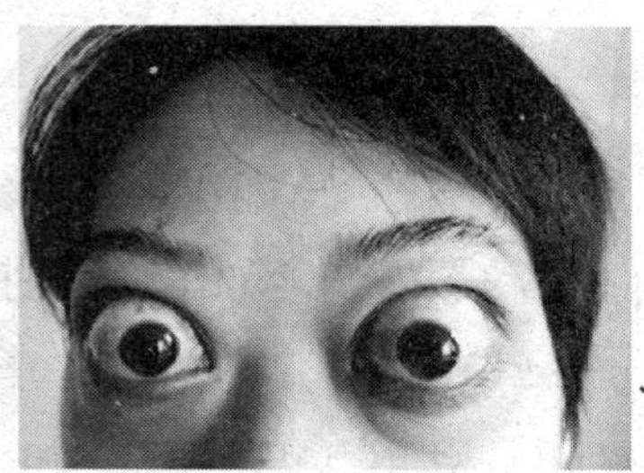

图 2–8　甲亢眼部表现

（9）甲状腺危象。感染、创伤、过度劳累、严重精神刺激、放射碘治疗早期、手术前准备不足会出现甲状腺危象。主要表现是原有甲亢症状突然加重，高热，体温高于 39 ℃；脉搏大于 140 次 / 分，伴有心力衰竭及血压升高；有大汗、呕吐、腹泻、谵妄、失水、虚脱、休克、昏迷等症状。

4. 健康教育

（1）常用药物指导

1）指导照护对象坚持遵医嘱按剂量、按疗程服药，不可随意减药、停药或自行增加药量，以防疾病复发。

2）全程治疗分为初治期、减量期、维持期。

初治期。甲基硫氧嘧啶或丙基硫氧嘧啶每日 300 ~ 450 mg，分 2 ~ 3 次口服，至症状缓解或血中甲状腺激素恢复正常即可减量。

减量期。每 2 ~ 4 周减量 1 次，甲基硫氧嘧啶或丙基硫氧嘧啶每次减 50 ~ 100 mg，待症状完全消除、病情明显好转后减至最小维持量。

维持期。甲基硫氧嘧啶或丙基硫氧嘧啶每日 50 ~ 100 mg，维持 1.5 ~ 2 年，必要时还可在停药前将维持量减半。

3）掌握药物的不良反应，主要有粒细胞减少、肝功能损害。服用抗甲状腺药物的开始 3 个月应每周查 1 次血常规，每月检查肝功能，每 1 ~ 2 个月做甲状腺功能测定。

（2）饮食指导

1）对高代谢症状照护对象，给予高热量、高糖类、高蛋白质、高维生素饮食，以补充消耗，满足高代谢需要。成人每日总热量应在 12 558 J 以上，蛋白质每日（1 ~ 2 g/kg）× 体重，膳食中可以各种形式增加奶类、蛋类、瘦肉类等优质蛋白以纠正体内负氮平衡。多饮水，维持在 2 000 ~ 3 000 mL/d，补充因腹泻、大量出汗及呼吸加快丢失的水分；适当补充维生素，多吃蔬菜、水果；维持合适的碘摄入量，避免食用富含碘的食物，如海带、海草、紫菜、贝类、海鱼等；少食辣椒、咖啡、浓茶等刺激性食物。

2）对并发水肿、心力衰竭的照护对象，给予低盐高蛋白饮食；对肾功能受损者，限制蛋白的摄入；对肝功能受损者，限制脂肪的摄入；对血糖升高者，给予糖尿病饮食，注意少食多餐。

3）忌食生冷食物，减少食物中粗纤维的摄入，可改善排便次数增多等消化道症状。慎用卷心菜、花椰菜、甘蓝等致甲状腺肿的食物。

（3）生活指导

1）养成良好的规律作息，保证安静舒适的睡眠环境；保证充足的休息和睡眠，避免紧张；戒烟、戒酒，避免过度疲劳，不熬夜。

2）每天早晨起床时自测脉搏、体重；穿宽松衣服，严禁用手挤压甲状腺。

（4）运动指导。甲亢控制不佳时不宜运动；甲亢得到有效的控制、症状缓解或消失时，可适当运动，如瑜伽、慢跑、太极、游泳等温和性运动。运动时间控制在 30 min 以内，以不感到疲惫为宜，避免高强度剧烈运动。

（5）眼部照护

1）高枕卧位，限制食盐摄入，适量使用利尿剂。

2）戴深色眼镜，减少光线和灰尘刺激。

3）睡前涂抗生素眼膏，眼睑不能闭合者覆盖纱布或眼罩。

4）给予 0.5% 甲基纤维素或 0.5% 氢化可的松溶液滴眼，防止眼部局部刺激。

5）每日做眼球运动以锻炼眼肌，改善眼肌功能。

（6）预防感染。长期服用抗甲状腺药物，极易出现白细胞下降，致使机体抵抗力下降并引发感染。应保持皮肤清洁、会阴部清洁，每日清洗会阴。腹泻严重者应注意便后清洗肛门、预防肛周感染。

（7）情绪管理与心理疏导

1）减少不良刺激，合理安排生活，保持居住安静环境和轻松的气氛。

2）保持情绪稳定，告知照护对象焦虑、恐惧、惊吓、情绪不稳定及持续精神紧张、情绪过分激动易使病情复发，指导照护对象进行自我调节、消除精神压力。

3）家人及朋友应对照护对象予以理解，避免对其进行精神刺激。多与照护对象沟通交流，鼓励其表达自我感受，改善自我形象。

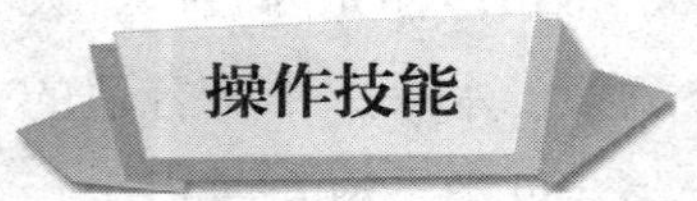

甲状腺功能亢进照护对象的健康教育案例

一、照护对象基本资料

杨先生，59 岁，苗族，高中学历，已婚。

2014 年诊断为甲状腺功能亢进症，规律口服甲硫咪唑治疗至今，症状反复；血液化验显示 FT3 8.10 pmol/L，FT4 30.54 pmol/L。甲状腺超声造影显示：甲状腺实质弥漫性病变，血流丰富，符合甲亢声像，甲状腺右侧叶稍低，回声结节。

2021 年 1 月发现甲状腺结节。查体：左眼微突。

目前的精神状态一般，体力一般，食欲正常，口味偏辣，睡眠一般，熬夜打网络麻将，体重 6 月内下降 12 kg，大便正常。无吸烟史，性格急躁、易发火，饮酒 30 余年。

婚育史：已婚，育有 1 子。

二、健康照护师实施健康教育内容

步骤 1　照护对象分析

通过对杨先生病情分析，该案例具有以下特点：

1. 年龄：59 岁。
2. 性别：男性。
3. 性格急躁、易发火。
4. 精神状态一般，体力一般。
5. 生活作息：睡眠一般，熬夜打网络麻将。
6. 饮食：食欲正常，口味偏辣。

步骤 2　个性化健康教育计划制订和实施

制订健康教育计划（见表 2–21），采用语言、文字、图片等方式，主要进行以下内容健康教育。

1. 用药指导

（1）告知照护对象按疗程足量服药的重要性，抗甲状腺药物治疗分为初始期、减量期和维持期 3 个阶段，应向照护者讲清疗程和用法，嘱服药期间勿擅自改变药物剂量或停药。

（2）向照护对象讲解抗甲状腺药物一般的副作用发生率约为 5%，如荨麻疹、皮肤瘙痒、关节痛或关节炎、发热、消化道不适、口腔异味。症状轻者无须停药，减剂量后症状不能缓解者应更换药物。

（3）服用抗甲状腺药物的开始 3 个月应每周查 1 次血常规，每月检查肝功能，每 1～2 个月做甲状腺功能测定。

2. 饮食指导

（1）每日给足够的碳水化合物，以纠正过度消耗，比正常人增加 50%～75%。

（2）保证蛋白质供给：每日每千克体重供应蛋白质 1.5 g，限制动物性蛋白。

（3）保证充足的维生素供给：主要是 B 族维生素、维生素 D，如葡萄、香蕉、橘子、芹菜、菠菜、鸭肝、鹅肝、鸡蛋；同时补充维生素 A 和维生素 C，如胡萝卜、西红柿、西兰花、草莓等。适当补充钙、磷，预防骨质疏松、病理性骨折，如图 2–9 所示。

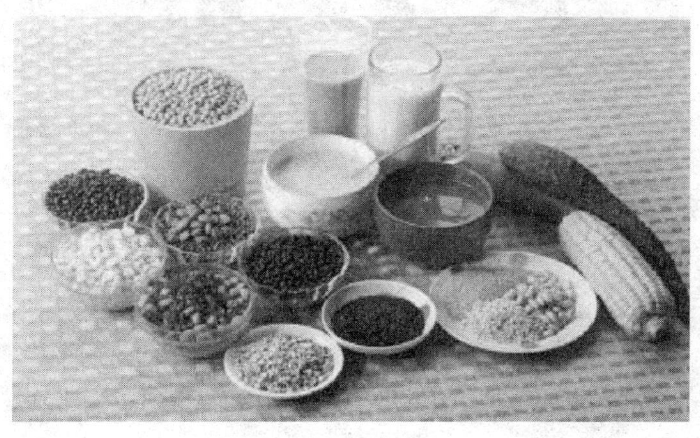

图 2–9　食物种类

（4）碘是合成甲状腺激素的原料，可使甲亢症状加剧，忌用含碘的食物和含碘的药物，也应慎用各种含碘的造影剂。

（5）在每日三餐主食外，两餐间增加点心，以改善机体的代谢紊乱。

（6）忌用含碘食物，如海带、紫菜、发菜、加碘食盐；少吃温热、辛辣刺激性的食物；中药如牡蛎、昆布、海藻、夏枯草、丹参、元参、香附、浙贝等也应忌用。

3. 运动指导

告知照护对象病情不佳时不宜运动；甲亢得到有效控制、症状缓解或消失时可适当运动，可根据自己的情况选择一些有助于恢复健康的运动。

4. 自我检测

告知照护对象每天早晨起床时自测脉搏和体重。

5. 生活指导

养成良好的规律作息，保持安静舒适的睡眠环境；避免过度疲劳，不熬夜；减少用眼，少看手机、电视等。

穿宽松衣服，尤其上衣领子要宽松；不能用手挤压甲状腺（用手挤压甲状腺容易引起 TH 分泌过多，加重病情）。

6. 眼部照护指导

嘱照护对象保护好角膜、结膜，睡前涂眼药膏或滴眼药水，防止感染，如图 2–10 所示；眼睑不能闭合时覆盖纱布或戴眼罩；出门时佩戴大框有色眼镜保护眼睛免受太阳和风、沙、灰尘的污染刺激。

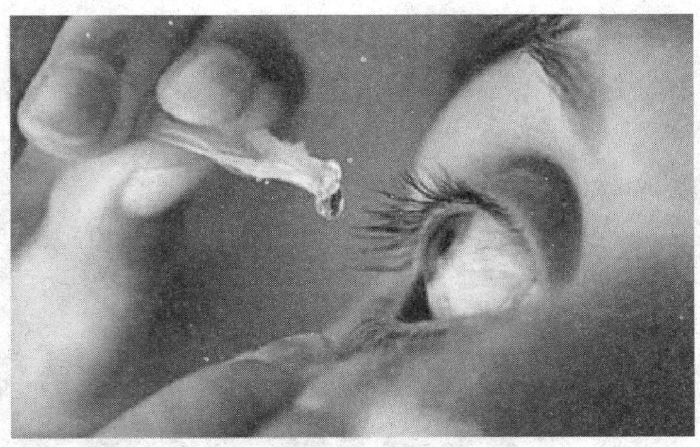

图 2–10　滴眼药水

7. 心理疏导

指导照护对象进行充足的休息和睡眠；注意劳逸结合，保持情绪稳定，及时排解不良情绪，指导其学会释放精神压力，保持轻松乐观心态。

步骤 3　健康教育后效果评价

健康教育实施后通过观察、问卷、面谈等方式评价教育效果（见表 2–21），为工作改进提供依据。

表 2–21　照护对象健康教育计划及效果评价表

教育内容	落实情况		评价结果
	照护对象（完成画√）	评价时间	
1. 用药注意事项	√	1 天	能复述用药注意事项
2. 规律用药	√	1 周	掌握治疗分期的重要性，按时按量服药用药，按要求进行减量
3. 定期复查	√	2 周	开始服药后 1 周复查血常规，1 个月复查肝功，按要求定期进行复查
4. 饮食情况	√	每天	能按照要求完成
5. 运动情况	√	每天	能按照要求完成
6. 眼部照护	√	每天	睡觉时戴眼罩，外出时戴眼镜
7. 自我检测	√	每天	每天睡醒了自测脉搏、体重
8. 生活指导	√	每天	偶尔仍有熬夜情况
9. 心理疏导	√	每天	性格仍急躁，逐渐学会释放精神压力

步骤 4　健康教育效果评估及继续改进

根据照护对象评价表，照护对象能够基本按照健康教育计划对自身疾病进行自我管理，但对情绪管理计划执行持续性不足，须继续加强督导。

三、注意事项

1. 照护对象学历较低，对于知识的接受能力一般，宣教可增加频次和利用图片、实物、视频等方式，强化重点内容如生活习惯的指导等。

2. 照护对象性格急躁，仍有熬夜现象。通过健康教育已有改善但未实现计划目标，须进一步优化教育方法和措施并跟踪执行。

三、痛风健康教育

1. 定义

在我国，痛风已经成为仅次于糖尿病的第二大代谢类疾病。从食物中摄入的嘌呤及体内合成的嘌呤代谢最终产物是尿酸，嘌呤代谢异常使血尿酸增加过多或肾脏排出尿酸减少，均可导致高尿酸血症，并可引起相关病变，称为痛风。

2. 原因、诱因

由于原发性或继发性原因，使得血清中的尿酸水平明显高于正常值。原发性原因主要为遗传因素，继发性原因包括肾病、血液病、药物及高嘌呤食物等。

过多的尿酸盐沉积于人体的组织、器官会引发相应的病变。例如，尿酸盐在关节软骨或滑膜沉积，导致关节滑膜及周围组织的炎症反应，称为痛风性关节炎。尿酸沉积于肾脏，可引发痛风性肾病、尿酸结石，严重者可引发肾功能不全、肾衰或尿毒症。

饮酒、摄入大量高脂肪和高蛋白食物、手术、精神创伤、感染、过度疲劳及应用某些药物（如磺胺、胰岛素）可诱发痛风急性发作。

3. 症状

（1）无症状期。仅表现为波动性或持续性高尿酸血症。

（2）急性痛风性关节炎期。典型首次发作的痛风性关节炎多为单关节炎（偶为几个关节），主要侵犯下肢关节，特别是第一跖趾关节、踝和膝关节。

多突然发病，常在夜间发作，可因疼痛而彻夜不能入睡。关节疼痛和肿胀在 1～3 天内达到高峰。受累关节明显肿胀，剧烈疼痛和压痛，伴有明显的关节周围软组织红、肿、热、痛，局部常常不能触碰，如图 2–11 所示。

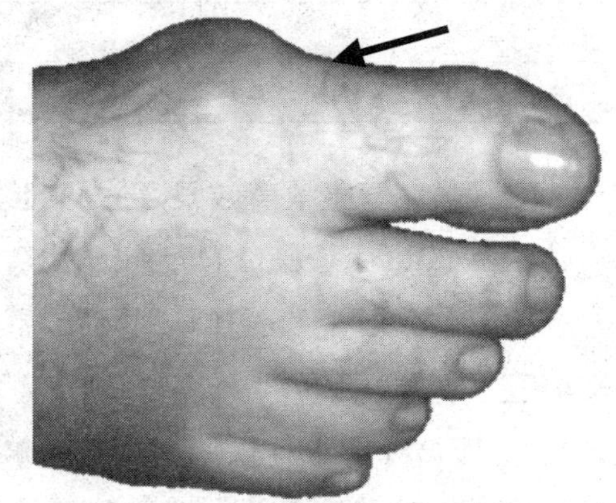

图 2–11　痛风关节炎好发部位及表现

（3）痛风石及慢性关节炎期。痛风石由尿酸盐结晶沉积形成，大小不等，形状不规则，好发于滑膜、软骨下骨质、跟腱、前臂伸侧和关节附近的皮下组织。

关节内大量痛风石可引起慢性关节炎，表现为持续性关节肿痛、压痛、畸形、功能障碍。

（4）肾病变期

1）痛风性肾病。早期表现为尿浓缩功能下降，出现夜尿增多、泡沫尿；晚期可出现水肿和高血压病。

2）尿酸性肾结石病。临床表现可见排尿中有沙粒，较大者可出现肾绞痛、血尿等。

4. 健康教育

痛风发病率近年来有上升趋势。由于其预后与饮食、生活方式密切相关，照护对象的疾病自我管理能力有助于预防和控制疾病发展，因此要通过开展系统照护健康教育的方式，促进照护对象对疾病相关知识的了解，提高其对疾病发生、发展及转归的认识，增强自信心，改进照护对象的遵医行为和自我管理意识。

（1）常用药物指导

1）药物治疗目的。①迅速控制急性关节炎症。②预防关节炎复发。③预防或治疗尿酸盐结晶在关节、肾脏或其他组织沉积所引起的并发症。

2）常用药物。①碱化尿液药物，如碳酸氢钠。②非甾体抗炎药，如洛索洛芬钠、塞来昔布。③降尿酸药，如别嘌呤醇、非布司他、苯溴马隆等。

3）尽量避免使用抑制尿酸排泄的药物，如阿司匹林、维生素 B 等。

（2）饮食指导

1）常用食物嘌呤含量见表 2–22，高嘌呤饮食可使血中尿酸迅速升高而诱发关节炎急性发作。饮酒可使体内产生乳酸，降低尿酸排出，另外啤酒本身还含有大量嘌呤。果糖含量较高的水果可使血中果糖上升，进而导致血液和尿液中尿酸含量增加。故痛风者应避免暴饮暴食，进行低嘌呤饮食，少吃高果糖食物。

表 2–22　常用食物嘌呤含量

分类	常见食物
第一类：嘌呤含量很少或不含嘌呤的食物	乳类及乳制品、精制谷类制品
第二类：嘌呤含量较少的食物，≤75 mg/100 g	龙须菜、菜豆、蘑菇、菠菜、菜花、鲜豌豆、麦片、鸡肉、鳝鱼、金枪鱼、青鱼、螃蟹、龙虾、牡蛎
第三类：嘌呤含量较高的食物，75～150 mg/100 g	牛肉、牛舌、猪肉、羊肉、火鸡、兔、鹿、鸭、鸽、野鸭、鹌鹑、鲤鱼、干豆类、鸡汤、肉汤
第四类：嘌呤含量特高食物，150～1 000 mg/100 g	动物的肾肝脑、凤尾鱼、鱼卵、浓肉汤

2）饮水促进排尿，可有效降低尿酸在体内的滞留。正常情况下，建议尿酸偏高者每天饮水不应少于 3 000 mL。

尿液偏碱性时，尿酸溶解度增加，更容易排出体外；建议尿酸高的照护对象最好选择偏碱性、热量低的水，如小苏打水。

（3）生活康复指导

1）保持室内干燥、阳光充足。夏天勿贪凉吹空调，避免受凉潮湿。

2）急性期照护对象应卧床休息、抬高患肢，避免关节负重，保持关节功能位，不宜用冷敷或热疗。待疼痛缓解 72 h 后可逐渐恢复下床活动。

（4）病情监测指导

1）平时用手接触耳朵及手足关节的软骨处是否产生痛风石，是否有局部不适感、头痛、失眠等发作前驱症状。

2）急性期观察受累关节红、肿、热、痛的变化。

（5）运动指导

鼓励长期坚持运动，降低痛风照护对象的血尿酸水平。剧烈运动可导致体内乳酸增加，抑制尿酸的排泄，引起痛风发作。因此，应选择有氧运动，如快步走、慢跑、太极、游泳、跳舞等。

（6）心理疏导

1）急性发作时痛风者比较痛苦，反复发作时容易导致关节畸形和肾功能损害，健康照护师应关心照护对象，给予精神上的安慰和鼓励。

2）提供安静舒适、光线适中、温度适宜的环境，指导照护对象调整心态，保证充足的睡眠，保持生活规律。

3）对照护者进行针对性的心理指导，帮助树立积极正确的态度，积极配合治疗。

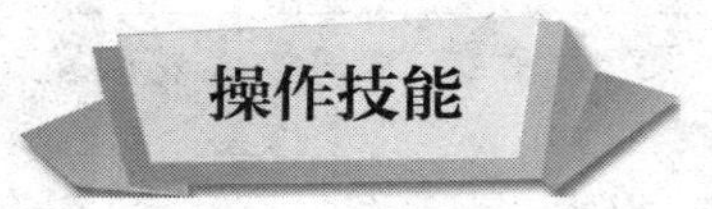

痛风性关节炎照护对象健康教育案例

一、照护对象基本资料

赵先生，75 岁，大专学历，居住老年公寓。某日进食海鲜后，出现右第 1 足趾的关节肿痛，夜间疼痛明显。经风湿免疫科医生查体，化验血尿酸值为 457 μmol/L，诊断为痛风性关节炎急性发作。

赵先生体胖，BMI 指数为 28。日常喜食肉食和海鲜，每日饮白酒 50～100 g；饮水量少；运动量小。既往查体有一过性血糖偏高，近期失眠。

医嘱包括：口服布洛芬；卧床休息；禁食海鲜和动物内脏、禁饮酒；多饮水；定期复诊。

二、健康照护师实施健康教育内容

步骤 1 照护对象分析

通过对赵先生病情的分析，该案例具有以下特点：

1. 年龄：75 岁。

2. 性别：男性。

3. 日常喜食肉食和海鲜。

4. 饮水量少。

5. 每日饮白酒 50～100 g。

6. 体胖，BMI 指数为 28。

步骤 2 个性化健康教育计划制订和实施

制订健康教育计划（见表 2–23），采用语言、图片等方式，主要进行以下内容健康教育。

1. 痛风相关知识介绍

相关知识包括痛风病因、诱因、作用机理、临床表现，高尿酸血症的危害，食物嘌呤的分类。

2. 用药指导

非甾体类抗炎药为治疗急性痛风的一线用药。

（1）为减少对胃肠道刺激，应饭后半小时内服药。

（2）禁止同时服用两种或多种非甾体类抗炎药，以免增加不良反应。不良反应表现包括消化性溃疡、出血和穿孔，以及对肾脏、心血管系统和神经系统的损害。

3. 饮食指导

（1）严格低嘌呤饮食，不要暴饮暴食，如图 2–12 所示。建议进食低脂饮食，应避免红肉、海产品（如海鱼、鱿鱼、贝类、虾蟹等）的摄入，不要饮酒特别是啤酒。

（2）建议每天多饮水，最好大于 3 000 mL。

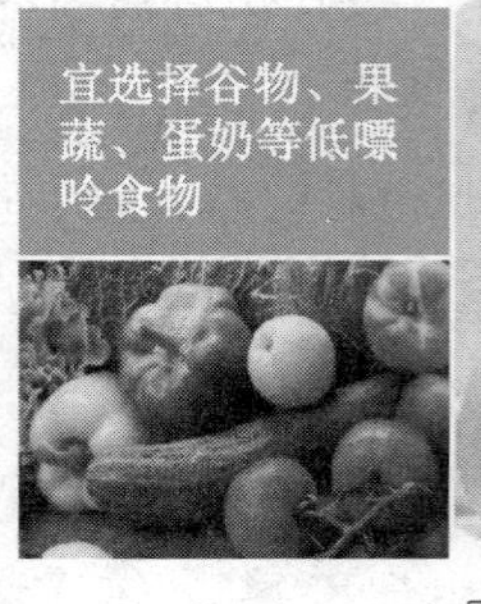

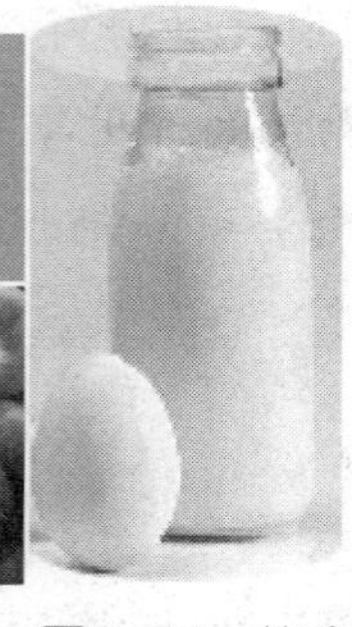
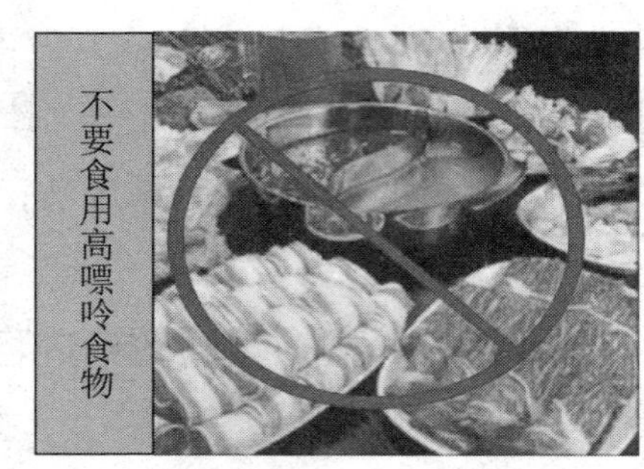

图 2–12　饮食管理是痛风治疗的核心

4. 运动和康复指导

（1）急性发作期。应抬高患肢，避免受累关节负重，减少患部受压。待关节肿胀缓解 72 h 后方可下地活动。

（2）疾病缓解期

1）每天应进行 30 min 以上有氧运动，每周运动 3～4 次。运动要循序渐进，从每次 20 min 开始，之后逐渐增加运动量。建议运动后的心率达到最大心率（最大心率 =220− 年龄）的 50%～80%。

2）运动时须注意及时补充水分，避免因出汗导致尿量减少、血液浓缩而引起尿酸的升高。

3）控制体重，减重目标为 BMI<24。减轻体重不可操之过急，原因为脂肪过快分解可引起血酮体与酸浓度升高而抑制尿酸排泄，诱发病情急性发作，以每月 1 kg 为原则。

4）保护关节。①尽量使用大肌群，如能用肩部负重者不用手提，能用手臂者不用手指。②避免长时间持续进行重体力劳动。③经常改变姿势，保持受累关节舒适。④若关节局部温热和肿胀，尽可能避免其活动。⑤如运动后疼痛超过 1～2 h，应暂时停止运动。

5. 心理疏导

（1）提供安静舒适、光线适中、温度适宜的环境，保证充足的睡眠。

（2）严重疼痛影响进食和睡眠，指导赵先生调整心态，减轻思想负担，积极配合医生治疗，平时养成良好生活习惯，避免病情发作，提高生活质量。

步骤 3　健康教育后效果评价

健康教育实施后通过观察、问卷、面谈等方式评价教育效果（见表 2–23），为工作改进提供依据。

表 2-23　照护对象健康教育计划及效果评价表

教育内容	落实情况		评价结果
	照护对象（完成画√）	评价时间	
1. 痛风的原因、诱发因素	√	1 天	能复述痛风的原因和诱发因素
2. 痛风的临床表现	√	1 天	能复述高尿酸血症的临床表现、痛风性关节炎好发部位，知道皮下可出现痛风石
3. 高尿酸血症的危害	√	1 周	知道痛风反复发作的后果
4. 饮食情况	√	每天	每餐能坚持低嘌呤饮食，停止饮酒；能按照要求每日均衡饮水 3 000 mL
5. 药物服用注意事项	√	每天	能口述止痛药饭后服用的注意事项
6. 运动和康复方法	√	1 周	了解急性期和缓解期运动、康复方法
7. 心理疏导	√	1 周	心理压力明显缓解，表示以后要做好自我管理，配合医生积极治疗

步骤 4　健康教育效果评估及继续改进

根据照护对象评价表，照护对象能够按照健康教育计划，对自身疾病进行自我管理，同时重点关注低嘌呤饮食、合理用药、规律运动等方面计划执行不足环节。照护师进而对其开展健康教育，指导并协助照护对象改变不良习惯，以达到提高其自我管理水平并能减少痛风复发的自我管理要求。

三、注意事项

1. 照护对象学习力强，对于疾病知识希望了解得更多，除了进行面对面知识健康宣教外，健康照护师可制定知识手册，供照护对象进行学习，邀请照护对象参加线下举办的讲座、论坛等，通过和不同的照护对象接触，分享生活，更加了解疾病知识。

2. 照护对象能掌握此方面的宣教知识，但是不能每天都按照计划执行，下一步要细化目标、落实评价。

学习单元 6　泌尿系统常见疾病健康教育实施

一、慢性肾炎健康教育

泌尿系统由肾脏、输尿管、膀胱和尿道等器官组成。其中，肾脏是人体重要的生命器官，近年来慢性肾脏病的患病率呈明显上升趋势，其中肾小球疾病是一组病变主要累及双肾肾小球的疾病。原发性肾小球疾病占绝大多数，是引起慢性肾功能不全的最主要原因。

1. 定义

慢性肾炎又称慢性肾小球肾炎，是一组以蛋白尿、血尿、高血压和水肿为基本表现的肾小球疾病。临床特点为病程长，初期常无明显症状，以后缓慢持续进行性发展，最终可致慢性肾衰竭。

2. 诱因

（1）过去无肾炎病史，因感染或劳累而发病，潜伏期在 1 周以内，多因自身免疫因素导致。部分发病者可无任何诱因而出现蛋白尿、血尿、浮肿和高血压，此种发病方式最常见。

（2）感染、劳累、妊娠、应用肾毒性药物、高蛋白饮食等因素可使肾功能急剧恶化。

3. 症状

（1）起病初期症状多表现不明显，或仅有倦怠、纳差、腰膝酸软等表现。

（2）蛋白尿和血尿出现早。多数照护对象尿液检查报告显示蛋白尿 + ~ +++，尿蛋白定量为 1 ~ 3 g/d；或平时观察到排尿时泡沫明显增多，并且不易消失，尿蛋白越多，泡沫也越多。尿液中红细胞数较少时，只可在显微镜下观察到；若红细胞数较多，肉眼即可观察到尿液颜色呈淡红色或鲜红色。

（3）高血压。部分照护对象突出表现为高血压，一般收缩压在 170 mmHg 以上，服用普通降压药效果不明显。

（4）水肿。疾病早期水肿时有时无，多为晨起眼睑水肿或下午及晚上下肢水肿。

4. 健康指导

（1）疾病知识指导

1）向照护对象介绍慢性肾小球肾炎的疾病特点及表现，及时发现病情变化。

2）讲解上呼吸道感染、劳累、接种、妊娠和应用肾毒性药物、高蛋白饮食等可使病情加重。生活中还应戒烟，减少对肾脏损害。

3）告知指导照护对象劳累会加重肾脏负担，应注意多休息，避免劳累，以延缓肾功能减退。

（2）常用药物指导。慢性肾炎的照护对象用药多，讲解各类药物的疗效、不良反应及使用注意事项。设定每日用药闹钟提醒，或使用时段用药小药盒，将其放在家中明显的位置，防止漏服或停服。

1）血管紧张素转化酶抑制剂（卡托普利、依那普利）和血管紧张素Ⅱ受体拮抗药（氯沙坦、缬沙坦）可导致血钾升高、干咳等。为控制好病情，血压最好控制在 130/80 mmHg 以下的正常血压值。控制血压十分必要，但降压过程应循序渐进，定时到医院复查，根据病情由医生调整用药。

2）利尿剂（氢氯噻嗪片、呋塞米片）会引起低钾、干咳，应随时询问照护对象有无肌肉无力、腹胀等情况，应定期查血。

3）禁用肾毒性药物，如磺胺类药物和某些中药，因其他疾病就医时，应及时告知医生照护对象有肾炎病史。

（3）饮食指导

1）指导有肾功能减退的照护对象进食优质低蛋白、低磷、低盐、高热量饮食。优质蛋白包括鱼、鸡蛋、瘦肉、牛奶制品，但食用总量要限制在 0.6～0.8 g/（kg · d）；肾功能减退或有蛋白尿时，控制蛋白质摄入量一般为 30～40 g/d；尽量少吃植物蛋白，如豆腐、豆浆等，因其会增加肾脏负担。

2）急性期每天盐的摄入量应控制在 3 g（约半啤酒瓶盖的量）以内，忌用腌制品。待水肿消退、血压下降后可由低盐转为正常饮食，但仍要保证食物清淡。

（4）病情观察

1）观察照护对象口唇、指甲和皮肤色泽有无苍白，定期复查血常规及血清白蛋白，防止贫血和低蛋白血症。

2）每日观察照护对象意识是否清醒、询问其有无乏力、头晕、盗汗等，记录测量的血压、体温、体重、每日大小便次数和尿量。

（5）生活指导

1）根据照护对象身体情况调整活动。若血压较高或有明显水肿，应卧床休息1～2周，待复查身体功能恢复后进行轻度的有氧运动，如骑自行车、散步、打太极等，以身体舒适为准，一般每次不超过30 min，并且有照护者陪同。

2）积极预防与治疗各种感染，如感冒等。避免与呼吸道感染者接触，因其可使慢性肾炎急剧恶化。指导照护对象根据病情适当活动，以身体舒适为度，增强抵抗力。

（6）心理疏导。慢性肾炎的照护对象多合并焦虑、紧张情绪，这些情绪会导致内分泌紊乱，影响治疗效果。因此，照护者应与其多沟通，倾听其想法，给予疏导、鼓励与支持；观看一些积极的娱乐节目，引导照护对象谈一些轻松愉快的话题，使其对疾病治疗效果产生信心。

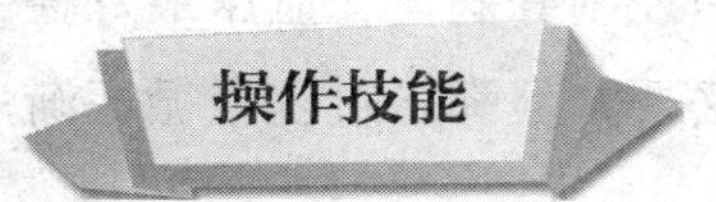

慢性肾炎照护对象健康教育案例

一、照护对象基本资料

胡女士，55岁，务农，初中学历，河北人，身高160 cm，体重56 kg，素日饮食口味重。

3个月前因出现头痛、视物模糊就诊。入院测血压160/100 mmHg，尿潜血（++），尿蛋白（+++），24 h尿蛋白定量2.9 g/24 h，查血白蛋白28.4 g/L（正常值40～55），血红蛋白110 g/L，进行肾穿刺后诊断为“慢性肾小球肾炎”，入院给予口服厄贝沙坦降压治疗，低盐、优质蛋白饮食保肾治疗。3周后血压控制平稳，水肿明显消退，尿常规基本恢复正常后出院。

二、健康照护师实施健康教育内容

步骤1　照护对象分析

通过对胡女士的病情分析，该案例具有以下特点：

1. 职业：务农，长期从事较重体力活动，没有充分休息。

2. 文化程度：初中学历，没有高血压相关疾病知识。

3. 饮食习惯：饮食习惯不良，长期高脂高盐饮食。

步骤 2　个性化健康教育计划制订实施

采用语言教育法、文字教育法、形象化教育法等方法，通过个别指导、集体讲解、座谈会等形式进行健康教育培训。

1. 疾病知识指导

（1）慢性肾炎初期大多表现为蛋白尿、血尿，一些突出表现为高血压。尿蛋白越高，尿中泡沫越多，且不易消退。

（2）晨起眼睑水肿或下午脚踝内侧明显水肿，是肾脏损害表现。

（3）务农等重体力劳动会加重肾脏负担。

2. 用药指导

（1）坚持长期服用降压药，设定每日提醒闹钟或每日药盒。

（2）厄贝沙坦片是血管紧张素Ⅱ受体拮抗剂，口服后 1.5～2 h 可达血浆浓度高峰，药效持续时间约为 24 h。在使用过程中若出现头晕、面色潮红、四肢肌肉无力等症状，应及时告知。

3. 饮食指导

（1）测量胡女士家庭每日摄入盐、味精、酱油的量，计算含盐量；观察每日进食蔬菜、水果、肉类食物的量和种类，计算蛋白和能量摄入量。

（2）低盐、低蛋白、优质蛋白饮食，水肿消退后，摄盐量小于 6 g/d，蛋白量为 0.7～0.8 g/（kg · d），食用动物蛋白，如肉、禽、蛋、奶、淡水鱼。每日谷类 400 g，鸡蛋 1 个，低脂牛奶 250 mL，瘦肉 1 两，蔬菜 250～500 g。避免食用高磷食物（如蛋黄、海鱼、虾、海带、紫菜等）和高嘌呤食物（如牛羊肉、动物内脏、动物血）。

（3）若每日尿量小于 1 000 mL，避免食用含钾高的食物，如蘑菇、香蕉、橘子、柚子等。

4. 病情观察

（1）制作表格，每天早晚记录体重、血压和体温。用专门量杯记录每次的排尿量，并统计 24 h 总尿量。

（2）若出现体重迅速增加并超过 2 kg、全身水肿、发热（体温 >37.5 ℃）、乏力、视物模糊、尿少浮肿、意识障碍等，应及时就医。

（3）告知照护对象若有疲乏、气促、呼吸困难应及时告知照护师；每日查看手指甲床和眼睑是否苍白，有无月经量过多、询问牙龈有无出血。

5. 生活指导

（1）若血压控制在 130～140 mmHg/70～90 mmHg，无水肿，可适当活动，如散步、打太极等，每次 15～30 min。

（2）穿宽松柔软的衣物，勿用指甲搔抓皮肤。仰卧时给骶尾部、足跟等受压部位垫软垫。

6. 心理疏导

每天与照护对象聊天，鼓励其诉说不良情绪，避免紧张。若照护对象情绪低落、对疾病恢复没有信心，可请病情好转的病友现身说法、观看积极的娱乐节目或听一些舒缓的音乐。

步骤 3　健康教育效果评价

健康教育实施后，通过观察、问卷、面谈等方式评价教育效果（见表 2–24），为工作改进提供依据。

表 2–24　健康教育计划及效果评价表

教育内容	落实情况		评价结果
	照护对象（完成画√）	评价时间	
1. 慢性肾炎、肾功能不全疾病知识	√	2 周	能复述部分疾病相关知识
2. 血压控制情况	√	1 周	未能每日监测血压；血压基本控制在正常范围内，偶有偏高
3. 降压药物的作用及副作用	√	1 周	了解降压药物的作用及副作用
4. 坚持长期按时服药	√	2 周	基本上能坚持按要求规律用药
5. 早晚体重波动情况	√	每天	较小，在 0.5 kg 范围内
6. 合理膳食	√	每天	在最开始的一个月内，照护对象可以按要求保证清淡饮食，第二个月开始加重口味
7. 适量运动	√	每天	按要求执行
8. 生活指导	√	每天	按要求执行
9. 定期复查	√	每月	按要求执行
10. 心理疏导	√	1 周	逐步恢复自信心

步骤 4　健康教育效果评估及继续改进

根据照护对象评价表，照护对象能够按照健康教育计划，对自身疾病进行自我管理，但对血压监测、饮食管理计划执行持续性不足，须继续加强督导。

三、注意事项

1. 照护对象务农、初中文化，遵医能力较差。可通过形象化教育等方法，通过个别指导、集体讲解、座谈会等形式进行健康教育培训。

2. 照护对象自身对此方面的宣教能了解，部分健康教育计划落实效果不佳，今后应进行目标评价跟踪。

二、肾功能不全健康教育

1. 定义

慢性肾功能不全，即慢性肾衰竭，是指各种肾脏病进行性进展引起肾小球率过滤下降和肾功能损害，并出现以代谢产物潴留，水、电解质和酸碱平衡紊乱和全身各系统症状为主要表现的临床综合征。

2. 诱因

（1）各种原因的肾脏疾病长期损害肾组织，如肾小球肾炎、糖尿病肾病、高血压肾小动脉硬化等，导致残余的肾组织无法满足机体正常代谢需求，是引起慢性肾衰竭的常见疾病。

（2）慢性肾衰竭进展缓慢，在一些诱因下可急性加重，如高血压、蛋白尿、使用肾毒性药物等，可加重肾小球进行性损伤。

3. 症状

（1）慢性肾功能不全起病缓慢，早期或仅有乏力、夜尿增多等症状。

（2）查血可见：水电解质紊乱（低钠、高钾、低钾血症等）、高甘油三脂血症、高胆固醇血症。

（3）消化系统：食欲不振是最常见和最早期的表现。

（4）不同程度的高血压。

（5）查血可见轻至中度贫血，常有鼻出血、牙龈出血等出血倾向。

（6）皮肤瘙痒是慢性肾衰竭最常见的症状之一。

4. 健康指导

（1）疾病预防指导

1）年老、高血脂、肥胖、有肾脏病家族史是慢性肾脏病的高危因素，应指导此类照护对象定期检查肾功能。

2）已有肾脏病变者，注意避免加速肾功能减退的各种因素，如肾毒性药物的使用。

3）积极治疗可能导致肾损害的疾病，如高血压、糖尿病等。

（2）疾病知识指导

1）向照护对象讲解慢性肾功能不全的症状、表现，及早发现病情变化，延缓病情进展。

2）指导照护对象多休息，避免劳累。

3）根据病情适当锻炼，增强身体抵抗力。病情较重或有心力衰竭者要绝对卧床休息；能起床活动者，可在室内散步、床边活动；贫血严重者坐起或下床动作缓慢；帮助长期卧床者在床上活动关节和肌肉。

（3）常用药物指导

1）遵医嘱用药，避免使用肾毒性药物，不要自行用药。

2）长期使用促红细胞生成素（EPO）的治疗者，每次注射时应更换注射部位，EPO 有使血压升高、促进血栓形成的风险，应定期监测血压和血液成分变化。

（4）饮食指导

1）慢性肾功能不全者应限制蛋白质摄入，饮食中 50% 以上的蛋白质为优质蛋白质，如鸡蛋、牛奶、瘦肉、鱼等。减少植物蛋白的摄入，如花生、豆制品。

2）供给足够热量，可选用热量高、蛋白质含量低的食物，如麦淀粉、藕粉、薯类、粉丝等。

3）一般每天摄入食盐不超过 6 g（约一啤酒瓶盖），对有水肿、高血压、少尿者，限制食盐，一般为 1 ~ 3 g/d；照护对象每天尿量 <1 000 mL 时，限制食物中钾的摄入，若 24 h 尿量 <400 mL 时，为少尿，应及时就医。蔬菜经沸水煮后沥出可有效减少钾的含量；有贫血者注意补充铁，如瘦肉、菠菜等。

（5）病情观察

1）记录照护对象每天的尿量、体重，定时测量血压、血糖、体温等。坚持定期到医院复查血常规、尿常规、肾功能等。

2）一般 1 ~ 3 个月返院随访 1 次，若出现体重迅速增加超过 2 kg、水肿、血压显著增高、发热、乏力、意识障碍等，应及时就医。

3）询问照护对象有无疲乏、气促，查看甲床和眼睑有无苍白，有无月经量过多等，这些可引起慢性贫血，应定期到医院复查。

4）随时检查皮肤有无水肿、瘙痒，受压部位有无发红、水疱、感染等，应保持床单平整、清洁、柔软。

（6）生活习惯指导

1）慢性肾功能不全，容易引发各种感染。做到每日刷牙 2 次，饭前饭后漱口，使用软毛牙刷；每天用温水清洗会阴 2 次；早晚翻身拍背。

2）口腔有无溃疡，口腔溃疡者可用呋喃西林 10 mg 并加入生理盐水 500 mL 漱口。

3）应用中性肥皂和沐浴液进行皮肤清洁，穿棉质内衣，宜宽大柔软，定时修剪指甲，避免抓破皮肤，造成感染。

（7）心理疏导。主动与照护对象交谈沟通、耐心倾听、鼓励其表达内心感受，用美好的语言给予照护对象温暖与鼓励。

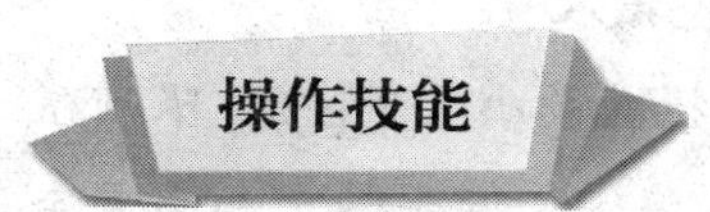

慢性肾功能不全照护对象健康教育案例

一、照护对象基本资料

李女士，65 岁。退休工人，中专学历，山东人，身高 158 cm，体重 63 kg。患有肾病综合征 10 年，慢性肾功能不全 1 年，近期因全身浮肿、纳差入院。入院测血压 180/105 mmHg，尿潜血（+++），尿蛋白（+++），查血结果：白蛋白 21.4 g/L，血红蛋白 89 g/L，血钾 5.8 mmol/L，血肌酐 454 μmol/L。入院给予透析治疗，3 周后血压控制平稳，水肿基本消退，正常出院。

二、健康照护师实施健康教育内容

步骤 1　照护对象分析

通过对李女士的病情分析，该案例具有以下特点：

1. 退休工人，文化程度不高，肾病相关疾病知识缺乏，就医及遵医行为差。

2. 饮食习惯不良，未限制高钾食物摄入。

步骤 2　个性化健康教育计划制订实施

采用语言教育法、文字教育法、形象化教育法等方法，通过个别指导、集体讲解、座谈会等形式进行健康教育培训。

1. 疾病知识指导

（1）慢性肾功能不全者表现为长期蛋白尿、血尿，伴有高血压。需要定期监测血压，抽血化验血常规、肝肾功、电解质情况，根据检查结果，调整饮食和用药。

（2）浮肿、纳差，说明代谢紊乱，需要每日监测体重和尿量。

（3）未限制高钾食物摄入，会引发或加重电解质紊乱。

2. 用药指导

（1）坚持长期服用降压药，设定每日提醒闹钟或每日药盒。

（2）遵医嘱坚持服用保护肾脏的药品。

3. 饮食指导

（1）测量李女士家庭每日摄入盐、味精、酱油的量，计算含盐量；观察每日进食蔬菜、水果、肉类食物的量和种类，计算蛋白和能量摄入量。

（2）低盐、低蛋白、优质蛋白饮食，水肿消退后，摄盐量小于 3 g/d，限制植物蛋白质摄入。避免食用高磷食物（蛋黄、海鱼、虾、海带、紫菜等）和高嘌呤食物（牛羊肉、动物内脏、动物血）。

（3）若每日尿量小于 1 000 mL，避免食用含钾高的食物，如蘑菇、香蕉、橘子、柚子等。

4. 病情观察

（1）制作表格，每天早晚记录体重、血压和体温。用专门量杯记录每次的排尿量，并统计 24 h 总尿量。

（2）若出现体重迅速增加超过 2 kg、全身水肿、发热（体温 >37.5 ℃）、乏力、视物模糊、尿少浮肿、意识障碍等，应及时就医。

（3）告知照护对象若有疲乏、气促、呼吸困难等症状应及时告知照护师；每日查看手指甲床和眼睑是否苍白，有无牙龈出血。

5. 生活指导

（1）若血压控制在 140～150 mmHg/80～90 mmHg，无明显水肿，可适当活动，如散步等，每次 10～20 min。

（2）穿宽松柔软的衣物，勿用指甲搔抓皮肤。仰卧时给骶尾部、足跟等受压部位垫软垫。

6. 心理疏导

每天与照护对象聊天，鼓励其诉说不良情绪，避免紧张。若照护对象情绪低落、对疾病恢复没有信心，可通过请病情好转的病友现身说法、观看积极的娱乐节目或听一些舒缓的音乐来进行心理疏导。

步骤 3　健康教育效果评价

健康教育实施后，通过观察、问卷、面谈等方式评价教育效果（见表 2–25），为工作改进提供依据。

表 2–25　健康教育计划及效果评价表

教育内容	落实情况		评价结果
	照护对象（完成画√）	评价时间	
1. 慢性肾炎、肾功能不全疾病知识	√	2 周	能复述部分疾病相关知识
2. 血压控制情况	√	1 周	未能每日监测血压；血压基本控制在正常范围内，偶有偏高
3. 降压药物的作用及副作用	√	1 周	了解降压药物的作用及副作用
4. 遵医嘱坚持长期按时服药	√	2 周	基本能坚持按要求规律用药
5. 早晚体重波动情况	√	每天	在 1 kg 范围内
6. 合理膳食	√	每天	可以按要求清淡饮食
7. 适量运动	√	每天	按要求执行
8. 生活指导	√	每天	按要求执行
9. 定期复查	√	每月	按要求执行
10. 心理疏导	√	1 周	情绪稳定

步骤 4　健康教育效果评估及继续改进

根据照护对象评价表，照护对象能够按照健康教育计划，对自身疾病进行自我管理，但对血压监测、饮食管理计划执行持续性不足，须继续加强督导。

三、注意事项

1. 照护对象文化程度不高，可通过形象化教育等方法，通过个别指导、集体讲解、座谈会等形式进行健康教育培训。

2. 照护对象自身对此方面的宣教能了解，大部分健康教育计划能落实，今后需要继续进行目标评价跟踪。

学习单元 7　腰椎间盘突出症、骨折疾病健康教育实施

一、腰椎间盘突出症健康教育

腰椎间盘组织承受人体躯干及上肢的重量，在日常生活及劳动中，其劳损较其他组织更为严重。因其仅有少量的血液供应，营养极为有限，从而极易退变。发病多见于中年人，20～50 岁为多发年龄，男性多于女性。好发部位是腰椎第 4 节与腰椎第 5 节之间以及腰椎第 5 节和骶椎第 1 节之间。

1. 定义

腰椎间盘突出症是由于椎间盘变性、纤维环破坏、髓核组织突出刺激和压迫马尾神经或神经根所引起的一种综合征，是腰腿痛最常见的原因之一。

2. 原因与诱因

（1）椎间盘退行性变是腰椎间盘突出的根本病因。随着年龄增长，椎间盘组织弹性降低，椎间盘变薄并易于脱出。

（2）长期震动。驾驶员长期处于坐位及颠簸状态，腰椎间盘承受压力过大，可导致椎间盘退变和突出。

（3）过度负荷。长期从事重体力劳动者，如煤矿或建筑工人，因腰部负荷过重易造成纤维环破裂。

（4）妊娠。妊娠期间体重突然增长，腹压增高，椎间盘周围韧带相对松弛，易使椎间盘膨出。

（5）外伤。外伤是腰椎间盘突出的重要原因。

3. 症状

（1）腰痛。超过 90% 的患病者有腰痛表现，是最早出现的症状，疼痛范围主要在下腰部及腰骶部。

（2）下肢放射痛。一侧下肢坐骨神经区域放射痛是本病的主要症状。表现为从下腰部向臀部、大腿后方、小腿外侧直至足部的放射痛，伴麻木感。

（3）间歇性跛行。行走时随距离增加而出现相应疼痛、麻木感加重，休息一

段时间后症状缓解，再行走症状再次出现，称为间歇性跛行。

（4）马尾综合征。因突出的组织压迫马尾神经，出现鞍区（会阴部形状类似马鞍的区域）感觉迟钝，大小便功能障碍。

（5）直腿抬高试验及加强试验阳性。疼痛肢体抬高小于 70° ~ 90° 时，即出现疼痛或麻木，在此基础上再将足背屈，若引起下肢放射痛即为阳性，如图 2–13 所示。

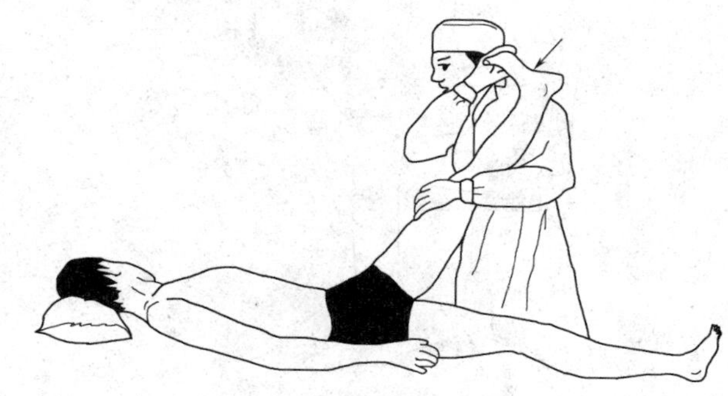

图 2–13　直腿抬高及加强试验

4. 健康教育内容

（1）预防指导。指导照护对象采用正确的卧、坐、立、行和劳动姿势，减少急、慢性损伤的发生机会。

1）坐姿。坐位时选择高度合适、有扶手的靠背椅，保持身体与桌子距离适当，膝与髋保持同一水平，身体靠向椅背，在腰部垫一软枕，如图 2–14 至图 2–17 所示。

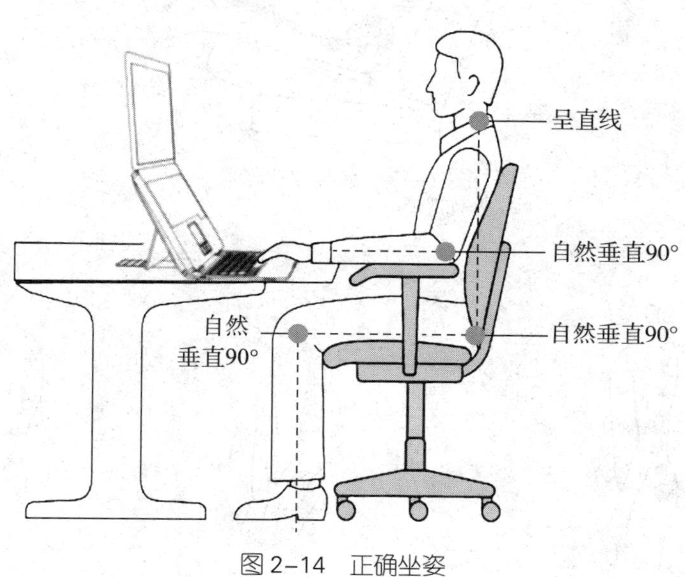

图 2–14　正确坐姿

2）站姿。站立时，尽量使腰部平坦伸直、收腰、提臀；行走时抬头、挺胸、收腹，利用腹肌收缩支持腰部，从侧面看时，耳、肩膀中部、第四腰椎、膝关节及外踝呈一条直线，如图 2–18、图 2–19 所示。

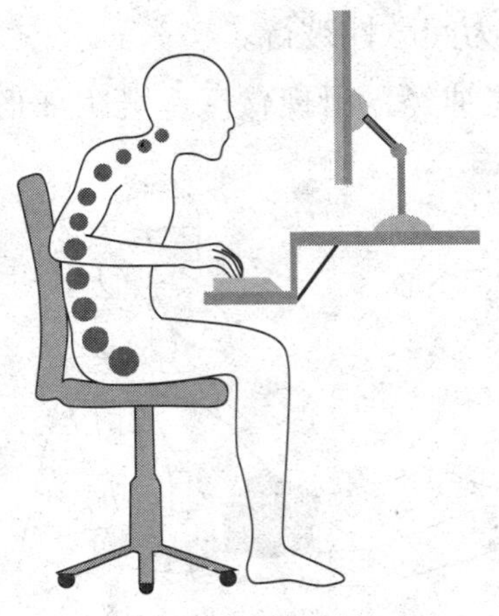

图 2–15　错误坐姿

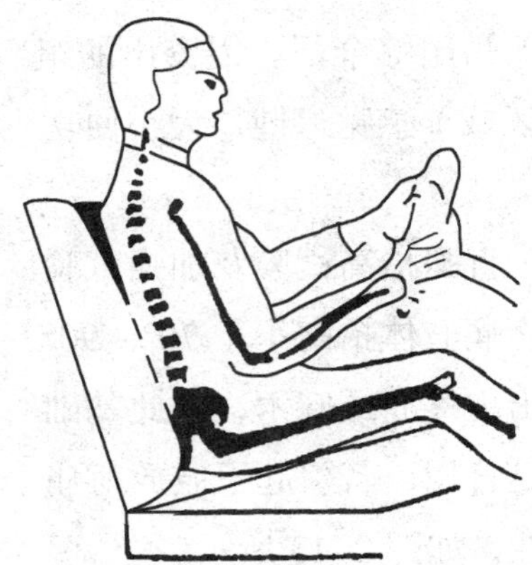

图 2–16　正确驾驶姿势

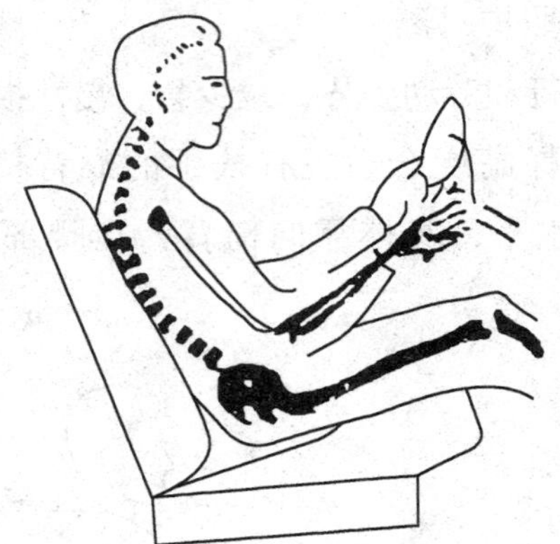

图 2–17　错误驾驶姿势

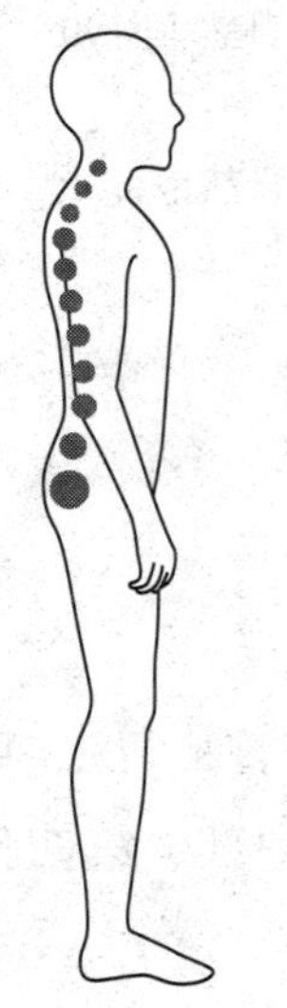

图 2–18　正确站姿

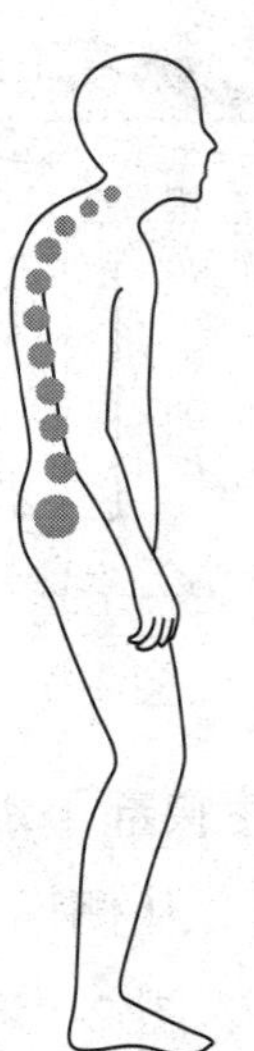

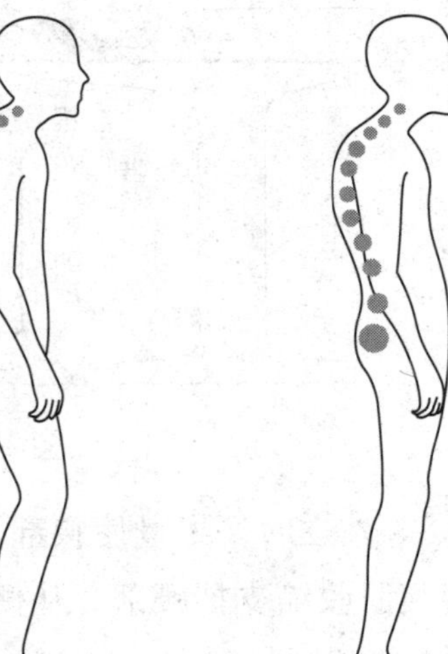

图 2–19　错误站姿

3）卧位。侧卧时两腿间垫薄垫，双腿屈曲，不要用过高的枕头；仰卧时在腰部及膝下垫薄枕，使腰部肌肉放松，如图 2–20 至图 2–23 所示。

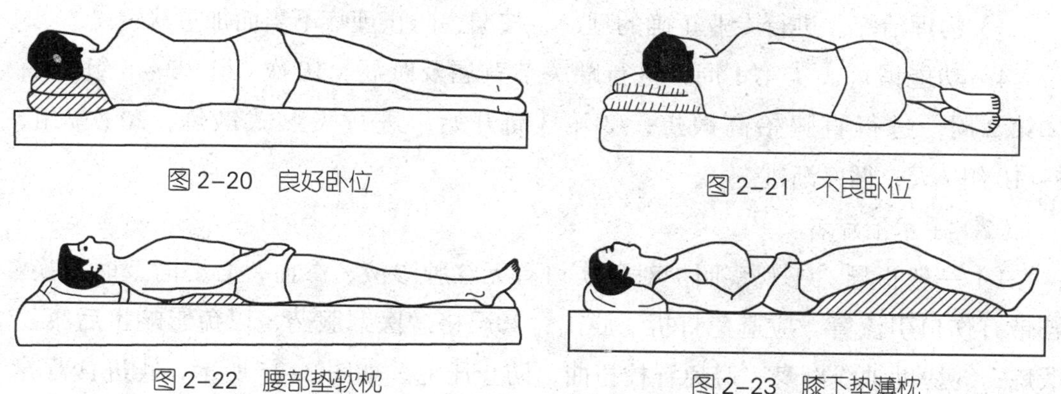

图 2–20 良好卧位

图 2–21 不良卧位

图 2–22 腰部垫软枕

图 2–23 膝下垫薄枕

4）搬抬重物。合理利用人体力学原理，蹲位举重物时，背部伸直、勿弯腰；搬运重物时，宁推勿拉；站位举起重物时，高于肘部；搬运时将重物贴近身体，直立上身保持平衡，如图 2–24 所示。

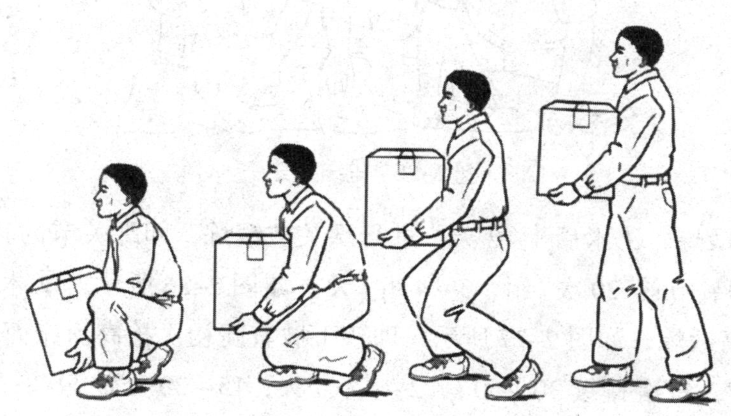

图 2–24 搬抬重物的姿势

（2）经常变换姿势。避免长时间保持同一姿势，适当进行原地活动或腰背部活动，以缓解腰背肌疲劳。长期伏案工作者，应定时活动，以免肌肉劳损。勿长时间穿高跟鞋站立或行走。

（3）采取保护措施。腰部劳动强度过大的工人、长时间开车的司机可戴腰围保护腰部。

5. 健康指导

（1）非手术治疗者

1）绝对卧床休息。包括床上大小便。一般卧床 2 ~ 4 周后，戴腰围下床活动，勿负重。

2）骨盆牵引治疗。注意保护皮肤，防止压疮发生。

3）物理治疗。进行专业正确的理疗、按摩，防止理疗不当而加重病情。

4）功能锻炼。①第1周，进行踝关节背屈及趾屈，10次/组，3~5组/天；②第2周，进行直腿抬高锻炼；③第3周开始，进行飞燕式锻炼，20次/组，5~10组/天，循序渐进。

（2）手术治疗者

1）一般指导。①观察照护对象伤口有无红肿渗液、渗血，必要时及时更换。若带有伤口引流管，应避免打折、脱出；②严格遵医嘱服药，以免影响术后康复锻炼；③协助轴线翻身、避免脊柱扭曲，防止压疮，如图2–25所示；④进食营养丰富，适当摄入纤维素（如芹菜、菠菜）及足够水分，预防便秘及泌尿系感染。

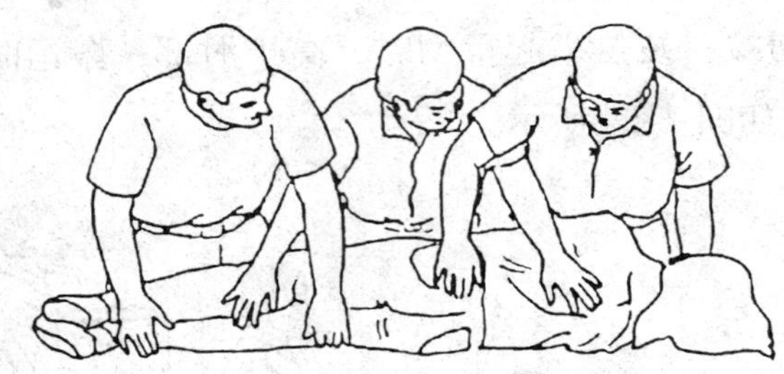

图2–25　轴线翻身

2）功能锻炼。①术后1~2天，进行踝关节锻炼，即踝关节的背屈和背伸，每个动作保持10 s，20次/组，3~4组/天，如图2–26所示；②术后2~3天，进行直腿抬高锻炼，如图2–27所示，即双下肢直腿初次抬高由床面抬高至30°，逐渐超过40°，每次持续30~60 s，2~3次/天，15~30分钟/次；③术后1~8周开始，进行腰背肌功能锻炼，术后第7日开始，用五点支撑法，1~2周后用三点支撑法，每日3~4次，每次50下，循序渐进，每个动作持续10~15 s，然后肌肉放松休息3~5 s为一个周期，如图2–28所示。根据照护对象的实际情况，选择合适的锻炼方法、次数及强度。腰椎有内固定物植入、年老体弱及心肺功能障碍者不宜进行腰背肌锻炼。

腰背部肌肉是维持腰椎稳定性的重要结构，加强腰背部肌肉的锻炼有助于维持及增强腰椎的稳定性，延缓腰椎劳损退变的进程。腰背肌锻炼开始的时间视不同手术而定，根据医生指导，循序渐进、持之以恒、锻炼后身体无明显不适为度。

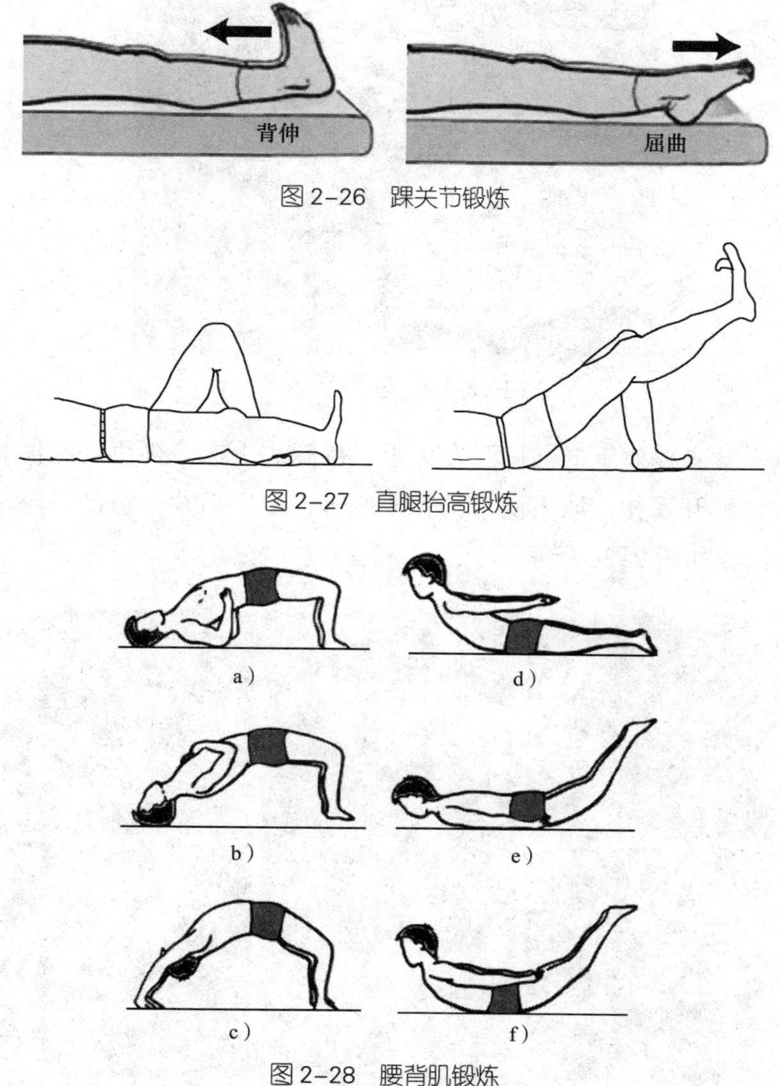

图 2–26　踝关节锻炼

图 2–27　直腿抬高锻炼

图 2–28　腰背肌锻炼

a）五点支撑法　b）三点支撑法　c）四点支撑法　d）头、上肢及背部后伸
e）下肢及腰部后伸　f）整个身体后伸

3）下地指导。根据病情，一般卧床 2～9 周后在腰背支具保护下床活动，指导照护对象正确佩戴腰围，如图 2–29 所示。

支具穿脱及下地活动方法：①协助照护对象轴线翻身至右（左）侧卧位。②佩戴胸腰支具后片，后片底部中心靠近臀裂。③协助平卧，为照护对象佩戴支具前片，前片盖于后片之上，压紧系扣，检查松紧适宜。④下床前协助照护对象翻身至俯卧位，两腿移向一侧床边，两只脚先后着地，双手臂撑床慢慢起身，使其在健康照护师协助下离床站立。⑤上床动作与下床时相反，即让照护对象站立

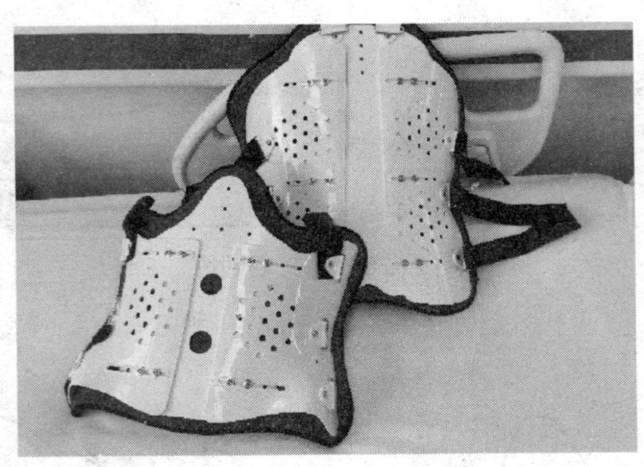

图 2–29　胸腰部支具

在床边，双手臂支撑躯干向前俯卧在床上，两腿先上床，再协助照护对象由俯卧位至仰卧位，解开系扣，取下前片，转成侧卧，取下后片，协助平卧。支具穿脱及上下床方法，如图 2–30 所示。

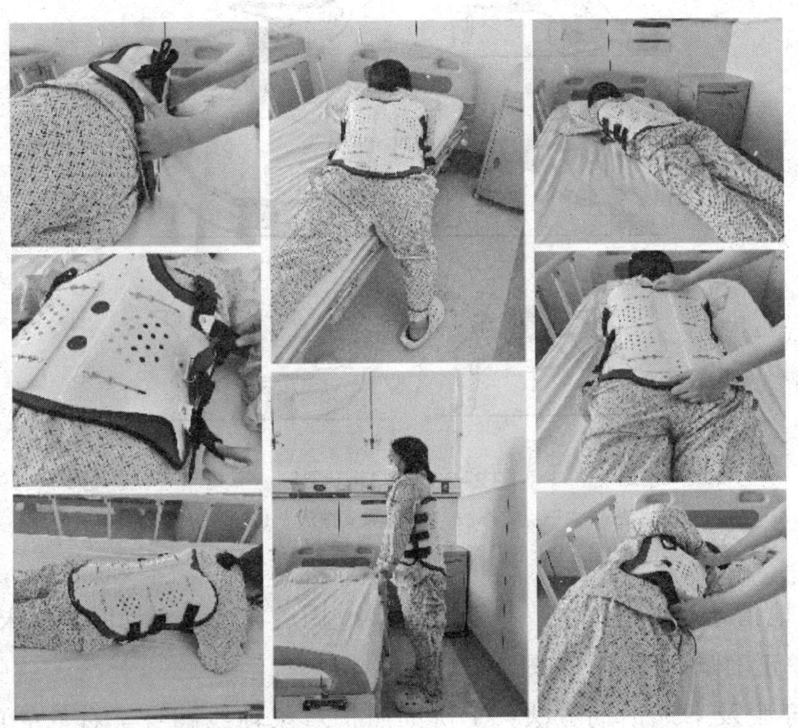

图 2–30　支具穿脱及上下床方法

下地活动时注意保持照护对象正确站立姿势；上下床时每变换一个体位，休息 30 s 再活动；行走时步态平稳，由平路到坡路逐渐过渡。照护对象 3 ~ 6 个月内避免剧烈活动、提重物，避免久坐、跑、跳、搬重物等。

4）并发症的观察。积极询问照护对象下肢感觉，观察运动情况，并与健侧和术前对比，防止发生神经根粘连。若照护对象伤口有淡黄色液体流出，或出现头痛、呕吐等症状，应及时告知医护人员。

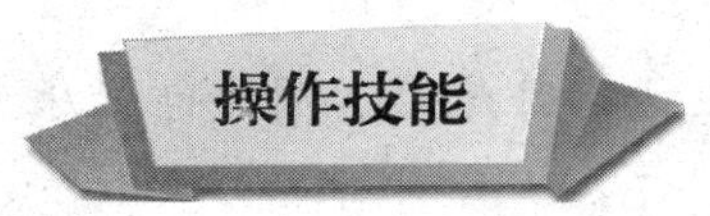

腰椎间盘突出症照护对象健康教育案例

一、照护对象基本资料

梁女士，55岁，师职干部，大学本科，山西人，身高160 cm，体重55 kg，长期坐位工作。两月前在活动或劳累后出现腰痛伴右下肢疼痛麻木不适，间断发作，平卧后症状可缓解，活动后再次疼痛，以“腰椎间盘突出症”反复入院就诊。

近期疼痛加重，无法下地行走，入院进行核磁检查后显示“腰椎间盘突出症，腰椎管狭窄症，腰椎退行性骨关节病”。在全身麻醉状态下进行“腰椎后路腰4～5椎管减压、间盘切除，植骨融合内固定术”，术后回病房留置无菌导尿管及伤口引流管，导尿管于术后第2天拔除，伤口引流管于术后第3天拔除。复查X片后，术后第4天佩戴腰部支具下地活动，遵照医生指导循序渐进行功能锻炼，术后第7天出院。

二、健康照护师实施健康教育内容

步骤1 照护对象分析

通过对梁女士的病情分析，该案例具有以下特点：

1. 照护对象病情反复，出现症状时间较长，反复入院，缺乏腰椎间盘突出症疾病相关知识。

2. 照护对象手术后卧床时间长，容易引发各项并发症。

3. 照护对象骨质疏松明显，腰椎术后卧床时间长，肌肉力量差，容易跌倒。

4. 照护对象为师职干部、大学本科，遵医能力强。

步骤2 个性化健康教育计划制订实施

采用语言教育法、文字教育法、形象化教育法等方法，通过个别指导、集体讲解、座谈会等形式主要进行以下内容的健康教育培训。

1. 疾病知识指导

（1）向照护对象讲解，腰痛是腰椎间盘突出症最早出现的症状，压迫神经后引起右下肢疼痛伴麻木，是其主要症状。照护对象无外伤史，出现上述症状，应首先考虑腰椎间盘突出症。

（2）向照护对象讲解，初次患腰椎间盘突出症，应严格卧床息 3 周（包括床上大小便），卧床 3 周症状缓解后戴腰围下地。

（3）照护对象恢复后，教会其正确的坐、卧、立、行及搬抬重物的方法，以保护腰椎。

2. 一般指导

（1）出院后，观察照护对象伤口敷料是否有渗血渗液，可拍照记录渗出物情况，直至伤口完全愈合。告知照护对象若出现双下肢感觉及运动功能减弱，或出现头痛、呕吐的症状，应及时就医。

（2）照护对象出院后 3 个月内，为保护腰椎，仍需以卧床休息为主。平卧位时防止腰部悬空，腰部可垫软垫，膝下垫软枕；由平卧位改为侧卧位时，可由家属协同进行轴线翻身，即保持照护对象脊柱在一条直线，侧卧后两腿屈曲，中间夹软垫；每 3～4 h 更换一次体位。

（3）指导照护对象进食富含高蛋白（如牛奶、鱼肉等）、高维生素（新鲜水果）、膳食纤维（如芹菜）的食物，并适当多饮水。每日用温水清洁会阴部 2 次，若出现尿频、尿道灼痛等症状，应及时就医。

3. 功能锻炼指导

（1）卧床期间下肢锻炼：踝关节及膝关节伸屈锻炼，每个动作保持 10 s，20 次 / 组，3～4 组 / 天；直腿抬高锻炼，双下肢直腿抬高超过 40°，持续 30～60 s，2～3 次 / 天，逐渐增加锻炼次数。

（2）下地指导：协助照护对象正确佩戴支具，每变换一个体位，休息 30 s，若有头晕、心慌、出虚汗，应暂缓活动；照护对象行走时贴身陪同，不要做腰部下屈、扭曲动作。

（3）腰背肌锻炼：根据手术方式，一般术后 6～8 周开始进行腰背肌锻炼，先由五点支撑法开始，初次健康照护师辅助照护对象支撑起身体，每日进行数十次，逐渐增加活动量。若锻炼后腰背部疼痛明显，下肢感觉减弱或刺痛等，及时就医。

（4）记录照护对象术后双下肢感觉变化、疼痛变化，指导其按时复查。

4. 心理疏导

鼓励照护对象坚持科学锻炼，循序渐进，增强康复信心。

步骤3 健康教育效果评价

健康教育实施后通过观察、问卷、面谈等方式评价教育效果（见表2-26），为工作改进提供依据。

表2-26 健康教育评价表

教育内容	落实情况		评价结果
	照护对象（完成画√）	评价时间	
1. 腰椎间盘突出症疾病相关知识	√	2周	能复述疾病相关知识
2. 下地活动注意事项	√	1周	已全面掌握
3. 保护腰部的方法	√	1周	基本掌握
4. 腰背肌功能锻炼方法	√	2周	基本掌握
5. 预防跌倒	√	每天	已全面掌握
6. 饮食情况	√	每天	搭配合理，大便通畅
7. 心理疏导	√	1周	充满信心，乐观向上

步骤4 健康教育效果评估及继续改进

根据健康教育评价表，照护对象能够按照健康教育计划，对自身疾病进行自我管理。

三、注意事项

1. 照护对象为师职干部、大学本科，遵医能力强，学习力佳，对于疾病知识需要了解得更多。健康照护师可采用语言教育法、文字教育法、形象化教育法等方法，通过个别指导、集体讲解、座谈会等形式对其进行健康教育培训。

2. 照护对象自身对健康教育计划执行较好，下一步可在此基础上安排工作，规律生活作息，并对计划目标进行跟踪评价。

二、骨折健康教育

骨折可由创伤和骨骼疾病所致。创伤性骨折中四肢骨折最多见，易合并大血管和神经损伤；骨盆骨折常因合并局部静脉丛和动脉破裂而大量出血；脊柱骨折以胸腰段骨折多见，可合并脊髓或马尾神经损伤。骨折后固定制动是骨折愈合的关键。

1. 定义

骨折指骨的完整性和连续性中断，如图 2–31 所示。

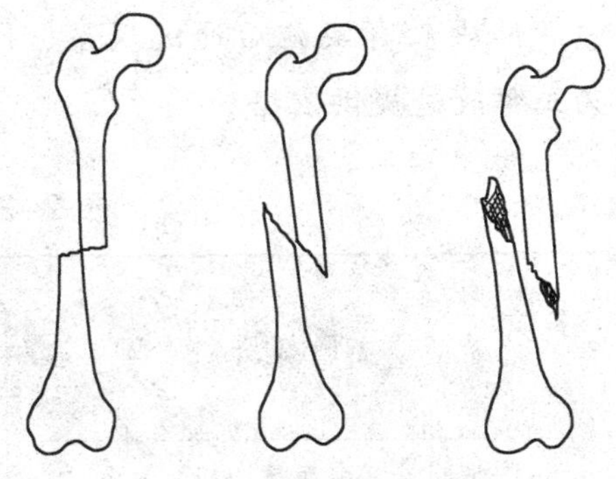

图 2–31 骨折示意图

2. 原因

（1）暴力。如汽车撞击行人后引起的四肢骨折、高处坠落臀或足着地出现的脊柱骨折。

（2）肌肉牵拉。如破伤风、癫痫发作时引起的骨折。

（3）病理性骨折。在骨肿瘤、骨结核、骨髓炎等疾病基础上轻微外力引起的骨折。

3. 症状

（1）体征畸形、反常活动、骨擦音和骨擦感等特有表现。

（2）在骨折基础上出现大出血、神经损害、感染等其他表现。

4. 健康教育内容

（1）一般指导

1）上肢骨折者患肢可戴悬吊带下地活动，下肢骨折者可视情况扶拐下地。骨折愈合良好后，使患肢逐渐负重。脊柱骨折卧床期间轴线翻身，2 ~ 3 小时翻身 1 次，保持床单位平整干燥，预防压疮，下地活动时佩戴腰部支具。

2）根据骨折部位及程度，鼓励照护对象进行早期活动和功能锻炼，防止深静脉血栓、关节挛缩以及肌肉萎缩。

（2）加强营养。指导照护对象进食高蛋白、高钙、高铁的食物，多饮水。增加晒太阳的时间以促进人体对钙和磷的吸收，促进骨骼修复。对不能到户外晒太阳的照护对象要注意补充鱼肝油滴剂、维生素 D 片、牛奶和酸奶等。

（3）安全指导。健康照护师评估家居环境的安全性，妥善放置可能影响照护对象活动的障碍物，如小块地毯、散放的家具等。指导照护对象安全使用步行辅助器械或轮椅。照护对象进行行走练习时需要陪伴，以防跌倒。

（4）复诊指导。随时询问照护对象有无骨折远端肢体肿胀或疼痛明显加重，肢体麻木、肢端发凉，夹板、石膏或外固定器械松动等现象，如有应立即就医。

（5）心理疏导。鼓励照护对象坚持科学锻炼，循序渐进，增强康复信心。

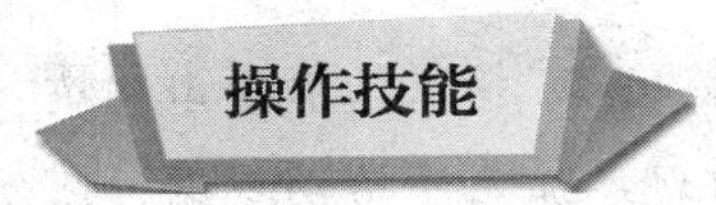

老年股骨颈骨折照护对象健康教育案例

一、照护对象基本资料

王女士，75 岁，大学退休教师，大学本科，河北人，身高 162 cm，体重 65 kg。一天前洗澡时不慎摔倒，左髋部着地致左股骨颈骨折，以“左股骨颈骨折”入院就诊，次日在全麻下行左股骨头置换术。既往高血压病史 10 年，口服苯磺酸氨氯地平片 10 mg/d，血压控制在 140～150 mmHg/80～90 mmHg；骨质疏松病史 5 年，长期口服钙片。术后第 2 天在康复师指导下下地活动，第 5 天出院。

二、健康照护师实施健康教育内容

步骤 1　照护对象分析

通过对王女士的病情分析，该案例具有以下特点：

1. 照护对象骨质疏松，洗澡摔倒后致股骨颈骨折，缺乏骨质疏松性骨折相关知识，日常防护不够。

2. 照护对象年龄大，骨折后卧床以及手术创伤，容易引发各类并发症。

3. 照护对象骨质疏松明显，肌肉力量差，术后下地容易再次跌倒。

4. 照护对象为大学老师，遵医能力强。

步骤 2　个性化健康教育计划制订实施

采用语言教育法、文字教育法、形象化教育法等方法，通过个别指导、集体讲解、座谈会等形式主要进行以下内容健康教育培训。

1. 疾病知识指导

（1）向照护对象讲解骨质疏松性骨折的危害，卧床时间长容易引起肺部感染、泌尿系统感染、压疮以及下肢深静脉血栓。

（2）向照护对象讲解股骨头置换术后体位以及活动注意事项，平卧位时保持患肢外展中立位，侧卧位患肢在上方时两腿间夹软枕，坐位时上半身往后靠，保证躯干和大腿间的夹角大于 90°，防止假体脱位。

（3）下地活动时正确使用助行器，预防跌倒。

2. 一般指导

（1）出院后，观察照护对象伤口敷料是否有渗血渗液，可拍照记录渗出物情况，直至伤口完全愈合。告知照护对象若左下肢突然出现疼痛无法活动现象，应及时就医排除有无假体脱位。

（2）出院后 3 个月内，为防止假体脱位，避免盘腿、跷二郎腿、坐矮凳、软沙发等。

（3）指导照护对象进食富含高蛋白（如牛奶、鱼肉等）、高维生素（新鲜水果）、膳食纤维（如芹菜）的食物，并适当多饮水，保持大小便通畅。每日用温水清洁会阴部 2 次，若出现尿频、尿道灼痛，及时就医。

（4）骨质疏松不仅需要药物治疗，还需要补充高钙食物、适当户外活动、增加晒太阳时间。

3. 功能锻炼指导

（1）卧床期间踝泵运动：踝关节伸屈锻炼，每个动作保持 5 s，20 次 / 组，3～4 组 / 天，逐渐增加锻炼次数，预防下肢深静脉血栓形成。

（2）下地指导：协助照护对象正确使用助行器（先出助行器，再迈患侧，最后健侧跟上）；照护对象行走时贴身陪同，不要做左下肢内外旋或者过度内收动作。

（3）记录照护对象术后患肢感觉变化、疼痛变化，指导其按时复查。

4. 心理疏导

鼓励照护对象坚持科学锻炼，循序渐进，增强康复信心。

步骤 3　健康教育效果评价

健康教育实施后通过观察、问卷、面谈等方式评价教育效果（见表 2–27），为工作改进提供依据。

表 2–27　健康教育评价表

教育内容	落实情况		评价结果
	照护对象（完成画√）	评价时间	
1. 骨质疏松性骨折相关疾病知识	√	2 周	能复述疾病相关知识
2. 下地活动注意事项	√	1 周	已全面掌握
3. 助行器使用方法	√	1 周	基本掌握
4. 避免假体脱位注意事项	√	2 周	基本掌握

续表

教育内容	落实情况		评价结果
	照护对象（完成画√）	评价时间	
5. 预防跌倒	√	每天	已全面掌握
6. 饮食情况	√	每天	搭配合理，大便通畅
7. 心理疏导	√	1 周	充满信心，乐观向上

步骤 4　健康教育效果评估及继续改进

根据健康教育评价表，照护对象能够按照健康教育计划，对自身疾病进行自我管理。

三、注意事项

1. 照护对象为大学老师，遵医能力强，学习力佳，对于疾病知识需要了解得更多。健康照护师可采用语言教育法、文字教育法、形象化教育法等方法，通过个别指导、集体讲解、座谈会等形式进行健康教育培训。

2. 照护对象自身对健康教育计划执行较好，下一步可在此基础上安排工作，规律生活作息，并对计划目标进行跟踪评价。

学习单元 8　青光眼、白内障健康教育实施

一、青光眼健康教育

1. 定义

青光眼是指眼球内压力超过内部组织，特别是视神经所承受的限度，引起视神经萎缩和视野缺损，从而导致视功能障碍的一组疾病，主要与病理性眼压升高有关，如图 2–32 所示。

2. 诱因

（1）眼外伤或眼科手术；眼部有炎症、出血、血管疾病。

（2）过度用眼，看电脑、电视连续超过 8 h，及暗室（全黑环境）工作时间过长。

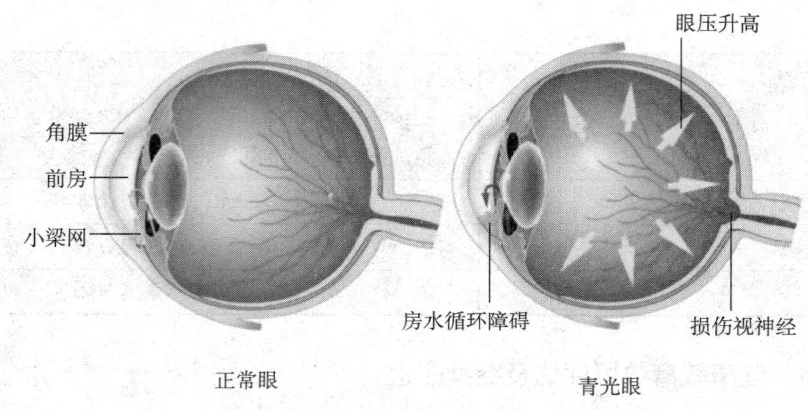

图 2-32　正常眼与青光眼比较

（3）坐姿睡觉时手臂按压眼睛，对眼睛造成压力，持续时间过长，易导致角膜和视网膜损伤，从而导致眼压升高，造成青光眼。

（4）过度忧虑、抑郁、惊恐、暴怒等情绪波动易造成青光眼急性发作。

（5）患有糖尿病、高血压、心脏病、镰状细胞贫血等基础疾病。

（6）吸烟、嗜酒、饮食不规律、起居无常、习惯性便秘。

3. 症状

青光眼的临床分型有四种：原发性青光眼、继发性青光眼、发育（儿童）性青光眼、混合型青光眼。各种类型的青光眼的症状及特点不相同，应注意区别，做到早发现、早治疗。

（1）原发性青光眼：根据发病缓急分为急、慢性闭角型青光眼以及开角型青光眼。

1）急性闭角型青光眼：多发生于中老年，40 岁以上患者占 90%，女性发病率较高，男女比例 1∶4，表现为突然发作的剧烈眼胀、头痛、视力锐减、眼球坚硬如石、恶心、呕吐，如得不到及时诊治，24～48 h 即会完全失明。

2）慢性闭角型青光眼：发病年龄多在 30 岁以上，发作一般都有明显的诱因，表现为眼部干涩、疲劳不适、视物模糊或视力下降、虹视（注视电灯泡等明亮光源时周围出现彩色光环）、头昏头痛、失眠、血压升高，休息后可缓解。有的患者甚至无明显症状即会失明。

3）开角型青光眼：多发生于 40 岁以上人群，患者中 25% 有家族史，绝大多数患者无明显症状即会失明。

（2）继发性青光眼：由眼部及全身疾病引起的青光眼均属于此类，病因复杂、种类繁多。

（3）发育（儿童）性青光眼：根据年龄分为婴幼儿性青光眼及青少年性青光眼。

1）婴幼儿性青光眼：多见于 0 ~ 3 岁儿童，多数为先天性青光眼，临床表现为出生后眼球突出，颇似牛的眼睛，故也称“牛眼”。

2）青少年性青光眼：发病年龄在 3 ~ 30 岁，近年来此型多发生于近视患者，90% 以上的患者并不表现出典型青光眼症状。

（4）混合型青光眼：同时存在两种以上原发性青光眼，临床症状同各型。

4. 健康教育

（1）常用药物指导

1）缩瞳药：质量分数为 1% ~ 2% 毛果芸香碱滴眼液，可降低眼压，在发作期应频繁滴眼（每 10 ~ 15 min 一次），滴药后需压迫泪囊区皮肤，避免经鼻黏膜吸收中毒。

2）0.5% 噻吗心安滴眼液：房水生成抑制剂，应严格遵医嘱滴用，每日 2 次，每次 1 滴，滴用过量可引起心动过缓。

3）氮酰胺：磺胺类排钾利尿药，可降低眼压，服用后可出现手脚、口周麻木，少数患者有少尿、血尿、泌尿系结石、皮肤过敏表现。照护对象服用前应询问其有无过敏史或泌尿系统疾病史。

4）高渗性脱水剂：常用 20% 甘露醇，如有心、脑、肾血管功能不全，应严密观察其血压、脉搏及呼吸变化，以防发生意外。

（2）生活方式指导

1）戒烟戒酒。

2）严格遵照医嘱使用眼药水或其他药物。

3）生活规律，进行适度的锻炼。

4）不长时间看电视、电脑。

5）若视力已经受损，可以使用一些辅助工具来帮助视物，如使用大字号的印刷品、改善照明条件、使用电子助视器等。

6）随身携带卡片或其他身份证明，包含姓名、紧急联系电话等信息，注明自己是青光眼患者。

（3）饮食指导

1）平时饮水应少量多次，一次不要超过 300 mL。

2）适当补充锌、硒等微量元素。

3）饮食宜清淡、易消化，多吃大枣、西红柿、橘子、苹果、葡萄、西瓜、猕猴桃等富含维生素 C 的蔬菜水果。

4）少吃坚硬、辛辣的食物，保持大便通畅。

5）少喝含有咖啡因的饮料。

（4）安全与康复指导。帮助手术后的照护对象进行生活康复指导，根据恢复情况制订康复计划，以帮助照护对象恢复基本生活。

1）做好照护对象的安全教育，预防跌倒。如指导照护对象使用盲杖，穿防滑的鞋子；出行有家属陪同；固定床的位置，高低适宜，需要时安装床栏；提供充足的光线，通道无障碍物；厕所安装防滑垫、扶手等，并正确使用。

2）将用物放置于照护对象方便取到的位置，根据照护对象情况协助洗漱、进食等，做好生活护理，保证安全。

3）使用楔形枕头，使照护对象头稍稍抬起，角度大约成 20°，可以降低睡眠时的眼压。

4）术后一个月内多卧床休息，头部不可过多活动，不要用力闭眼；避免低头、弯腰，防止碰撞术眼；避免重体力劳动和剧烈运动。

（5）心理疏导。教会照护对象自我放松的方法，消除紧张急躁情绪，保持心情愉快。对合并有糖尿病、高血压、心脑血管疾病的照护对象，指导其控制血糖、血压。多举康复病例，鼓励其增强其信心。鼓励家属和朋友给予照护对象关心和支持。

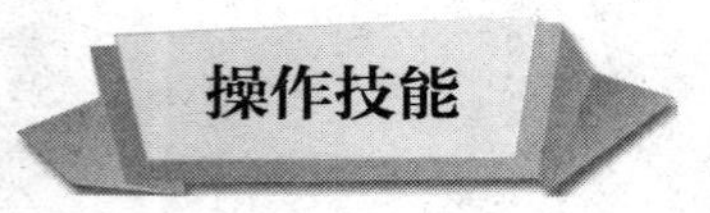

青光眼照护对象健康教育案例

一、照护对象基本资料

赵阿姨，65 岁，退休社区工作人员，高中毕业，四川乐山人，汉族，已婚；有高血压病史 5 年，规律服用厄贝沙坦片，血压控制在 130/90 mmHg；有习惯性便秘，无治疗，平均一周排便 2 次；口味嗜辣，爱吃甜食，喝咖啡，无吸烟饮酒史，不喝茶；平时喜欢追剧，偶尔熬夜，不喜欢运动，退休后喜欢宅在家中；本人性格急躁，易怒，爱发脾气，育有 1 女，在外省上大学，和老伴一起生活。

半月前晚 7 点左右被电话告知女儿在外省生病住院，因担忧女儿，情绪激动，难以自控，半夜右眼剧烈疼痛，伴同侧头痛、恶心、呕吐等全身症状；早晨起床时出现视物模糊。因“右眼胀痛伴同侧头痛 1.5 h”入医院检查，诊断为急性闭角型青光眼、右眼急性发作期。

住院 1 周，保守治疗，使用毛果芸香碱眼药水滴眼治疗，常用量每日 4 次，发作期频繁滴眼，每 10～15 min 一次，每次 1 滴。

出院医嘱：规律用药治疗，使用毛果芸香碱滴眼液，每日 4 次，每次 1 滴；保持生活规律，饮食清淡易消化，按时休息，进行适度有氧训练；定期复查。

二、健康照护师实施健康教育内容

步骤 1　照护对象分析

通过对赵阿姨的病情分析，该案例具有以下特点：

1. 年龄：65 岁。
2. 性别：女性。
3. 性格：易怒，情绪波动较大。
4. 生活作息：不规律，喜欢追剧，偶尔熬夜，过度用眼。
5. 饮食：喜欢辣、甜食，爱喝咖啡。
6. 基础疾病：高血压 5 年，规律服用药物治疗。

步骤 2　个性化健康教育计划制订和实施

制订健康教育计划（见表 2–28），采用语言、图片等方式，主要进行以下内容健康教育。

1. 用药指导

（1）指定毛果芸香碱滴眼液使用时间分别为早上 8 点、中午 12 点、下午 4 点、晚上 8 点。

（2）1 天内教会赵阿姨掌握正确的滴眼药方法：滴眼药前洗干净双手，照护对象取坐位，头稍后仰，眼睛向上看，健康照护师左手拇指、食指分开照护对象上下眼睑并将药液滴入，照护对象眼睛轻轻转动后闭目，用清洁纸巾拭去流出的药液，如图 2–33 至图 2–38 所示。每次滴眼药后需压迫泪囊区皮肤，避免经鼻黏膜吸入中毒。

（3）告知照护对象将滴眼液放置于阴凉避光处。

（4）每天监测照护对象血压，规律口服降压药物。

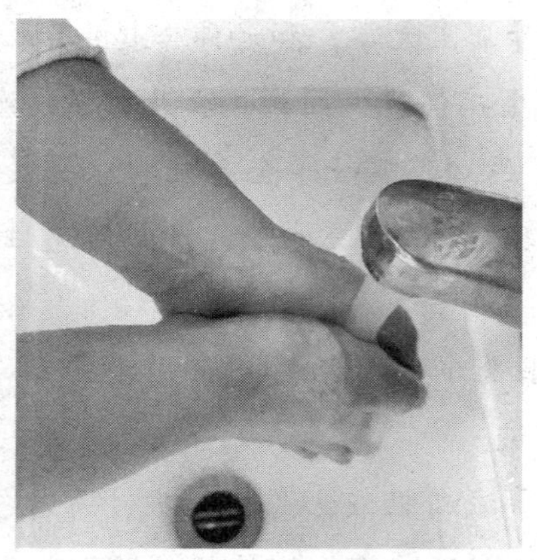
图 2–33　洗净双手

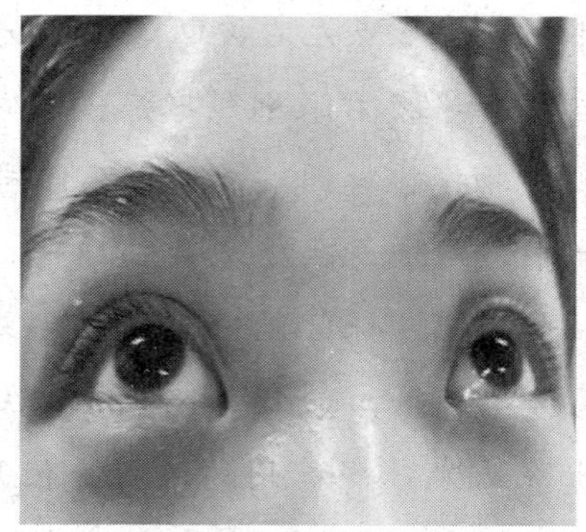
图 2–34　眼睛向上看

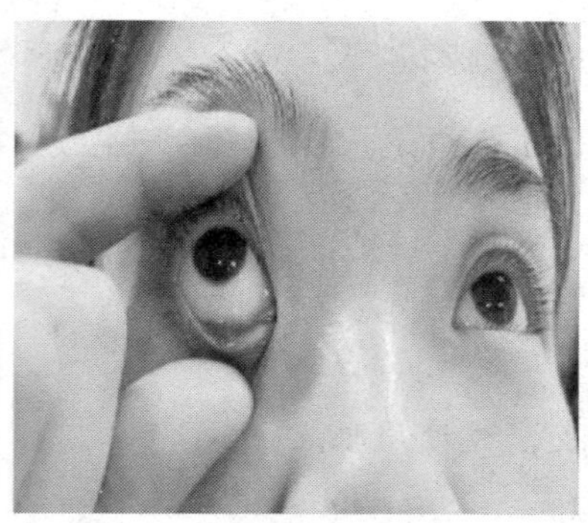
图 2–35　左右分开上下眼睑

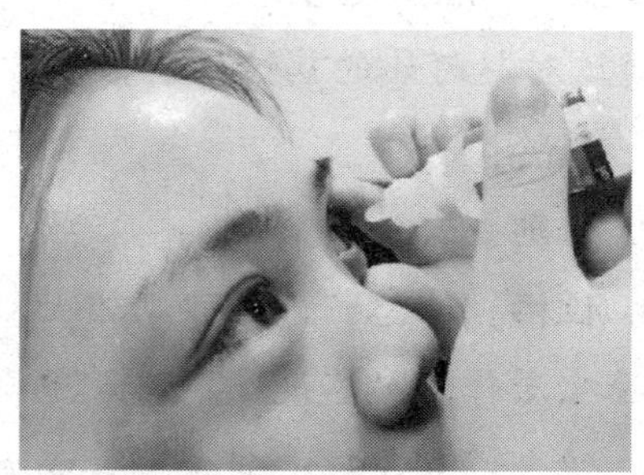
图 2–36　滴入眼药

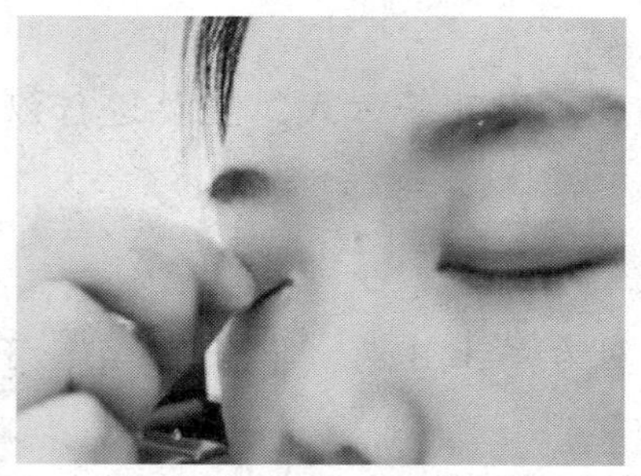
图 2–37　眼睛转动后闭目

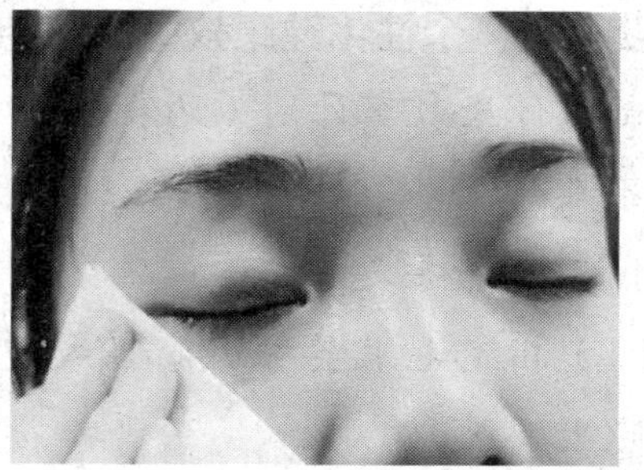
图 2–38　拭去药液

2. 饮食指导

清淡饮食，如图 2–39 所示；尽量少喝咖啡，不吃辛辣等刺激性食物，多补充含维生素 C 的水果蔬菜，如西红柿、橘子、苹果，如图 2–40 所示；每次饮水不超过 300 mL，小口慢饮，24 h 不超过 2 000 mL。

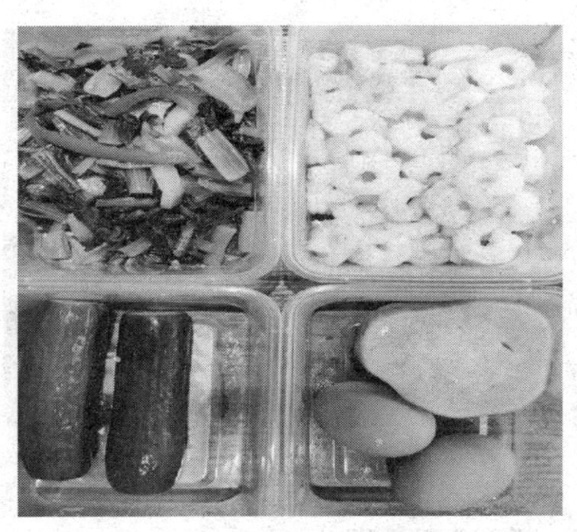
图 2-39　清淡饮食

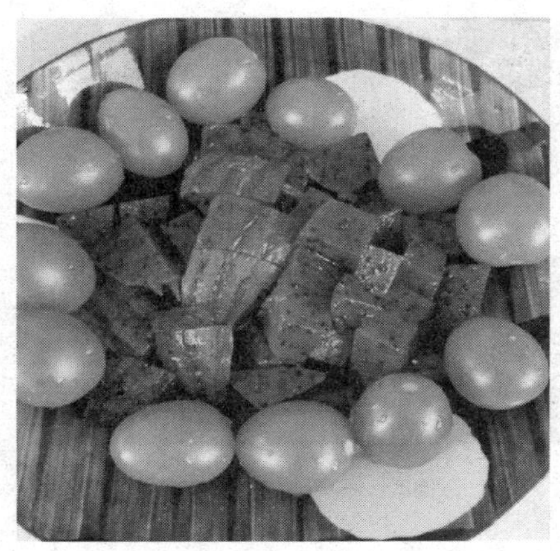
图 2-40　新鲜果蔬

3. 运动指导

禁止进行剧烈运动；每日早晨散步 30～40 min；外出活动时，如遇风沙天气，应佩戴眼镜，防止异物进入眼睛。

4. 用眼卫生

避免手揉眼睛，以防止结膜感染；洗脸时用流动水，避免脏水进入眼睛。

5. 生活指导

保证充足的睡眠，减少看手机及电视的时间；避免长时间看报纸、看书，尤其是晚上，避免眼疲劳；可以听音乐、听广播。

6. 排便指导

照护对象有习惯性便秘，建议多进食富含膳食纤维的食物，促进排便；避免屏气用力排便。

7. 预防跌倒

青光眼致盲率极高，为预防照护对象因视力下降引发跌倒，家中卫生间铺设防滑垫，马桶、淋浴旁安装扶手，如图 2-41 至图 2-43 所示。

8. 定期复查

出院 2 周后第一次复查，根据测眼压结果确定下一次复查时间。遵医嘱用药调整，不适随诊。

9. 心理疏导

情绪波动易造成青光眼急性发作，健康照护师应嘱赵阿姨学会控制情绪，避免再次诱发青光眼。家人应多关注其不良生活习惯的改变，坚定赵阿姨规范、系统治疗的信心，进一步增强治疗效果。

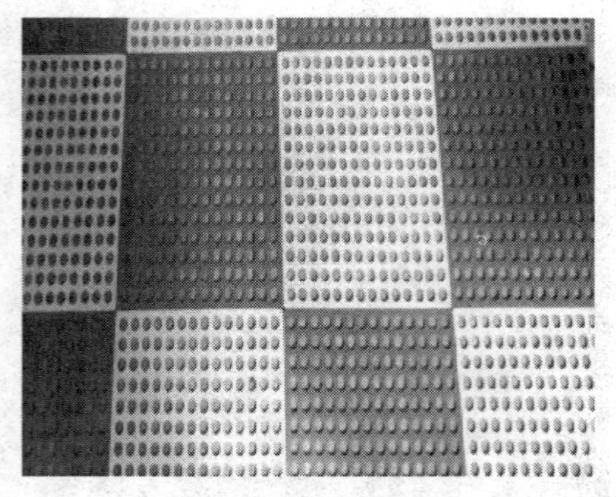

图 2-41　防滑垫

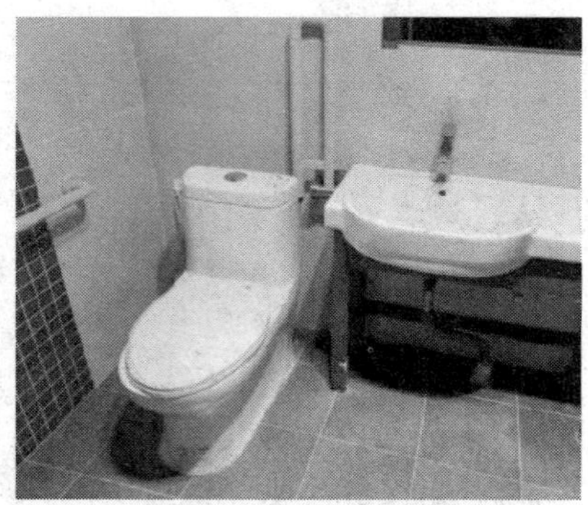

图 2-42　扶手

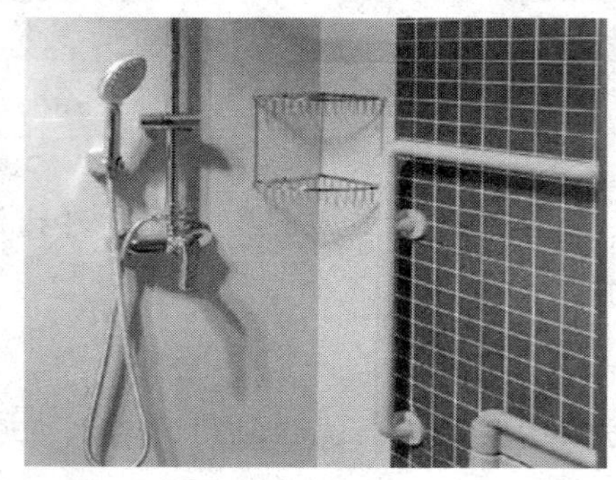

图 2-43　扶手

步骤 3　健康教育后效果评价

健康教育实施后通过观察、问卷、面谈等方式评价教育效果（见表 2-28），为工作改进提供依据。

表 2-28　健康教育评价表

<table>
<tr><th rowspan="2">教育内容</th><th colspan="2">落实情况</th><th rowspan="2">评价结果</th></tr>
<tr><th>照护对象（完成画√）</th><th>评价时间</th></tr>
<tr><td>1. 用药注意事项</td><td>√</td><td>1 天</td><td>能复述用药注意事项</td></tr>
<tr><td>2. 规律用药</td><td>√</td><td>1 天</td><td>眼压血压控制在正常值内，坚持规律用药</td></tr>
<tr><td>3. 饮食情况</td><td>√</td><td>每天</td><td>饮食不规律，喜较辣餐食，富含维生素、高纤维的水果蔬菜进食较少</td></tr>
<tr><td>4. 运动情况</td><td>√</td><td>每天</td><td>能按照要求完成</td></tr>
<tr><td>5. 用眼卫生</td><td>√</td><td>每天</td><td rowspan="2">在最开始的一个月内，照护对象可以完全遵守用眼时间，第二个月开始，偶尔出现长时间追剧情况，第三个月长时间追剧情况比较频繁</td></tr>
<tr><td>6. 生活指导</td><td>√</td><td>每天</td></tr>
</table>

续表

教育内容	落实情况		评价结果
	照护对象（完成画√）	评价时间	
7. 排便情况	√	每天	使用乳果糖口服溶液后，每周排便次数增加，1～2 天 1 次，便秘症状明显缓解
8. 预防跌倒	√	3 天	赵阿姨丈夫已联系施工人员，给家里安装扶手等
9. 定期复查	√	2 周	术后 3 个月内定期进行复查
10. 心理疏导	√	1 周	在家人关心下，情绪明显好转，并学会管理情绪

步骤 4　健康教育效果评估及继续改进

根据健康教育评价表，照护对象能够按照健康教育计划，对自身疾病进行自我管理，但对饮食、用眼管理以及其他生活管理持续性不足，需继续加强督导。

三、注意事项

1. 照护对象学历为高中，学习能力较好，希望了解更多疾病知识。除了进行面对面知识健康宣教外，可制定知识手册，供照护对象学习。

2. 照护对象饮食自控力差，自身能了解对此方面的宣教，但是不能每天都按照计划执行，下一步应合理细化饮食改善目标并跟踪落实。

二、白内障健康教育

1. 定义

正常人的晶状体是透明的，光线透过晶状体进入人眼，人眼才能看清物体。当晶状体由于老化等原因变得浑浊时，光线难以进入眼球，就会导致视力下降。任何原因导致的晶状体浑浊都可以称为白内障。

2. 诱因

（1）衰老是白内障的主要危险因素。

（2）有白内障家族史的人群更易出现白内障，部分慢性疾病也会增加白内障的风险。

（3）糖尿病患者若血糖控制不佳，持续过高会损害晶状体。

（4）青光眼手术后更易患白内障。

（5）吸烟可能损伤晶状体和晶状体内细胞，吸烟人群更容易发生白内障。

（6）如果母亲在妊娠期发生某些感染（如风疹或水痘），则婴儿在出生前就可能发生白内障。

（7）紫外线照射与白内障的发生有关。

（8）长期使用大剂量激素类药物（如用于控制哮喘或肺气肿等疾病的药物），会增加发生白内障的风险。

3. 临床表现

以渐进性、无痛性视力下降为主要表现，早期常出现眼前固定不动的黑点、单眼复视等表现，也可出现畏光和眩光。检查会发现不同程度晶状体浑浊。临床常把病程分四期。

（1）初发期。浑浊未累及瞳孔区，一般不影响视力。

（2）膨胀期或未成熟期。晶状体浑浊继续加重，呈不均匀灰白色，视力明显下降，检查看不清眼底，闭角型青光眼患者此期可诱发青光眼急性发作。

（3）成熟期。晶状体完全浑浊至乳白色，视力下降至仅可看见眼前手动或光感，检查眼底不能窥入。此期为手术最佳期。

（4）过熟期。晶状体内水分继续丢失，晶状体缩小，表面出现钙化点或胆固醇结晶。晶状体核下沉后，视力可突然提高。

4. 治疗原则

老年性白内障早期病程发展缓慢且不影响视力时，可试行药物治疗。当白内障发展到影响正常工作和生活时，或视力低于 0.1 ~ 0.3 时，手术是唯一治疗方法。

5. 健康教育

（1）常用药物指导

1）可乐必妥滴眼液：用于白内障围手术期预防感染。

2）典必殊滴眼液：用于白内障术后，起到抗炎、减轻水肿作用。

3）美多利滴眼液：用于散瞳和调节麻痹，以防止白内障手术后粘连。

（2）饮食指导。饮食宜清淡、易消化，多吃大枣、西红柿、橘子、苹果、葡萄、西瓜、猕猴桃等富含维生素 C 的蔬菜水果，少吃坚硬、辛辣的食物，保持大便通畅。

（3）运动康复指导

1）做好照护对象安全教育，指导预防跌倒。如指导照护对象使用盲杖，穿防滑的鞋子；出行有家属陪同。

2）根据照护对象情况协助洗漱、进食等，做好生活护理，保证安全。

3）固定床的位置，高低适宜，必要时安装床栏；将常用物品定位放置，方便照护对象取用。提供充足的光线，通道无障碍物。厕所安装防滑垫、扶手等，并教会其使用。

4）术后一个月内多卧床休息，头部不可过多活动，不要用力闭眼；避免低头、弯腰，防止碰撞术眼；避免重体力劳动和剧烈运动。

5）嘱照护对象应注意避免紫外线照射及风沙的刺激，注意用眼卫生，在户外活动时应戴防护眼镜；指导照护对象正确认识到可能导致自身受伤的危险因素，能采取预防性的保护措施以避免受伤。

（4）心理疏导。嘱照护对象保持心情舒畅，避免情绪激动。对合并有糖尿病、高血压、心脑血管疾病的照护对象，指导其注意控制血糖、血压多举康复病例，消除照护对象及家属的紧张情绪，增强信心。

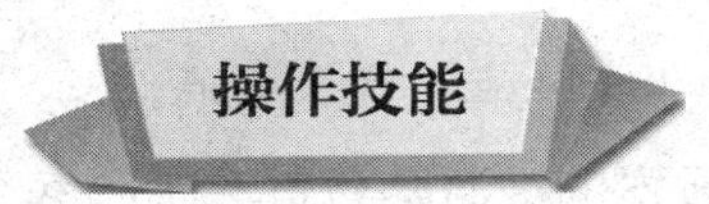

白内障照护对象健康教育案例

一、照护对象基本资料

王爷爷，71 岁，北京人，退休公交车司机，初中毕业，汉族，已婚。有高血压病史 15 年，规律服用厄贝沙坦片，血压控制在 140/90 mmHg；糖尿病史 7 年，口服阿卡波糖片，血糖控制在 7～17 mmol/L，效果不理想；口味偏咸，爱吃腌制咸菜，平时饮食不注意，以喜好为主；无饮酒史，有吸烟史，吸烟 50 余年，每日 1 包；本人性格外向，喜欢交际，平时喜欢打麻将，和朋友一起爬山、钓鱼；父亲曾患有老年性白内障；育有 1 子，已婚，有 1 孙女，全家一起生活。

近一年来，王爷爷感觉左眼渐进性视物模糊，近一个月眼前黑影加重，晚间老人起夜，到卫生间开灯后出现畏光情况，随后出现双眼全黑。以“左眼老年性白内障”入院治疗，入住时神志清楚，精神欠佳，睡眠、饮食、二便正常。诊断左眼老年性白内障，测视力右眼 0.3，左眼手动，双眼睑无红肿，左眼结膜充血，对光反应敏感。局麻下进行左眼白内障囊外摘除人工晶体植入术。

出院医嘱：规律用药治疗，美多利眼药水每日 4 次，每次 1 滴；典必殊眼药水，每日 4 次，每次 1 滴；生活规律，选择清淡、易消化饮食，按时休息，进行适度的有氧训练；定期复查。

二、健康照护师实施健康教育内容

步骤 1　照护对象分析

通过对王爷爷病情的分析，该案例具有以下特点：

1. 年龄：老年男性，衰老是白内障的主要危险因素。

2. 家族史（遗传）：父亲曾患白内障。

3. 糖尿病：饮食不控制，血糖控制不佳。

4. 吸烟：吸烟 50 余年，每日 1 包。

步骤 2　个性化健康教育计划制订和实施

制订健康教育计划（见表 2–29），采用语言、图片等方式，主要进行以下内容健康教育。

1. 用药指导

（1）指定滴眼药时间分别为早上 8 点、中午 12 点、下午 4 点、晚上 8 点。

（2）1 天内教会王爷爷及其老伴儿掌握正确的滴眼药方法：滴眼药前洗干净双手，照护对象取坐位，头稍后仰，眼睛向上看，健康照护师左右拇指、食指分开照护对象上下眼睑，将药液滴入，照护对象眼睛轻轻转动后闭目，用清洁纸巾拭去流出的药液。

（3）将滴眼液放置于阴凉避光处。

（4）每天监测血压，规律口服降压药物。

（5）每日监测血糖，规律服药。

（6）术眼严禁外力碰撞，避免按压、揉眼动作，如图 2–44、图 2–45 所示；避免做弯腰低头动作，避免抬重物，防止人工晶体脱位，如图 2–46 所示。

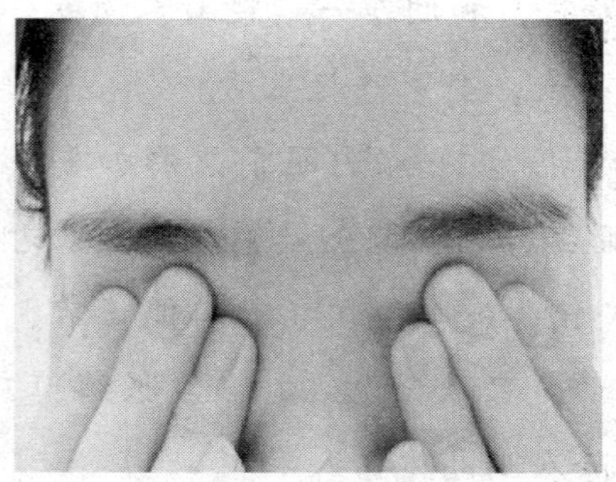

图 2–44　按压

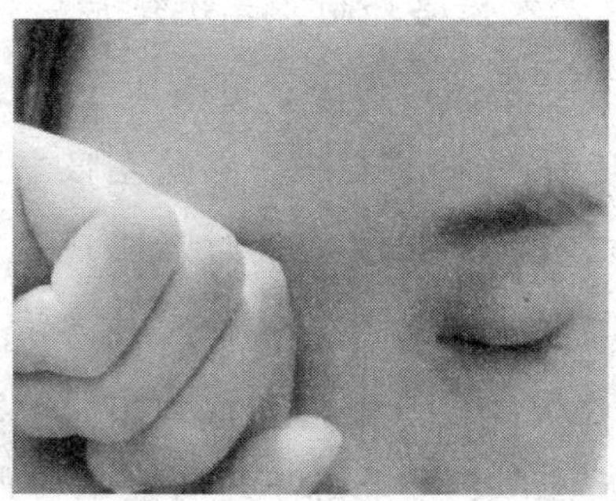

图 2–45　揉眼

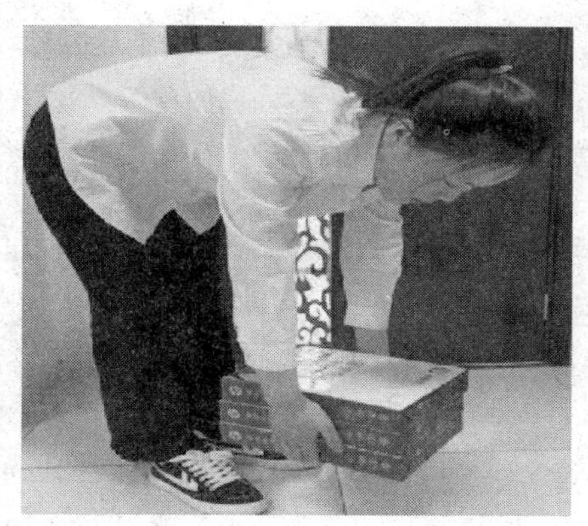

图2-46 抬重物

2. 饮食指导

清淡饮食，尽量少喝茶，不吃辛辣及带有刺激性的食物，多补充富含维生素C的水果蔬菜。

3. 运动指导

禁止进行剧烈运动；每日早晨散步30～40 min；外出活动时，如遇风沙天气，佩戴眼镜，防止异物进入眼睛。

4. 用眼卫生

避免用手揉眼睛，防止结膜炎感染；洗脸时用流动水，避免脏水进入眼睛内。

5. 生活指导

戒烟，恢复期保证充足的睡眠，减少看手机及电视的时间；避免长时间看报纸、看书，避免术眼疲劳。

6. 排便指导

建议多进食富含膳食纤维的食物，促进排便；避免屏气用力排便，防止人工晶体脱位。

7. 预防感冒打喷嚏

注意保暖，防止受凉，尽量避免用力咳嗽或打喷嚏。掌握防止眼动的三种方法：张口深呼吸、舌尖顶住上颚、指压人中。

8. 预防跌倒

为预防照护对象因视力下降引发跌倒，家中卫生间应铺设防滑垫，马桶、淋浴旁安装扶手。

9. 定期复查

出院3天后进行第一次复查，根据检查结果确定下一次复查时间，用药调整。

术眼如出现眼红、眼磨、流泪、畏光等现象为正常反应，无需处理；如出现眼胀、头痛、恶心、呕吐等现象应及时就医检查。

10. 心理疏导

老人性格外向，可鼓励其说出疑虑，减轻其精神压力，保持心情愉快。

步骤 3　健康教育后效果评价

健康教育实施后通过观察、问卷、面谈等方式评价教育效果（见表 2–29），为工作改进提供依据。

表 2–29　健康教育评价表

<table>
<tr><th rowspan="2">教育内容</th><th colspan="2">落实情况</th><th rowspan="2">评价结果</th></tr>
<tr><th>照护对象（完成画√）</th><th>评价时间</th></tr>
<tr><td>1. 白内障术后注意事项</td><td>√</td><td>1 天</td><td>王爷爷能复述术后注意事项</td></tr>
<tr><td>2. 白内障用药注意事项</td><td>√</td><td>1 天</td><td>王爷爷能复述用药注意事项</td></tr>
<tr><td>3. 规律用药</td><td>√</td><td>1 天</td><td>血压、血糖控制在正常值内，坚持规律用药</td></tr>
<tr><td>4. 饮食情况</td><td>√</td><td>每天</td><td>饮食基本可以参照食谱进行，多食富含维生素、膳食纤维的水果蔬菜；香烟每日 1 包</td></tr>
<tr><td>5. 运动情况</td><td>√</td><td>每天</td><td>能按照要求完成</td></tr>
<tr><td>6. 用眼卫生</td><td>√</td><td>每天</td><td rowspan="2">第一个月，王爷爷可以完全遵守用眼时间；第二、三个月开始，开始和朋友约着钓鱼、打麻将，长时间用眼</td></tr>
<tr><td>7. 生活指导</td><td>√</td><td>每天</td></tr>
<tr><td>8. 排便情况</td><td>√</td><td>每天</td><td>二便正常</td></tr>
<tr><td>9. 预防跌倒</td><td>√</td><td>1 周</td><td>家人已经购买安装必要安全设施</td></tr>
<tr><td>10. 定期复查</td><td>√</td><td>3 天</td><td>定期进行复查，检查均正常</td></tr>
<tr><td>11. 心理疏导</td><td>√</td><td>2 天</td><td>王爷爷表示置换晶体后视力得到极大改善，心情舒畅</td></tr>
</table>

步骤 4　健康教育效果评估及继续改进

根据健康教育评价表，照护对象能够按照健康教育计划，对自身疾病进行自我管理，但对生活方式管理计划执行持续性不足，需继续加强督导。

三、注意事项

1. 照护对象学习能力较差，除通过图片、实物、视频、面对面知识健康宣教外，也可和不同的照护对象接触，分享生活，更加了解疾病知识。

2. 照护对象自身对此方面的宣教能了解，但是不能每天都按照计划执行，下一步应细化合理安排工作规律生活作息，并加强目标落实评价跟踪。

学习单元 9　健康教育效果评价

健康教育效果评价是一个系统地收集、分析、表达资料的过程，包括对健康教育活动和执行进度与质量的全面评估，以及对健康教育计划的效果和价值进行评价，为健康教育计划的进一步实施和以后的项目决策提供依据。评价贯穿于整个健康教育项目管理过程的始终，做好评价不仅能使我们了解健康教育项目的效果，还能全面检测、控制并最大限度地保障计划的先进性和实施质量，从而也成为计划取得预期效果的关键措施。

一、健康教育效果评价内容

1. 知识

照护对象获得知识的途径和对知识掌握的程度，如胃溃疡照护对象已经掌握不良饮食习惯、精神紧张等溃疡诱发因素相关知识。

2. 态度

照护对象愿意学习正确知识、改变不良行为，如糖尿病照护对象愿意减少碳水化合物的摄入，从而达到控制血糖的目的。

3. 行为

照护对象不健康行为是否改变，如高血压照护对象有无烹调时“低盐”的饮食行为改变。

二、健康教育效果评价方法

1. 健康教育计划及效果评价表法

可重复利用健康教育计划及效果评价表，对照护对象进行教育前后对照得分的比较，从而获得对健康教育的评价结果。

2. 询问法

可通过与照护对象的对话询问相关的内容，如对于肝硬化的照护对象可以询问："您了解在吃饭时，可以多吃什么样的肉类来补充营养吗?"

3. 查看法

可亲自到照护对象家中查看健康教育的结果，如防跌倒健康教育中可以直接观察照护对象平日所穿鞋子是否防滑、家中房间布置有无安全隐患等。

4. 回示法

可让照护对象自己演练健康照护师教会的一些技能，如肩周炎照护对象如何做肩关节的活动。

三、健康教育效果评价注意事项

1. 每一种评价方式都有局限性，健康照护师应采取多种方式评价健康教育效果。

2. 健康照护师在评价过程中应及时肯定照护对象优点和进步，委婉提出其不足，使照护对象愿意参与到健康管理活动中。

3. 健康教育效果应及时反馈给照护对象家属，以获得家属的支持与配合。

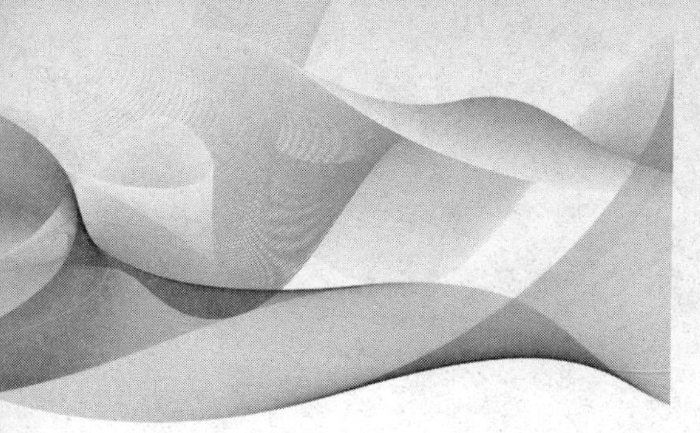

职业模块 3 照护管理

培训课程 1　照护质量管理

学习单元 1　照护质量检查督导

学习单元 2　照护质量问题分析与评价

学习单元 3　照护质量问题处置

培训课程 2　健康照护师管理

学习单元 1　健康照护师技能要求与调配

学习单元 2　绩效考评

培训课程 1　照护质量管理

照护质量管理是一个持续改进的过程，照护质量管理的目标是保证照护过程安全有效。采用科学的质量管理方法和分析工具，可以前瞻性预测流程和系统中的漏洞，也可以回顾性分析发生照护服务不良事件的根本原因，进而把照护质量持续改进连成一个更谨慎、更严密的系统和环路，从根本上改进和优化服务流程，提升照护质量，避免不良事件的发生。

学习单元 1　照护质量检查督导

一、照护质量检查督导的内容与标准

1. 照护质量检查督导的内容

（1）个人生活照料服务：掌握照护对象的基本信息，照料基础生活。

（2）护理服务：监测生命体征、督促服药，进行健康教育。

（3）饮食照料服务：科学配餐、协助进食。

（4）安全保护服务：及时发现照护对象潜在风险，有效落实安全措施。

（5）助医服务：协助照护对象完成医疗护理辅助工作。

（6）精神心理服务：对照护对象进行情感交流和心理支持。

（7）休闲娱乐服务：按照护对象需要制订休闲娱乐服务计划并实施。

（8）康复服务：协助照护对象康复。

（9）其他服务（购物、交通等）：帮助照护对象解决实际问题。

2. 照护质量检查督导的标准

（1）个人生活照料服务

1）健康照护师对照护对象“七知道”（姓名、照护重点、爱好、疾病、家庭、治疗、心理）。

2）室内清洁，空气新鲜、无异味，每日清扫房间一次，床单整洁，定期更换床单、被罩、枕巾。

3）对卧床照护对象有失禁的防护措施。

4）保持照护对象服装干净得体，面部清洁，无污垢，口唇、口角清洁不干燥，无食物残渣，按需要清洁口腔。

5）每餐后取下活动义齿清洗，每晚用清水浸泡。

（2）护理服务

1）监测记录照护对象异常生命体征、病情变化、特殊心理变化，并及时通知医生或相关第三方并记录。

2）监督照护对象服药，药品分类放置，标签清楚，账物相符，定时清点，做好登记。

3）开展多种形式的照护对象自我防护、慢性病防治等健康咨询和指导活动并记录。

（3）饮食照料服务

1）营养配餐科学合理，各种营养素搭配均衡。

2）对有特殊膳食需求的照护对象提供特殊饮食。

3）餐前协助照护对象摆放合适体位，洗净双手，提醒或协助照护对象进食，进食过程中若发现照护对象有呛咳、噎食、呕吐、拒食的症状应及时报告医护人员和上级管理人员。

（4）安全保护服务

1）对照护对象进行安全评估，根据照护对象实际情况提供巡视服务。

2）协助照护对象合理安全使用各种辅助用具进行移动或转移，有预防跌倒、摔伤、走失、噎食、自杀等不良事件的照护措施。

（5）助医服务

1）协助照护对象按时口服给药、皮肤给药、眼内给药、鼻腔滴药、肛门给药，不存过期药，不擅自给药。

2）提供集尿袋更换服务，为照护对象翻身叩背促进排痰。

3）为生活不能自理的照护对象安置肢体功能位，适当进行肢体活动，保证其体位舒适，并做好记录。

4）及时陪同照护对象到指定的医院就医。

（6）精神心理服务

1）定期与照护对象交谈，做好评估，对重点照护对象做好防范措施。

2）对照护对象心理危机及时报告、妥善处理，做好记录。

（7）休闲娱乐服务：组织适宜照护对象的活动，包括但不限于书法、绘画、唱歌、观看影视剧、棋牌、健身和参观游览等活动。

（8）康复服务：康复服务过程记录及时，填写准确。

（9）其他服务（咨询、购物、交通、通信、维修服务）：

1）准确记录购买物品的品种、数量，当面清点钱物。

2）提供代购或协助网络购物应事先与照护对象或监护人核实、签字。

3）外出购物应由专门人员陪同，防止意外风险发生。

4）提供交通服务可采取自备车或协助叫车形式。

二、照护质量检查督导方法

1. 现场检查

通过现场检查健康照护师工作、询问照护对象或家属、考核健康照护师操作、提问“七知道”等方法，按标准督导落实检查项。照护质量检查督导标准每一类项目内容落实率 100% 为达标（服务措施落实率 = 检查项目合格数 / 检查总项目数 ×100%）。

（1）检查人员准备：服装整洁，仪态仪表符合要求，检查前培训统一检查标准。

（2）检查表（见表 3–1）：现场检查 3 ~ 5 名照护对象。

表 3–1 服务措施落实检查评价表

服务指标	序号	评价项目	房床号			
居室卫生	1	室内物品摆放整齐				
	2	窗台无杂物				

续表

服务指标	序号	评价项目	房床号			
居室卫生	3	通风换气，室内空气清新无异味				
	4	冰箱内干净整洁，无异味、无渣屑、无油渍				
	5	冰箱内无过期、腐败食品				
	6	柜内衣物叠放整齐，分类有序				
	7	抽屉内干净整洁，无渣屑				
	8	轮椅等辅助器具性能完好、干净，无污渍、无灰尘				
	9	灶间微波炉、洗衣机内外清洁，更衣室干净整洁，无渣屑、无杂物堆积				
安全保护	10	应呼及时，按时巡视				
	11	约束到位，安全检查无差错				
	12	无压疮、跌倒、坠床、烫伤、噎食、走失、自伤、他伤、食品药品误食				
	13	及时发现照护对象情绪和病情变化并报告				
服务态度	14	耐心细致地解决照护对象困难，工作不推诿				
	15	不讲服务忌语和其他粗俗语言，注意使用保护性用语				
	16	照护对象及家属无投诉				
生活照料	17	照护对象衣着适宜得体、无污渍，全身清洁无异味				
	18	照护对象无长指甲、长须，头发不零乱				
	19	及时更换尿垫、尿袋，清洗会阴部				
	20	及时清理大小便、消毒便器				
	21	床单位整齐，干燥无屑渣				
	22	床单、被套、枕套无污渍，随脏随洗				
	23	喂药按时准确，协助饮食、饮水，细心周到				
	24	照护对象餐饮具按时消毒，干净无污渍				
	25	每日陪同照护对象参加非药物干预活动，定期进行营养评估（针对失能失智照护对象）				
	26	定期进行肢体功能康复训练				
	27	按时翻身叩背，进行背部护理				
	28	书写记录合格				

（3）注意事项：检查发现不符合质量标准的项目，在该项目后面打“×”。如无任何标记，表示该项目符合质量标准，如有些项目需详细填写，请写在表 3–1

下面。

（4）检查总结回馈：将检查结果汇总分析并反馈给健康照护师。

2. 查看照护记录

现场或网上抽查各类记录文书 3 ~ 5 份，照护记录填写落实率≥95% 为达标（照护记录填写落实率 = 检查项目合格数 / 检查总项目数 ×100%）。

（1）检查人员准备：服装整洁，仪态仪表符合要求，检查前培训统一检查标准。

（2）服务措施落实记录表见表 3–2。

表 3–2　服务措施落实记录表

服务项目 / 日期	晨晚间护理	餐前准备	协助进餐服药	协助如厕	居室清洁	物品消毒	清洗便器	清理食品	整理物品	娱乐活动	户外活动	康复锻炼	身体清洁	换洗被服
1														
2														
3														
4														
5														
6														
7														
8														
9														
10														
11														

（3）注意事项：凡检查发现不符合质量标准的项目，请写在表 3–2 里。

（4）检查总结回馈：将检查结果汇总分析并反馈给健康照护师。

3. 照护对象及家属满意度调查

现场发放照护对象和家属服务满意度调查表，满意率≥90% 为达标（满意率 = 满意项目合格数 / 检查总项目数 ×100%）。

（1）检查人员准备：服装整洁，仪态仪表符合要求，调查前培训统一调查标准。

（2）服务满意度调查问卷见表 3–3。

表 3–3　服务满意度调查问卷

为了向您提供更好的服务，特组织本次满意度调查，请您填写。感谢您的支持与配合！在选择的满意程度对应项下画“√”，其他建议或意见请写背面。

序号	内容		满意程度				满意率
			很满意	满意	一般	不满意	
1	生活照料	服务态度					
2		服务技能					
3		服务及时					
4		居室卫生					
5		照护对象卫生					
6	饮食	菜品搭配					
7		菜品质量					
8		菜品卫生					
9	安全保护	安全措施到位					
10		巡视及时					
11		报告及时					
12	娱乐康复	娱乐活动					
13		协助康复					
14	助医	协助正确给药					
15		协助外出就医					
16	精神支持服务						
17	其他服务						
18	您对健康照护师的总体评价						
综合满意度（平均值）							

（3）注意事项：凡检查发现不满意的项目请写在表 3–3 里。满意率和综合满意度由检查人员填写。

（4）检查总结回馈：将满意率调查结果汇总分析并反馈给健康照护师。

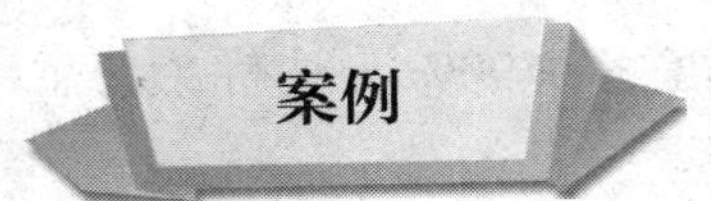

某社区连锁养老机构为进一步加大质量管理监管力度，狠抓措施落实，不断完善质量检查内容和标准，全面促进护理及服务质量的持续提升，制订如下质量控制巡查计划。

步骤 1　检查前工作准备

（1）成立专职或兼职质量督导组

组长：健康照护师管理人员。

副组长：区域健康照护师管理人员。

组员：健康照护师骨干。

（2）质量督导的形式、频次

区域定期质控：区域健康照护师管理人员、健康照护师骨干，每月对所辖区进行自查。

质量督导组定期质控：质量督导小组进行检查，在健康照护师管理人员的带领下每月对所属区域进行检查。

质量督导不定期检查：由健康照护师管理人员进行检查，对重点时段和重点人群的照护工作、照护质量进行抽查督导。

步骤 2　质量督导

个人生活照料服务、护理服务、饮食照料服务、安全保护服务、助医服务、精神心理服务、休闲娱乐服务、康复服务、其他服务（购物、交通等），如图 3–1 至图 3–3 所示。

步骤 3　质量控制改进

（1）修订完善检查标准。在检查过程中，结合一线工作人员反映及检查出来的问题，通过调研、论证等方式拟定相应标准规范，同时参照国家行业标准及时调整，进行修订补充。

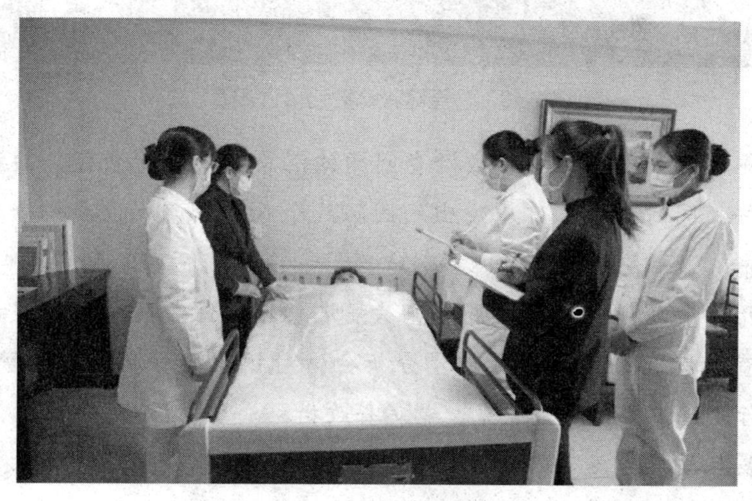

图 3–1　检查照护对象

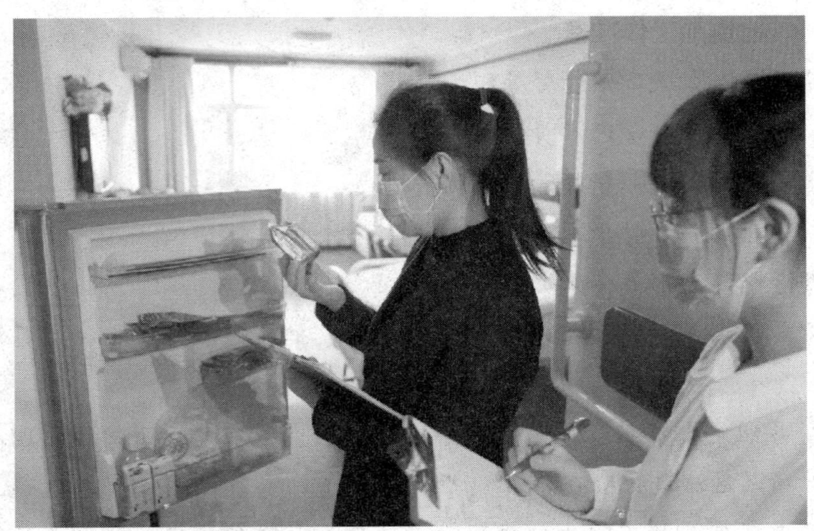

图 3-2　检查冰箱食物

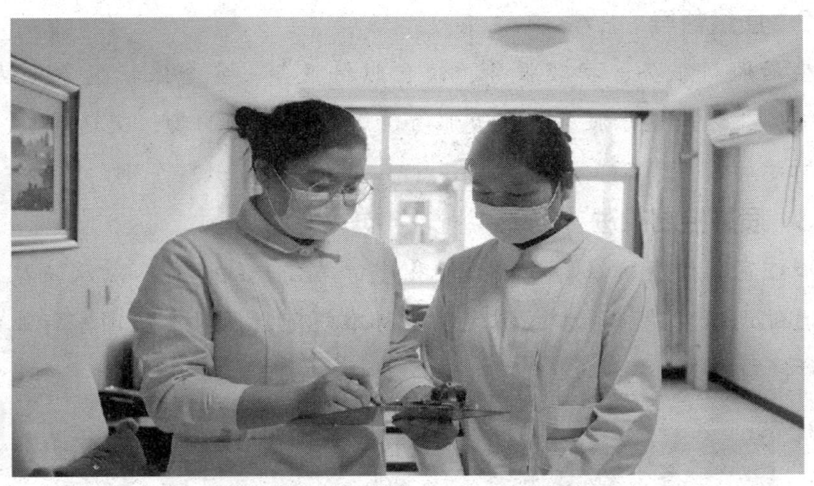

图 3-3　检查健康照护师“七知道”

（2）实施目标考评。根据各项检查问题的汇总情况进行分析，按照目标考评标准进行考评，同时对在工作中突出的团队及个人给予奖励，奖惩分明，促进质量不断提升。

（3）召开质量分析会。将每月检查结果汇总后反馈给区域健康照护师管理人员，根据检查情况，每季度召开质量分析会，对护理质量问题、照护质量问题、不良事件进行分析，提出改进意见，制定整改措施。

（4）开展品质提升活动。定期组织开展专题活动、专项培训，对常用工作流程及操作规范进行优化。

学习单元 2　照护质量问题分析与评价

一、照护质量管理工具介绍

1. 点检用检查表

预先制订应列入检查的项目，再据此检查确认，以判断工作良好与否，常用于避免工作中的疏漏。一般点检用检查表中的所有检查项目均按要求执行。

2. 记录用检查表

用来收集不良事件的类型或某个事件发生的原因等，以了解现状，通常用于发现问题，改善照护质量。护理照料措施落实质量检查评价表见表 3–4。

表 3–4　护理照料措施落实质量检查评价表

检查时间：　年　月　日　　　检查人：　　　检查区域：

照护对象姓名 / 检查项目	照护对象 A	照护对象 B	照护对象 C	照护对象 D	照护对象 E
	健康照护师 A	健康照护师 B	健康照护师 C	健康照护师 D	健康照护师 E
1. 卧床照护对象着装符合要求					
2. 床单位整齐					
3. 床单被套枕套无污迹					
4. 床上干燥，无便迹					
5. 照护对象卧位舒适					
6. 口腔清洁无异味					
7. 头发整洁，无异味					
8. 胡须短					
9. 指甲短、圆润					
10. 全身清洁无异味					
11. 皮肤无胶痕，无血迹便迹					
12. 皮肤无压红					

续表

检查项目＼照护对象姓名	照护对象A 健康照护师A	照护对象B 健康照护师B	照护对象C 健康照护师C	照护对象D 健康照护师D	照护对象E 健康照护师E
13. 皮肤无水泡破损					
14. 会阴肛门清洁无糜烂					
15. 晨晚间护理落实					
16. 有预防护理并发症措施					
17. 落实安全措施有效					
18. 即时安全护理评估					
19. 每周洗头					
20. 每日泡脚					
21. 每日冲洗会阴					
22. 床上擦浴或洗澡					
23. 卧床照护对象定时翻身有记录					
24. 餐前准备（洗手、餐具）					
25. 协助照护对象排便					
26. 排泄物处理及时					
27. 按时巡视					
28. 协助照护对象扣背排痰					
29. 协助照护对象进食、水					
30. 协助照护对象如厕					
31. 室内空气清新无异味					
32. 冰箱除霜、食物新鲜、无过期					

二、照护质量管理工具使用方法

1. 明确收集资料的目的和所需收集的资料。
2. 确定负责人和资料的分析方法。
3. 确定所要设计的表格形式。

4. 确定记录的形式，选择适当记号记录。

5. 确定收集的方法，如由谁收集、收集的周期、检查时间、检查方法、检查数等。

6. 记录并整理成次数分布表，能直观看出全体的形态，并能兼有收集情报与解析的功能。

三、照护质量工具使用注意事项

1. 应尽量取得分层的信息。

2. 应尽量简便地取得数据。

3. 应立即采取相应措施，事先规定对什么样的数据发出警告，如停止工作或向上级报告。

4. 保证检查项目的适用性，如不再适用必须重新研究和修订。

学习单元 3　照护质量问题处置

一、常见的照护质量问题

1. 定义

照护质量问题是指健康照护师为照护对象提供照护技术服务和基础照护服务不足，在照护过程中发生的客观质量缺陷或事故。

2. 照护质量问题分级

（1）一般照护质量问题（常见问题）。指未按照照护服务内容标准要求，为照护对象提供照护技术服务和基础照护服务过程中出现未达标问题，未对照护对象造成不良结果或伤害。如照护对象冰箱内食品过期、床单位不整洁、口腔照护不达标等。

（2）严重照护质量问题（不良事件）。指在照护服务过程中所发生对照护对象造成不良结果或伤害，包括预防错误、偏差与意外，如跌倒、噎食、走失、压疮、自杀等。

二、处置流程

照护质量问题处置流程是照护质量问题评估、分析、控制、检测几个环节周而复始不断运行的过程。这个过程的循环不是简单的重复，每一次循环都是在前一个循环的基础上，使照护质量得到提高、照护问题得到有效控制，也就是在旧的照护问题得到控制和解决的基础上，对新认识到或者新发现的照护问题进行管理。

照护问题处置流程如下：

明确问题→调查研究→分析问题根源→拟定对策→实施→确认效果→防止问题再发生和照护流程标准化→总结。

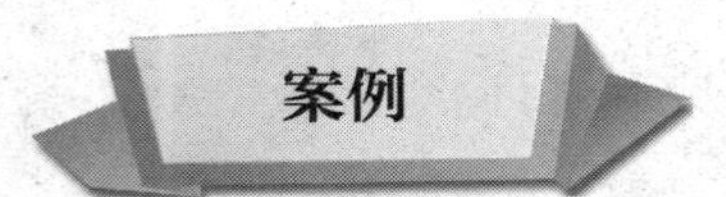

某养老机构 80 岁男性照护对象，既往有脑血栓病史，走路跛行需助行器辅助。老人于某日凌晨 5 点下床如厕不慎摔倒，致左股骨颈骨折，急诊入院进行手术治疗，术后恢复较好，该照护质量问题处置流程如下。

步骤 1　照护质量问题确定

该照护质量问题：跌倒至非永久性伤害型严重的不良事件。

步骤 2　照护质量问题评估

1. 客观因素分析

照护对象高龄、有脑血栓病史、行走不稳，不愿意麻烦健康照护师；事件发生在跌倒多发地点卫生间，卫生间地面有积水，灯光亮度不够，无扶手；事件发生在跌倒多发时段（0：00—7：00）。

2. 主观因素分析

健康照护师对照护对象跌倒评估高风险，但是预防跌倒的措施不足、使用不到位，仅在夜间使用了床档。对照护对象的家属关于跌倒预防的健康教育未做到位。

步骤 3　制订对策并实施

1. 制度补充、标准化

完善照护对象评估中与跌倒相关的项目，如认知、营养、肌力等。

照护对象跌倒应急处理流程：发现照护对象跌倒→立即奔赴现场，同时报告医生→判断照护对象情况，安抚照护对象，测量生命体征→病情允许时，将照护对象移至抢救室或床上→协助医生检查、处理→根据受伤情况报告部门领导、护士长、总值班→通知家属→记录。

2. 预防措施完善

（1）床头设跌倒警示标志（见图3–4），卧室装触地感应灯，并在照护对象床铺加装离床报警器；更换卫生间灯泡，安装扶手（见图3–5），卫生间地面积水及时清理以保持地面干燥；必要时使用助行器（见图3–6）。

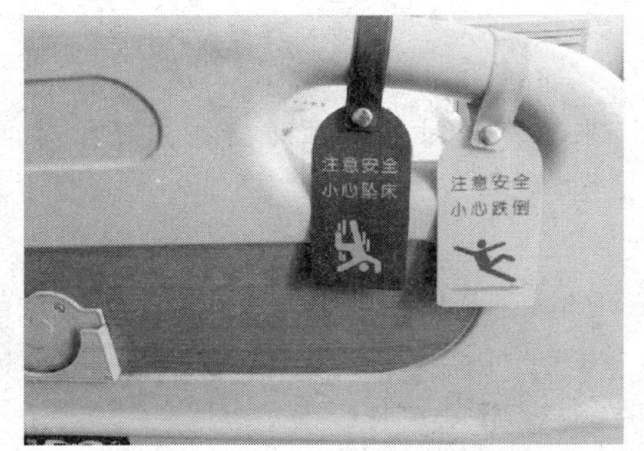

图3–4　床头跌倒警示标识

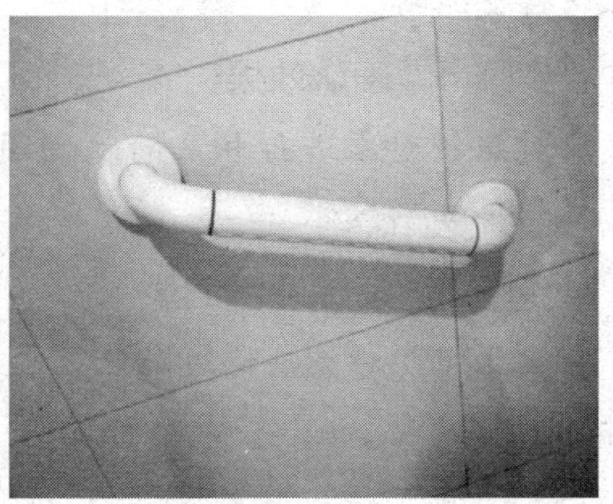
图3–5　卫生间扶手

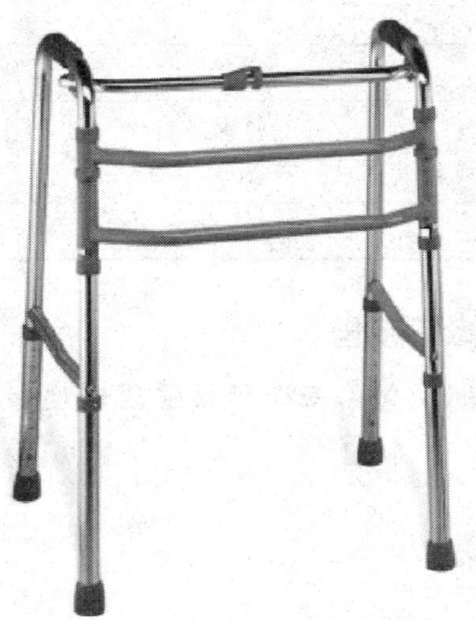
图3–6　助行器

（2）告知照护对象活动或去卫生间需有人陪同，指导其学会使用呼叫器（床边、厕所）。为照护对象服药特别是镇静催眠药、抗忧郁药、血管扩张药、抗心律失常药、利尿药、降糖药、化疗药等时，易引起跌倒，健康照护师需高度重视。

（3）指导照护对象改变体位应遵守“三步曲”，即坐起30 s→站立30 s→行走，避免突然改变体位，如出现头晕、双眼发黑、下肢无力、行走不稳和不能移动时，立即原地坐（蹲）下或靠墙，呼叫他人帮助。

（4）一旦照护对象不慎坠床或跌倒，健康照护师应立即到照护对象身边，通知医生迅速查看其全身状况和局部受伤情况，初步判断有无危及生命的症状、骨折或肌肉、韧带损伤等情况。配合医生对照护对象进行检查，根据伤情采取必要的急救措施，并及时上报。加强巡视至照护对象病情稳定，巡视中严密观察照护对象病情变化，发现病情变化，及时向医生汇报。及时、准确记录病情变化，认真做好交接班。

步骤 4　确认效果

对照护对象进行相应的跌倒因素分析，采取有针对性的预防措施，照护对象未再发生跌倒事件。

步骤 5　追踪评价记录

建立照护对象跌倒追踪记录表，见表 3–5。

表 3–5　照护对象跌倒追踪记录表

照护对象姓名		床号		性别		年龄	
医疗诊断							
追踪项目				健康照护师			
追踪结果	□制度执行　□职责落实　□流程或常规执行 □未执行项目						
追踪者		追踪日期		年　月　日			

步骤 6　总结经验，修订标准

修订巡视管理制度、照护对象安全评估管理制度和居室设施管理制度。

培训课程 2

健康照护师管理

学习单元 1　健康照护师技能要求与调配

一、照护对象需求的评估方法

为了让照护对象能够接受有针对性的照护服务，健康照护师可通过知识问答、对话交流、询问家属等方式了解照护对象基本行为能力和精神认知状况，从而为照护服务实施提供较为准确的依据。

1. 照护对象躯体健康评估（见表 3–6）

表 3–6　躯体健康评估内容

健康史采集	照护对象的一般资料	姓名、性别、年龄、婚姻状况、民族、职业、籍贯、家庭住址与联系方式、文化程度、宗教信仰、医疗费用的支付方式、记录日期等
	目前和既往的健康状况，影响健康状况的有关因素，对自身健康状况的认识和反应	现病史、既往史、家族史，近两个月由二甲以上医院出具的体检报告
	日常生活活动能力： 基本日常生活活动功能（ADL） 工具性日常生活活动功能（IADL） 高级日常生活活动功能（AADL）	ADL 包括：进食、洗澡、穿衣、如厕、移动等完成基本日常生活活动能力 IADL 包括：购物、准备食物、使用交通工具（旅行）、打电话、服药、处理财务、洗衣和做家务等 AADL 包括：完成社会、社区和家庭角色及参与娱乐、运动、休闲和职业事务能力
身体评估	评估原则	（1）注意调节室内温度，室温一般在 22～24 ℃ （2）按照体检需要选择合适的体位 （3）避免过度疲乏，避免损伤

续表

身体评估	一般状况	身高、体重、智力，意识状况，皮肤、头发、指甲状况
	头颈部	眼睛与视力、耳与听力、鼻与嗅觉、舌与嗅觉、牙齿
	脊椎四肢	关节情况
	泌尿生殖系统	排尿情况，老年女性容易出现压力性尿失禁
	神经反射	动作协调能力等

2. 照护对象心理健康评估

（1）照护对象认知变化见图 3–7。

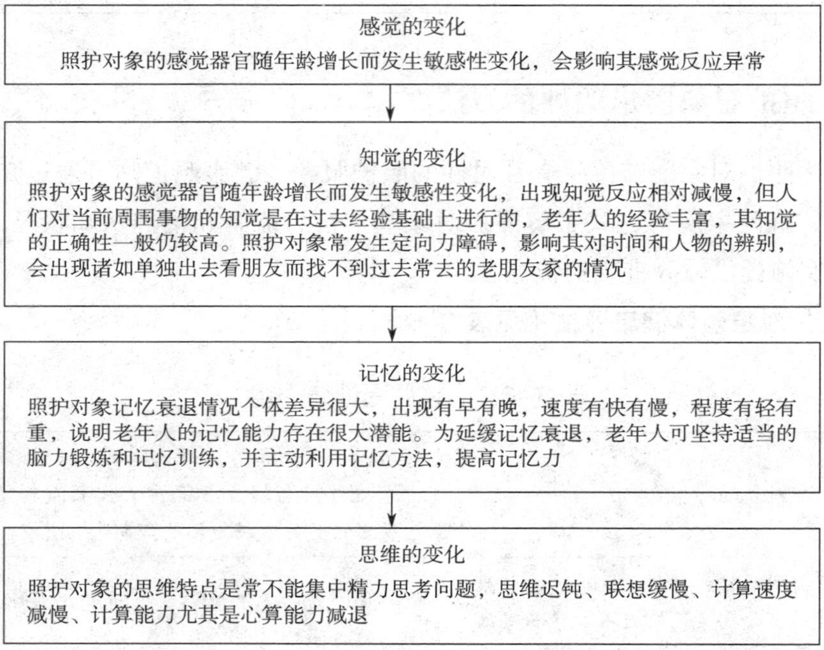

感觉的变化
照护对象的感觉器官随年龄增长而发生敏感性变化，会影响其感觉反应异常

↓

知觉的变化
照护对象的感觉器官随年龄增长而发生敏感性变化，出现知觉反应相对减慢，但人们对当前周围事物的知觉是在过去经验基础上进行的，老年人的经验丰富，其知觉的正确性一般仍较高。照护对象常发生定向力障碍，影响其对时间和人物的辨别，会出现诸如单独出去看朋友而找不到过去常去的老朋友家的情况

↓

记忆的变化
照护对象记忆衰退情况个体差异很大，出现有早有晚，速度有快有慢，程度有轻有重，说明老年人的记忆能力存在很大潜能。为延缓记忆衰退，老年人可坚持适当的脑力锻炼和记忆训练，并主动利用记忆方法，提高记忆力

↓

思维的变化
照护对象的思维特点是常不能集中精力思考问题，思维迟钝、联想缓慢、计算速度减慢、计算能力尤其是心算能力减退

图 3–7　认知变化过程

（2）情感评估内容见表 3–7。

表 3–7　情感评估内容

项目	内容
焦虑	表现为紧张、不安、急躁等，但又说不出具体明确的焦虑对象
抑郁	情绪低落是抑郁的显著特征，典型症状为兴趣减退甚至消失

（3）社会健康评估内容见表3-8。

表3-8　社会健康评估内容

项目	内容	目的
	角色评估	
角色变更的特点	社会角色的变更 家庭角色的变更 角色期望的变更	了解照护对象的角色行为是否正常，有无角色适应不良和冲突，以便认识到其原因和影响因素
角色评估内容	文化背景 职业 退休日期，现在有无工作	了解照护对象对自己所承担的角色是否满意，有无角色适应不良
角色评估的方法	承担角色情况 角色的感知情况 角色的满意度	通过评估了解角色改变对照护对象生活方式的影响
	家庭评估	
评估内容	家庭成员基本资料 家庭结构 家庭功能	有助于了解家庭对照护对象健康的影响
	环境评估	
评估内容	污染 噪声 居家气温 居家安全 社区环境 邻里关系	帮助照护对象选择一个良好的独立生活的照护环境
	文化评估	
评估内容	价值观 信念 宗教信仰 风俗习惯	通过评估，制订出符合照护对象文化背景、切合实际的护理措施

小贴士

评估参照量表主要有日常生活能力评定量表（ADL）（见表3-9）、简易智力状态检查量表（MMSE）（见表3-10）、跌倒风险评估量表（Morse）（见表3-11）、压疮风险评估（见表3-12）、洼田饮水试验表（见表3-13）等。

表 3-9　日常生活能力评定量表（ADL）

姓名：　　　　　　　　　　　　　　　　　　　　　　　　　　床号：

日常活动项目	完全独立	需部分帮助	需极大帮助	完全依赖	入院评定	出院评定
进餐：用合适的餐具将食物由容器送到口中	10	5	0	—		
洗澡	5	0	—	—		
修饰（洗脸、刷牙、刮脸、梳头）	5	0	—	—		
穿衣（穿脱衣服和鞋袜、系鞋带、扣扣子、拉拉链）	10	5	0	—		
可控制大便	10	5	0	—		
可控制小便	10	5	0	—		
如厕（擦净、整理衣裤、冲水）	10	5	0	—		
床椅转移	15	10	5	0		
平地行走 45 米	15	10	5	0		
上下楼梯	10	5	0	—		

评分结果可分为 4 个等级：

0 级 = 生活自理：100 分，日常生活活动能力良好，不需他人帮助；

Ⅰ级 = 轻度功能障碍：61～99 分，能独立完成部分日常生活活动，但需一定帮助；

Ⅱ级 = 中度功能障碍：41～60 分，需要极大帮助才能完成日常生活活动；

Ⅲ级 = 重度功能障碍：≤40 分，大部分日常生活活动都不能完成或完全需人照料。

表 3-10　简易智力状态检查量表（MMSE）

床号：　　　　　　　　姓名：　　　　　　　　性别：　　　　　　年龄：

文化程度：　　　　　　评定时间：　　　　　　总分：

项目		记录	评分
Ⅰ定向力（10 分）	星期几		0　1
	几号		0　1
	几月		0　1
	什么季节		0　1
	哪一年		0　1
	省市		0　1
	区县		0　1
	街道或乡		0　1

续表

项目			记录	评分
Ⅰ定向力（10 分）	什么地方			0　1
	第几层楼			0　1
Ⅱ记忆力（3 分）	皮球			0　1
	国旗			0　1
	树木			0　1
Ⅲ注意力和计算力（5 分）	100−7			0　1
	上行结果 −7			0　1
	上行结果 −7			0　1
	上行结果 −7			0　1
	上行结果 −7			0　1
Ⅳ回忆能力（3 分）	皮球			0　1
	国旗			0　1
	树木			0　1
Ⅴ语言能力（9 分）	命名能力			0　1
				0　1
	复述能力			0　1
	三步命令			0　1
				0　1
				0　1
	阅读能力			0　1
	书写能力			0　1
	结构能力			0　1
总分				

智力状态划分标准：文盲 <17 分，小学程度 17～19 分，中学程度（包括中专）20～24 分，24 分以上为大学（含大专）程度。

评估签名：

表 3-11　跌倒风险评估量表（Morse）

姓名：　　年龄：　　房床号：　　日期：　　评估人：

序号	评估项目	评估内容	评分	得分
1	摔倒史	无	0	
		有	25	
2	超过一个医疗诊断	否	0	
		是	15	
	行走是否需要辅助器具	不需要 / 卧床休息 / 他人协助	0	
		拐杖 / 手杖 / 助行器	15	
		轮椅 / 平车	30	
	是否接受药物治疗	否	0	
		是	20	
3	步态 / 移动	正常 / 卧床不能移动	0	
		双下肢虚弱乏力	10	
		残疾或功能障碍	20	
4	认知状态	自主行为能力	0	
		无控制能力	15	
总得分				
危险程度		分值		
高度危险		≥45		
中度危险		25～45		
低度危险		0～24		

表 3-12　压疮风险评估表

姓名：　　年龄：　　房床号：　　日期：　　评估人：

序号	评估内容	分值			
		4	3	2	1
1	身体状况	好	一般	不好	极差
2	意识状况	清醒	淡漠	模糊	昏迷
3	活动能力	可以走动	帮助下可以走动	坐轮椅	卧床
4	灵活程度	行动自如	轻微受限	非常受限	不能活动
5	失禁情况	无失禁	偶有失禁	大便或小便失禁	完全大小便失禁
总分		≤12 分为高风险，12～16 分为低风险，≥16 分为没有风险			

表 3–13　洼田饮水试验表

照护对象端坐，喝下 30 mL 温开水，观察所需时间和呛咳情况。

分级	表现
1 级（优）	能顺利地 1 次将水咽下
2 级（良）	分 2 次以上，能不呛咳地咽下
3 级（中）	能 1 次咽下，但有呛咳
4 级（可）	分 2 次以上咽下，但有呛咳
5 级（差）	频繁呛咳，不能全部咽下

正常：1 级，5 s 之内；

可疑：1 级，5 s 以上或 2 级；

异常：3～5 级。

二、健康照护师调配原则

1. 满足照护对象照护需要原则

编制健康照护师数量结构的主要依据，同时还要根据客观实际情况进行综合考虑。

2. 管理结构原则

主要体现在健康照护师群体的结构比例，包括不同学历和专业技术职称的比例。

3. 优化组合的原则

依据不同年龄、个性、特长等对健康照护师进行优化，合理组合，充分发挥个人潜能，做到各尽所长，优势互补。

4. 经济效能原则

根据照护对象情况，合理配置使用健康照护师，在保证优质、高效的基础上，减少人力成本投入。

5. 动态调整原则

健康照护师由管理部门统一管理，根据照护对象及健康照护师情况进行动态调配。

学习单元 2　绩效考评

一、健康照护师岗位职责

在照护管理者的领导下工作，负责为照护对象提供相应服务，掌握照护对象基本情况及变化并及时反馈，协助医务人员做好护理工作，完成照护管理者安排的各项临时性任务。

二、绩效考评内容

绩效考评内容主要包含质量控制和安全管理指标体系，由权重指标和非权重指标两大类组成。权重指标反映岗位的核心价值，体现中心战略导向，使员工向组织期望的方向努力；非权重指标所考核的事项一般不是常规工作，但该事项的发生对企业和部门战略目标的实现具有重大意义和影响，因此对这类指标的考核采取不占权重的形式。绩效考评指标体系表可参见表 3–14。

表 3–14　绩效考评指标体系表

<table>
<tr><th>指标类别</th><th colspan="2">关键绩效指标（KPI）</th><th>实际完成值计算公式 / 评分说明</th><th>权重</th></tr>
<tr><td rowspan="4">权重指标</td><td>经济指标</td><td>床位使用率 / 回款率</td><td rowspan="4">达标子指标数量 / 子指标总数 ×100%
子指标具体计算方法详见下文</td><td rowspan="4">依据人力资源部门权重指标及目标值表确定</td></tr>
<tr><td rowspan="3">管理指标</td><td>工作质量达标率</td></tr>
<tr><td>服务满意率</td></tr>
<tr><td>培训管理合格率</td></tr>
<tr><td rowspan="3">非权重指标</td><td colspan="2">不良事件：包括因任何原因发生的安全责任事故、给企业造成不良影响或经济损失的事件，如食物中毒、院内感染、照护对象烧烫伤、坠床、走失、Ⅱ度压疮、火灾、治安、服务对象有效投诉经查属实的事件等</td><td>根据事件责任、影响程度扣减 30 分以上或取消考核工资</td><td rowspan="3">—</td></tr>
<tr><td colspan="2">工作失误但未造成损失或不良影响</td><td>根据情况每次扣减 5～30 分</td></tr>
<tr><td colspan="2">基本标准考核细则（奖励、处罚）</td><td>按照人力资源部门绩效考核管理规范扣减相应分值</td></tr>
</table>

三、绩效考评方法

1. 指标数值计算及信息采集

（1）工作质量达标率

工作质量达标率 = 达标子指标数量 / 子指标总数 ×100%

各部门每月末将本部门子指标得分数值报行政人事部，由行政人事部测算工作质量达标率。

（2）服务满意率

服务满意率 = 照护对象满意人数 / 参与调查照护对象人数 ×100%

信息采集方式：每年至少进行 2 次满意度调查，2 次调查结果将体现在年服务满意度指标中。

（3）培训管理合格率

培训管理合格率 = 合格子指标数量 / 子指标总数

信息采集方式：行政人事部每月抽查培训相关记录，计算培训管理合格率指标。部门所有岗位培训考核工作全年至少进行 2 次。

2. 非权重指标采集

每月末将发生的非权重指标所含内容报行政人事部。

3. 指标数值确定与结果计算

（1）数值确定：每月末行政人事部汇总各岗位权重指标考核表和非权重指标事项，整理后上报领导审核批示权重指标数值，确定非权重指标扣减分值。针对有异议的问题，由行政人事部牵头，根据需要组织相关人员共同讨论确定。

（2）结果计算：月考核结果直接与月考核工资挂钩，由行政人事部每月核算，兑现于月度工资报表。

实际月考核工资 =［∑（各权重指标实际完成值 × 权重 – 非权重指标扣减分值）×100%］× 月考核工资应发总额

权重指标实际完成值 = 达标子指标数量 / 子指标总数 ×100%

4. 结果利用

（1）为了提高服务质量，科学合理地利用绩效考核评价，可设置绩效月考核工资，将月考核评价分值与月考核工资挂钩，在当月工资结算时予以发放。

（2）月考核工资 = 月考核工资总额 /100× 员工当月考核分值。

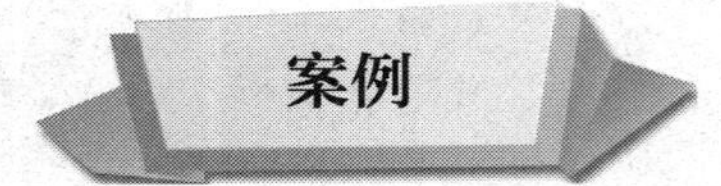

某养老机构为了强化基础照护服务工作落实力度，明确工作方向，科学管理照护管理人员激励、晋升、培养等重要工作，拟利用关键绩效指标管理方法，构建健康照护师团队月考核体系，巩固提升服务质量，制定考核指标内容如下。

步骤 1　建立健康照护师管理者考核指标（见表 3-15）

表 3-15　健康照护师管理者考核指标

岗位	指标	子指标	目标值	权重
健康照护管理者	工作质量子指标	服务完成率	100%	50%
		分级照料服务合格率	≥90%	
		护理服务合格率	≥90%	
		居室卫生合格率	≥90%	
		不良事件上报率	100%	
	满意度	服务满意率	≥95%	20%
	培训管理子指标	培训计划落实率	≥95%	15%
		人员参与率	≥90%	
		培训考核合格率	≥95%	
	安全指标	责任事故／不良事件	—	根据事件责任、影响程度扣减分数或取消绩效工资
	行为指标	员工基本标准考核细则（奖励、处罚）	—	15%

步骤 2　考核指标的计算

服务完成率＝照料执行单照料内容检查合格数量／检查项目数量 ×100%

分级照料服务合格率＝照料执行单照料内容检查合格数量／检查项目数量 ×100%

护理服务合格率＝检查服务合格数／检查项目总数 ×100%

居室卫生合格率＝居室卫生检查项目合格数／检查项目总数 ×100%

不良事件上报率＝不良事件上报总数／不良事件发生数 ×100%

服务满意率＝实际调查总分数／调查表总分数 ×100%

培训计划落实率 = 实际培训次数 / 计划培训次数 ×100%

人员参与率 = 实际培训参加人员 / 计划培训参加人员 ×100%

培训考核合格率 = 培训考核合格人数 / 培训考核总人数 ×100%

步骤 3　指标结果信息采集

（1）每月末健康照护师管理部门需将考核指标数据上报行政管理部门。

（2）服务满意率采集方式：行政管理部门每年进行 4 次满意度调查，即每个季度 1 次，时间分别为 1 月、4 月、7 月、10 月。其中 1 月及 7 月为全覆盖范围调查，4 月及 10 月为行政人事抽样调查，抽样比例为照护对象总数的 8%～10%，4 次调查结果将体现于对应季度的服务满意度指标中，如 10 月份的调查结果持续用于 10 月、11 月、12 三个月。

（3）培训管理合格率信息采集方式：行政管理部门每月抽查培训相关记录，计算培训管理合格率指标。部门所有岗位培训考核工作全年至少进行 2 次。

（4）安全指标合格率信息采集方式：每月末将发生的不良事件或事故报行政人事部。

步骤 4　考核结果利用

每月末行政管理部门汇总考核指标，整理后上报机构领导审批。针对有异议的问题，由行政人事部根据需要组织相关人员共同讨论确定。月考核结果直接与月考核工资挂钩，由行政管理部门每月核算，兑现于月度工资报表。

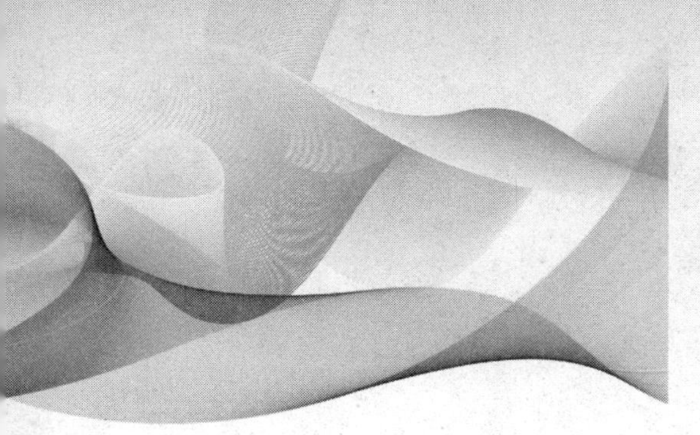

职业模块 4 培训指导

培训课程 1　理论培训指导

　　学习单元 1　理论培训课件制作

　　学习单元 2　理论授课

培训课程 2　技能培训指导

　　学习单元 1　技能培训课件制作

　　学习单元 2　技能授课

培训课程 1

理论培训指导

学习单元 1　理论培训课件制作

培训课件的主要形式是 PPT 课件，是教师在掌握教学基本原理基础上，通过 PPT 课件把文字、图片、声音、视频等教学材料进行有机整合，以展示教学内容、提升教学效果。制作理论培训课件是教学设计的一个环节，也是教师的基本功之一。

一、教学设计

教学设计以学习理论、教学理论、传播理论为基础，通过分析教学目标、教学对象、教学内容等，确定恰当的教学方法、教学手段、评价方法等，以达到预期教学效果。教学设计主要围绕着“教什么”“如何教”“教得如何”三个问题来展开，其中“教什么”包括教学目标分析、教学对象分析、教学内容分析；“如何教”主要是指如何选择教学组织形式、教学方法、教学辅助手段等；“教得如何”主要是指教学评价。通过教学设计可以确定课件的主要内容及其结构。

二、教案

教案是教学设计的主要展示形式。一份完整的教案以一个（或两个）课时 / 课题为单位，是教师对教学内容、教学步骤、教学方法等进行具体设计后书写的教学文书，包括教学目的、教学难点、教学重点、教学对象分析、教学内容分析，以及教学准备、教学过程等。

三、理论培训课件制作方法与要求

PPT 课件制作是在教学设计基础上进一步收集教学材料与素材，然后选择模板、搭建课件结构、添加教学材料与设计素材、应用模板、设计屏幕 / 动画、播放与修改等操作。

1. 收集教学材料与设计素材

在教学设计基础上，教师要收集制作课件需要的补充文本、图像、音频、视频和动画等教学材料与设计素材。

2. 搭建课件结构

课件结构是授课内容逻辑体现的重要方式，教学对象通过课件结构可以快速了解不同知识间的逻辑关系。

（1）新建一个 PPT，设计课件的封面页、目录页、内容页和封底页。

（2）在封面页添加课程名称、教师姓名、授课日期等内容，如图 4–1 所示。

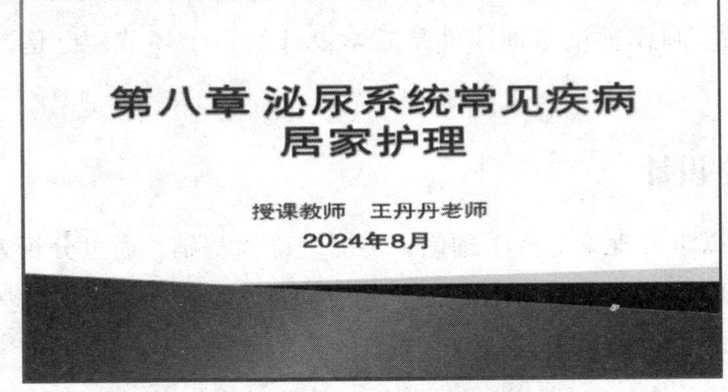

图 4–1　课件封面页

（3）在目录页添加课程的主要内容，目录要设置序号，如图 4–2 所示。为了让教学对象快速了解教师授课进程，目录页文字的字体、颜色、大小作修饰后可在之后多次出现，起到导航作用，如图 4–3 所示。

3. 在内容页添加教学材料

在 PPT 的内容页中输入教学材料，包括文本、图片、音频、视频和动画等，可以边输入边美化设计，也以在全部输入后再进行美化设计。为方便学员了解不同知识间的逻辑关系，标题文本框内容应该相对固定，内容文本框内第一行也可以相对固定，如图 4–4 所示。

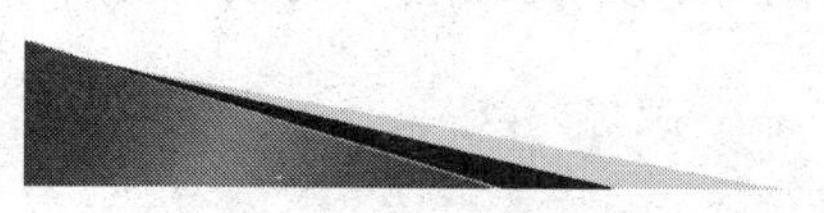

图 4–2　课件目录页

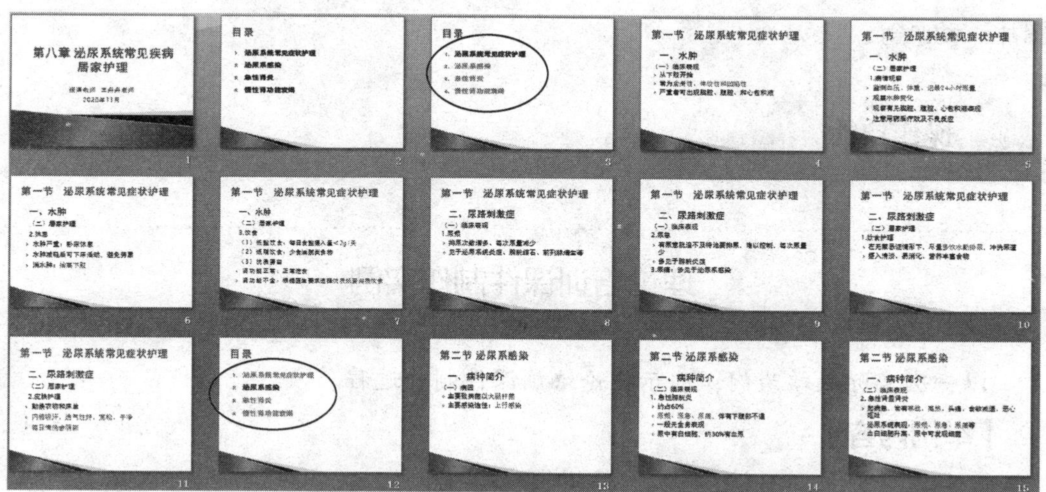

图 4–3　目录页起导航作用

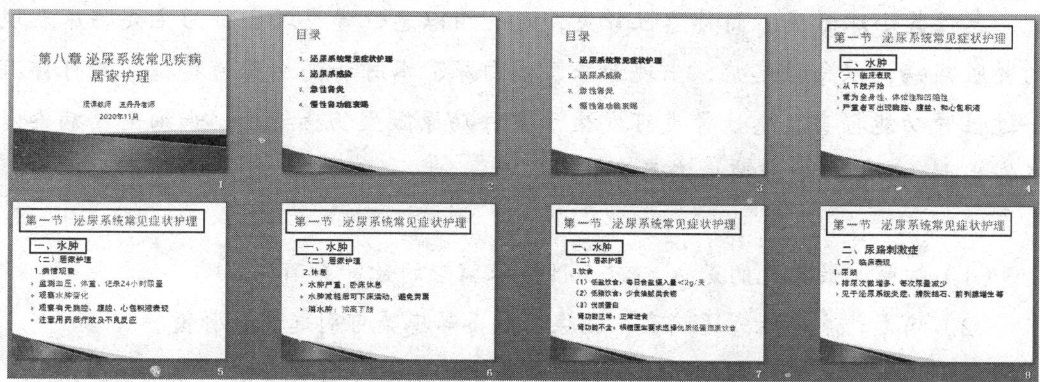

图 4–4　课件内容页

4. 添加设计素材

可以根据需要为PPT添加适当的背景图片或修饰图案等素材，进一步完善PPT。

5. 应用模板

给PPT选择模板（主题），根据需要适当修改模板，比如修改模板字体、行间距，添加LOGO等。该步骤也可以在新建PPT时完成。

6. 设计屏幕、动画

适当修饰PPT的排版、文字和图片，并设计适当的动画效果，吸引教学对象注意。

7. 播放与修改

播放PPT课件，根据播放效果适当修改、美化课件布局、排版、色彩、文字、图片、动画等。

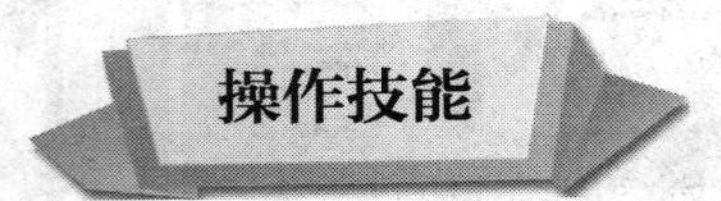

理论培训课件制作实例

以一次实际教学为例，演示理论培训课件制作过程。

【举例内容】

急性肾炎护理

一、病种简介

急性肾小球肾炎，简称急性肾炎，是一组以急性肾炎综合征为主要临床表现的肾脏疾病，以急性起病，出现血尿、蛋白尿、水肿和高血压为特征，并可伴有一过性肾功能损害。急性肾炎可发生于多种病原微生物感染后，如细菌、病毒以及寄生虫，其中以链球菌感染居多。

1. 病因

（1）细菌。最常见的是A组溶血性链球菌中的致肾炎菌株。

（2）病毒。流行性感冒病毒、腮腺炎病毒等感染可引起急性肾炎。

（3）其他。真菌、钩端螺旋体和疟原虫也可引起急性肾炎。

2. 临床表现

（1）好发于幼儿和儿童，高峰年龄为 2～6 岁。

（2）发作前常有前驱感染，潜伏期 7～21 天，皮肤感染者潜伏期较呼吸道感染者长。

（3）典型链球菌感染后的急性肾炎，临床表现为突发性血尿、蛋白尿、水肿、高血压。

（4）病情轻重不一，轻者可无明显临床表现，常表现为镜下血尿，重者可出现少尿型急性肾功能衰竭。

（5）多为自限性，绝大多数患者于 2～4 周内利尿消肿、肉眼血尿消失、血压恢复正常。少数患者轻度镜下血尿和微量白蛋尿迁延 6～12 个月。

3. 常见并发症

（1）循环充血状态：因水钠潴留、循环衰竭，直至肺水肿。

（2）高血压脑病：指血压（尤其是舒张压）急剧增高，一般儿童发病较成年人多见。

（3）急性肾功能衰竭：很多急性肾炎患者在急性期有程度不一的氮质血症，极少数会发展为急性肾功能衰竭。

4. 治疗原则

以休息和对症治疗为主，同时应纠正各种病理生理改变，防治并发症，保护肾脏功能，以利于疾病自然恢复。

二、一般护理措施

1. 病情观察：密切观察照护对象体温、脉搏、呼吸、血压、神志、水肿以及尿液颜色、性状、量的变化。发现异常及时就医。

2. 对水肿及高血压照护对象给予低盐饮食。

3. 水肿的护理：限制照护对象摄入水及其他液体，一般为前一日尿量再加 500 mL。浮肿明显者给予无盐饮食，浮肿减轻后，给予低盐饮食（盐摄入量不超过 2 g/d）。准确记录 24 h 出入量，监测体重、血压。

4. 做好皮肤护理，宜着宽松衣物，避免局部长时间受压及拖、拉等动作，保持照护对象皮肤的完整性。

三、健康教育

1. 用药护理

（1）降压药：服药期间密切监测血压，注意血压波动情况，服药期间注意预防跌倒。

（2）利尿剂：服用利尿剂期间注意观察出入量、照护对象水肿消退情况，定期监测电解质。

（3）抗炎药物：服药期间注意观察药物不良反应、炎症指标消退情况。

2. 饮食护理

应限制水肿、高血压的照护对象水的摄入量，给予低盐饮食（盐摄入量不超过 2 g/d），饮食宜清淡易消化，根据肾功能调节蛋白质摄入量，低蛋白饮食期间应增加热量供给。

3. 康复锻炼指导

肉眼血尿消失、水肿消退及血压恢复正常前，照护对象应卧床休息。急性期过后指导照护对象适当锻炼身体，增强体质。减少上呼吸道及皮肤感染是预防该疾病的主要措施。

4. 心理护理

照护对象感到厌烦及焦虑时，应给予关怀、倾听诉说，并给予适当的解释与指导。

【课件制作过程】

一、完成教学设计和教案

1. 教学对象分析

（1）教学对象是二级健康照护师，其已经完成五级、四级、三级健康照护师的理论和操作培训，具有一定工作经验，有意愿进一步提升知识与技能。

（2）教学对象学习起点低，授课时应注意教学对象反应，难点应反复、多次讲解。

（3）教学对象年龄、知识背景等因素可能影响其听课效果，应采取多种授课形式加深印象。

2. 学习内容分析

（1）急性肾炎多见于儿童，处理及时未来可不留后遗症。

（2）学习急性肾炎病因、临床表现知识，可以了解如何预防该病，知道如何观察病情发展；学习一般护理措施和健康教育知识，可以在护士指导下进行水肿和饮食护理，并对照护对象进行健康教育。

（3）教学重点是急性肾炎病因、临床表现、病情观察、用药护理、水肿和饮食护理、康复锻炼指导。

（4）教学难点是急性肾炎病情观察、用药护理、水肿和饮食护理、康复锻炼指导。

3. 确定课堂目标

（1）了解急性肾炎病因、好发人群和发病特点。

（2）掌握急性肾炎典型临床表现。

（3）熟悉急性肾炎常见并发症。

（4）掌握一般护理措施和健康教育。

4. 确定教学策略

（1）授课方式以小班授课为主，穿插小组讨论。

（2）教学方法以讲授法、讨论法、互动式教学法、案例教学法为主。

（3）以一个案例为引导，让教学对象对急性肾炎有初步了解。为加强教学对象对重点知识的理解，授课中应反复使用该案例。

（4）确定每一部分内容所需课时。

（5）使用以 PPT 课件为主的多媒体教学。

5. 确定课堂评价方法

授课结束后以 3 道试题考察学员对知识掌握情况。

6. 书写教案（见表 4–1）

表 4–1　教案

<table>
<tr><td>授课题目</td><td colspan="2">急性肾炎护理</td><td>授课教师</td><td colspan="2"></td></tr>
<tr><td>教学对象</td><td>二级健康照护师</td><td>时间</td><td>45 min</td><td>授课日期</td><td></td></tr>
<tr><td colspan="6">一、教学对象分析
1. 教学对象是二级健康照护师，其已经完成五级、四级、三级健康照护师的理论和操作培训，具有一定工作经验，有意愿进一步提升知识与技能。
2. 教学对象首次学习疾病护理知识，由于学习起点低，授课时应注意教学对象反映，难点应反复多次讲解。
3. 教学对象年龄、知识背景等因素可能影响其听课效果，应采取多种形式加深印象。</td></tr>
<tr><td colspan="6">二、课堂目标
1. 了解急性肾炎病因、好发人群和发病特点。
2. 掌握急性肾炎典型临床表现。
3. 熟悉急性肾炎常见并发症。
4. 掌握一般护理措施和健康教育。</td></tr>
<tr><td colspan="6">三、教学重点
急性肾炎病因、临床表现、病情观察、用药护理、水肿和饮食护理、康复锻炼。</td></tr>
</table>

续表

四、教学难点及对策

难点一：病情观察

在讲解临床表现基础上，引导教学对象思考应观察哪些内容以及如何观察。

难点二：用药护理

结合之前学过的高血压护理知识，进一步讲解急性肾炎照护对象服用降压药、利尿剂护理要点。

难点三：水肿和饮食护理

结合之前学过的泌尿系统症状护理知识，进一步讲解水肿和饮食护理要点。

难点四：康复锻炼

结合疾病发病过程，讲解不同阶段的康复要点。

五、教学方法

以讲授法、讨论法、互动式教学法、案例教学法为主。

六、教学中引用的案例

照护对象晶晶，8 岁，7 天前患扁桃体炎后出现血尿、面部水肿，诊断为“急性肾炎”，入院后医生要求低盐饮食，晶晶不能接受饭菜无味。健康照护师小王该如何说服晶晶呢？

七、确定课时分配安排

讲授内容	时间分配	教学方法及手段
1. 简要回顾之前学过的知识	1 min	讲解
2. 案例导入	2 min	讲解 + 提问
3. 疾病简介 （1）病因 （2）临床表现 （3）案例回顾，加深对病因、临床表现的理解 （4）常见并发症 （5）治疗原则	 3 min 5 min 1 min 3 min 3 min	 讲解 + 流程图总结 讲解 + 讨论 讨论 讲解 + 讨论 讲解 + 讨论
4. 疾病一般护理措施 （1）病情观察 （2）水肿及高血压护理 （3）案例回顾 + 复习泌尿系症状护理，加深对水肿护理的认识 （4）皮肤护理 （5）复习泌尿系症状护理，加深对水肿护理的认识	 3 min 4 min 2 min 2 min 1 min	 讨论 讲解 + 讨论 提问 + 讨论 提问 提问 + 讨论
5. 健康教育 （1）用药 （2）饮食护理 （3）康复锻炼指导 （4）心理护理	 2 min 3 min 2 min 2 min	 提问 + 讨论 讲解 + 讨论 讲解 + 提问 讲解 + 讨论
6. 总结 案例回顾 + 总结	 3 min	 讨论 + 复习
7. 练习题	3 min	

二、制作培训课件

步骤 1　新建一个 PPT，选择模板。

步骤 2　设计课件的封面页、目录页、内容页和封底页，如图 4–5、图 4–6 所示。

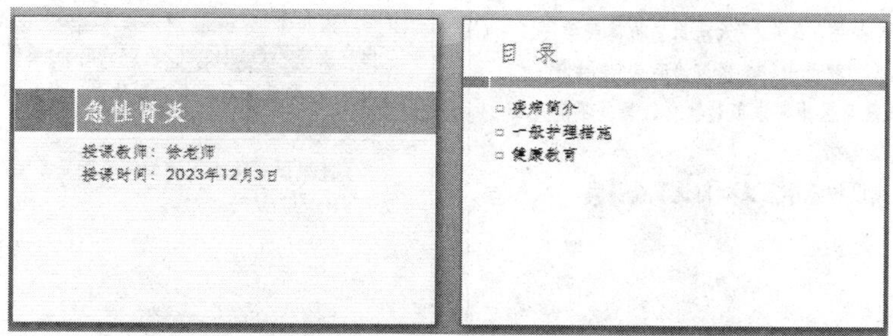

图 4–5　封面页、目录页

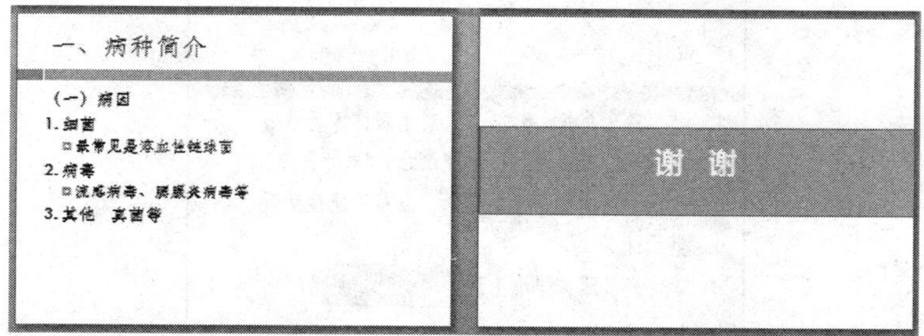

图 4–6　内容页、封底页

步骤 3　在 PPT 的内容页中添加文本，如图 4–7 所示。

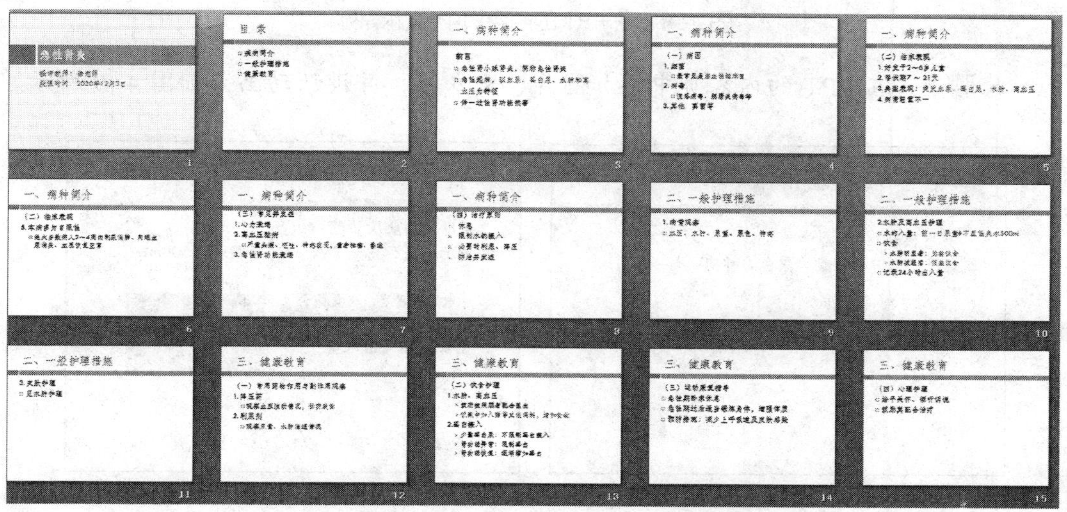

图 4–7　在 PPT 的内容页中添加文本

步骤 4　在 PPT 的内容页中添加案例，并根据授课需要添加文本框及动画等，如图 4-8 所示。

案例

患儿晶晶，8岁，7天前患扁桃体炎后出现血尿、颜面水肿，医院诊断为"急性肾炎"，入院后医生要求低盐饮食，晶晶不能接受饭菜无味。

健康照护师小王该如何说服晶晶呢？

案例

患儿晶晶，8岁，7天前患扁桃体炎后出现血尿、颜面水肿，医院诊断为"急性肾炎"，入院后医生要求低盐饮食，晶晶不能接受饭菜无味。

健康照护师小王该如何说服晶晶呢？

案例

患儿晶晶，8岁，7天前患扁桃体炎后出现血尿、颜面水肿，医院诊断为"急性肾炎"，入院后医生要求低盐饮食，晶晶不能接受饭菜无味。

健康照护师小王该如何说服晶晶呢？

图 4-8　在 PPT 的内容页中添加案例

步骤 5　在 PPT 的内容页中添加图片、文本框，并设计动画，如图 4-9 所示。

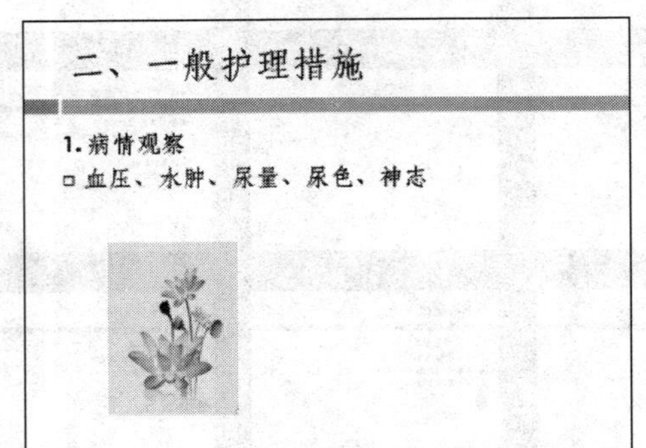

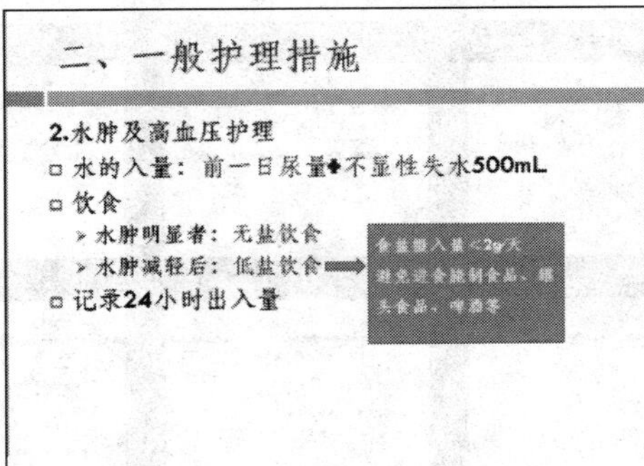

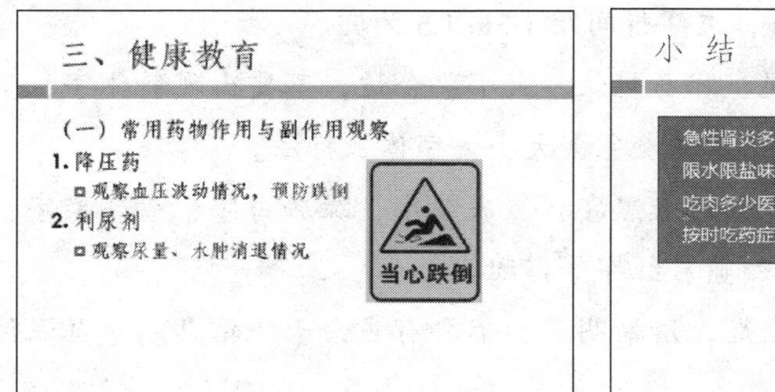

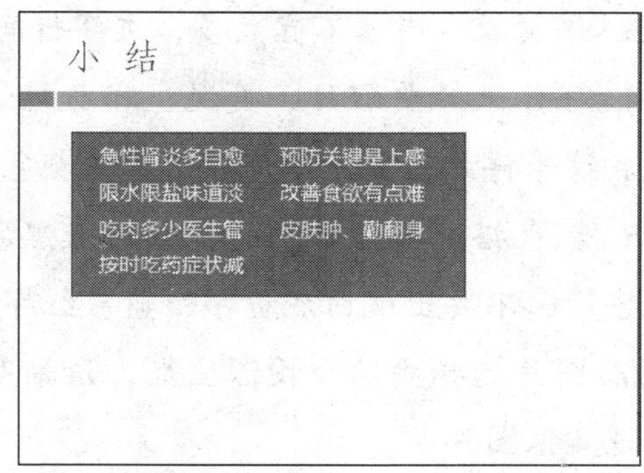

图 4–9　添加图片、文本框，并设计动画

步骤 6　为 PPT 添加例题并设置动画，如图 4–10 所示。

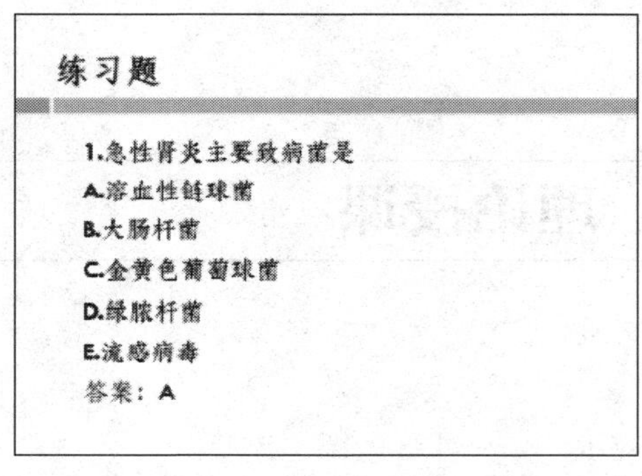

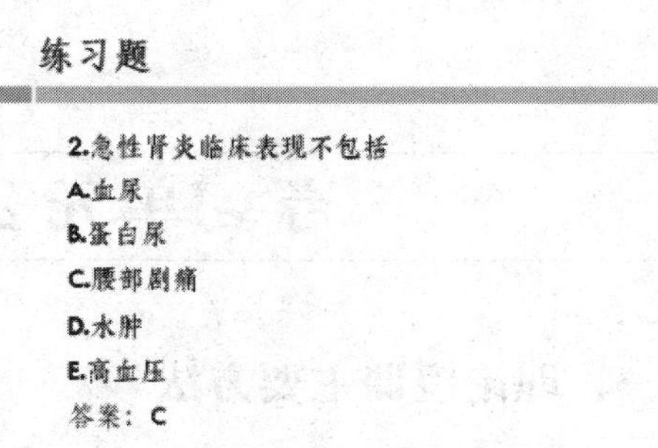

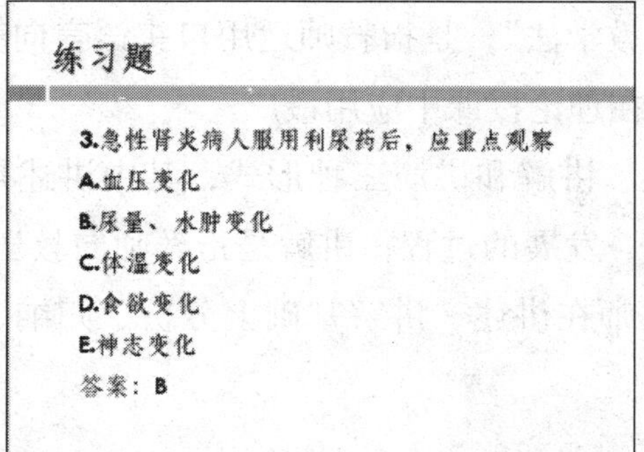

图 4–10　添加例题并设置动画

步骤 7　修饰 PPT 的排版、文字和图片。

步骤 8　播放 PPT，根据播放效果适当修改、美化课件布局、排版、色彩、文字、图片、动画等。

三、注意事项

1. 同一门课不同教师的 PPT 应使用统一模板。

2. 课件布局应该均衡、美观，排版风格应一致。

3. 每页教学内容不宜太多，文字行间距 1.3～1.5 为宜。

4. 字体选择要醒目、美观、容易辨认，大小要合适，不要出现斜体字、下划线、底纹等样式，重点字词可用不同颜色、大小、字体来标注。

5. 颜色搭配要清晰明亮，如白底黑字、黑底黄字、绿底白字、黄底黑字、黄底绿字等，不要出现白底黄字、蓝底红字等搭配。

6. 图片选择要贴合授课主题，清晰明了，不要有多余干扰信息。每页课件不宜超过 4 张图片。

7. 动画形式以简单为佳，如“出现”“飞入”“更改字形”，不宜使用繁复的动画效果。

学习单元 2　理论授课

一、理论授课主要方法

1. 讲授法

讲授法又称“口述教学法”，是指教师运用口头语言向教学对象传授知识、进行教学的方法，该方法在理论授课中应用最广。

讲授法可分为讲述、讲解和讲演三种形式，其中讲述是指教师向教学对象描述事实，叙述事件发生、发展的过程；讲解是指教师向教学对象解释、说明概念、原则等；讲演则是指教师在讲述、讲解基础上分析、归纳、概括流程、原则、注意事项等。

讲授法的特点如下：

（1）教师发挥主导作用，可将知识系统、连贯地传授给教学对象。

（2）课堂信息密度大，使教学对象能在短时间内获得较多理论知识。

（3）高质量的讲授有利于教学对象建立自己的知识结构。

2. 讨论法

讨论法是教学对象在教师指导下，以小组或全班形式围绕预先设定的某一问题发表各自看法，通过相互启发而理清问题的一种教学方法，尤其适用于有探讨性、争议性的问题。

讨论法的特点如下：

（1）有利于教学对象交流思想、互相启发、集思广益，利用群体的智慧共同研究问题。

（2）有利于培养教学对象运用理论知识解决实际问题的能力。

（3）有利于培养教学对象逻辑思维和语言表达能力。

（4）有利于增进师生之间和教学对象之间的了解，进一步发展人际交往能力。

3. 案例教学法

案例教学法是一种以案例为基础的教学方法，教学对象在教师引导下通过对案例的自主剖析和解读达到学习的目的，有助于教学对象分析问题、解决问题能力的培养。

案例教学法的特点如下：

（1）案例多来源于客观现实，内容丰富、涉及面广，既可以给教学对象提供有益的经验，也可以提供失败的借鉴。

（2）应选择导向明确、启发性强的案例，涉及的问题往往没有特定的解决之道，教学对象在分析的过程中可提出多种解决方法，通过教师的引导，逐渐建立解决问题的思维。

（3）案例教学有助于教学对象体验真实环境，加深其对知识的理解。

（4）案例教学有助于增进师生交流与教学对象间协作，有助于培养学习积极性和主动性。

4. 演示法

演示法是教师通过向教学对象展示实物、教具或进行示范性操作等来传授知识和技能的一种方法，是技能授课中常用的教学方法。

根据使用演示工具的不同，演示法分为以下 4 种类型：

（1）实物、模型的演示。

（2）图片、图画和图表的演示。

（3）试验及实际操作的演示。

（4）音频、视频的演示。

演示法的特点如下：

（1）教学过程形象、具体，能使教学对象获得直接的感性认识，加深对理论知识的理解，有利于把理论知识和实际操作联系起来，形成直观、深刻的印象。

（2）能激发教学对象学习兴趣，集中教学对象的注意力。

（3）有利于培养教学对象的观察和动手能力。

二、理论授课主要方法的授课要求

1. 讲授法

（1）讲授应有目的性：教师应在课程大纲指导下，有重点、有目的地讲解教材具体内容。

（2）讲授应有准确性：教师授课应以教材为依据，确保传授给教学对象的概念、流程等准确无误。

（3）讲授应有逻辑性：教师应根据教学对象认识活动的规律和特点，在授课中做到条理清楚、层次分明，循序渐进讲授重点和难点，体现知识间的内在联系。

（4）讲授应合理运用语言和非语言行为：授课语言要清晰、准确、通俗易懂、生动形象、富有感染力，语音的高低、语气的强弱、语速的急缓应符合教学对象学习的心理变化规律。非语言行为是指教师的表情、眼神、动作等，用以帮助教师表达难以用语言表达的感情和态度，从而激发教学对象学习的积极性。

2. 讨论法

（1）讨论前应做好充分准备：讨论小组规模以5～6人为宜；教师要根据教学目的确定讨论题目和具体要求，讨论题目既要兼顾教学内容、教学要求，又要考虑教学对象实际水平，使不同水平和能力的教学对象均有兴趣发言；为保证讨论的顺利进行，应预先拟定讨论提纲，让学生查阅相关材料。

（2）讨论中做好组织引导：每个讨论小组应选定一个组长主持讨论，组长应鼓励组员积极发言，开展有理有据的争论，把讨论不断引向深入，还应注意给予每个教学对象发言的机会。教师在讨论中应扮好协调者和引导者的角色，认真听取和分析教学对象发言，引导其围绕中心问题进行讨论。

（3）讨论结束时做好小结：讨论完毕，每组应推选代表向全班汇报本组讨论情况和讨论的意见，教师最后进行总结评价，使教学对象获得正确的观点和系统的知识。

3. 案例教学法

（1）案例要真实可信：案例要来自于实际工作、生活中，如源自于网络，一定要通过多个信源证实其是真实的。

（2）案例要清晰生动：案例清晰是指要描写清楚照护对象一般情况、病情进展、采取过哪些治疗护理、有什么效果等；案例生动是指在保证客观真实基础上，使用能引发教学对象学习兴趣的文字描述，增加案例感染力。

（3）案例具有一定的代表性和普遍性：通过一个案例，教学对象不仅学习到本次课堂相关知识，还能学习到法律法规、人际沟通、社会背景等相关知识，起到举一反三、触类旁通的作用。

4. 演示法

（1）教具的准备与展示：教师应根据授课内容精心准备演示教具，确保教具功能良好；根据授课进程展示教具，不要过早地展示教具，以免分散教学对象注意力。

（2）教师操作要熟练：授课前教师应提前进行练习，保证示范准确性以及按时完成授课任务。

（3）确保教学对象看到、会做：演示时要让全体教学对象都能看到操作的全部动作和流程，重点和难点要反复演示并讲解要点，必要时可让教学对象回示教。

（4）演示应与讲解、提问密切结合：在演示的同时结合讲解、提问，引导教学对象边观察边思考，使演示的事物与书本知识学习密切结合，让教学对象获得感性知识的同时加深对相关概念、原理的理解。

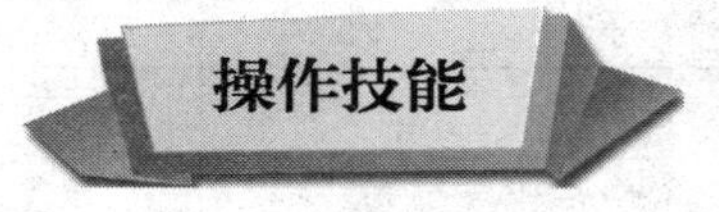

理论授课试讲

该部分由各培训机构自行组织。新教师在正式上课前要进行试讲并提交一份教案（见表 4–2）。各培训机构可自行规定教案格式、内容及试讲时间，如要求写 45 min 教案、试讲 20 min。试讲前授课教师要提前做好准备工作，如到教室演示 PPT、检查音响设备功能等。

表 4–2　教案

试讲教师				
授课内容				
			权重	扣分
教案书写			5	
			6	

续表

			权重	扣分
教案书写			6	
			5	
			6	
PPT制作			4	
			6	
			3	
			3	
			5	
授课			6	
			7	
			6	
			5	
			6	
			6	
			5	
			5	
			5	

培训课程 2

技能培训指导

学习单元 1　技能培训课件制作

技能培训课件同理论培训课件一样，主要形式也是 PPT 课件，通过教师对课件内容的讲解，配合图片、声音、视频等直观的教学素材，帮助教学对象掌握技能操作及相关的理论知识。教师不仅要自己熟练掌握技能操作方法，还要具备准确将技术要点、相关理论知识传递给教学对象的能力。制作技能培训课件是教学设计的一个重要环节，也是教师的基本功之一。

一、教学设计

技能培训也要进行教学设计。不同于理论培训，技能培训的教学目标是“教学对象能够掌握某一项技能操作及相关理论知识”。

确定教学内容应重点分析操作目的、评估要点、操作前准备、操作步骤、注意事项等，同时需要了解操作的禁忌证、适应证。考虑教学对象的情况，如了解其年龄、性别、认知成熟度、生活经验、文化和社会经济背景等，从而选择最适宜的教学方法。例如，先通过教具、视频、示教等给学员一个初步认识，然后通过回示法加深印象，最后通过反复练习掌握操作方法。有关教学评价，可以通过实际操作，考核检验学习者的掌握程度或不足之处，再进行有针对性的培训，也可以通过课堂提问了解学习者的学习效果。

二、教案书写

一份技能培训教案以课时或一项操作技能为单位，同样包括教学目的、教学难点、教学重点、教学对象分析、教学内容分析，以及教学准备、教学过程等。其中教学目的应是“教学对象重点掌握学会某项操作技能”；教学重点应是“采用何种教学方法帮助教学对象掌握某项操作技能”；教学准备应考虑采用什么视频、教具，哪些操作要教师分步骤演示，教学对象需要练习多长时间等；考核方式应以实操为主。

三、技能培训课件制作方法与要求

1. 教学设计

重点是教学辅助用具选择和教学过程设计，其中教学过程设计应包括：

（1）确定操作目的、操作的禁忌证和适应证、评估要点、操作前准备、注意事项等理论的讲解时间和实操练习时间。

（2）设计操作讲解的流程图。

（3）根据教学内容选择播放操作视频或教师操作示范。

（4）设计教学对象分组练习方案，如几人一组、需要几名教师等。

2. 收集教学材料与设计素材

技能培训 PPT 课件中需要应用大量的图片、视频、流程图等，收集这些教学材料与设计素材时应注意：

（1）图片、视频应具有较高像素，技术操作视频要规范，切忌从网络下载不规范的图片、视频，以免传递错误信息。

（2）流程图应该简洁明了，清晰准确。

（3）要考虑电脑系统的级别，以免授课时无法播放视频、音频。

3. 播放与修改

授课前应多次播放 PPT 课件，确保操作流程讲解正确、准确。

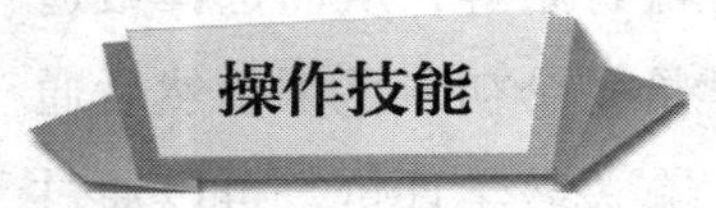

技能培训课件制作实例

以一次实际教学为例，演示理论培训课件制作过程。

【举例内容】

鼻饲护理

鼻饲法是指将胃管经鼻腔插入胃内，从胃管内灌注流质食物、水分和药物，达到营养支持、治疗等目的的方法，主要适用于昏迷、口腔疾患、上消化道肿瘤引起吞咽困难、早产儿、不能张口、不能经口进食、拒绝进食等照护对象。鼻饲前必须留置鼻胃管，并保证通畅才能使鼻饲顺利进行。

【目的】

1. 营养支持。

2. 药物治疗。

【评估】

1. 照护对象病情、身体状况、配合程度。

2. 照护对象有无恶心、呕吐、腹泻、腹胀、便秘等不适。

【操作前准备】

1. 健康照护师准备：着装整洁，洗手，佩戴口罩、医用橡胶手套。

2. 用物准备：弯盘 1 个，治疗碗 2 个，小药杯 1 个，纱布 2 块，10 mL 和 50 mL 注射器各 1 副，橡皮筋数个，听诊器 1 副；鼻饲流食（38～40 ℃）、温开水适量；免洗手消毒液。

3. 照护对象准备：告诉照护对象鼻饲饮食的目的、操作过程及注意事项。

4. 环境准备：保持环境安静、整洁。

【操作步骤】

1. 鼻饲前

（1）携用物至照护对象床旁：了解照护对象留置胃管的耐受性及鼻饲的配合度。

（2）摆体位：协助照护对象取坐位或半坐卧位，对于不能坐的照护对象可将床头抬高 30°～45° 并取斜坡卧位，以避免进食过程中及进食后发生反流、呛咳等情况。

2. 鼻饲操作时

（1）抽胃液：有胃液抽出，证明胃管在胃内，观察抽出胃液的性质、量、气味、颜色。判断有无消化道出血，胃潴留患者如空腹抽出胃液大于 150 mL。

1）有消化道出血或胃潴留：应停止鼻饲，待症状好转后再行鼻饲。

2）无消化道出血或胃潴留：可缓慢注入少量温开水，然后再注入鼻饲药物或流食，鼻饲速度应缓慢，并时刻观察照护对象的反应。

（2）鼻饲：胃管位置正确。每次注入流质食物不超过 200 mL，间隔时间不少于 2 h。

3. 鼻饲后

（1）注入温开水：注完食物、药物后要用温水 20～30 mL 冲洗胃管，避免残留物在胃管内发酵或变质堵塞管腔或引起胃肠炎。

（2）固定胃管末端：将胃管末端盖帽固定并用纱布包好，用皮筋系紧。

（3）体位保持：指导照护对象保持半卧位或坐位持续 30～60 min 后再恢复平卧位。

4. 清理用物

注射器必须洗净晾干并放在消过毒的碗内，用纱布覆盖避污并保存备用。

5. 整理记录

整理床单位，洗手，记录照护对象反应及鼻饲量。

【注意事项】

1. 每次鼻饲前必须判断胃管的位置，用回抽胃液见到胃内容物的方法最可靠，判断胃管在胃内方可注鼻饲液或要素膳食。

2. 鼻饲液应现用现配，温度应保持在 38～40 ℃，避免过冷或过热引起腹泻等胃肠反应。

3. 新鲜果汁与奶液应分别注入，防止产生凝块影响消化吸收。

4. 注入药物时应将每种药片研碎溶解后单独注入，每种药物注入后要注入温水防止药物残渣发生凝固反应并堵塞管道。

5. 鼻饲后 30 min 内避免叩背、吸痰、翻身等操作，以免机械性刺激引起食物反流误吸。

6. 鼻饲用物等餐具用后清洗，每日消毒 1 次。

7. 注意观察照护对象排便状况，如大便酸臭可能是由于摄入过多的糖类，大便稀臭可能是由于蛋白质消化不良。

8. 观察胃管有无脱出、松动，每日更换鼻翼贴、纱布 1 次。

9. 口腔护理或漱口液漱口每日 2 次，保持口腔清洁，防止口腔感染。

10. 硅胶胃管留置时间一般是 30 天，其他类型根据鼻胃管说明书上的要求执行。

11. 做好照护对象健康教育指导，告知照护对象尽量避免用力咳嗽、咳痰，咳嗽时可用手固定胃管以防止脱出。

【课件制作过程】

一、完成教学设计和教案

步骤 1　教学对象分析及学习内容分析

（1）教学对象分析：教学对象是四级健康照护师，已经完成五级健康照护师的理论和操作培训，会观察照护对象营养状况并进行饮食指导，可以协助吞咽功能障碍、失智者进食，具备一定的照护能力及工作经验。

（2）学习内容分析：鼻饲护理主要适用于昏迷、口腔疾患、上消化道肿瘤引起吞咽困难、早产儿、不能张口、不能经口进食、拒绝进食等照护对象。健康照护师通过学习，可以了解鼻饲护理的目的、注意事项，掌握鼻饲护理的适应证、禁忌证，能在护士指导下对照护对象进行鼻饲护理，对照护对象进行正确的健康教育。教学重点和难点在于鼻饲护理的操作流程。

步骤 2　确定教学目标

（1）了解鼻饲护理的目的。

（2）掌握鼻饲护理的适应证、禁忌证。

（3）掌握对照护对象进行鼻饲护理的方法。

步骤 3　确定教学策略

（1）以小班授课为主，确保教师可以照顾到每一位教学对象的学习。

（2）课堂教学以 PPT 课件为主，同时应用演示法、回示教法。练习课采取实训法，给教学对象提供动手实践的机会，确保每位教学对象都掌握该项操作。有条件者应安排教学对象到病房参观。

（3）课件中可以结合案例，加深教学对象对鼻饲护理的认识。

（4）确定课时分配安排。

步骤 4　确定课堂评价方法

（1）授课结束后，随机安排教学对象回示教，考查教学对象对鼻饲护理掌握的情况，提问 1 个知识点考察其对相关理论知识掌握情况。

（2）练习课结束后，安排操作考核，每位教学对象都必须参加。

步骤 5　书写教案（见表 4–3）

表 4–3　教案

<table>
<tr><td>授课题目</td><td colspan="2">鼻饲护理</td><td>授课教师</td><td colspan="2"></td></tr>
<tr><td>教学对象</td><td>四级健康照护师</td><td>时间</td><td>45 min</td><td>授课日期</td><td></td></tr>
<tr><td colspan="6">一、教学对象分析
教学对象是四级健康照护师，已经完成五级健康照护师的理论和操作培训，已经能够观察照护对象营养状况并进行饮食指导，可以协助吞咽功能障碍、失智者进食，具备一定的照护能力。</td></tr>
<tr><td colspan="6">二、课堂目标
1. 了解鼻饲护理的目的。
2. 掌握鼻饲护理的适应证、禁忌证。
3. 掌握对照护对象进行鼻饲护理的方法。</td></tr>
<tr><td colspan="6">三、教学重点
鼻饲护理的操作流程。</td></tr>
<tr><td colspan="6">四、教学难点及对策
难点一：操作前评估
（1）鼻饲前必须保证鼻胃管在胃内且保持通畅。
（2）鼻饲前应评估如下内容：
1）照护对象的病情、身体状况、配合程度。
2）照护对象有无腹胀、腹泻、便秘、恶心等不适。
对策：在讲解操作流程前，反复讲解强调评估的重要性，列举误吸后进行气管插管对照护对象造成危害的临床案例，引起教学对象高度重视，并通过提问等方式帮助教学对象巩固知识。
难点二：操作流程
四级健康照护师虽然经过理论和技能培训，具有一定的知识及能力，但未学习过鼻饲护理相关知识，无动手实践经验。
对策：在讲解课件时，可以利用图片、视频等让教学对象有直接感观，通过演示法、练习法等提供动手实践操作的机会，指导其反复练习，直到熟练掌握。</td></tr>
<tr><td colspan="6">五、教学方法
以讲授法、演示法、练习法、互动式教学法、案例教学法为主。</td></tr>
<tr><td colspan="6">六、教学中引用的案例
照护对象张女士，38 岁，因车祸导致头部颅内血肿急诊入院，在全麻下进行颅内血肿清除术。术后第 3 天，照护对象呈浅昏迷状态，生命体征相对平稳，医嘱予消炎、止血药等药物治疗。请问如何对该照护对象进行鼻饲护理？</td></tr>
<tr><td colspan="6">七、确定课时分配安排</td></tr>
<tr><td colspan="2">讲授内容</td><td colspan="2">时间分配</td><td colspan="2">教学方法及手段</td></tr>
<tr><td colspan="2">1. 案例导入
2. 定义
3. 鼻饲护理目的
4. 评估解释</td><td colspan="2">1 min
1 min
1 min
1 min</td><td colspan="2">案例讲授法
讲解
讲解
讲解</td></tr>
</table>

续表

讲授内容	时间分配	教学方法及手段
5. 操作前准备 （1）健康照护师准备 （2）用物准备 （3）照护对象准备 （4）环境准备	3 min	讲解 + 图片、视频展示
6. 操作流程 （1）鼻饲前 （2）鼻饲操作时 （3）鼻饲后	10 min	讲解 + 示教 图片、视频展示
7. 注意事项	1 min	讲解
8. 总结关键步骤	5 min	教具 + 示教
9. 分组练习，教师指导	20 min	示教 + 模拟 + 讨论
10. 课堂小结及反馈	2 min	示教 + 讨论

二、制作培训课件

步骤 1　新建一个 PPT，选择模板。

步骤 2　设计课件的封面页、目录页、内容页和封底页，如图 4–11 和图 4–12 所示。

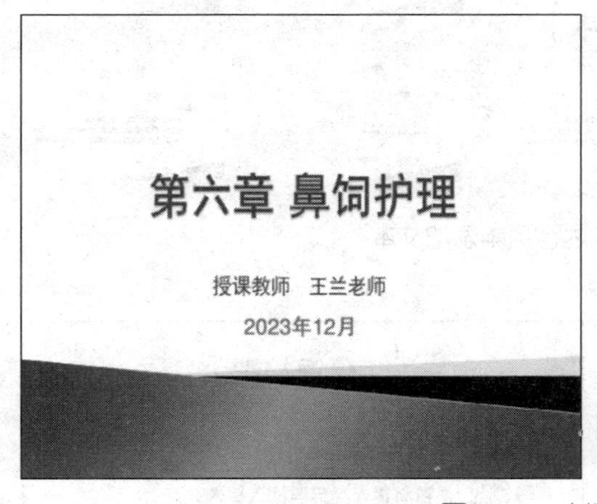

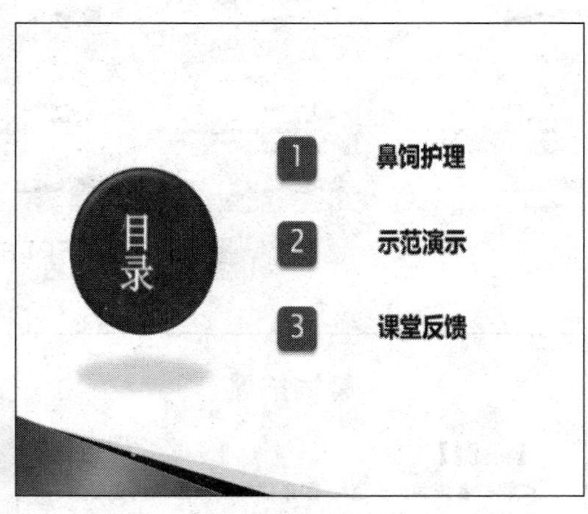

图 4–11　封面页、目录页

步骤 3　在 PPT 的内容页中添加文本，如图 4–13 所示。

步骤 4　在 PPT 的内容页中添加案例，并根据授课需要添加文本框及动画等，如图 4–14 所示。

步骤 5　在 PPT 的内容页中添加图片、文本筐等，并设计动画，如图 4–15 所示。

鼻饲护理

【定义】

鼻饲法 是指将胃管经鼻腔插入胃内，

从胃管内灌注流质食物、水分和药物，

达到营养支持、治疗目的的一种方法。

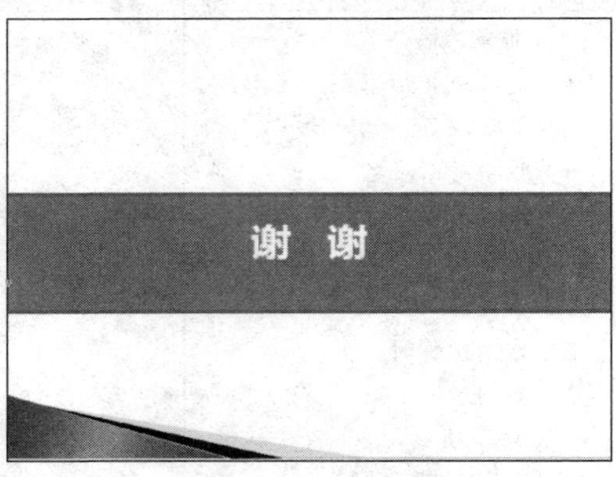

图 4–12　内容页、封底页

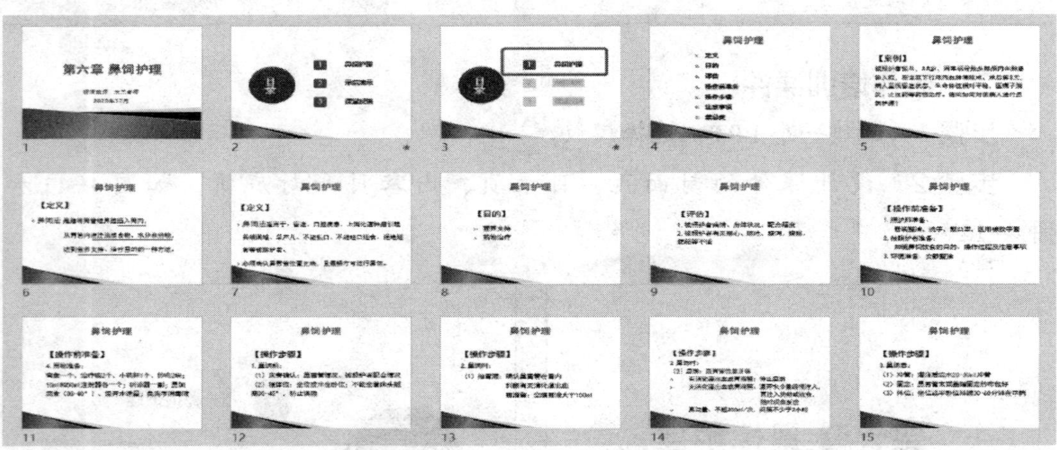

图 4–13　在 PPT 的内容页中添加文本

鼻饲护理

【案例】

被照护者张兰，38岁，因车祸导致头部颅内血肿急诊入院，在全麻下进行颅内血肿清除术。术后第3天，病人呈浅昏迷状态，生命体征相对平稳，医嘱予消炎、止血药等药物治疗。请问如何对该病人进行鼻饲护理？

鼻饲护理

【定义】

鼻饲法 是指将胃管经鼻腔插入胃内，

从胃管内灌注流质食物、水分和药物，

达到营养支持、治疗目的的一种方法。

鼻饲护理

【操作步骤】

2. 鼻饲时：　鼻胃管位置正确

（2）鼻饲：

➢　有消化道出血或胃潴留：停止鼻饲

➢　无消化道出血或胃潴留：温开水少量缓慢注入，再注入药物或流食，随时观察反应

➢　鼻饲量：每次不超200mL，间隔不少于2h

图 4–14　在 PPT 的内容页中添加案例

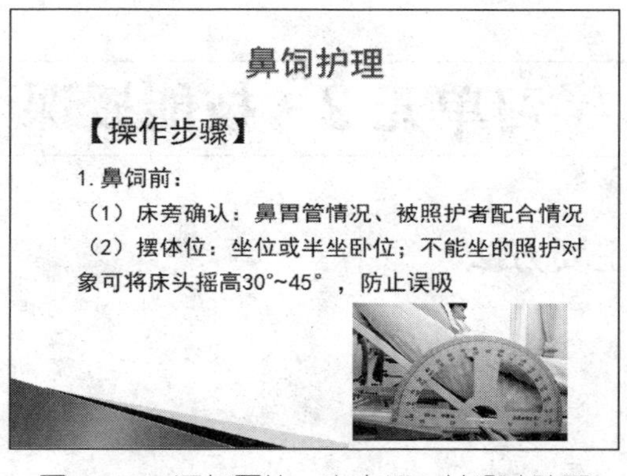

图 4–15　添加图片、文本框，并设计动画

步骤 6　为 PPT 添加例题并设置动画，如图 4–16 所示。

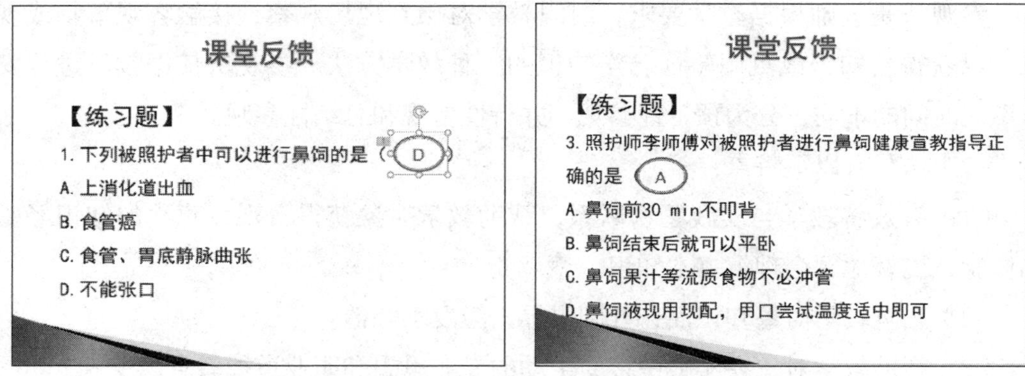

图 4–16　添加例题并设置动画

步骤 7　修饰 PPT 的排版、文字和图片。

步骤 8　播放 PPT，根据播放效果适当修改、美化课件布局、排版、色彩、文字、图片、动画等。

三、注意事项

1. 总体上应主题明确、风格统一、布局合理、配色简洁、文字规范、动画适度。

2. 导入案例应选择与鼻饲护理相关的案例，如使用照片应注意保护隐私。

3. 鼻饲护理的操作过程应选择清晰度高、规范、准确的图片、视频，清晰、规范展示鼻饲护理的过程。插入视频、音频时应注意电脑系统的级别，确保授课时正常播放。

学习单元 2　技能授课

一、技能授课主要方法

1. 讲授法

参见理论授课。

2. 演示法

参见理论授课。

3. 参观法

参观法是教师根据教学要求，组织教学对象到现场观察、接触客观事物或现象，以获得新知识或巩固验证已学知识的一种教学方法。参观法依据教学过程安排参观时间的不同，分为预备性参观、并行性参观和总结性参观。

参观法具有以下特点：

（1）有效将教学与实践紧密联系，帮助教学对象获得直观、感性的知识经验和体验，更好地领会理解书本知识。

（2）拓宽教学对象知识面，开阔眼界，激发求知欲。

（3）帮助教学对象在实践中接受生动的专业思想和职业道德教育。

4. 练习法

练习法是教学对象在教师指导下完成某些动作或活动，以巩固知识和形成技能、技巧的教学方法。练习法根据性质和特点，一般分为心智技能的练习、动作技能的练习以及行为习惯的练习 3 类。

练习法具有以下特点：

（1）帮助教学对象更加牢固掌握知识，并把知识转化成为技能、技巧。

（2）利于培养教学对象克服困难的毅力和认真工作的态度。

二、技能授课主要方法要求

1. 讲授法

参见理论授课。

2. 演示法

参见理论授课。

3. 参观法

（1）参观应紧密结合教学内容进行。

（2）参观前应做好准备工作，教师制订切实可行的参观计划，教学对象明确参观目的及要求。

（3）参观时教师引导教学对象有目的、有重点地进行观察，注意启发教学对象，及时回答教学对象提出的问题。

（4）参观结束后应指导教学对象进行归纳总结，便于知识的巩固积累。

4. 练习法

（1）练习前帮助教学对象明确目的及要求，避免盲目练习，而要有目的、有步骤、有指导地练习，改进其技能、技巧，提升其能力。

（2）练习中指导教学对象掌握正确的练习方法，检查练习质量，根据练习情况进行集中或个别化指导，同时注意练习方式多样化，保持其练习兴趣。

（3）练习后检查评定练习的效果，使教学对象及时得到反馈，根据练习中的不足查缺补漏。

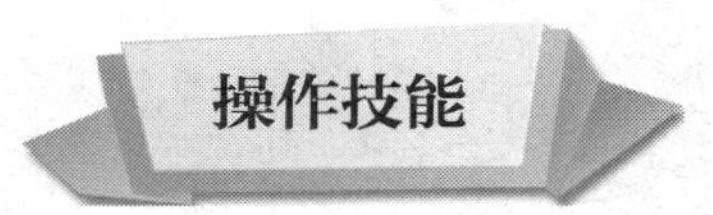

技能授课试讲

该部分由各培训机构自行组织。新教师在正式上课前要进行试讲并上交一份教案，各培训机构可自行规定教案学时及试讲时间，如要求写 45 min 教案、试讲

20 min。45 min 教案可呈现出教师对技能课程的教学思路和总体设计安排，教师可通过 20 min 试讲对操作技能关键步骤进行讲解和展示。

试讲前授课教师不仅要熟练掌握技能操作，还要提前做好准备课件等相关准备工作，如演示 PPT、检查音响设备功能等。还要对整体课堂构建进行设计安排，例如如何安排教学对象分组，如何评价教学对象学习效果等。

培训机构可自行制定试讲评分表并规定合格线，试讲结束后要进行点评，包括试讲教师技能方面一些细节的准确性等，以利于试讲教师完善教案、提高授课技能。

第二篇　高级技师

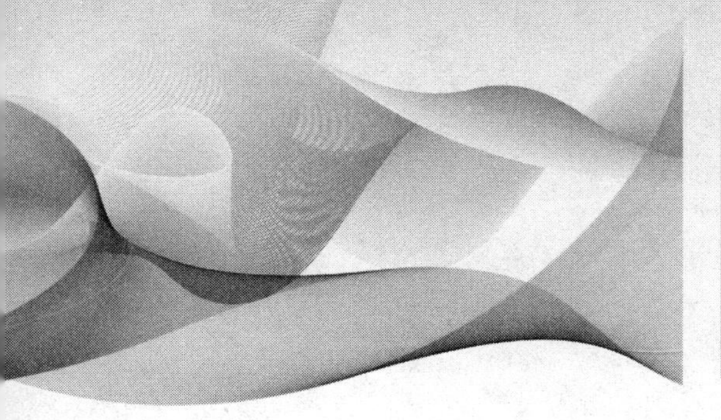

职业模块 5　健康问题照护

随着社会经济和医疗科技的快速发展，人民对预期寿命和健康的需求也在不断提高。正确评估健康问题，制订照护计划并实施，动态评价实施效果，适时修订直至解决健康问题，从而达到改善照护对象的健康水平和提高预期寿命的目的。因此，对健康水平及其需求的评估，尤其是对疑难问题的评估成为衡量健康照护师能力水平的重要依据。

培训课程 1　疑难问题评估

学习单元 1　多种健康问题评估与排序

健康问题评估与排序是一种有计划、有目的和系统性的工作方法，通过耐心细致的观察、询问和体格检查，获得全面、客观的评估资料，准确判断照护对象的健康状况与功能状态，尽早发现最需要解决的健康问题，为制订切实可行的照护计划提供可靠依据，促进或维持照护对象的健康。

一、健康问题评估方法

健康问题评估是系统收集和分析照护对象的健康资料，明确其健康状况、存在的健康问题及其可能的原因，确定其照护需要，进而提出健康问题的过程。健康评估是有效实施照护的基础和保证。

1. 评估前准备

（1）环境准备。安静、舒适，具有私密性，室温适宜，最好以自然光线为照明。

（2）健康照护师准备。着装整齐大方，洗手，剪指甲；主动热情，文明礼貌，耐心周到，尊重照护对象及家属，保护隐私。

（3）照护对象准备。照护对象或者家属知情、同意，并且具有配合完成评估的主观意愿及客观条件；照护对象保持舒适卧位、情绪平稳。

（4）用品准备。笔、秒表、记录用纸或者表格、体温计、手电筒、听诊器等。

2. 评估方法

（1）交谈法。健康照护师通过对照护对象或知情者进行有目的、有计划系统性询问，获得照护对象相关健康资料，是最常用的评估方法。

交谈过程中，健康照护师应使用合适的交谈技巧：

1）循序渐进、逐渐展开。一般从询问主诉开始，如“您哪儿不舒服”，再询问不舒服开始的时间、伴随的症状、有无诱因以及采取了哪些措施等，以此逐步深入了解照护对象的情况。

2）采取适当的提问方式。主要包括开放式和闭合式两种提问方式。

开放式：提问没有可供选择的答案，可以使照护对象对有关问题进行更详细的描述。如：“您认为这次患病的原因是什么？”“您感到心里不舒服，是怎样的不舒服能告诉我吗？”照护对象可以不受限制，敞开思想，根据自己的认知说出他认为的原因。通过开放式提问，健康照护师可以获得更多的信息，但与照护对象交谈时可能抓不住重点，甚至离题而占用大量时间。开放式交谈在健康照护师有时间与照护对象交谈时使用。

闭合式：可以用简单的一两个词，或“是”“否”就能回答的问题。如：“您的药吃了吗？”“您昨晚睡得好吗？”“您吸烟吗？”闭合式问题可以很快得到照护对象的反馈信息，但不利于照护对象表达自己的感受及提供额外信息，使获得的资料不够全面。闭合式交谈用于时间有限情况下健康照护师与照护对象的交谈。

3）使用照护对象能够理解的、熟悉的词汇进行询问与交流。

4）使用关切的语气进行询问，切不可用带有责备的语气询问照护对象。如“您为什么不按时服药”等问题，以免造成双方不快与隔阂。对照护对象不愿回答的问题，不要强迫其回答。

5）为确保所获得资料的准确性，在交谈过程中必须对含糊不清、存有疑问或矛盾的内容进行核实。常用的核实方法有：

澄清：要求照护对象对模棱两可或模糊不清的内容做进一步解释或说明。如：“您说感到压抑，请具体说一下是怎样的情况好吗？”

复述：以不同的表述方式重复照护对象所说的内容。如：“您说的是3天前您开始不爱吃东西，特别是油腻的食物，曾吐过1次，而且感觉浑身无力，1天前发现尿色变深。是这样吗?”

反问：以询问的口气重复照护对象所说的话，不仅可避免加入自己的观点，还可鼓励问诊对象提供更多的信息。如：“您说您夜里睡眠不好?”反问也可以用于描述照护对象的非语言行为，并询问其原因。如：“我注意到您总是向窗外看，有什么原因吗?”

质疑：用于照护对象所说的与健康照护师所观察到或其前后所说的内容不一致时。如：“您说对自己的病没有任何顾虑，可您的眼睛却是红红的，能告诉我这是为什么吗?”

解析：对照护对象所提供的信息进行分析和推论，并与照护对象交流。如：“您因为担心住院费用太高，所以不愿意住院治疗，是这样吗?”照护对象可以对健康照护师的解析加以确认、否认或提供另外的解释等。

（2）观察法。健康照护师通过看、听等多种方式，观察照护对象的各种身体症状、精神状态及其所处区域及其周边环境，全面评估照护对象现存或潜在的健康问题。

（3）体检法（查体法）。健康照护师运用自己双手或借助相关照护器械对照护对象有序开展科学、全面、系统的检查。目的是进一步验证所获得的健康问题，可为确认健康问题提供客观依据。

（4）阅读法。通过查阅医疗与照护文件记录、辅助检查结果等资料，获取照护对象的相关健康信息。

（5）量表/问卷测评法。用标准化的量表或问卷，测评照护对象的健康状况或者潜在的风险。量表或问卷的选择须根据照护对象的实际情况来确定。

3. 评估内容

依据整体照护的理念，评估的内容应涉及与照护对象的健康状况有关的生理、心理、社会等各个层面，以下采用的是生理—心理—社会评估模式。

（1）基本资料。包括照护对象的姓名、性别、年龄、职业、民族、籍贯、婚姻状况、文化程度、宗教信仰、家庭地址及电话号码、医疗费用支付方式等。如果是住院照护对象，还包括入院时间、医疗诊断、出院方式等。

（2）一般情况。包括身高、体重、体温、脉搏、呼吸和血压等。

（3）个人史

1）主要询问有无烟、酒、麻醉品或其他特殊嗜好，例如食用保健品等。若有，应详细询问食用的时间与摄入量，以及有无戒除等。

2）既往史。包括既往的健康状况及患病/住院的经历、有无外伤史、手术史等。

3）过敏史。对食物、药物或其他接触物的过敏史。若有，应详细询问并记录发生时间、过敏原和过敏反应的具体表现等。

4）用药史。有无长期服药，服药的种类、剂量、时间及有无不良反应等。

5）对于儿童，应详细了解其出生、喂养、生长发育等情况。

（4）家族史。主要是了解其直系亲属，包括父母、兄弟、姐妹及子女的健康状况、患病及死亡情况，以明确遗传、家庭及环境等因素对照护对象目前的健康状况与需求的影响。

（5）主诉。为照护对象感觉最主要、最明显的症状或体征及其性质和持续时间，有时也可通过面容和表情来初步判断照护对象的情况。

（6）生活自理能力评估。生活自理能力评估有多种标准化的评估量表可供使用（见表 5-1）。使用较为广泛的量表有 Katz ADL 量表和 Lawton IADL 量表。Katz ADL 量表可用于评价慢性疾病的严重程度及治疗效果，也可用于预测某些疾病的发展。Lawton IADL 量表主要用于评定被测者的功能性日常生活能力。

表 5-1　日常生活能力常用评估量表

量表	功能
Katz ADL 量表（Katz ADL scale）	基本自理能力
Barthel 量表（Barthel index）	自理能力和行走能力
Kenny 自护量表（Kenny self-care scale）	自理能力和行走能力
IADL 量表（IADL scale）	烹饪、购物、家务等复杂活动
Lawton IADL 量表（Lawton IADL scale）	电话、购物、备餐、理财等能力

（7）安全风险评估

1）跌倒风险评估。以下为跌倒风险常用评估量表（见表 5-2），可根据不同的场所和人群使用。

表 5-2　跌倒风险常用评估量表

量表	适用人群
（1）摩尔斯跌倒评估量表（Morse fall scale）	急性病及慢性病人群

续表

量表	适用人群
（2）约翰霍普金斯医院跌倒危险评定量表（Johns Hopkins fall risk assessment tool）	综合医院住院人群
（3）托马斯跌倒风险评估工具（St.Thomas's risk assessment tool）	老年人群
（4）老年人跌倒风险评估量表（Fall risk assessment scale foor the elderly）	老年人群

2）压力性损伤风险评估。Braden 危险因素评估表（见表 5-3）是目前国内外用来预测压力性损伤发生的较为常用的方法之一，评估简便、易行。评估内容包括感觉、潮湿、活动能力、移动能力、营养及摩擦力和剪切力 6 个部分。总分值范围为 6 ~ 23 分，分值越低，提示发生压力性损伤的危险性越高。当评分≤18 分时，提示有发生压力性损伤的危险，建议采取预防措施。

表 5-3　Braden 危险因素评估表

项目＼分值	1	2	3	4
感觉：对压力相关不适的感受能力	完全受限	非常受限	轻度受限	未受限
潮湿：皮肤暴露于潮湿环境的程度	持续潮湿	非常朝湿	偶尔潮湿	极少潮湿
活动能力：身体活动程度	卧床不起	局限于椅	偶尔行走	经常行走
移动能力：改变和控制体位的能力	完全无法移动	严重受限	轻度受限	不受限
营养：日常食物摄取状态	非常差	可能不足	足够	非常好
摩擦和剪切力	已成为问题	有潜在问题	无明显问题	
得分范围及等级评定：低危 15 ~ 18 分，中危 13 ~ 14 分，高危 10 ~ 12 分，极高危≤9 分				

（8）疼痛评估。疼痛是一种与组织损伤或潜在的损伤相关的不愉快的主观感觉和情感体验。

疼痛评估内容有：

1）疼痛部位。手术部位、受伤部位、头部、胸部、腹部、四肢等。

2）疼痛性质。隐痛、胀痛、酸痛、刀割样痛、牵涉痛、绞痛等。

3）疼痛时间。持续、阵发、偶有、数分钟、数小时、活动时、咳嗽时等。

4）疼痛程度。采用疼痛测评工具测评疼痛的程度。常用的测评工具如下：

①视觉模拟法（VAS）（见图 5-1）。国内一般采用由中华医学会疼痛学会监制的 VAS 卡。VAS 卡的一面有一条 10 cm 长的直线，左侧起点标有数字“0”，表示

"无痛"；右侧终点标有数字"10"，表示"最剧烈的疼痛"。照护对象根据自己的感受程度在直线上的相应部位标记，标记的位置即代表疼痛程度。VAS 卡的另外一面即面向健康照护师一侧，标有数字刻度，度数可以精确到 1 mm。此法简单、直观、有效，照护对象有较大的自主选择性，不受特定的数字和文字的限制。

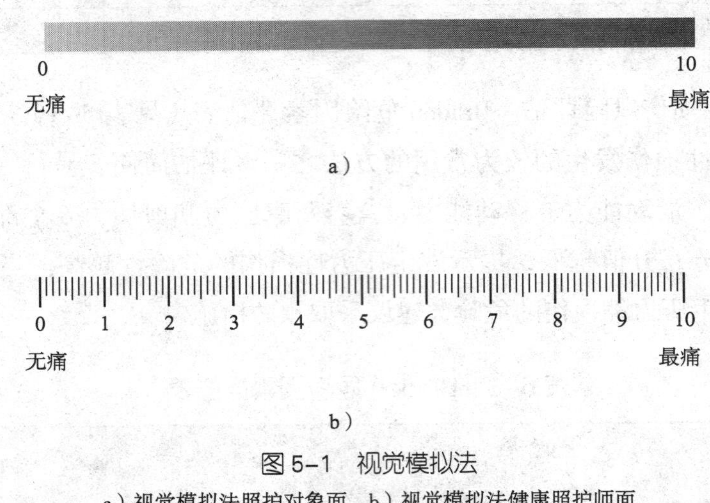

图 5–1　视觉模拟法

a）视觉模拟法照护对象面　b）视觉模拟法健康照护师面

②数字评分法（NRS）（见图 5–2）。这是一种等距量表法。该方法将疼痛程度用"0 ~ 10"共 11 个数字表示，0 表示无痛，10 表示最痛。照护对象根据个人感受选出一个数字表示自己的疼痛程度。此方法简单，信度和效度较高，是临床常用的测量疼痛程度的方法。该方法的优势在于能有效地将疼痛程度进行量化，用于评价镇痛治疗前后的差异。其不足之处在于，使用时受到照护对象文化程度和对使用方法理解程度的限制。

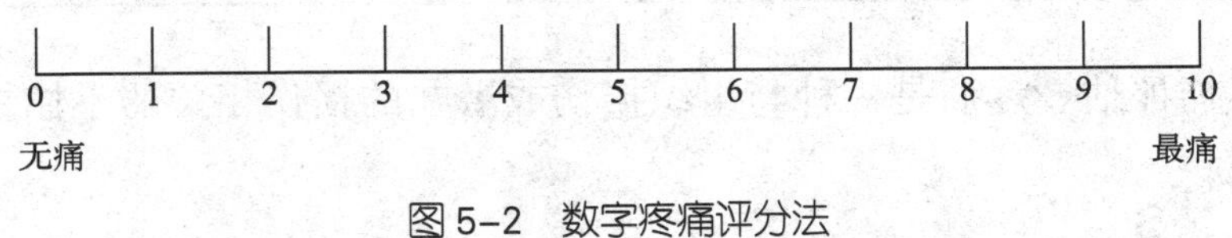

图 5–2　数字疼痛评分法

③面部表情量表法（FACE）（见图 5–3）。采用 6 种面部表情图来表达疼痛程度。照护对象只需选择一张最能代表其疼痛程度的脸谱。这个疼痛评估方法对照护对象文化程度和性别没有特定要求，对急性疼痛、老人、儿童、表达能力丧失者尤为适用。

④语言描述法（DIPS）（见图 5–4）。采用不同程度的形容词描述疼痛程度。如用"无痛""轻微痛""中度痛""中重度痛""重度痛"和"极重度痛"分别表

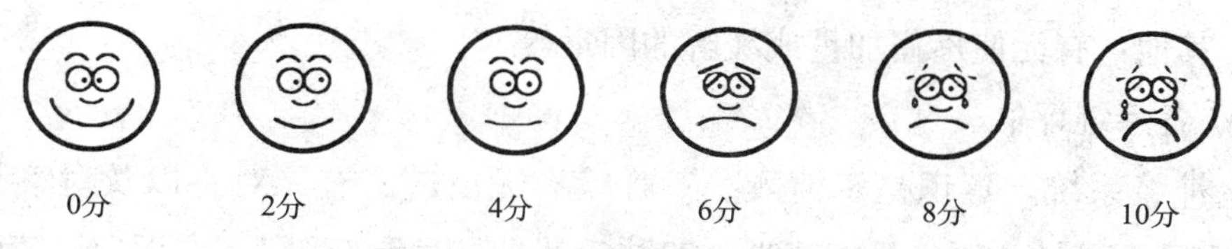

图 5–3 面部表情疼痛量表评估法

示“0～10”的疼痛程度，照护对象根据自身感受选择。该方法表达清楚、具体，但可能会受到照护对象文化程度和方言等方面的影响。

无痛0	轻微痛2	中度痛4	中重度痛6	重度痛8	极重度痛10

图 5–4 语言描述疼痛评估法

⑤疼痛行为量表（FLACC）（见表 5–4）。用于评估与疼痛过程相伴随的客观行为。主要适用于缺乏语言表达能力的婴幼儿、语言表达能力差的成年人，以及意识不清不能进行有目的交流等人群。

表 5–4 疼痛行为量表评估法

项目	表现	分值
脸部肌肉表情	脸部肌肉紧张，皱眉，脸部肌肉扭曲	0
	经常或一直皱眉，紧咬牙床	1
	安静，表情安详，肢体活动正常	2
休息	脸部肌肉放松	0
	偶然有些休息不好，并改变体位	1
	经常休息不好，频繁改变体位，如改变四肢和头部体位	2
肌紧张	肌张力正常，肌肉放松	0
	肌张力增加，手指或脚趾屈曲	1
	肌肉僵硬	2
发声	无异常发声	0
	偶尔发出呻吟声、哼声、哭泣或啜泣声	1
	频繁或持续地发出呻吟声、哼声、哭泣或啜泣声	2
安抚	满足的、放松的	0
	通过谈话、分散注意力得到了安抚	1
	很难通过谈话、抚摸得到安抚	2

5）其他：有无使疼痛加重或缓解的因素等。

（9）各系统评估

1）神经系统。意识是否清醒、对呼唤有无反应、有无对答以及对答是否正确、反应是否灵敏、语言是否清晰、四肢活动是否对称 / 受限、有无记忆障碍、有无头痛 / 头晕等。

2）呼吸系统。有无呼吸急促、咳嗽咳痰（痰液的颜色、性状和量），是否需要使用吸氧工具（鼻导管、鼻塞、面罩、储氧面罩）以及给氧流量等。

3）心血管系统。有无胸闷、心悸、心前区疼痛、黑朦、心律不齐及其伴随症状等。

4）消化系统。每日餐次、食量、饮食种类（软食、流食、半流食、高蛋白饮食、糖尿病饮食、低盐低脂饮食等），进食的方式（自主进食、禁食或管道进食，如鼻胃管、鼻肠管、胃造瘘口等），有无食欲不振、恶心呕吐、腹胀腹痛、便秘、便血、腹泻等。

5）泌尿生殖系统。有无夜尿、尿频、尿急、尿失禁、尿潴留、淋漓不尽等，或者有耻骨上引流、接尿管、留置导尿等，小便颜色是否正常或血性、浑浊、伴有血凝块、有泡沫、伴随疼痛等。女性照护对象关注有无痛经、绝经、月经量减少、月经量增多、白带不正常等。

6）皮肤黏膜系统。皮肤黏膜颜色是否正常、肿胀、苍白、黄染、紫绀、潮红、青紫、瘀点、瘀斑等，皮肤温度是否升高或发凉等，有无擦伤、撕裂、开裂、皮疹、外科引流、感染、切口等受损情况，是否出现了压力性损伤以及受损程度和受损部位等，医疗器械接触的皮肤黏膜是否完整、有无颜色改变；各种造口局部皮肤是否正常、引流是否通畅等。

7）运动系统。活动方式，如卧床、轮椅、局限于椅子、很少活动；是否需要运动辅助工具，如手杖、拐杖、助步器、轮椅等；是否有固定装置，如石膏固定、外固定、皮牵引等。

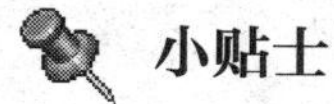

小贴士

气味与疾病

呕吐物。有酸臭味提示食物在胃内滞留时间过长而发酵，常见于幽门梗阻或幽门失迟缓症；有粪臭味，见于长期剧烈呕吐或肠梗阻。

呼气。浓烈的酒味见于酒后，刺激性大蒜味见于有机磷杀虫剂中毒，烂苹果味见于糖尿病酮症酸中毒，氨味见于尿毒症，肝腥味见于肝性脑病。

痰液。血腥味见于大量咯血；恶臭味提示可能为厌氧菌感染，多见于支气管扩张或肺脓肿。

粪便。腐败性粪臭味多因消化不良或胰腺功能不良引起，腥臭味见于细菌性痢疾。

尿液。尿液出现浓烈的氨味见于膀胱炎、尿潴留，为尿液在膀胱内被细菌发酵所致。

（10）体位评估。体位评估是指身体所处的状态。常见体位如下：

1）自动体位。身体活动自如，不受限制。见于正常人、轻症或疾病早期者。

2）被动体位。自己不能随意调整或变换肢体和躯干的位置。见于极度衰弱或意识丧失者。

3）强迫体位。为减轻疾病的痛苦而被迫采取的某种特殊体位。强迫仰卧位见于急性腹膜炎等；强迫俯卧位见于脊柱疾病；强迫侧卧位见于大量胸腔积液者；强迫坐位又称端坐卧位，见于心肺功能不全者；强迫蹲位见于发绀型先天性心脏病；角弓反张位见于破伤风、脑炎及儿童脑膜炎。

（11）心理－社会评估。有无失眠，是否配合治疗，有无否认疾病、平静、生气、焦虑、紧张、恐惧、悲伤、自杀自残倾向等，家庭、朋友、同事、社会等支持系统评估。

（12）导管评估。有无静脉导管和引流管等；评估导管刻度、有无扭曲、折叠、受压、固定情况以及是否通畅，有无感染迹象等。

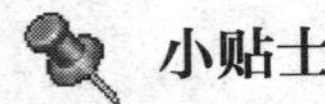

小贴士

世界卫生组织的十大健康标准

第一，有充沛的精力，能从容不迫地担负日常生活和繁重的工作，而且不感到过分紧张、疲劳。

第二，处事乐观，态度积极，乐于承担责任，事无大小、不挑剔。

第三，善于休息，睡眠好。

第四，应变能力强，能适应外界环境各种变化。

第五，能够抵抗一般性感冒和传染病。

第六，体重适当，身体匀称，站时的头、肩、臂位置协调。

第七，眼睛明亮，反应敏捷，眼睑不易发炎。

第八，牙齿清洁，无龋齿，不疼痛；牙龈无出血现象。

第九，头发有光泽，无头屑。

第十，肌肉丰满，皮肤有弹性。

4. 特殊照护对象评估

（1）情绪异常的照护对象

1）愤怒与敌意。面对愤怒和不满的照护对象。健康照护师应采取坦然、平静和理解的态度，尽量寻找照护对象发怒和/或敌意的原因并予以评估。对于愤怒的照护对象，提问应缓慢而清晰，对涉及个人史及家族史或其他可能比较敏感的问题，询问要十分谨慎，或分次进行，以免触怒照护对象。一旦照护对象情绪失控，健康照护师应注意自身安全。

2）焦虑与抑郁。具有焦虑抑郁的照护对象常有语言混淆不清、语速快、易激惹、闷闷不乐等表现，健康照护师应耐心倾听并鼓励其讲出自己的感受。评估时可采用直接提问方法，并应注意与照护对象的感情交流，给予适当的宽慰，但应注意分寸，必要时建议精神卫生科就诊。

3）缄默与忧伤。具有缄默和忧伤情绪者，当其出现伤心、哭泣、情绪低落时，健康照护师应予以安抚、理解以及适当等待，待其情绪稳定后再继续询问。对由于交谈不当引起的情绪问题，健康照护师应及时察觉，予以避免。

（2）老年照护对象。老年照护对象因体力、视力、听力功能的减退，或存在反应缓慢、思维能力下降等问题，可能对交谈有一定影响。应注意以下技巧：采取面对面的交流方式；提问尽量简单清晰、通俗易懂；语速要缓慢，音量要高；给予足够时间思索、回忆；必要时做适当的重复。健康照护师要注意观察照护对象的反应，判断其是否听懂，有无思维障碍、精神失常等。

（3）儿童照护对象。儿童需由家长或监护人提供完整的健康资料，所提供的健康资料是否可靠，与他们观察儿童的能力、接触儿童的密切程度有关，对此应予注意。可让 5～6 岁以上的儿童补充叙述一些有关健康资料的细节，但应注意其记忆及表达的准确性。

（4）认知功能障碍照护对象。认知功能障碍的照护对象因思维、判断等功能障碍，不能正确回答健康照护师的问题，从而使评估难以进行。健康照护师应通过询问照护对象的家属、社区工作人员和朋友等社会支持系统获取照护对象健康资料。

（5）临终照护对象。部分照护对象知道自己的预后，还有部分照护对象虽不知情，但有可能从其他途径感知到自己的预后。健康照护师应首先了解照护对象是否知晓病情与预后，根据照护对象的具体情况对躯体症状、疼痛、营养状况、社会支持系统及宗教信仰等进行整体评估。回答照护对象提出的问题时，应力求中肯可靠，同时给予照护对象情感上的支持。

5. 评估注意事项

（1）做好解释说明及自我介绍，减少陌生感及恐惧感。一般从礼节性交谈开始，然后说明评估的目的。

（2）尽可能当着照护对象的面洗净双手。

（3）健康照护师站于照护对象右侧，充分暴露照护对象的受检部位，按一定的顺序检查，动作轻柔、准确、规范，检查内容完整而有重点。

（4）评估过程中，应密切注意观察照护对象有无躯体不适或情绪反应，以便能够及时予以适当调整。

（5）善于运用非语言性沟通技巧，如与照护对象保持合适的距离、目光的接触、微笑与点头、必要的手势、触摸、沉默及倾听等。

（6）评估结束时，应有所暗示或提示。如看看表或对询问内容做出总结等，切忌突然结束话题。

二、根据排序原则确定主要问题

健康问题是关于个人、家庭或社区对现存的或潜在的健康问题或生命过程的反应所做的临床判断，是健康照护师选择照护措施以达到预期目的的基础，也是健康评估的目的所在。

1. 健康问题的确定

（1）健康问题是在对照护对象进行全面、细致评估的基础上制定的，因而必须加强与照护对象及其家属的沟通，掌握关键信息。

（2）对收集到的资料进行全面分析，确定其风险因素的前提下，提出有针对性的健康问题。

（3）要根据不同时段照护对象的需求，提出不同的健康问题。

（4）健康问题的确定要有可及性及严肃性，保证照护措施的落实。

2. 健康问题的陈述

（1）健康问题的陈述。健康问题的陈述为三要素公式，即 PSE 公式。

P——问题（problem），即健康问题名称。

S——症状和体征（symptoms and signs），也包括实验室和器械等检查结果。

E——病因（etiology），即相关因素，多用“与……有关”来陈述。

（2）常见的健康问题陈述

1）三部分陈述方式，即健康问题名称（P）+ 症状和体征（S）+ 相关因素（E）。多用于现存的健康问题。

示例 1　皮肤完整性受损（P）：尾骶部皮肤有破损（S），与不能自主改变体位、卧床时间长有关（E）。

示例 2　腹泻（P）：排便次数每日大于 5 次，性状呈水样伴黏液，同时有腹痛（S），与肠道炎症有关（E）。

2）二部分陈述方式，即只有健康问题名称（P）+ 相关因素（E），因危险目前还未发生，因此没有症状和体征（S）。多用于高危的健康问题，一般表述为“有……危险”。

示例 1　有皮肤完整性受损的危险（P）：与卧床、被迫体位有关（E）。

示例 2 有口腔黏膜受损的危险（P）：与禁食、唾液分泌减少有关（E）。

3）一部分陈述方式，即只有健康问题名称（P）。这种陈述方式多用于健康的情况。

示例 1 母乳喂养有效（P）。

示例 2 健康活动增强（P）。

3. 健康问题的排序原则

排列顺序就是将列出的健康问题按其重要性和紧迫性排出主次。最常依据马斯洛需要层次理论来排列优先顺序，即优先满足人的最低层次的生理需要，再考虑其他层次需要。一般按“首优问题→中优问题→其他问题”顺序排列，健康照护师根据这个顺序采取行动，做到有条不紊。

（1）首优问题。指会威胁生命，需要立即解决的问题。如呼吸困难、窒息、失血、失液、高热、自杀倾向等，均可直接威胁到照护对象的生命，是需要立即解决的问题。

（2）中优问题。指虽不直接威胁照护对象生命，但也能够导致身体不健康或情绪变化的问题。如身体移动障碍、皮肤完整性受损，营养失调、低于机体需要量等。

（3）其他问题。指在照护计划中可以放在后面考虑的问题，如疲乏、活动无耐力，缺乏所患疾病相关知识等。

4. 健康问题排序注意事项

（1）当在紧急情况下，可以同时存在几个首优问题。如老年卧床的照护对象有痰，无力咳出，同时发现下腹部膨隆，B 超提示有尿潴留，这时不仅需要立即解决“清理呼吸道无效”的健康问题，也需要立即解决“尿潴留”这个健康问题。

（2）对存在高危的健康问题，如果不及时预防，就会危及照护对象生命，应列为首优问题。如照护对象进食呛咳或喂食时发现口中含食，“有误吸的危险：与进食呛咳有关”就要列为首优问题。

（3）注重照护对象的主观感受。在不违反安全原则下，与照护对象协商，按照照护对象的意愿优先解决其身心需要。如照护对象同时存在“便秘”和“焦虑”这两个健康问题时，按照照护对象意愿，“焦虑”可成为首优问题。

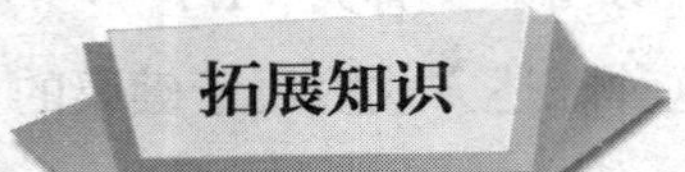

常见健康问题汇总（见表 5–5）

表 5–5　常见健康问题汇总

序号	P（problem，健康问题名称）	S（symptoms and signs，症状和体征，也包括其他检查结果）	E（etiology，相关因素）
1	排便失禁 定义：照护对象处于一种正常排便习惯改变的状态，其特征是排便不能自主	排便不能自主	1. 与肛门括约肌受损有关 2. 与认知障碍有关 3. 与对括约肌缺乏随意控制有关 4. 与粪便蓄积能力受损有关
2	功能性尿失禁 定义：照护对象在到达厕所之前或途中尿失禁	照护对象由于无能力或难以及时到达卫生间而发生尿失禁的一种状态	1. 与膀胱发出的信息减少或对这种信息的识别能力受损有关，见于脑损伤或脑肿瘤、脑血管意外、多发性硬化、帕金森病、进行性痴呆等 2. 与膀胱张力下降有关，见于使用某些药物如抗组胺药、肾上腺素、抗胆碱能药、镇静剂、免疫抑制剂、利尿剂、肌松剂等 3. 与移动障碍有关 4. 与如厕的环境障碍有关，见于距离厕所远、不熟悉环境、灯光暗淡、床太高、有床栏等 5. 与对膀胱所发信息的注意力下降有关，见于抑郁、意识障碍等
3	压力性尿失禁 定义：指照护对象在腹内压力增加时立即无意识排尿的一种状态	照护对象自诉当站立、打喷嚏、咳嗽、跑步或提重物而导致腹压增高时有尿排出（通常少于 50 mL）	1. 与膀胱出口功能不全有关，见于先天性尿道异常 2. 与盆肌和支持结构退行性变有关，见于雌激素缺乏 3. 与腹内压高以及盆底肌无力有关，见于肥胖、妊娠、性交、照护对象卫生不良等 4. 与盆肌和括约肌功能不全有关，见于短期内体重减轻、生育等 5. 老年：与肌张力丧失有关

续表

序号	P（problem，健康问题名称）	S（symptoms and signs，症状和体征，也包括其他检查结果）	E（etiology，相关因素）
4	完全性尿失禁 定义：指照护对象处于在膀胱没有充盈或没有意识到膀胱充盈的情况下持续的、不可预知的排尿状态	1. 膀胱没有充盈的情况下持续排尿 2. 睡眠期间两次以上的遗尿 3. 对其他治疗难以控制的尿失禁 4. 对膀胱发出的要排尿的信息无意识 5. 对尿失禁无意识	1. 与先天性尿道异常引起的膀胱不能排尿有关 2. 与膀胱容量下降或对膀胱的刺激有关，见于感染、创伤、尿道炎、癌症等 3. 与膀胱发出的信息减少或对这种信息的识别能力受损有关，见于脑损伤或脑肿瘤、脑血管意外、多发性硬化、帕金森病、进行性痴呆等 4. 与膀胱张力下降有关，见于使用某些药物如抗组胺药、肾上腺素、抗胆碱能药、镇静剂、免疫抑制剂、利尿剂、肌松剂等 5. 与移动障碍有关 6. 与如厕的环境障碍有关，见于距离厕所远、不熟悉环境、灯光暗淡、床太高、有床栏等 7. 与对膀胱所发信息的注意力下降有关，见于抑郁、意识障碍等
5	尿潴留 定义：尿液大量保留在膀胱内而不能自主排出，膀胱容积可增至 3 000 ~ 4 000 mL	1. 膀胱高度膨隆，可到脐部。腹部可见耻骨上膨隆，触摸到囊性包块并有压痛，叩诊呈浊音 2. 照护对象主诉下腹胀痛，排尿困难	1. 常见男性老年人前列腺增生导致尿道梗阻 2. 不习惯床上排尿 3. 某些治疗及疾病因素，如手术、麻醉、脊髓及中枢神经损伤等
6	急性疼痛 定义：照护对象感到或自诉出现严重的不舒适或不舒服的一种状态，持续时间为 1 秒 ~ 3 个月	1. 照护对象主诉疼痛或不适，伴有痛苦表情、烦躁不安、活动受限或保护性体位等 2. 在急性疼痛时的自主反应：血压升高、脉搏增快、呼吸加速、出汗等	1. 与组织创伤、炎症、缺血、缺氧有关 2. 与体位不适、卧床过久、局部受压有关 3. 与化学物理刺激有关 4. 与晚期癌症等因素有关
7	慢性疼痛 定义：照护对象处于感到持续的或间歇性的疼痛超过 3 个月的一种状态	1. 照护对象自诉疼痛已超过 3 个月，并有不适、愤怒和抑郁等 2. 表现为痛苦面容、厌食、体重减轻、失眠、肌肉紧张、有防卫性动作 3. 局部的红、肿、热或颜色改变	1. 与组织创伤、炎症、缺血、缺氧有关 2. 与体位不适、卧床过久、局部受压有关 3. 与化学物理刺激有关 4. 与晚期癌症等因素有关

续表

序号	P（problem，健康问题名称）	S（symptoms and signs，症状和体征，也包括其他检查结果）	E（etiology，相关因素）
8	活动无耐力 定义：照护对象无足够的能量耐受或完成日常活动	1. 疲乏或软弱无力、少动 2. 活动后有异常的心率或血压表现；用力后出现不适或呼吸困难 3. 活动耐力水平下降，日常生活不能完全自理	1. 与氧供不足有关的因素，如心力衰竭、慢性阻塞性肺病、贫血、心肌梗死等 2. 与高代谢有关的因素；重度感染、晚期肿瘤、外科手术等 3. 与长期卧床有关 4. 与身体虚弱、营养不良、过度肥胖有关
9	疲乏 定义：照护对象自己意识到的一种状态，在此状态下感到过度的、持续的疲劳，以及体力及脑力活动能力下降，且休息后不能缓解	1. 主诉有不断的疲劳感 2. 无能力维持常规活动 3. 感觉到需要更多能量才能完成常规任务 4. 躯体不适感增加 5. 情绪不稳定或处于易激惹状态 6. 注意力不集中 7. 做事减少 8. 嗜睡或不安，睡眠紊乱 9. 性欲降低 10. 发生意外的可能性增加	1. 代谢能量产物增加或减少 2. 心理或情感需求过于强烈 3. 为完成日常生活所需要的能量增加 4. 过多的社会和（或）角色需求 5. 处于不适的状态 6. 体内生化改变（如用药、戒药瘾、化疗等）
10	清理呼吸道低效或无效 定义：照护对象由于不能有效地咳嗽而处于呼吸状态受到威胁的状态	1. 咳嗽无效或没有咳嗽 2. 不能除去呼吸道分泌物 3. 听诊呼吸音异常，呼吸速率、节律、深度异常 4. 可伴有紫绀、呼吸困难等表现 5. 经皮血氧饱和度下降等	1. 与痰液黏稠、痰量多有关 2. 与身体虚弱或疲乏有关 3. 与限制咳嗽、疼痛有关
11	口腔黏膜受损 定义：照护对象口腔黏膜/组织已发生破损	1. 口腔黏膜、牙龈、舌面发生糜烂、溃疡、干裂、出血、水肿、结痂、疱疹等 2. 主诉口腔内疼痛或不适	1. 与机械性损伤（胃管、气管插管、假牙、使用舌钳、开口器等）有关 2. 与禁食、唾液分泌减少、张口呼吸有关 3. 与感染（发烧）有关 4. 与化学损伤（服毒、刺激性药品）、头颈部放射治疗等因素有关

续表

序号	P（problem，健康问题名称）	S（symptoms and signs，症状和体征，也包括其他检查结果）	E（etiology，相关因素）
12	自理缺陷 定义：照护对象处于运动功能或认知功能受损，而导致完成各种自理活动能力下降的一种状态	不能独立进食、穿着、修饰、沐浴、卫生、如厕等	1. 与各种原因引起的缺乏身体协调活动、意识障碍、肌肉松软或强直、瘫痪（偏瘫或截瘫）、视觉疾患、肢体缺失或无功能等因素有关 2. 与治疗有关的因素有关，如有牵引、石膏固定、手术后的疲乏和疼痛等 3. 与情景因素有关，如疼痛、缺乏动力、疲乏、焦虑和认知缺陷等
13	睡眠形态紊乱 定义：照护对象由于睡眠规律的改变引起不适或干扰了日常生活	主诉难以入睡、间断睡眠、早醒、有疲乏感	1. 与疾病引起的不适有关，如疼痛、不舒适、呼吸困难、尿失禁、腹泻等 2. 与焦虑或恐惧有关 3. 与环境改变有关 4. 与持续输液等治疗有关
14	语言沟通障碍 定义：照护对象不能与他人进行正常的语言交流	1. 说话或发音困难 2. 严重口吃 3. 听力下降或丧失 4. 不会使用、不理解通用的语言	1. 与脑疾病有关，如脑肿瘤、脑外伤、脑血管意外等 2. 与治疗性失音有关，如气管插管、气管切开、使用呼吸机、喉全切等 3. 与解剖性缺陷有关，如唇裂、腭裂等 4. 与心理因素、精神障碍有关，如抑郁、自闭、神经症、精神分裂症等 5. 与文化差异有关，如使用不同的语言、方言 6. 与听力障碍有关
15	营养失调：低于机体需要量 定义：非禁食的照护对象处于摄入的营养物质不足，不能满足机体代谢需要的状态	1. 食物摄入绝对或相对不足 2. 体重低于标准体重的 20% 以上 3. 三头肌皮褶厚度、上臂中围值均小于正常值的 60% 4. 血清白蛋白、血红蛋白、血清铁低于正常值 5. 存在吸收障碍	1. 与机体代谢率增高有关，如发热、感染、烧伤、癌症、甲亢等 2. 与营养物质吸收障碍有关，如慢性腹泻、小肠吸收不良综合征、胃肠手术后等 3. 与进食困难有关，如咀嚼困难、吞咽困难、味觉改变、口腔溃疡形成、进食后立即有饱腹感等 4. 与缺乏正确的营养知识有关 5. 与食欲下降有关，如机体处于疼痛、焦虑、抑郁、悲伤或其他不适状态等 6. 与偏食、节食或神经性厌食有关 7. 与机体对营养物质的需要增加有关，如妊娠、哺乳、青春期等

续表

序号	P（problem，健康问题名称）	S（symptoms and signs，症状和体征，也包括其他检查结果）	E（etiology，相关因素）
16	皮肤完整性受损 定义：照护对象处于表皮和（或）真皮发生改变的一种状态	1. 表皮和真皮组织破损 2. 皮肤表现为剥脱、红斑、损伤（原发性、继发性）瘙痒等	1. 与某种损伤有关，如外伤、冻伤、烫伤、烧伤等 2. 与局部持续受压有关 3. 与皮肤脆弱、皮肤水肿、皮肤营养不良（血栓病、静脉曲张、糖尿病）有关 4. 与体液刺激有关 5. 与恶液质、放射治疗、皮肤感觉障碍、瘙痒等因素有关
17	躯体活动障碍 定义：照护对象身体的一个或多个肢体的独立、有目的的活动受到限制	1. 在特定环境中，有目的的活动能力受到限制，如床上移动、行走、关节活动范围受限等 2. 活动被约束，如强制性约束，包括机械性原因和医疗限制，如牵引、石膏固定等 3. 不愿意活动	1. 与体力和耐力降低有关 2. 与疼痛和不适有关 3. 与医疗限制有关 4. 与降低的肌力和耐力有关，如意识障碍、瘫痪（偏瘫或截瘫）、骨折等因素 5. 医生嘱咐活动限制，不能耐受活动或体力和耐力下降
18	便秘 定义：照护对象排便次数减少（≤2 次 / 周），粪便干硬，伴有排便费力	1. 大便次数减少 2. 粪便干、硬 3. 左下腹部可触及包块 4. 排便时费力、疼痛	1. 与以下因素引起的支配神经损伤、骨盆肌软弱和不能移动有关，如脊髓病变或损伤、脑血管意外、各种神经疾患和老年痴呆等 2. 与能引起基础代谢率下降的疾病有关，如肥胖、甲状腺功能低下、尿毒症等 3. 与排便时能引起疼痛的疾病有关，如痔疮、后背疼痛等 4. 与使用下列药物引起的副作用有关，如铁剂、钙剂、麻醉剂、利尿药、镇静药等 5. 与习惯性使用润肠药有关 6. 与下列因素有关，如妊娠、不能活动、缺乏锻炼、继发肠蠕动减弱 7. 与缺乏相对私密的环境、饮水量不足、食物缺乏纤维、排便形态不规则有关

续表

序号	P（problem，健康问题名称）	S（symptoms and signs，症状和体征，也包括其他检查结果）	E（etiology，相关因素）
19	腹泻 定义：照护对象处于正常的排便习惯有改变的状态，其特征为频繁排出松散的水样、不成形粪便	1. 排便次数、量增加，形状呈水样或松散便，每日在三次以上 2. 急迫感；腹部疼痛，肠鸣音次数增加等	1. 与吸收不好或炎症（继发于胃炎、消化性溃疡、溃疡性结肠炎、结肠癌等疾病）、乳糖酶不足、感染过程（继发于痢疾、伤寒、传染性肝炎等疾病）等因素有关 2. 与因肝功能障碍引起粪便中脂肪排泄过多有关 3. 与肠道手术造成的吸收不良或炎症有关 4. 与药物副作用有关 5. 与高溶解性的管道喂养、刺激性食物有关 6. 与应激或焦虑有关
20	潜在并发症：静脉血栓栓塞 定义：照护对象机体处于有下肢深静脉血栓形成或肺栓塞的高度危险状态或已经发生了静脉血栓栓塞	1. 患侧下肢突发肿胀、增粗、疼痛、皮温升高和肤色加深等下肢深静脉血栓的表现 2. 出现呼吸困难、胸痛、气促、咳嗽、咯血、晕厥、烦躁不安甚至濒死感等肺栓塞的表现 3. 多普勒血管超声检查显示下肢深静脉有血栓形成，肺静脉造影确定诊断	1. 血液高凝状态，多见于产后、盆腔术后、外伤、晚期癌肿、昏迷或长期卧床的照护对象 2. 长时间保持易导致静脉血液瘀滞的行为，如长时间保持坐位、架腿而坐、穿束膝长腿袜、长时间站立不活动等 3. 血管内膜损伤，如多次进行下肢静脉穿刺、静脉注射对外周血管有刺激性药物
21	有自我伤害的可能 定义：照护对象处于一种有造成直接自我伤害的一种状态。这种伤害可包括下列的一种或多种情况：自虐、自残、自杀	1. 表达了伤害自我的意向和愿望 2. 表达了想死或自杀的愿望 3. 有自我伤害的既往史 4. 观察到有以下表现：抑郁、自我概念不良、幻想或幻念、物质滥用、绝望、冲动控制不良、焦虑、无助、缺乏帮助、情绪性的痛苦敌意等	1. 病理生理因素：与下列情况引发的无助、孤独和绝望的感觉有关，见于残疾、慢性疾病、长期疼痛、滥用药品、对化学药品的依赖、精神损害、精神异常等 2. 治疗因素：与对治疗效果不满意，对透析、胰岛素注射、化疗或放疗、呼吸机等的长期依赖有关 3. 情境因素：家庭中的虐待、父母或婚姻冲突、遭抛弃的威胁、相关人员的死亡、分居或离婚、某些复仇意愿等

续表

序号	P（problem，健康问题名称）	S（symptoms and signs，症状和体征，也包括其他检查结果）	E（etiology，相关因素）
22	潜在并发症：高血糖 定义：照护对象血糖值高于正常范围即为高血糖	1. 多饮、多尿、体重下降、口渴、虚弱、倦怠、视物模糊、头痛等 2. 实验室检查空腹血糖高于6.1 mmol/L，餐后两小时血糖高于7.8 mmol/L	1. 胰腺炎、应激状态、孕期等 2. 糖尿病照护对象血糖控制未在正常范围内 3. 与药物有关，如糖皮质激素、葡萄糖注射液使用等
23	潜在并发症：低血糖 定义：照护对象血糖低于正常范围即可为低血糖	1. 实验室检查成年人空腹血糖浓度低于2.8 mmol/L。糖尿病照护对象血糖值≤3.9 mmol/L 2. 出汗、饥饿、心慌、颤抖、面色苍白等 3. 脑功能异常，初期表现为精神不集中、思维和语言迟钝、头晕、嗜睡、躁动、易怒、行为怪异等精神症状，严重者出现惊厥、昏迷甚至死亡	1. 与病理状态有关，如胰岛细胞瘤、胃肠道手术衰竭、心力衰竭、肾衰竭、营养不良、胰岛素拮抗激素缺乏（如胰高血糖素、生长激素、皮质醇等）、胰外肿瘤等 2. 禁食、饥饿、运动后等 3. 糖尿病照护对象使用大剂量降糖药物、胰岛素针剂等
24	潜在并发症：烫伤 定义：照护对象处于有烫伤的高度危险状态或已经发生了烫伤	1. 局部红肿、疼痛、皮温稍高，无皮肤破损 2. 水疱、痂皮焦黄、蜡白、质地较硬、组织焦黑等	1. 与热疗不规范有关，如意识障碍患者使用热水袋、保温箱内的婴幼儿观察不到位等 2. 与生活烫伤有关，如看护不力、孩子好奇、抱孩子做饭、使用熨斗火炉暖气热水器、热水放置在孩子可触碰范围内、微波炉加热奶瓶等
25	有皮肤完整性受损的危险 定义：照护对象处于皮肤易受损伤的危险状态		1. 与局部持续受压有关 2. 与皮肤脆弱、皮肤水肿、皮肤营养不良（血栓病、静脉曲张、糖尿病）有关 3. 与体液刺激有关 4. 与恶液质、放射治疗、皮肤感觉障碍、瘙痒等因素有关
26	有口腔黏膜受损的危险 定义：照护对象存在引起口腔黏膜受损的危险因素		1. 与机械性损伤（胃管、气管插管、假牙、使用舌钳、开口器等）有关 2. 与禁食、唾液分泌减少、张口呼吸有关 3. 与感染（发烧）有关 4. 与化学损伤（服毒、刺激性药品）、头颈部放射治疗等因素有关

续表

序号	P（problem，健康问题名称）	S（symptoms and signs，症状和体征，也包括其他检查结果）	E（etiology，相关因素）
27	有误吸的危险 定义：照护对象处于容易将分泌物、固体或液体吸入气管、支气管的一种危险状态		1. 与意识水平下降有关，见于麻醉、昏迷、头外伤、认知功能下降、脑血管意外、癫痫发作等 2. 与咳嗽和呕吐反射抑制有关 3. 与胃肠内压力增加有关，见于截石位、增大的子宫、肥胖、腹水等 4. 与吞咽受损或咽喉反射减弱有关，见于贲门痉挛、硬皮病、食管狭窄、脑血管意外、帕金森病、重症肌无力等 5. 与气管和食管瘘有关 6. 与保护性反射受损有关，见于面部、口腔、颈部手术或外伤，截瘫或偏瘫等 7. 与某些治疗因素有关，如气管切开或气管内插管、镇静、管饲、下颌固定、被迫俯卧位等
28	有跌倒的危险 定义：照护对象处于易跌倒的一种危险状态		1. 与疲乏、无力、头晕、眩晕有关 2. 与意识障碍、癫痫、精神障碍等因素有关 3. 与感觉障碍（如视力障碍、听力障碍等）、平衡障碍、肢体活动障碍有关 4. 与影响运动和感觉中枢的药物有关，见于镇静剂、利尿剂、血管扩张剂、降压药、降糖药、抗精神疾病药物等 5. 与家居隐患有关，见于不安全过道、不安全玩具、照明不足、卫生间（浴盆、便池过低）、楼梯、地板滑、电源线暴露等 6. 与不熟悉的环境（医院场所）、不专心的照顾者、与辅助器械运用不当（拐杖、手杖、助行器、轮椅）等因素有关
29	潜在并发症：非计划拔管 定义：指照护对象的导管意外脱落或未经医护人员同意由照护对象将导管拔除，也包括相关人员操作不当导致拔管		1. 与导管有关，未妥善固定，引流不通畅等 2. 与带管者有关，意识障碍、烦躁、不耐受、不舒适、约束不当、不认同留置导管的重要性等 3. 与相关人员有关，未评估导管留置必要性、注意事项未掌握、操作流程不规范、标识不明显等

学习单元 2　慢性伤口、造口并发症评估

肥胖、高血压、冠心病、糖尿病等慢性病患者逐年增多，致使慢性伤口成了普遍存在的健康问题。肠造口、泌尿造口手术虽然挽救了很多生命，但因照护不当引起的相关并发症给造口者的生活带来了极大不便，并使其承受着躯体、心理等多方面的痛苦。健康照护师正确评估照护对象的慢性伤口、造口并发症等问题，可为进一步拟定照护方案、促进康复、提高生活质量提供保障。

一、慢性伤口评估

慢性伤口是指无法通过正常、有序、及时修复过程达到解剖和功能完整状态的伤口。慢性伤口具有发病机制复杂、病情迁延、治疗时间长、难度大、容易复发、费用高、致残率较高等特点，严重影响照护对象的生活。

1. 慢性伤口常见类型

包括压力性损伤、糖尿病足、血管性溃疡等。

（1）压力性损伤

1）定义。压力性损伤是由强烈和 / 或长期的压力或压力联合剪切力导致的皮肤和 / 或皮下软组织的局限性损伤，表现为皮肤表皮完整或开放性溃疡，可伴有疼痛，通常发生在骨隆突处，或与医疗设备等相关。软组织对压力和剪切力的耐受性受微环境、营养、灌注、合并症和软组织状态的影响。

2）发生原因

①外在因素。主要有压力、剪切力与微环境，当三者并存时发生压力性损伤的危险系数更大。

压力是直接原因。若某一体位超过其最长持续承受时间 2～4 h 以上，受压部位会造成皮肤缺血性损害。常见于长期卧床及坐轮椅的照护对象。

剪切力，即引起组织间相对移位的作用力，阻断了相应区域血液供应。剪切力常发生在照护对象床头抬高 >30° 的卧位，尾骶部向下的滑行力与局部皮肤表面受到的摩擦阻力形成剪切力，导致局部毛细血管扭曲。

微环境因素，即皮肤受到潮湿浸润，导致角质层的屏障保护作用削弱，易引起压力性损伤，如出汗、尿失禁、便失禁未及时处理等。

②内在因素。包括年龄、营养、组织灌注、移动能力受限、组织耐受性及其他合并症（如偏瘫、糖尿病、癌症晚期等）。

3）评估内容。重点评估身体的受压部位，尤其是骨隆突处，如尾骶部、髋部、枕骨部、肩胛部、坐骨部（长时间坐位者）等。一位照护对象可出现 1 处或多处压力性损伤。根据受损的组织深度不同，有不同的临床表现，国际上依据受损累及的深度进行分期，共分为 6 期。

①Ⅰ期压力性损伤。完整皮肤上指压不变白的红斑（见图 5–5）。

②Ⅱ期压力性损伤。部分皮层缺损伴随真皮层暴露，伤口呈粉色或红色、湿润，也可表现为完整的或破损的浆液性水疱，脂肪及深部组织未暴露，未见肉芽组织、腐肉和焦痂（见图 5–6）。

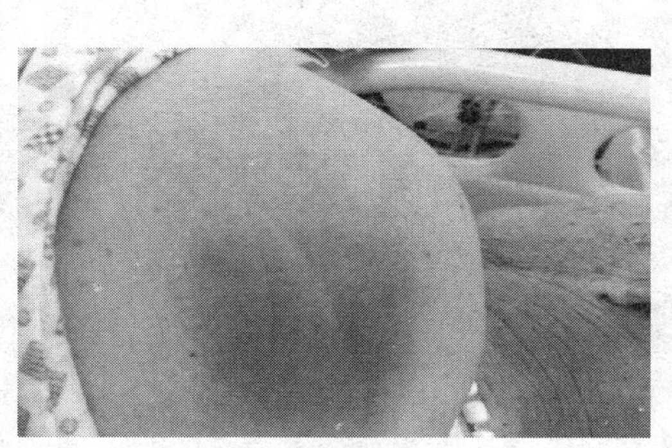

图 5–5　肩胛部Ⅰ期压力性损伤

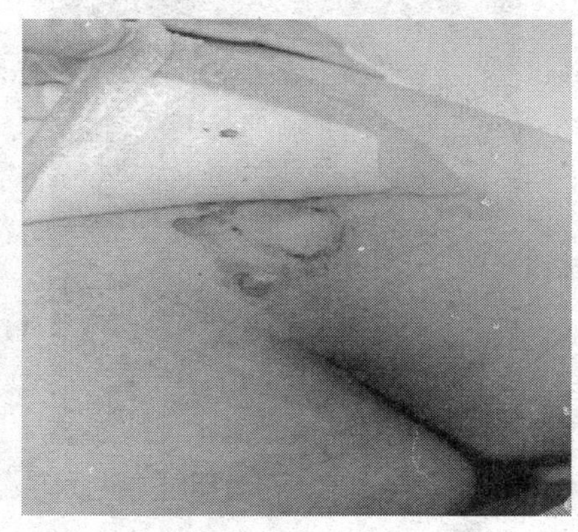

图 5–6　骶尾部Ⅱ期压力性损伤

③Ⅲ期压力性损伤。全层皮肤缺失，常可见脂肪、肉芽组织，可见腐肉和 / 或焦痂（见图 5–7）。无筋膜、肌肉、肌腱韧带、软骨和 / 或骨暴露。

④Ⅳ期压力性损伤。全层皮肤和组织缺失，伤口可见筋膜、肌肉、肌腱、韧带、骨，常出现边缘内卷、窦道和 / 或潜行（见图 5–8）。

⑤不可分期压力性损伤。全层皮肤和组织缺失，由于伤口被腐肉和 / 或焦痂掩盖，不能确认组织缺失的程度（见图 5–9）。如果去除腐肉和 / 或焦痂后，就能判断损伤是Ⅲ期还是Ⅳ期压力性损伤。

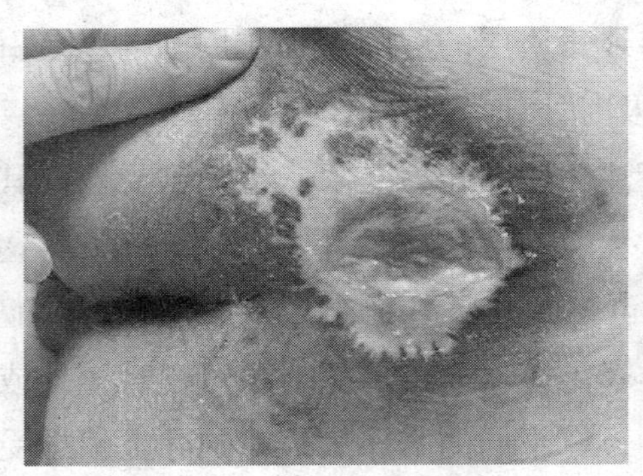

图 5-7　骶尾部Ⅲ期压力性损伤

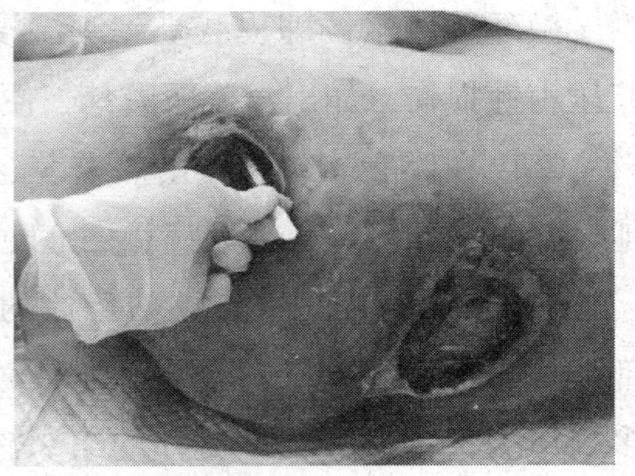

图 5-8　骶尾部、髋部Ⅳ期压力性损伤

⑥深层组织损伤。完整或破损的局部皮肤出现持续指压不变白的深红色、栗色或紫色，或表皮分离呈现黑色的伤口或充血水疱（见图 5-10）。

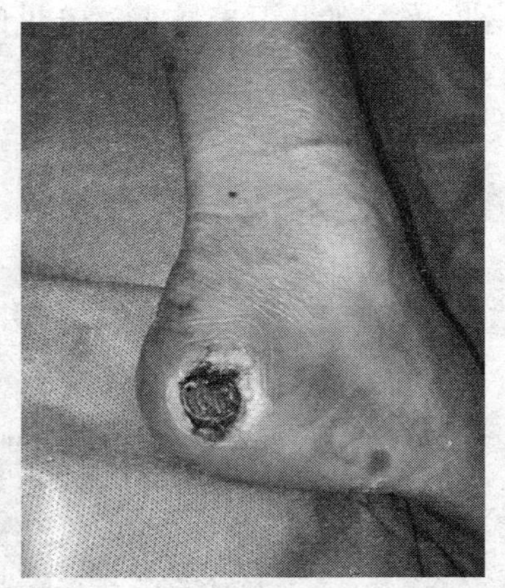

图 5-9　足跟部不可分期压力性损伤

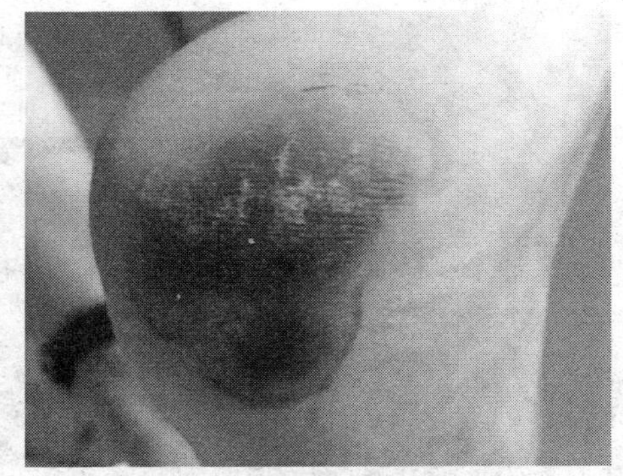

图 5-10　足跟部深层组织损伤

（2）糖尿病足

1）定义。糖尿病足是指因糖尿病神经病变而失去感觉，下肢血管病变使小动脉、微血管闭塞，合并细菌感染所导致的足部疼痛、溃疡、坏疽等病变。糖尿病足是糖尿病照护对象的严重并发症之一，严重者有截肢的危险。

2）发生原因

①外周神经系统损伤。

下肢较上肢严重。

感觉功能受损。手足麻木，痛觉和温度觉减弱或丧失，足部经常受到各种外伤，如新鞋磨损、修剪伤等。

自主神经受损。汗腺、油脂腺功能丧失，皮肤干燥、瘙痒、皲裂，容易使足部皮肤受损。

运动神经受损。常引起足部肌肉萎缩、肌力减退及运动控制能力下降。

②血管病变。动脉血管弹性和顺应性降低，小动脉、微血管闭塞，导致组织缺血性溃疡或坏死。

③感染。足部皮肤损伤后易发生感染而形成溃疡、坏疽。

3）评估内容

①早期。足部皮肤表现为瘙痒、干燥、无汗、色素沉着，肢端感觉迟钝、麻木，行走时有脚踩棉花感，有时出现间歇跛行、静息痛。

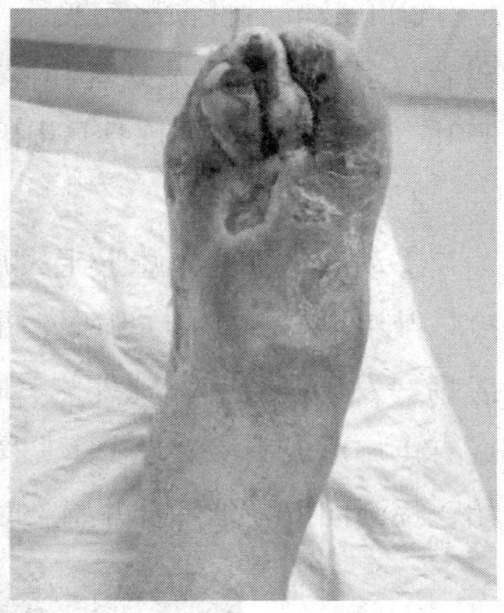

图 5-11　关节变形，足背溃疡

②中期。关节变形（见图 5-11），皮肤干裂、皲裂、毛发脱落、皮温下降、皮色变暗等。

③合并感染期。局部形成红肿、水疱、血疱、溃疡，也可见广泛蜂窝组织炎波及全足，严重者全足坏疽甚至蔓延至小腿（见图 5-12、图 5-13）。

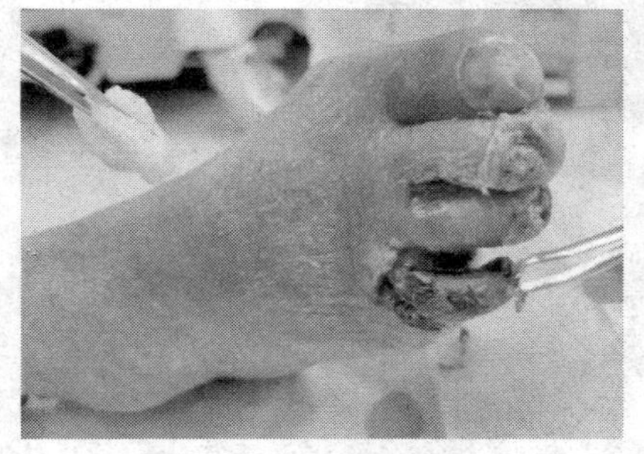

图 5-12　足趾坏疽

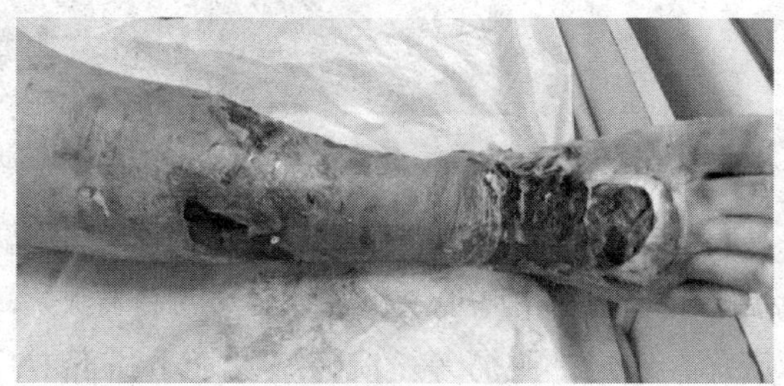

图 5-13　广泛蜂窝组织炎波及全足和小腿

根据溃疡的深度及坏疽的范围，国际上关于糖尿病足部损伤程度的判断一直沿用 Wagner（瓦格纳）系统进行分级，将糖尿病足分为 0 ~ 5 级。

（3）血管性溃疡

1）定义。血管性溃疡通常指下肢血管病变而引起的溃疡。按其病因可分为动脉性、静脉性和混合性溃疡。

2）发生原因

①动脉性溃疡常见于累及大、中型血管的动脉粥样硬化病，也可见于多种累

及小血管的疾病，如血栓闭塞性脉管炎、血管炎等。高血压、吸烟、糖尿病、高血脂等是危险因素。

②下肢静脉性溃疡常见于下肢静脉慢性炎症、静脉瓣膜功能不全、静脉壁薄弱者。多见于长期站立者和体力劳动者，如交通警察、营业员、餐厅服务员等。肥胖、吸烟、缺少锻炼是易患因素。

3）评估内容

①动脉性溃疡。患肢毛发脱落，皮肤光亮、潮红或发绀，皮肤温度变凉或冰冷，趾甲增厚、变黄、脆弱，足背动脉搏动微弱或消失，出现间歇跛行，静息痛。溃疡好发于胫骨前、踝外侧、脚背或脚趾，呈钻孔样，基底灰白色，可干枯坏死或有焦痂形成，渗液量少（见图 5–14）。严重缺血者的肢端发生坏疽，常从足趾开始，逐渐向上蔓延，合并感染时肢体溃烂，可伴有恶臭。

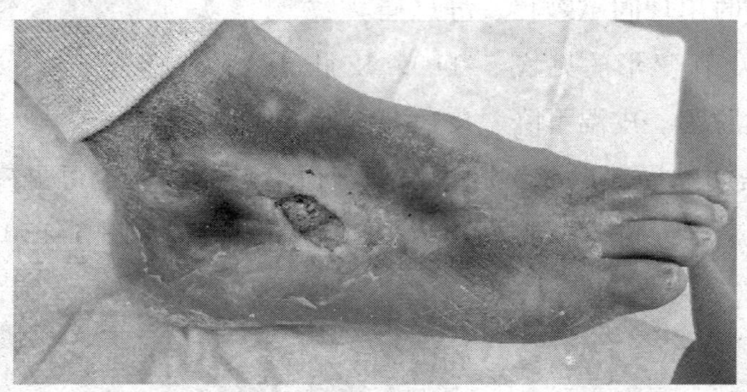

图 5–14　动脉性溃疡

②静脉性溃疡。患肢多有静脉曲张，小腿、足踝部水肿，皮肤色素沉着明显，湿疹样皮疹，瘙痒、红斑、脱屑等。溃疡好发于小腿下 1/3，以内外踝或胫前等足踝区最常见，溃疡边缘常不规则，大小不等，位置表浅并伴有渗出（见图 5–15）。

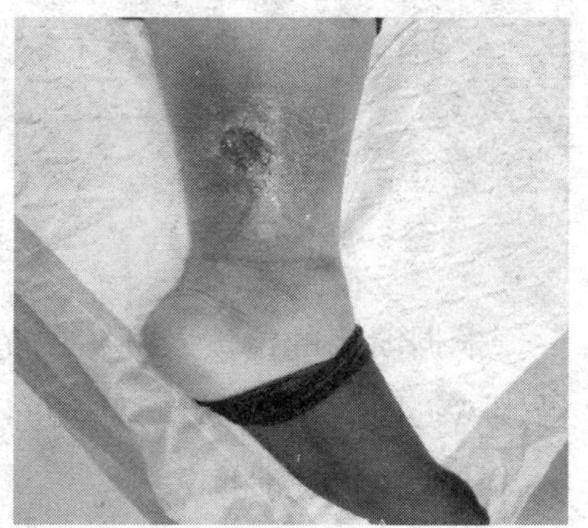

图 5–15　静脉性溃疡

2. 慢性伤口全身评估

慢性伤口发展与全身整体情况密切相关，基础疾病改善是治愈伤口的基础，如伤口感染也可加重基础疾病，引起全身情况变差甚至死亡。

（1）年龄。随着年龄的增长，成纤维细胞的分裂增殖周期明显延长，致使伤口愈合延迟。

（2）营养状况。营养不良可能导致感染风险增加、延缓组织修复和伤口愈合。碳水化合物、蛋白质、脂肪、维生素及矿物质在伤口愈合过程中具有重要作用，任何成分的缺乏都会影响伤口愈合。

（3）疾病因素。糖尿病、尿毒症、高脂血症、贫血、恶性肿瘤、自身免疫性疾病、肝衰竭以及心功能不全等均影响伤口愈合。

（4）肥胖。肥胖者广泛的皮下脂肪易形成死腔和伤口血肿，妨碍血氧向伤口释放，给感染提供了病灶；脂肪组织的血液供应相对较少，易发生液化坏死，影响伤口愈合。

（5）药物。大剂量类固醇、非特异性消炎药物、细胞毒性药物、免疫抑制剂等药物影响伤口愈合。

（6）放、化疗。放化疗可损伤小血管，对机体组织细胞具有强大破坏作用。同时，放化疗所带来的副作用（如恶心、呕吐、食欲变差以及消化道功能障碍）会引起营养吸收障碍，从而影响伤口愈合。

（7）吸烟。血液循环中一氧化碳含量增加，会使伤口组织氧供减少。尼古丁会使周围血管收缩、血流减慢，影响伤口愈合。

（8）心理精神状态。长期压抑、紧张、焦虑等心理精神状态，影响神经、内分泌、免疫功能，从而间接地影响伤口愈合。

健康照护师需要评估慢性伤口照护对象的精神状态、体温变化、活动能力等情况，以便做出综合判断。如照护对象较以前精神状态变差、软弱无力、体温升高、身体水肿面积增大等，需要及时就医。

3. 慢性伤口局部评估

评估是一个动态过程，阶段性评估能反映治疗效果，可以使用表格、文字、图片、照片等进行记录，标明记录日期和时间，以便及时调整处理方案，为制订照护计划提供依据。

（1）伤口部位。照护对象伤口产生的部位增多，数量增加，如下肢动脉血管病变者足趾溃疡从 1 个增加到数个，说明情况恶化，需要及时提出就诊建议。

（2）伤口大小。伤口大小测量是伤口结局测量的主要指标，用来预测治疗效果和愈合的可能性。如糖尿病足溃疡伤口在处理的前第 4～6 周明显缩小，提示有完全愈合的可能性。如果伤口范围扩大、深度变深，提示伤口进展，需要及时就医。

（3）伤口基底评估。伤口基底组织结构，如骨、肌肉、肌腱、脂肪等，可分为有活力和失活、健康和不健康。焦痂、腐肉为失活组织，颜色为黑、棕、灰、黄、褐色。健康肉芽组织为红色、色泽鲜亮，非健康肉芽呈浅粉红色或发白。如果伤口黑色、黄色面积变大，说明伤口情况恶化，需及时就诊。照护对象受压部位的皮肤从红斑转变为暗红色或黑色，提示压力性损伤进展，需要及时就医。

（4）伤口渗液。评估渗液的量、颜色、气味。如渗液量较前增多，原无臭味的浆液性渗液转变为有异味的脓性渗液，说明伤口继发感染，需要及时就医。

（5）周围情况。评估周围皮肤温度、颜色、肿胀、疼痛、是否被浸渍等。若皮温升高，提示有炎症；皮温下降，提示动脉缺血。皮肤呈蓝紫色，提示局部缺血；深红色提示深部毛细血管出血。血管病变者单侧肢体突发水肿需要急诊处理；伤口周围较前红、肿、热、痛，说明伤口继发感染，需要及时就医；若下肢动脉血管病变者的皮温较前降低，颜色发绀，说明情况较前恶化，需要及时就诊；伤口周围皮肤浸渍呈灰白色，说明需要增加换药频次。

（6）敷料使用情况。评估换药频次、敷料选择方案和效果。遵医护人员指导使用伤口敷料，观察敷料在使用过程中出现的问题，以便修订伤口处理方案。如对下肢静脉溃疡伤口压力治疗者，应观察其居家时弹力绷带是否容易脱落，以助于专业人员根据情况调整绷带固定的方式。

二、造口常见并发症评估

近年来，大肠癌、膀胱癌等疾病发病率逐年上升。肠造口、泌尿造口手术挽救了很多人的生命，但由于排泄方式的改变，造口及其相关并发症的发生，给造口者的生活带来了诸多不便。社区照护人员和健康照护师学习和掌握相关领域的知识技能，为这类照护对象回归家庭和社会提供了保障。

1. 造口常见并发症类型

（1）造口本身常见并发症类型。根据造口手术后时间的长短将发生在造口术后30天内及30天后的造口并发症分类为造口早期并发症和造口远期并发症。常见的造口早期并发症有造口水肿、造口出血、造口缺血坏死、造口黏膜皮肤分离、造口回缩等，常见的造口远期并发症有造口狭窄、造口脱垂、造口旁疝等。

1）造口水肿。指造口黏膜水肿，常出现在术后1日至数日。

2）造口出血。指造口黏膜、造口黏膜与皮肤缝合处出血和造口内血液流出。多发生于术后72 h内。

3）造口缺血坏死。指因局部血供障碍，造口黏膜枯竭、坏死。多发生于术后 24 ~ 72 h。

4）造口黏膜皮肤分离。造口黏膜与腹壁皮肤缝合处组织愈合不良，将产生一个开放性创面。多发生于术后 1 ~ 3 周。

5）造口回缩。指造口平于或低于皮肤表面。可发生于手术早期，也可以发生在远期。

6）造口狭窄。造口排出道窄缩，致排泄不通畅，多发生于康复期后。

7）造口脱垂。造口肠袢自腹壁造口处脱出并形成套叠。腹内压增高是重要原因。

8）造口旁疝。其指与造口有关的腹壁切口疝，由于腹壁筋膜存在缺口，使小肠、结肠或大网膜等腹腔内容物经筋膜缺口膨出至造口周围区域并形成肿物。多发生于术后 3 月至数年。

（2）常见造口相关并发症类型。造口周围并发症主要是指造口周围皮肤并发症，皮肤湿度、酸碱度、清洁方法、排泄物刺激、个人皮肤状况和造口产品使用不当是引发造口周围皮肤问题的主要相关因素。除皮肤并发症外，照护对象易出现代谢并发症，泌尿造口易产生尿路感染并发症等。造口相关并发症需要及时被识别和早期处理。

1）潮湿相关性皮炎。排泄物、汗液持续刺激皮肤会引起造口周围皮肤炎症。

2）尿酸结晶。指细菌将尿素转变为白色粉末晶体，黏附在造口或造口周围皮肤上。

3）肉芽肿。指发生在造口黏膜与皮肤连接处的红色突起组织。

4）水电解质紊乱。主要由回肠造口高排量引起，连续数日肠造口排液量 > 1 500 mL，若未合理进行补液，照护对象可能出现水电解质紊乱。

5）尿路感染。尿路感染是泌尿造口常见并发症，其因尿路防御体系不完整引起。

2. 造口常见并发症表现

（1）造口本身相关并发症表现

1）造口水肿。表现为造口黏膜肿大隆起、绷紧、黏膜发亮（见图 5–16）。术后早期造口一般都会有不同程度的水肿，大多数水肿会自行消退。

2）造口出血。造口表面出血或血液从肠腔内流出时，造口袋内可见血液（见图 5–17），大多数是造口黏膜与皮肤连接处的毛细血管及小静脉出血，多发生在术后 72 h 之内，也可发生于后期造口照护不当时。

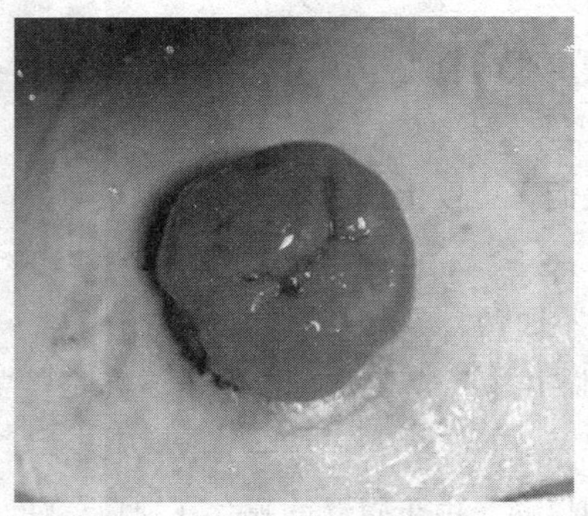

图 5–16　造口水肿

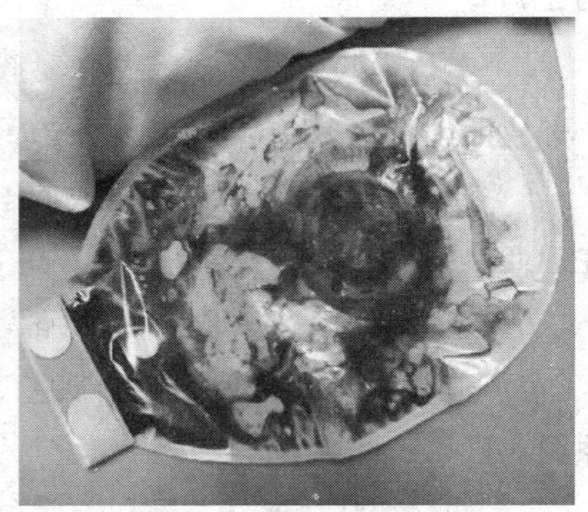

图 5–17　造口出血

3）造口缺血坏死。表现为造口黏膜局部或完全变成暗红色或紫绀，甚至完全变黑，慢性缺血外观呈苍白、灰褐色，严重者有异常臭味，部分照护对象有腹膜刺激症状、全身症状（发热、白细胞升高）（见图 5–18）。造口缺血坏死是术后早期严重的并发症，也可发生于后期照护不当时。

4）造口黏膜皮肤分离。表现为造口黏膜与腹壁皮肤缝合处组织愈合不良并产生一个开放性创面（见图 5–19）。根据分离范围可分为部分分离和完全分离，根据深浅分为浅层分离和深层分离。当发生完全深层分离时，可出现腹痛、压痛等情况。后期可进一步引致造口回缩、造口狭窄等并发症。

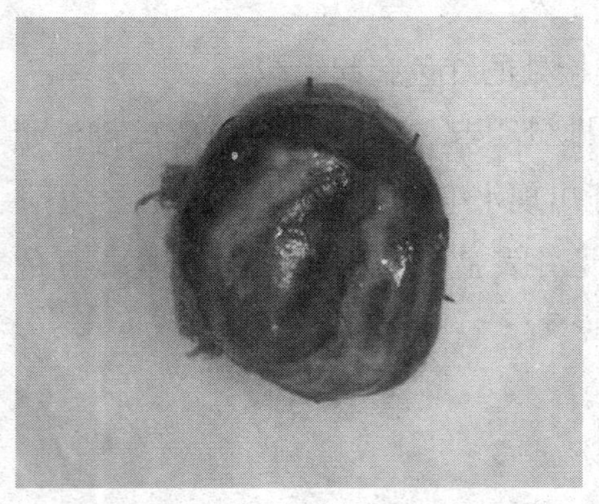

图 5–18　造口缺血坏死

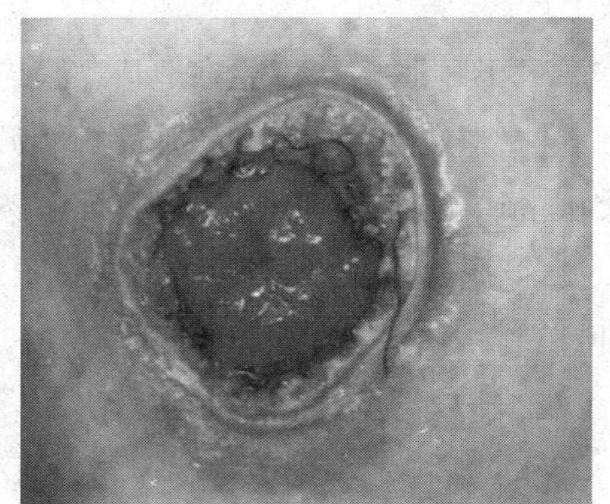

图 5–19　造口黏膜皮肤分离

5）造口回缩。造口外观像腹部的皱褶或间隙，造口黏膜仅部分可见或完全不可见（见图 5–20）。造口回缩后容易引起排泄物渗漏，可造成造口周围皮肤损伤，造口袋佩戴困难，严重的造口回缩甚至会引起腹腔内感染。

6）造口狭窄。指造口缩窄或紧缩，临床表现为造口皮肤开口细小，难以看见造口黏膜，或造口皮肤开口及造口外观正常，但排便细窄或排便不畅，严重者可出现低位不完全性肠梗阻症状（见图 5–21）。尿路造口狭窄时可反复引发尿路感染。

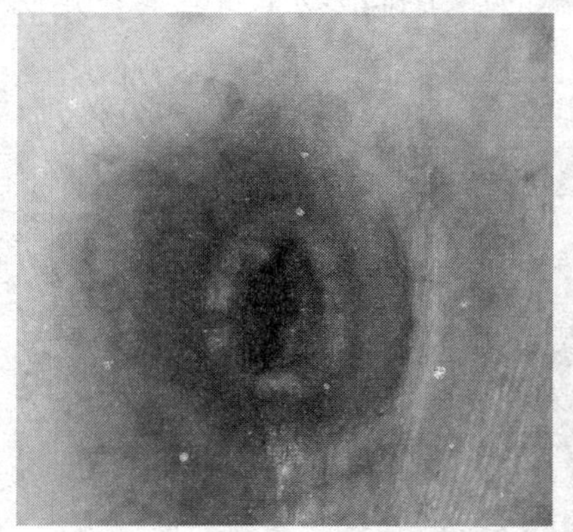

图 5–20　造口回缩

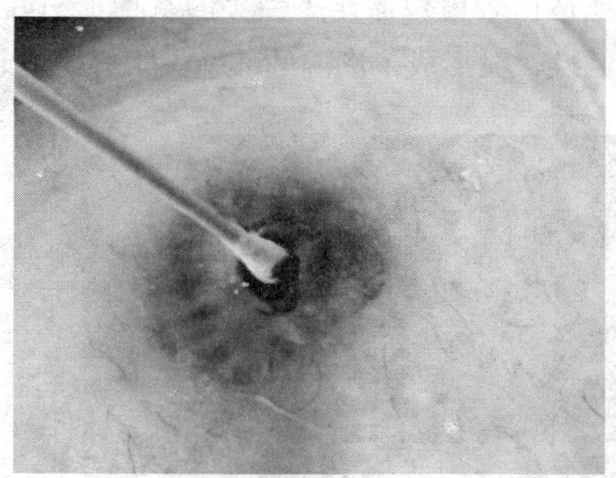

图 5–21　造口狭窄

7）造口脱垂。造口肠袢脱出长度可达数厘米至 10 ~ 20 cm。造口肠袢脱垂后可引起肠黏膜水肿、出血、溃疡、肠扭转、间歇性肠梗阻、嵌顿、缺血坏死、外伤等（见图 5–22）。

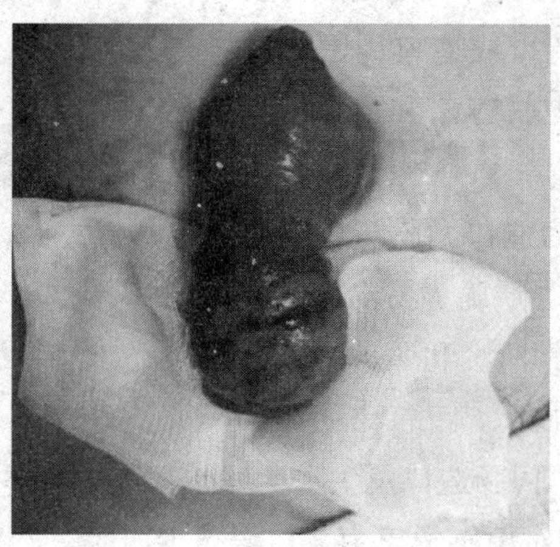

图 5–22　造口脱垂

8）造口旁疝。早期临床表现仅有轻微的膨胀，肿物在站立时出现，大多数疝逐渐增大，可伴有造口周围坠胀不适感（见图 5–23）。进一步发展可导致内容物嵌顿、肠梗阻等急性并发症。由于造口旁膨出，引起造口袋粘贴困难，同时也影响照护对象穿衣和美观，给照护对象生活带来极大不便。

（2）常见造口相关并发症表现

1）潮湿相关性皮炎。表现为排泄物、汗液持续刺激的部位皮肤发红、破溃、渗液、疼痛等（见图 5-24）。造口周围潮湿相关性皮炎非常常见，造口产品不适合或造口袋更换操作不当等因素均可引起排泄物渗漏。由于排泄物本身具有一定腐蚀性，又形成了潮湿的环境，很容易引起潮湿相关性皮炎。

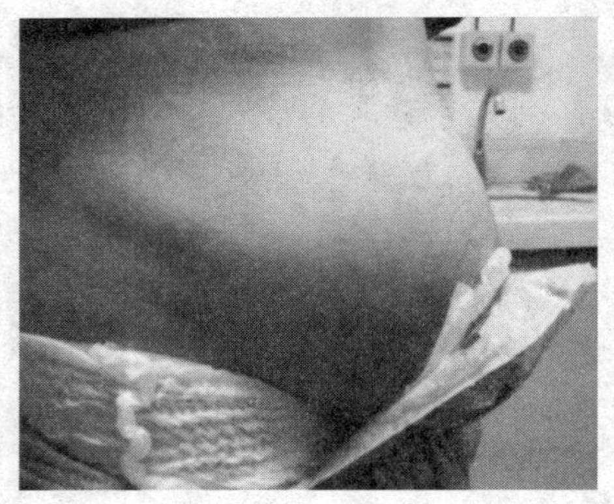

图 5-23　造口旁疝

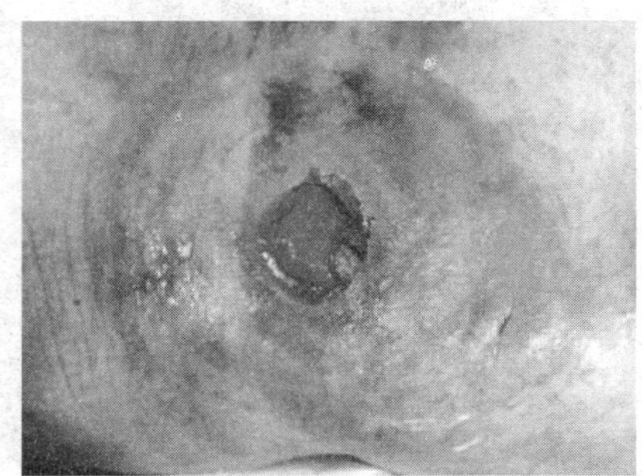

图 5-24　潮湿相关性皮炎

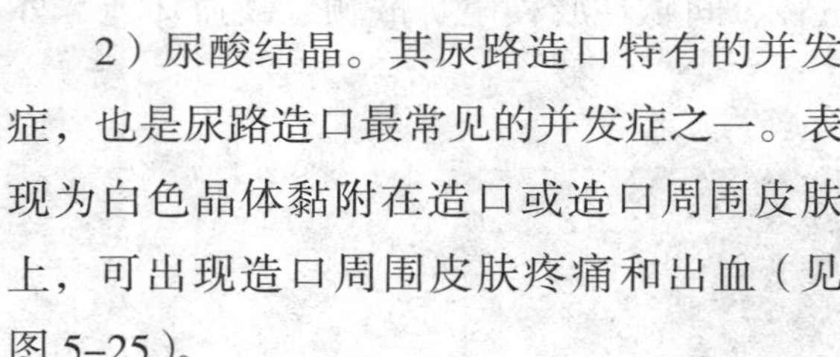

2）尿酸结晶。其尿路造口特有的并发症，也是尿路造口最常见的并发症之一。表现为白色晶体黏附在造口或造口周围皮肤上，可出现造口周围皮肤疼痛和出血（见图 5-25）。

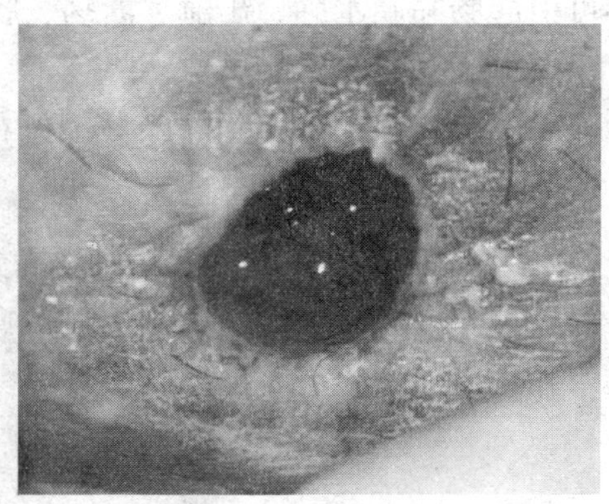

图 5-25　尿酸结晶

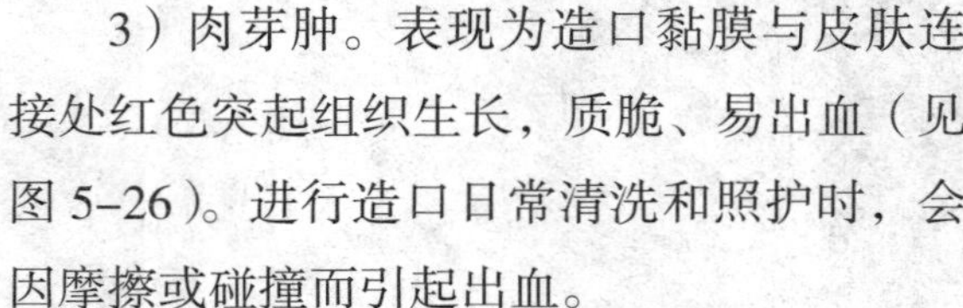

3）肉芽肿。表现为造口黏膜与皮肤连接处红色突起组织生长，质脆、易出血（见图 5-26）。进行造口日常清洗和照护时，会因摩擦或碰撞而引起出血。

4）水电解质紊乱。回肠造口发生水电解质紊乱的概率很高，可表现为肠造口连续数日高排量，照护对象感觉乏力、口渴、少尿等。严重的脱水若不及时纠正可能引起肾功能衰竭。

5）尿路感染。尿路感染是泌尿造口常见的并发症，临床表现为尿液浑浊、血尿、腰酸、发热等（见图 5-27）。

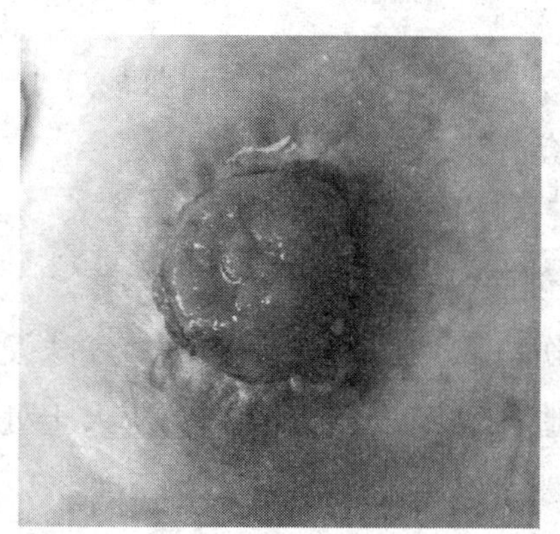

图 5-26　肉芽肿

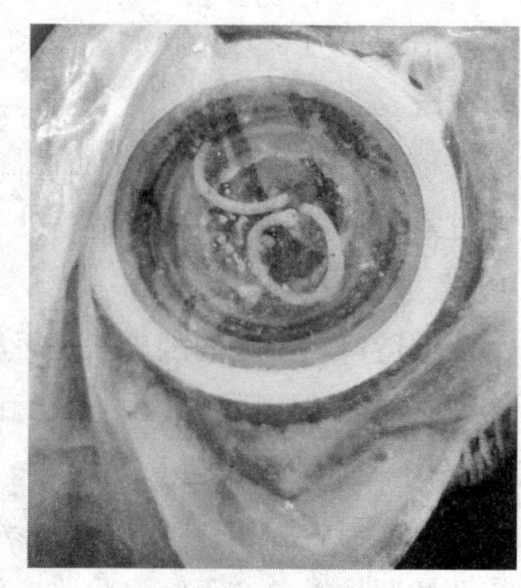

图 5-27　尿液浑浊

3. 常见造口并发症评估

（1）造口本身相关并发症评估

1）造口水肿

①评估造口水肿的严重程度，轻度水肿为术后早期常见现象，若造口黏膜紧绷且发亮，甚至出现渗出液体时需要就诊处理。

②评估是否存在影响造口血液回流的局部因素，如造口袋底盘内圈剪裁是否过小或腹带包扎过紧等。

2）造口出血

①评估出血量和频次。更换造口用品时，在棉球或软纸上看到的少量血丝，不属于造口出血，有活动性出血或血凝块才是造口出血。

②评估出血原因。评估照护方法是否正确。清洁造口时，评估是否使用偏硬或粗糙的纸巾；底盘裁剪时，评估底盘是否过小或内圈边缘不光整，导致摩擦损伤黏膜等。

③评估造口周围皮肤是否有周围静脉曲张等。

④评估照护对象是否有血小板降低的因素，如近期进行放化疗治疗等。

3）造口缺血坏死

①评估造口黏膜的颜色和光泽度。正常的造口黏膜颜色为红色或粉红色，造口黏膜局部或完全变成暗红色或紫绀，甚至完全变黑，或黏膜外观呈苍白、灰褐色，考虑造口缺血坏死，需及时就诊。

②评估造口有无异常臭味。

③评估照护对象有无腹痛、腹胀等腹膜刺激征、有无发热等全身症状，若有，需立即就医。

④评估是否存在影响造口血液循环的因素，如造口袋底盘内圈剪裁过小、腹带包扎过紧、腰带勒住造口或造口处受到撞击等。

4）造口黏膜皮肤分离

①评估造口黏膜与周围皮肤是否形成分离创面、有无造口皮炎。

②评估分离创面的部位、大小和深度，伤口渗液的性状、颜色、气味及量，伤口基底肉芽的颜色及生长情况等。大多数造口黏膜皮肤分离需专业人士处理。疑似有潜行或与腹腔相通者，需急诊处理。

③评估照护对象有无腹痛腹胀、发热等症状，若有，需急诊处理。

④评估造口底盘粘贴时间，是否较前易渗漏；底盘揭除时，评估底盘被排泄物侵蚀的部位及范围。

5）造口回缩

①评估造口外观的变化，有无造口内陷而平于或低于皮肤表面、造口黏膜部分可见到或完全不可见。

②评估是否出现腹痛发热等症状，若有，必须急诊处理。

③评估使用的造口照护用品是否合适，如评估不同体位（坐、仰卧、站立）时造口的高度；评估底盘粘贴情况，是否易发生渗漏；评估造口周围有无皮炎。

④评估造口回缩的原因，如腹部形态的变化，近期内体重增加明显而致腹部膨隆；是否曾发生造口黏膜缺血性坏死、造口周围感染等。

6）造口狭窄。发生该并发症时建议到造口门诊就诊，在专科护士指导下进行扩张处理。

①评估造口外观，有无造口皮肤开口细小，是否难以看见造口黏膜。

②评估造口有无排便细窄或排便不畅。

③评估有无肠梗阻症状，若有，需立即就诊处理。

④评估尿路造口者有无反复发生尿路感染，若有，及时就诊。

⑤评估引起造口狭窄的原因，如曾经发生造口周围感染、造口黏膜皮肤分离、造口缺血坏死等。

7）造口脱垂

①评估造口肠管长度，有无明显较前脱出。

②评估有无肠黏膜水肿、出血、溃疡、缺血坏死等，若有，需立即就诊处理。

③评估有无腹痛腹胀、造口排气排便有无停止等，若有，需立即就诊处理。

④评估造口袋型号使用是否合适，底盘是否持续摩擦肠黏膜。

⑤评估造口脱垂的影响因素，如腹壁薄弱、存在慢性咳嗽、便秘、排尿困难、提举重物等导致腹内压增高的因素存在等。

⑥评估平卧位时脱垂肠管能否被轻柔地回纳，不能回纳或脱垂日趋严重者需及时就诊。

8）造口旁疝

①评估站立时造口周围是否有肿物膨出，躺卧位时肿物变小或恢复。

②评估是否有造口周围坠胀不适感，若有，必须就医。

③评估有无腹痛腹胀、停止排气排便等急性并发症，若有，需急诊处理。

④评估造口旁膨出是否导致造口袋粘贴困难。

⑤评估有无导致腹内压增高的因素存在，如重体力活动（如提水）、慢性咳嗽、腹胀、排尿困难、腹水等。

⑥评估有无营养不良、过度消瘦等。

（2）常见造口相关并发症评估

1）潮湿相关性皮炎

①评估造口周围皮炎累及范围、程度和疼痛度。

②评估潮湿相关性皮炎的发生原因，如造口黏膜是否低平，造口周围皮肤是否有皱褶、疤痕等，选用的造口袋是否在不同体位（坐、卧、站）时都能紧贴造口周围皮肤等。

③评估造口照护技术，如造口底盘裁剪是否过大、排泄物有无及时倾倒、造口底盘更换时间是否过长等。

2）尿酸结晶。发生该并发症时建议到造口门诊就诊，在专科护士指导下进行尿酸结晶处理，同时调整照护用品。

①评估是否有白色粉末晶体黏附在泌尿造口或造口周围皮肤上。

②评估造口高度、结晶体黏附的部位。

③评估造口周围皮肤是否增生、是否存在疼痛和出血等。

④评估照护对象是否存在尿酸结晶的高危因素，如每日饮水量不足，反复尿路感染，进食较多碱性食物，造口袋佩戴时间过长而不更换等。

3）肉芽肿。发生该并发症时建议到造口门诊就诊。

①评估肉芽肿的数量、位置。

②评估肉芽肿的出血情况。

③评估发生肉芽肿的原因，如造口黏膜皮肤缝线残留、造口底盘剪裁过小或剪裁时不光整和有毛边、衣裤过紧而摩擦造口等。

4）水电解质紊乱

①评估每日的造口排泄量，出现高排量时应及时就诊。

②评估照护对象有无乏力、口渴、尿少等情况，若有，须及时就诊。

③评估引起高排量的原因，如饮食不当、使用了广谱抗生素等。

④评估尿液的颜色和照护对象的症状，发现尿路感染应及时就诊。

⑤评估发生尿路感染原因，如输尿管支架管未定时更换、造口照护不够清洁、饮水量不足等。

造口及其相关并发症的评估融入到日常造口照护过程中。理想造口黏膜颜色红润，有一定高度，若造口黏膜颜色、形态、大小、周围皮肤、更换频次、排泄物等情况发生变化，必须引起重视。照护人员需要早期识别造口及其相关并发症，正确提出就诊建议。

培训课程 2 照护计划制订与实施

健康照护师在全面准确地收集照护对象健康资料的基础上，确定了符合照护对象实际情况的健康问题，下一步需要制订周密细致的照护计划，进而深入落实各项照护措施，才能真正使照护对象得到高质量的照护，满足其身心需要。

学习单元 1　制订身心照护计划

身心照护计划是照护活动的行动指南，运用专科知识指导健康照护师实施连续性的个性化照护活动，为优质照护质量提供保障。

一、身心照护计划概述

身心照护计划是健康照护师在评估的基础上，对照护对象的健康问题、照护目标及健康照护师所要采取的照护措施的一种书面说明。通过身心照护计划，可以使照护活动有组织、有系统地进行，以满足照护对象的具体需要，具有明确的目的和意义。

1. 指导照护活动

身心照护计划按健康问题的主次顺序进行组织和排列，使照护活动更加有目标、有组织，是健康照护师满足照护对象需要的行动指南。

2. 实现个性化照护

身心照护计划针对照护对象的健康问题制订，目的是解决照护对象的健康问题。因此，身心照护计划可为照护对象提供个性化照护。

3. 鼓励照护对象参与照护过程

鼓励照护对象参与制订身心照护计划，在调动其积极性的同时，可增进照护关系。

4. 提供照护效果评价标准

确定预期目标是身心照护计划的重要步骤。预期目标既可为照护活动指明方向，又可为照护效果评价提供依据。

5. 提升健康照护师工作能力

制订身心照护计划，要求健康照护师综合运用医学、护理学、人文社会科学知识以及批判性思维技能，可促进健康照护师业务水平和能力的提升。

二、照护程序步骤

照护程序是一种有计划、系统而科学的照护工作方法，是以增进和恢复照护对象健康为目标所进行的一系列照护活动。

1. 照护程序的特性

（1）目标性。照护程序以识别并解决照护对象的健康问题及对健康问题的反应为特定目标，全面计划并组织照护活动的目的是满足照护对象生理、心理、社会等各方面的需要，帮助其达到与自身状况相符的最佳健康状态。

（2）个性化。照护程序依据照护对象的具体情况和需要设计照护活动。由于照护对象的健康问题不同，要达到的预期目标也不同，照护活动也因此有所差别。

（3）科学性。照护程序体现了现代护理学的理论观点，并运用需要论、信息论等其他学科相关理论为理论基础。

（4）系统性。照护程序以系统论为理论基础，指导照护工作的各个步骤系统而有序地进行，每一项照护活动都是系统内的一个环节，保障了照护活动的连续性。

（5）动态性。照护程序的运用并非限定于某特定时间，可随着照护对象反应的变化随时进行。当照护对象情况发生变化时，现存的健康问题、身心照护计划应随之调整。

（6）互动性。在运用照护程序过程中，需要健康照护师与照护对象、同事、医生、护士及其他人员密切合作，以全面满足照护对象的需要。

（7）普遍性。照护程序适用于任何场所、为任何照护对象安排照护活动。

2. 照护程序的步骤

照护程序由评估、确定、计划、实施和评价五个相互关联、相互影响的步骤组成。

（1）健康问题评估。照护程序的第一步是，有目的、有计划、系统地收集照护对象生理、心理、社会、精神及文化等各方面的健康资料并进行整理，以发现和确认照护对象存在的健康问题。

（2）确定健康问题。在评估基础上对所收集的资料进行分析，从照护的角度确定并描述照护对象的健康问题。

（3）制订身心照护计划。针对健康问题制定出一系列预防、减轻或消除这些问题的照护措施及方法，包括排列健康问题顺序、确定预期目标、制定身心照护措施及编写身心照护计划。

（4）实施身心照护措施。健康照护师及照护对象按照身心照护计划共同参与实践照护活动。

（5）评价照护效果。将照护对象对照护活动的反应、效果与预期目标相比较，以评价目标完成情况。必要时，应重新评估照护对象的健康状态，进入下一个照护程序的循环（见图 5–28）。

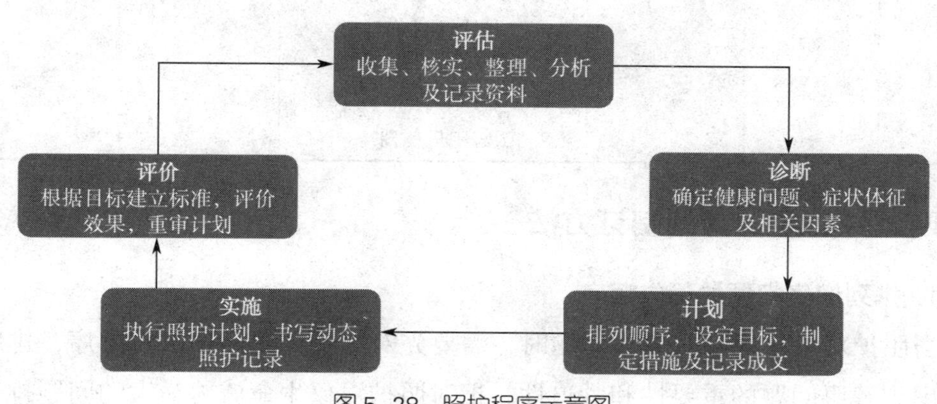

图 5–28 照护程序示意图

三、身心照护计划内容

身心照护计划是针对照护对象所存在的健康问题而制定的照护目标与照护措施实施方案，是健康照护师对照护对象进行照护活动、实施照护措施的依据。身心照护计划单则是健康照护师为照护对象所制订的全部身心照护计划的书面记录，主要内容包括健康问题确定时间、健康问题、诊断依据、预期目标、照护措施及措施依据、计划制订者签名、停止时间、效果评价、评价者签名等。身心照护计划单可提示已解决的健康问题、仍存在的健康问题及需进一步采取的照护措施。具体填写格式（见表 5–6）。

表 5–6　身心照护计划单

姓名：李 ××　　性别：女　　床号：1 床　　住院号：0012345

日期	健康问题	预期目标	照护措施	效果评价	签名
2024.4.21 14：20	有皮肤完整性受损的危险	1. 一周内照护对象能识别可造成皮肤损伤的危险因素 2. 一周内照护对象能表述皮肤损伤预防方法 3. 住院期间照护对象不发生皮肤损伤	1. 向照护对象讲解皮肤自护方法及皮肤受损的危险因素 2. 保持床头抬高 <30° 3. 半卧位或坐位时间每次在 30 min 内 4. 每 2 h 翻身、更换体位，正确翻身和移动照护对象，避免拖、拉等动作 5. 保持床单位清洁、干燥、无皱褶、无碎屑；穿着柔软宽松的棉质衣物，勤换洗 6. 清洁皮肤，使用润肤乳液保持皮肤滋润 7. 正确使用便盆，避免摩擦皮肤 8. 避免使用气圈	1. 照护对象能识别可造成皮肤损伤的危险因素，并能表述皮肤损伤预防方法 2. 照护对象住院期间未发生皮肤损伤	高 ×2024.4.28 13：00 周 ×2024.5.5 10：00

四、身心照护计划制订方法

1. 排列健康问题的优先顺序

当照护对象出现多个健康问题时，需要先对这些健康问题进行排序，排序时要考虑到健康问题的重要性和紧迫性，把对照护对象生命威胁最大的问题排在最前面，其他问题依次排列。

2. 确定预期目标

预期目标是对期望达到的照护效果的准确描述。目标的设定应以实现照护对象的功能、行为改变、知识增加、情绪稳定为中心，并且是可测量的。预期目标针对确定的健康问题而提出，是制定照护措施的依据，也是评价实施效果的标准。

（1）目标的种类。根据实现目标所需时间的长短分类，目标可分为短期目标和长期目标。

1）短期目标。其是指在较短的时间内（几天或几小时）能够达到的目标，适用于照护时间较短、病情变化较快者。如一天内照护对象能顺利咳出痰液、两天内照护对象可下床行走 50 米等均是短期目标。

2）长期目标。其是指需要相对较长的时间（1 周或数月）才能够达到的目标。长期目如长期卧床的照护对象需要健康照护师在整个卧床期间给予精心的皮肤照护以预防压力性损伤的发生，长期目标可描述为“卧床期间皮肤完整无破损”。长期目标也可通过实现一系列短期目标而实现，短期目标的实现可使健康照护师和照护对象看到进步，增强实现长期目标的信心。

（2）目标的陈述方式。预期目标的陈述包括五个要素：主语、谓语、行为标准、条件状语和评价时间。

1）主语。预期目标是期望照护对象经过照护后所产生的改变，因此目标的主语应是照护对象，也可以是照护对象的生理功能或机体的一部分，如照护对象的皮肤、尿量等。

2）谓语。其指主语将要完成且能被观察或测量的行为。

3）行为标准。指主语完成该行为将要达到的程度，如距离、次数等。

4）条件状语。指照护对象完成该行为所处的条件状况（并非所有的目标陈述都包括此项）。

5）评价时间。指照护对象在何时达到目标中陈述的结果。这一要素可督促健康照护师帮助照护对象尽快达到目标。部分持续性目标没有明确的时间限制，如照护对象维持呼吸道通畅是指照护对象始终保持呼吸道通畅。

因此，预期目标可以如下所述：出院前（评价时间）照护对象（主语）每隔一日（条件状语）排出（谓语）柔软成型的大便（行为标准）或三天内（评价时间）照护对象（主语）拄拐（条件状语）行走（谓语）50 米（行为标准）。

（3）确定预期目标的注意事项

1）以照护对象为中心。目标陈述的是照护对象的行为，而非照护活动本身，更不是描述健康照护师的行为或照护措施。如“住院期间教会照护对象使用胰岛素笔”应改为“出院前照护对象能够掌握正确使用胰岛素笔的方法”。

2）针对性。一个预期目标只能针对一个健康问题，一个健康问题可有多个预期目标（短期和长期）。因此，一个目标只能用一个行为动词，若出现多个行为动词会造成无法判断目标是否实现。如“一周内照护对象能用健侧手梳头”只有一个行为动词。

3）可行性。预期目标应有据可依，且是照护对象所能达到的。如要求一位截瘫的照护对象3个月内下床行走是不可能达到的目标。因此，确定预期目标，不仅应考虑照护对象的生理、心理、认知、文化及支持系统等，还应考虑健康服务机构的条件、设施、健康照护师业务水平及人员配备等。健康照护师应鼓励照护对象参与目标的制定。

4）个性化。预期目标应可观察、可测量，目标中行为动词避免使用含糊不清、不明确的词。如“4周内照护对象吸烟量减少”应改为“4周内照护对象每日吸烟量减至5支”。

5）有时间限制。预期目标应标注具体时间，如1小时内、5天内、出院时等，为确定评价时间提供依据。

3. 制定身心照护措施

身心照护措施是帮助照护对象实现预期目标的具体实施方法。照护措施的制定必须针对确定的健康问题，结合照护对象的具体情况，运用照护知识和经验作出决策。

（1）照护措施分类

1）独立性照护措施。指健康照护师不依赖医嘱、护嘱，而是运用照护知识和技能可独立完成的照护活动，如口腔清洁、会阴清洁、健康教育、心理照护等。

2）合作性照护措施。指健康照护师与其他医务人员共同合作完成的照护活动，如健康照护师与营养师、护士共同制订符合照护对象病情的饮食计划等。

3）依赖性照护措施。指健康照护师执行医嘱、护嘱的照护活动。执行依赖性照护措施并非机械地执行，同样要求健康照护师具备一定的知识和技能。如遵医嘱喂养，就要求健康照护师除有喂养技能外，还需要有营养方面的知识和对喂养相关不良反应的观察和判断能力。

（2）制定照护措施的注意事项

1）科学性。健康照护师在医护人员的指导下，结合照护对象的实际情况，运用个人知识技能和实践经验，选择并制定恰当的照护措施。禁止将无科学依据的措施用于照护对象。

2）针对性。根据健康问题相关因素制定照护措施的目的是达到预期的照护目标。

3）可行性。选择照护措施要从健康照护师数量、业务水平和医疗设施的实际情况出发。

4）个体化。照护措施要符合照护对象的病情、年龄、性别、体力、认知水平、愿望及要求等。

5）安全性。为照护对象提供照护的活动过程中，健康照护师应首要保证照护对象的安全。如协助患有冠心病的照护对象下床活动时，应循序渐进，避免活动过度而诱发心绞痛。

6）具体化。照护措施的描述应准确、明了，以利于照护同一照护对象的其他健康照护师正确执行照护措施。

7）参与性。鼓励照护对象或家属参与制定照护措施，使其乐于接受与配合照护活动，保证照护措施实现最佳效果。

学习单元 2　身心照护计划实施

身心照护计划实施是将身心照护计划付诸实践的过程。通过实施身心照护计划，可以解决照护对象的健康问题，并可以验证照护措施是否切实可行。此阶段要求健康照护师具备相应的专业知识、熟练的操作技能和良好的沟通能力，以保证身心照护计划顺利实施，使照护对象得到高质量照护。

一、健康问题优先处理原则

优先处理照护对象的生理需要中未得到满足的问题或对生理功能平衡状态威胁最大的问题。随着病情的变化，威胁生命的问题得以解决，生理需要获得一定程度的满足后，中优或其他问题可上升为首优问题。如患有心力衰竭的照护对象会出现体液过多、活动无耐力的健康问题，体液过多这一严重威胁照护对象生命的问题应列为首优问题，但随着病情好转，照护对象心功能处于相对平稳状态，此时如何帮助照护对象早日活动以减少并发症的发生则转变为照护重点，成为首优问题。

二、身心照护计划实施方法

1. 实施照护计划的过程

（1）实施前思考

1）做什么。回顾已制订好的照护计划，保证计划内容是科学、安全的，且符合照护对象目前情况需要的。在实施前，健康照护师应将这些照护措施组织起来，以保证正确、有序地执行。如健康照护师到照护对象床边按顺序做以下工作：评估照护对象饮食情况（针对营养失调）、查看皮肤受压部位（针对有皮肤完整性受损的危险）、记录照护对象尿量（针对体液过多）、协助照护对象下床行走（针对活动无耐力）。

2）谁去做。确定照护措施是健康照护师自己做，还是与其他人员共同完成，需要多少人。一旦健康照护师为照护对象制订好照护计划，计划可由下列几种人员完成：①健康照护师本人；②其他人员包括医生、护士和营养师等；③照护对象及其家属。

3）怎么做。实施时将使用哪些技术和技巧，回顾技术操作、仪器操作的过程；同时应考虑在与照护对象沟通交流中可能遇到的问题及应对方法等。

4）何时做。根据照护对象的健康状态等具体情况，选择执行照护措施的时间。如为照护对象叩背以促进排痰应安排在照护对象就餐后 2 h 或餐前 30 min。

5）何地做。确定实施照护措施的场所也是十分必要的，尤其对于涉及照护对象隐私的操作，更应注意对环境的选择。

（2）实施前准备

1）再次评估。由于照护对象的健康状况不断发生变化，评估应贯穿于照护程序全过程。如针对清理呼吸道无效的照护对象，照护计划中常有定时叩背协助排痰这一措施。在健康照护师落实该措施之前，应再次评估照护对象咳痰情况（痰量、性质、次数）及叩背的效果，然后再决定是否维持原照护计划。

2）审阅和修订照护计划。再次评估后发现照护计划与照护对象情况不符合时，需立即修订照护计划，包括：①修订照护对象资料，且注明时间，以利于其他健康照护师了解照护对象情况的改变；②修订健康问题，终止与照护对象当前状况无关的健康问题，增加符合其现状的健康问题，调整优先顺序和预期目标，并注明修订时间；③修订照护措施，使之与新的健康问题相对应。如健康照护师准备给照护对象进行口腔清洁，发现照护对象腹痛难忍，需要修改照护计划，将口腔清洁推迟至照护对象腹痛缓解后。

3）分析所需的知识和技能。随着科学技术的发展，健康照护师常常需要使用新的设备和技术，若实施照护措施所需知识和技能存在欠缺，应及时补充，必要时查阅资料或请教他人，弥补不足。

4）预测可能的并发症及预防措施。健康照护师应凭借自己的专业知识和经验，充分评估和预测实施过程中可能出现的并发症及存在的危险因素，采取必要的预防措施。如冰袋降温有可能导致局部冻伤，健康照护师应以毛巾包裹冰袋，同时严密观察冰袋接触部位的皮肤情况；如健康照护师每次给留置鼻胃管的照护对象管饲前应确认鼻胃管在胃内，协助照护对象取半坐卧位或坐位，以防发生误吸。

（3）实施过程

1）按照医嘱、护嘱执行照护计划，如完成晨间更衣、洗漱、梳头、翻身、管饲等。

2）解答照护对象及家属的问题咨询，做好相关健康宣教。

3）观察病情，及时发现病情变化，立即上报并协助处理突发情况。

4）及时评价实施的效果及照护质量，继续收集资料，及时、准确地完成照护记录，持续修正照护计划。

5）与其他健康照护师保持有效的沟通和协调，做好交接班工作。

2. 实施照护计划的常用方法

（1）操作。健康照护师运用各种相应的照护技术执行照护计划，如口腔清洁、会阴清洁等。

（2）管理。健康照护师将照护计划的先后次序进行排序，必要时委托其他健康照护师执行照护措施，确保照护活动连续、有效进行，使照护对象最大程度地受益。

（3）教育。健康照护师需评估照护对象对信息的需要及影响其接受信息能力的相关因素，如文化因素、社会因素等，对照护对象及家属进行疾病的预防、照护等方面的教育，指导、协助照护对象及家属进行自我照护。

（4）咨询。当健康照护师提供健康咨询服务时，不仅要解释照护对象身体方面的问题，还要提供心理支持以促进健康。如一位年轻女性在接受乳腺癌根治性手术后，不仅需要相关知识和技术指导，更需要心理支持。

（5）记录与报告。详细记录照护计划的执行情况及照护对象的身心反应，当出现新的健康问题与病情变化时应及时向医护人员报告。

三、身心照护计划实施注意事项

1. 鼓励照护对象充分发挥自理能力

在拟订身心照护计划前要对照护对象进行全面评估，并特别关注其丧失的功能和残存的功能；而在心理方面，则应全面了解其是否存在过度的依赖思想和心理问题（如抑郁、孤独等）。健康照护师必须明确包揽一切的做法有害无益，应鼓励照护对象最大限度地发挥残存功能的作用，尽可能使其基本日常生活能够自理，同时提供一些针对性的心理支持。

2. 注意保护照护对象的安全

功能退化、疾病影响以及生活环境中的不安全因素，可严重威胁照护对象的健康甚至生命。照护对象常见的安全问题有跌倒 / 坠床、误咽 / 呛咳、服错药及用电安全等，健康照护师应意识到其危险性并积极采取有效措施，保证照护对象的安全。例如，经评估有坠床危险的照护对象入睡期间应有专人守护、加床栏、定时巡视。

3. 尊重照护对象的个性和隐私

（1）尊重照护对象的个性。个性是指每个人所具有的个别生活行为和社会关系，以及与经历有关的自我意识。由于有着自己独特的社会经历和生活史，个体的思维方式和价值观也不同。对照护对象个性的尊重就是尊重其本性，关怀其人格和尊严。

（2）尊重照护对象的隐私。日常生活中部分生活行为需要在私密空间中开展，如排泄、沐浴等。为保证照护对象的隐私和舒适的生活，可因地制宜地采取一些措施，如在必要时应用床帘或屏风进行遮蔽。

4. 照护实施的动态记录

照护记录是照护实施阶段的重要内容，是照护活动交流的重要形式。照护记录要求描述确切客观、简明扼要、重点突出，体现动态性和连续性，可采用文字描述或填表的形式。

5. 心理照护的基本技术

健康照护师应给予照护对象特别的关心，经常主动与他们进行沟通，了解其心理问题，并有针对性地提供适宜的心理照护，改善照护对象的情绪与心境。心理照护的基本技术指应用于心理照护各环节、全过程的专门技术和方法，包括基本的倾听、共情、积极关注等基本技术和一些专门技术。

（1）倾听技术

1）倾听的定义及其内涵。倾听指在对方讲话的过程中，听者通过视觉和听觉共同作用，接受和理解对方的思想、信息及情感的过程。良好的倾听基于接纳，认真、关注地听，并在倾听时适度参与。倾听是心理照护的第一步，是健康照护师的基本功，既可表达健康照护师对照护对象的尊重，同时也能促进照护对象的表达，使其在放松、信任的人际氛围中诉说自己的想法及宣泄情绪。

2）倾听的注意事项：①避免打断或臆断；②不急于下结论；③不忽略小问题；④不干扰、转移话题；⑤避免不恰当倾听方式，如询问过多、概述过多、不当情感反应等。

总之，健康照护师应把握的倾听原则是：可问可不问时，尽量少问或不问；可说可不说时，宁可少说或不说；凡是照护对象所述都要倾听，并在倾听时给予其适当的鼓励性回应。

（2）共情技术

1）共情的定义及意义。共情是体验他人内心世界的能力。共情有助于健康照护师设身处地、准确理解照护对象的内心世界；可促进与照护对象之间信任关系的建立；可鼓励并促进照护对象做深入的自我探索，促其自我表达，更深入、全面、准确地认识自己，也促进双方的相互理解和更深入交谈；可满足照护对象被理解、关怀及其情感倾诉的需要。

2）共情的注意事项。①健康照护师需转变视角，从照护对象的角度看待照护对象及其存在的问题；②共情需视情而定，因人、因事而异；③共情要善用肢体语言，重视其姿势、目光、语音、语调等；④共情要把握好时机及适度；⑤共情要考虑照护对象的个体化特征（年龄、性别、文化习俗、人格特点等）；⑥健康照护师须不断检查共情的效用，获得反馈后及时修正。

（3）积极关注技术

1）积极关注的定义及意义。积极关注指健康照护师通过关注照护对象的言语和行为中积极、光明、正性的一面，促使照护对象利用其自身积极因素而发生积极变化。

2）积极关注的注意事项：①健康照护师应辩证、客观地看待照护对象的消极、灰暗、负性的失败、缺点与不足，还应看到其长处、优点等积极、光明、正性的一面；②积极关注不仅是健康照护师对照护对象的积极关注，还包括帮助照护对象积极关注自己，使其看到自己的长处和优点，发掘自身的潜能和资源；③积极关注须避免盲目乐观和过分消极；④积极关注应基于事实，实事求是；⑤积极关注的目的是促进照护对象的自我发现与潜能开发，达到其心理健康的全面发展。

6. 各类型照护对象身心照护的重点

（1）慢性病、住院时和出院后需要照护的对象。预防和减少残疾的发生，维持机体或器官的功能，促进照护对象保持正常的生活及社会功能。

（2）残疾的照护对象。借助各种康复辅助用具进行功能训练，为达到照护对象生活自理的目的进行相应的照护及康复训练。

（3）临终的照护对象。控制疼痛，对其他症状进行相应的照护，提高照护对象的舒适度和生活质量，做好各种基础照护，尊重照护对象的权利，维持其尊严。

（4）长期卧床的照护对象。积极努力帮助照护对象预防因卧床而引起的各种并发症，减少身心和社会功能障碍。

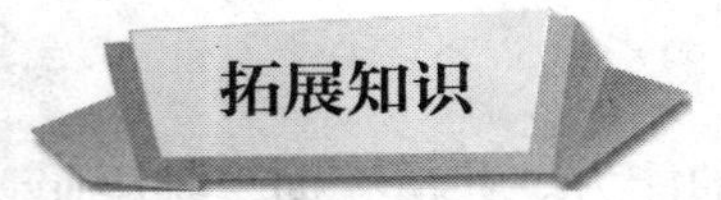

常见健康问题的身心照护措施（见表 5–7）

表 5–7　常见健康问题的身心照护措施列表

序号	健康问题	预期目标	照护措施
1	排便失禁	1. 照护对象能每隔一天或每隔两天排出柔软成形的大便 2. 照护对象能够表述排便的有效方法 3. 照护对象 / 家属能够陈述日常饮水、进食的要求 4. 照护对象肛门周围皮肤保持完整性	1. 做好评估 2. 调整衣物及环境以方便照护对象如厕，注意腹部保暖 3. 照护对象排泄时保护其隐私 4. 了解照护对象排便规律，适时给予便盆 5. 鼓励照护对象多饮水，饮食宜高热量、高蛋白、高纤维素、易消化 6. 保持肛周皮肤清洁、干燥，必要时遵医嘱使用皮肤保护剂 7. 保持床单位及衣物清洁 8. 指导照护对象进行肛门括约肌及骨盆底部肌肉的锻炼
2	功能性尿失禁	1. 照护对象自述没有发生或很少发生尿失禁 2. 照护对象能够描述尿失禁的成因	1. 确定是否还有其他原因引起的尿失禁，评估照护对象有无认知或移动障碍 2. 减少环境障碍：①清理妨碍物；②照明灯光和距离适宜；③适当的马桶高度和方便抓握的栏杆

续表

序号	健康问题	预期目标	照护措施
2	功能性尿失禁	3. 照护对象/家属使用适当的设备来帮助排尿、移动和穿衣 4. 照护对象/家属能够消除或尽量减少家中的环境障碍	3. 如果需要，在厕所和床之间提供一个便器 4. 对于有认知障碍的照护对象，分别在每2小时、饭后和睡前提醒上厕所 5. 对于上肢功能有障碍的照护对象 （1）评估照护对象换衣服的能力 （2）提供宽松的衣服以便于照护对象穿脱 （3）如果必要提供穿衣帮助 6. 对老年人的照护措施 （1）强调尿失禁并非是年老时不可避免的事 （2）解释不要因为害怕尿失禁而限制液体的摄入 （3）解释不要到口渴时才饮水 （4）如需要，教他们晚上到达厕所的容易方法，必要时考虑使用便厕椅或尿壶
3	压力性尿失禁	1. 照护对象自述压力性尿失禁减少或消除 2. 照护对象能解释尿失禁的成因	1. 评估排泄/尿失禁以及液体摄入形态 2. 指导照护对象进行盆底肌的锻炼，如仰卧起坐等 3. 训练间断排尿，即在每次排尿时停顿或减缓尿流，以及在任何尿失禁诱发动作（如咳嗽、弯腰等）之前收缩盆底肌，从而减轻排尿紧迫感的程度、频率和溢尿量 4. 如病情许可，鼓励照护对象做抬腿运动或下床走动，以增强腹部肌肉张力 5. 解释肥胖和压力性尿失禁的关系，必要时督促照护对象减肥 6. 鼓励照护对象每2 h排泄一次 7. 避免照护对象长时间站立
4	完全性尿失禁	1. 照护对象能控制排尿（在白天、黑夜、24 h中特定的时间） 2. 照护对象能确定尿失禁的成因	1. 评估排尿形态 2. 维持最佳体内液体量 （1）除非有禁忌，增加饮水量，每天2 000～3 000 mL。每隔2 h摄入一次 （2）晚上7点以后减少饮水，夜间只饮最少量的水 （3）少饮用咖啡、茶、可乐、酒和葡萄柚果汁 3. 维持适当营养以保证至少每3天排大便一次 4. 促进排尿 （1）确保排尿时环境舒适而不受干扰 （2）如果可能，用坐便器取代便盆

续表

序号	健康问题	预期目标	照护措施
4	完全性尿失禁	3. 照护对象皮肤完整 4. 照护对象不发生尿路感染	（3）如果可能，使男性有站立排尿的机会 （4）帮助在便盆上的照护对象弯曲膝盖，可支撑其后背 （5）指导照护对象排便姿势（在坐便器上身体前倾、弯曲） 5. 促进皮肤完整性 （1）确认照护对象是否有压力性损伤的风险 （2）在尿失禁后，用清水冲洗，擦干局部 （3）避免使用刺激性的肥皂和酒精产品 （4）必要时遵医嘱使用保护性软膏 6. 对于采用间歇性导尿的照护对象，教会照护对象和家属怎样间歇性导尿，以长远管理膀胱 （1）解释导尿的理由 （2）解释液体摄入与导尿频率的关系 （3）解释不管在任何情况下，按指定的时间排空膀胱的重要性 7. 教会照护对象防止尿路感染 （1）鼓励定期、彻底排空膀胱 （2）确保液体摄入适量 （3）保持尿液酸性：避免饮用柑 / 橘类果汁、可乐和咖啡 8. 教会照护对象监测尿路感染的症状和体征
5	尿潴留	1. 照护对象主诉尿潴留症状减轻或消失 2. 照护对象能够描述尿潴留的成因	1. 评估照护对象尿量、尿液的性状及尿色，评估照护对象腹部体征 2. 耐心解释尿潴留的原因，消除照护对象焦虑和紧张情绪，指导照护对象自我调节方法，如全身肌肉放松、听音乐等 3. 提供排尿的环境：①为照护对象如厕时提供隐蔽性环境；②适当调整照护活动时间，使照护对象安心排尿 4. 协助照护对象取适当体位，病情允许应尽量以习惯姿势排尿 5. 诱导排尿：①让照护对象听流水声；②温水坐浴或冲洗会阴部；③按摩、热敷下腹部等 6. 针对需留置导尿的照护对象 （1）评估导尿管留置时间及照护对象是否有导尿管相关尿路感染的症状、体征

续表

序号	健康问题	预期目标	照护措施
5	尿潴留	3. 照护对象 / 家属使用适当的方法来帮助排尿 4. 留置导尿的照护对象未发生导尿管相关尿路感染	（2）保持外阴清洁，会阴清洁（包括导尿管近端 10 cm）2 次 / 日 （3）维持无菌密闭引流 （4）保持引流通畅，防止尿液潴留、逆流；保持引流袋位置低于膀胱 （5）病情允许时，鼓励照护对象饮水 2 000 mL/d 以上，以稀释尿液 （6）导尿管拔除后再次评估照护对象排尿情况 7. 经常询问照护对象排尿情况，并强调养成规律排尿习惯
6	急性疼痛	1. 照护对象诉说疼痛减轻（级别下降）或感到疼痛的次数减少和比较舒适 2. 照护对象能够鉴别并设法减少可引起或加重疼痛的因素 3. 照护对象能运用有效方法消除或减轻疼痛 4. 照护对象疼痛评分≤ 3 分	1. 做好疼痛评估 2. 去除或减少使疼痛加重的因素 （1）告诉照护对象你相信他确有疼痛 （2）提供疼痛相关的信息，解释引起疼痛的原因、有效预防和控制疼痛的重要性，告知照护对象在疼痛时和当疼痛性质、程度发生改变时及时告知健康照护师 （3）减轻照护对象怕成瘾的恐惧，向照护对象说明若能正确用药是不容易成瘾的，以及药物的耐受性与成瘾是有区别的 （4）在疼痛减轻时为照护对象提供休息的条件 （5）在进行一些可引起疼痛的操作时，指导照护对象使用分散注意力的方法，如有节奏地呼吸、默默数数、听音乐等 3. 协助照护对象使用恰当的、无创伤性的解除疼痛的措施，如利用枕头和毛毯支撑疼痛部位以减轻肌肉张力，用擦背、按摩或温水浴来促进松弛，放慢呼吸的节律等 4. 协助家属对照护对象的疼痛作出积极反应 5. 鼓励照护对象自我监测疼痛的情况，指导照护对象正确学会疼痛评估方法 6. 对产妇的照护措施 （1）向产妇说明分娩是自然生理过程，宫缩痛是正常的反应，以减轻对疼痛的紧张；指导产妇在宫缩间隙自然休息 （2）对精神紧张的产妇多加陪伴，以交谈、按摩等方式分散其对宫缩痛的注意力 （3）子宫收缩间歇短、持续时间延长时，疼痛加剧，要指导产妇尽量放松全身肌肉，做均匀的深呼吸，帮助产妇按摩下腹部

续表

序号	健康问题	预期目标	照护措施
7	慢性疼痛	1. 照护对象能够表现出（或陈述）疼痛减轻（级别下降）和日常活动有所增加（行为有所改变） 2. 照护对象能使用一些经过选择的无创伤性止痛措施或应对机制来控制疼痛	1. 做好疼痛评估 2. 减少或去除使疼痛加剧的因素 3. 评估慢性疼痛带给个人生活的影响，如有关照护对象的表现（工作、角色职责）、社会交往、日常起居活动（睡眠、饮食、活动）、认知 / 情绪（注意力、抑郁）、家庭成员的反应等 4. 观察止痛剂使用的效果 5. 与照护对象和家庭成员讨论各种可用的处理方法（如锻炼计划等） 6. 讨论疼痛造成的痛苦，如耐力降低、食欲不振、睡眠不安稳、失去乐趣、焦虑、恐惧、很难集中注意力以及社会关系减少等 7. 强调运动的重要性，协助照护对象在疼痛减轻时，尽量伸展肌肉，制订每天的活动计划
8	活动无耐力	1. 照护对象能够保持最佳活动水平，表现为活动时的心率、血压正常，气促、虚弱和疲乏消失 2. 照护对象能确定加重活动无耐力的因素 3. 照护对象及家属能描述进行日常生活活动时所需的应对技巧	1. 评估照护对象目前的活动程度、活动方式、休息方式和因身体状况的改变引起的心理反应 2. 照护对象卧床期间指导其做力所能及的肢体活动 3. 观察照护对象活动后的反应，并教会自我监测方法 （1）测量休息时的脉率 （2）在活动中和活动后即刻测量脉率 （3）活动后 3 min 测脉率 （4）告诉照护对象当出现以下情况时应停止活动并报告健康照护师：活动中脉率减慢，脉率 >112 次 / 分，脉搏不规则，活动后 3 min 的脉率比休息时脉率快 6 次以上，呼吸困难、胸痛、心悸、感到活动后疲劳等 4. 循序渐进增加活动 （1）和照护对象一起制订活动目标和计划 （2）合理安排休息活动时间 （3）当活动量增加时给予鼓励 5. 掌握活动时保存能量的方法 （1）活动中间要休息，一天休息数次，饭后休息 1 h （2）将用品放在易拿到的地方，协助生活或活动 （3）如可能，活动时尽量采取坐姿，而不是站姿 （4）出现疲倦或脉搏加快、呼吸困难、胸痛等症状，应立即停止活动

续表

序号	健康问题	预期目标	照护措施
8	活动无耐力	4. 照护对象能说出何时应停止活动，能识别疲劳、气短、胸痛 5. 随着缺氧、营养不良等的改善，照护对象耐力提高	6. 为照护对象提供安静的休息环境，保证睡眠充足、情绪稳定 7. 进行生活照护，如洗漱、进餐、如厕等 8. 指导照护对象使用辅助设施，如床栏、扶手、轮椅、拐杖等，帮助其完成自理活动 9. 根据照护对象体力合理安排活动计划。逐渐增加活动量，以达到增加其耐受水平的目的 10. 鼓励照护对象少食多餐，合理调节饮食结构，进食高蛋白、高维生素、高热量、清淡易消化的食物，以增强体质 11. 对孕妇的照护措施 （1）解释在妊娠中期至妊娠后期出现疲乏及呼吸困难的原因，如身体重心的改变、体重增加、子宫增大对膈肌的压迫等 （2）教会孕妇保存体能的方法
9	疲乏	1. 照护对象能够解释疲乏的原因 2. 照护对象能采取减轻疲乏的措施	1. 帮助照护对象表达疲乏的原因及影响生活的感受 2. 指导记录24 h内每小时疲乏的程度，与照护对象一起分析24 h疲乏水平，包括能量高峰时间、完全疲乏无力时间及增加疲乏水平的活动 3. 在能量高峰期做更多、更重要的事 4. 帮助照护对象确定活动先后顺序，取消不必要的活动 5. 指导保存能量的技巧 （1）把常用物品放在易拿到的地方 （2）活动期间提供休息时间，休息时避免不必要的打扰 （3）有条件时可进行保健按摩，达到放松目的 （4）协助活动 （5）在活动时出现不适症状，应停止活动并进行休息，并以此作为限制最大活动量的措施 （6）少量多餐 6. 配备辅助工具，协助活动 7. 减少干扰因素（噪声等），在照护对象休息时间避免不必要的操作和探视，提供喜爱的娱乐方式 8. 帮助学习有效的应对技巧（分享、表达、放松等） 9. 对孕妇的照护措施 （1）解释妊娠期疲乏的原因

续表

序号	健康问题	预期目标	照护措施
9	疲乏	3. 照护对象能维持日常生活和社交活动	（2）告知适当运动的重要性，避免过劳 （3）保证休息和睡眠，强调需要8 h睡眠和白天的小睡 （4）衣服宽大舒适，不宜穿高跟鞋 （5）宣教产妇疲乏增多的原因，取得家属支持
10	清理呼吸道低效或无效	1. 照护对象减少或不发生吸入危险 2. 照护对象显示出有效的咳嗽 3. 照护对象表现出呼吸正常，紫绀、呼吸困难等表现减轻 4. 照护对象掌握有效咳嗽、咳痰的方法	1. 做好评估 2. 保持室内空气新鲜，温湿度适宜，注意通风 3. 不能保持合适体位的照护对象应经常更换体位，使其保持有利于排痰的位置 4. 指导照护对象掌握深呼吸、有效咳嗽排痰的方法 （1）对于咳嗽时疼痛的照护对象，对疼痛部位使用合适的舒适措施，用手、枕头或两者同时来捂住腹部或胸部伤口 （2）协助照护对象采取头微前倾、肩放松及膝盖屈曲的坐姿以利于呼吸 （3）鼓励照护对象做数次深呼吸 （4）鼓励照护对象做一次深吸气，然后屏气2 s，再连续咳嗽2～3次 （5）指导照护对象深吸气，身体微向前倾，然后做3～4次呼气 （6）指导照护对象深吸气数次，再慢慢吐气，并在吐气未了时咳嗽 （7）照护对象在咳嗽时，协助照护对象身体微向前倾并以手掌下压剑突下的腹部 （8）指导照护对象咳嗽后做多次而大量的深吸气 （9）病情允许时，鼓励照护对象补充足够的水分以利于稀释痰液 5. 避免摄入辛辣刺激性食物，给予高热量、高蛋白、高维生素饮食 6. 协助照护对象翻身，遵医嘱进行雾化吸入或叩背 7. 指导照护对象正确留取痰标本
11	口腔黏膜受损	1. 照护对象主诉疼痛（不适）感减轻（消失） 2. 照护对象口腔内溃疡（糜烂、炎症）愈合	1. 观察并记录照护对象的口腔黏膜、牙龈、唇、舌的情况 2. 给予口腔清洁，根据照护对象自我照护能力指导照护对象采取刷牙、漱口、冲洗等不同方式 3. 餐后及时漱口

续表

序号	健康问题	预期目标	照护措施
11	口腔黏膜受损	3. 照护对象口腔黏膜/组织水肿（出血、结痂、干裂）消除	4. 当照护对象有严重口炎时，移除假牙，以避免病灶的恶化 5. 提供的食物和饮水温度适宜，避免过烫、过冷的食物，避免粗糙、刺激性食物 6. 告知口腔卫生保健知识
12	自理缺陷	1. 照护对象能安全地进行或参与进食、穿着、洗漱、沐浴、如厕等活动 2. 照护对象卧床期间生活需要能够得到满足	1. 评估照护对象的自理能力，是否需要辅助器材 2. 与照护对象一起制定一个短期目标。在照护对象活动耐力范围内，鼓励从事部分生活自理活动和运动 3. 卧床期间协助照护对象洗漱、进食、大小便、个人卫生等生活照护 4. 对于进食自理缺陷的照护对象 （1）尽可能鼓励自行进食，必要时提供帮助 （2）确定是否需要戴假牙和眼镜 （3）保证饮食的软硬度或稀稠度适合照护对象的咀嚼和吞咽能力 （4）提供适当的用具，如吸管、勺子 （5）提供适合就餐的体位，尽可能坐在椅子上或者半座位就座 （6）如有视力障碍，注意在盘子里合理放置食物 5. 对于穿着/修饰自理缺陷的照护对象 （1）根据照护对象情况制订学习计划，包括示教穿衣动作、分步骤持续的训练，以促进照护对象穿衣的独立性 （2）在穿衣时提供适当的隐蔽条件 （3）经常给予鼓励，必要时提供帮助 （4）计划日常活动，安排照护对象在活动前先休息 （5）鼓励照护对象穿较宽松的衣服，使穿脱方便和穿着舒服 6. 对于沐浴/卫生自理缺陷的照护对象 （1）沐浴时尽量提供隐蔽条件 （2）将所有洗澡用具安排在照护对象容易拿到的范围内 （3）在洗澡间提供安全措施，如椅子或凳子、防滑踏板或橡皮垫等 （4）鼓励照护对象自己梳头 （5）鼓励照护对象尽量自己进行口腔和面部清洁，必要时帮助其刷牙、洗脸和刮脸

续表

序号	健康问题	预期目标	照护措施
12	自理缺陷	3. 照护对象能使用辅助器械以达到自我照护的目的	（6）需要时帮助照护对象修剪指/趾甲 7. 对于如厕自理缺陷的照护对象 （1）为照护对象如厕时提供隐蔽性 （2）病情允许时，保证足够的液体摄入量和合适的饮食（如含有粗纤维的食物），鼓励照护对象在能力范围内适量运动，促进正常排便，保证每日正常尿量 （3）经常询问照护对象排便情况，并强调养成规律排便习惯的益处 （4）保持一个安全的如厕环境，如搬走如厕通道障碍物、厕所安装呼叫铃等，将便器放置在照护对象能取到的范围
13	睡眠形态紊乱	1. 照护对象能描述促进睡眠的方法 2. 照护对象主诉已得到充足的睡眠，表现出睡眠后的精力较充沛	1. 评估照护对象睡眠形态和睡眠时数，注意会干扰睡眠的生理情况（如睡眠中窒息、疼痛/不舒适和尿频等）以及心理情况（如害怕和焦虑等） 2. 安排有助于睡眠/休息的环境 （1）保持睡眠环境安静，避免大声喧哗 （2）在照护对象睡眠时拉上窗帘，夜间睡眠时使用地灯 （3）保持室内温度适宜，盖被舒适 3. 建立与以前相类似的比较规律的活动和休息时间表 （1）为照护对象制定白天活动时间表 （2）在病情允许的情况下，适当增加白天的活动量 （3）尽量减少白天的睡眠次数和时间 （4）尽量沿袭照护对象以前的入睡习惯和入睡方式 4. 减少对照护对象睡眠的干扰 （1）有计划地安排好照护活动，在照护对象休息时间减少不必要的照护活动 （2）如果排尿干扰睡眠，让照护对象限制夜间液体摄入量，并在睡前排尿 （3）必要时，入睡前把便器放在床旁 5. 提供促进睡眠的措施 （1）减少睡前的活动量 （2）睡前避免喝咖啡或浓茶水 （3）热水泡脚、洗热水澡、背部按摩 （4）缓解疼痛，给予舒适的体位

续表

序号	健康问题	预期目标	照护措施
13	睡眠形态紊乱		（5）听轻柔的音乐，或提供娱乐性的读物 （6）指导照护对象使用放松技术，如缓慢的深呼吸、全身肌肉放松等 6. 积极实施心理照护
14	语言沟通障碍	1. 照护对象能有效地和他人进行沟通 2. 照护对象能以改变后的沟通方式表达自己的需要 3. 照护对象能用非语言交流方式表达自己的需要 4. 照护对象表示出自我表达的能力已经得到改善	1. 评估语言沟通障碍的程度，确认可以使用的交流方式 2. 为照护对象建立非语言的沟通信息 （1）利用纸笔、字母、手势、眨眼、点头、铃声等 （2）使用带图或文字的小卡片表达常用的短语 （3）鼓励照护对象利用姿势和手势指出想要的东西 3. 把信号灯开关放在照护对象手边 4. 鼓励照护对象说话，在照护对象进行尝试和获得成功时给予鼓励 5. 当照护对象有兴趣尝试沟通时要耐心倾听 6. 每日用 1 h 进行非语言沟通训练 7. 与照护对象交流时，使用简洁语句，语速放慢，重复关键词 8. 训练语言表达能力，从简单的字开始，循序渐进 9. 为照护对象提供认字 / 词卡片、纸板、铅笔和纸 10. 鼓励熟悉照护对象状况的家属陪伴，能够与健康照护师建立有效的沟通 11. 用语言表达对照护对象不能沟通的失望感，在沟通过程中健康照护师和照护对象双方都需要有耐心 12. 利用一些技巧来增加理解 （1）使用不复杂的一步性要求和指导 （2）使用语言和行为相配 （3）以成功的方式结束谈话 （4）指导做同样的事情时，使用同样的词汇 13. 通过家属或其他人协助交流 14. 安排熟悉照护对象情况、能够与照护对象有效沟通的健康照护师提供连续性照护，以减少无效交流次数

续表

序号	健康问题	预期目标	照护措施
15	营养失调：低于机体需要量	1. 照护对象能说出导致营养不足发生的原因 2. 照护对象能摄入足够的营养素 3. 照护对象营养状态有所改善	1. 将照护对象营养状况的评估结果告诉照护对象及家属，一起讨论导致照护对象营养不足的原因 2. 与营养师一起确定照护对象的热量需要，制订照护对象饮食计划 3. 根据照护对象所需，遵医嘱增加不足部分营养的摄入量 4. 对不能进食的照护对象遵医嘱给予鼻饲 5. 监测并记录照护对象的进食量、体重等 6. 了解照护对象以往的进食习惯，包括喜好的食物、口味、进食时间等 7. 尽量选择适合照护对象口味的食物 8. 提供良好的就餐环境，去除室内的异味或照护对象床单位上的血迹、排泄物、分泌物等 9. 协助照护对象清洁双手，必要时清洁口腔 10. 协助照护对象坐起，对身体虚弱者可抬高床头并取半坐位 11. 进餐时不要催促照护对象，应允许照护对象慢慢进食，进食中间可以适当休息 12. 进餐后不要立即平卧，应保持坐位或半坐位 15～30 min 13. 必要时鼓励照护对象少食多餐 14. 对因恶心而厌食的照护对象应为其准备偏凉的饮食 15. 鼓励适当活动以增加营养物质的代谢和作用，从而增强食欲
16	皮肤完整性受损	1. 照护对象将显示组织逐渐愈合，不发生继发感染 2. 照护对象不出现新的皮肤损伤	1. 做好评估 2. 皮完整性受损的处理 （1）去除诱发因素 （2）穿着柔软宽松的棉质衣物，勤换洗内衣裤，保持床褥整洁、干燥 （3）保持皮肤清洁，用温水轻擦皮肤，禁用肥皂水、乙醇擦拭皮肤 （4）剪短指甲，可戴棉质手套，避免瘙痒时抓破皮肤，必要时遵医嘱使用止痒剂 （5）皮损表面有分泌物或污物时应将其清除 （6）眼部皮疹的照护对象不可佩戴隐形眼镜，每日用生理盐水清洁眼部，保持较暗的房间光线或戴眼罩，避免强光刺激引起流泪 （7）饮食应清淡易消化，避免进食辛辣、油炸等刺激性食物

续表

序号	健康问题	预期目标	照护措施
16	皮肤完整性受损	3. 照护对象 / 家属能识别可造成皮肤损伤的危险因素并能表述其预防方法	3. 皮肤瘙痒的处理 （1）去除刺激因素 （2）保持皮肤清洁，及时更换污染的衣物和被服 （3）剪短指甲，切忌搔抓皮肤和热水烫洗 （4）穿着柔软宽松的棉质衣物 （5）皮肤干燥者少洗澡，禁用碱性肥皂 （6）分散照护对象注意力 （7）瘙痒难忍者可局部轻轻拍打或遵医嘱用药 4. 压力性损伤的处理：监测皮肤状况。局部减压，加强翻身。保护局部皮肤 5. 放射性皮炎的处理：根据伤口情况选择合适的敷料，促进伤口愈合。保护局部皮肤，避免再次损伤，避免感染。必要时遵医嘱使用皮肤保护剂或湿润烧伤膏 6. 病情允许时，增加蛋白质和碳水化合物的摄入量
17	躯体活动障碍	1. 照护对象报告肢体的力量和耐力增加 2. 照护对象表现出使用合适的器具来增加活动 3. 照护对象卧床期间生活需要能够得到满足	1. 评估照护对象躯体活动障碍的程度 2. 提供照护对象有关疾病、治疗和预后的可靠信息，强调正面效果，讲解活动的重要性 3. 指导和鼓励照护对象最大限度地完成自理活动，允许以其自己的速度完成工作，不要催促，鼓励其在可能和安全的情况下独立进行活动 4. 卧床期间协助照护对象进行洗漱、进食、大小便及个人卫生等活动 5. 在移动照护对象时，保证照护对象的安全 6. 提供循序渐进的活动 （1）帮助照护对象慢慢地坐起 （2）让照护对象站起之前在床的侧面自由摆动双腿几分钟 （3）最初下床限制每次 15 min，每天 3 次 （4）照护对象可耐受时，下床时间增加至 30 min （5）在有或无辅助装置的情况下逐渐进行行走 （6）如果不能步行，搀扶照护对象下床坐轮椅或椅子，每天 4 次 （7）指导照护对象对没受影响的肢体实施主动的、全关节活动的锻炼，每天至少 4 次 （8）鼓励照护对象使用健侧手臂从事自我照顾的活动，并协助患侧被动活动 7. 预防不活动可能导致的并发症 （1）保持肢体功能位

续表

序号	健康问题	预期目标	照护措施
17	躯体活动障碍	4. 照护对象使用安全措施将潜在受伤的危险减少到最小 5. 照护对象不发生因不能活动而导致的并发症 6. 照护对象能说明增加活动的措施	（2）协助照护对象经常翻身，更换体位 （3）严密观察患侧肢体血运和受压情况，并做肢体按摩 （4）适当使用皮肤保护贴、水垫、气垫床等抗压力用具 （5）鼓励卧床的照护对象在清醒时每小时做几次深呼吸和咳嗽 （6）采用预防便秘的措施，如充足的液体摄入量、多纤维素饮食、躯体活动等 8. 指导照护对象及家属居家的功能锻炼方法及如何使用辅助器材
18	便秘	1. 照护对象主诉便秘症状减轻或消失 2. 照护对象能够建立定时排便习惯 3. 照护对象 / 家属能描述预防便秘的措施	1. 了解便秘的原因，评估排便次数、排便频率、排便难易度以及大便性状、量及颜色，有无腹部饱胀感、残便感等 2. 为照护对象创造良好的排便环境，以方便照护对象如厕 3. 调整体位和姿势，尽可能使照护对象以习惯姿势排便 4. 指导照护对象养成定时排便的习惯。选择一天中较充裕的时间，每天定时如厕，以利于照护对象建立正常的排便习惯 5. 照护对象排便时要保护其隐私 6. 做适度的运动，建立规律的运动时间表 7. 如病情允许，鼓励照护对象多食蔬菜、水果等高纤维食物，每日液体摄入量不少于 2 000 mL 8. 对存在直肠疼痛性疾病的照护对象，在排便前可坐浴 15 min，或按照医嘱给肛门处涂润滑剂。排便后使用柔软卫生纸，并保持肛门周围皮肤清洁 9. 告知照护对象及其家属食物、运动、水分摄取与便秘之间的关系 10. 对孕产妇的照护措施 （1）解释妊娠和产后便秘的原因 （2）评估产后腹胀及会阴部肿胀的程度 （3）必要时遵医嘱使用通便剂
19	腹泻	1. 照护对象主诉排便次数减少	1. 做好评估 2. 调整衣物及环境以方便照护对象如厕，注意腹部保暖 3. 照护对象排泄时保护其隐私 4. 监测食物准备的安全性

续表

序号	健康问题	预期目标	照护措施
19	腹泻	2. 照护对象能够描述保持正常大便形状所需的饮食	5. 鼓励照护对象少量多餐，并逐渐增加饮食量 6. 指导照护对象避免食用产气及刺激性的食物 7. 建议照护对象避免食用含乳糖的食物 8. 指导照护对象摄取低纤维、高蛋白质及高热量的饮食 9. 执行使肠道休息的措施（如禁食或流质饮食） 10. 正确采集大便标本送检 11. 保持肛门周围皮肤清洁、干燥，必要时可涂油膏 12. 指导照护对象及其家属记录粪便的颜色、量、性质及排便频率 13. 指导照护对象每次腹泻均需告知健康照护师 14. 指导照护对象避免使用轻泻剂 15. 指导照护对象及其家属做饮食日志
20	潜在并发症：静脉血栓栓塞		1. 评估有无静脉血栓形成的危险因素 2. 加强观察，认真听取照护对象的主诉，对比观察双下肢颜色、温度、肿胀程度和感觉运动情况，评估有无下肢深静脉血栓、肺栓塞的表现 3. 监测意识、生命体征的变化等 4. 促进血液回流 （1）抬高下肢 20°～30°，膝关节屈曲 5°，患肢远端足尖应高于心脏水平 （2）鼓励卧床的照护对象进行主动或被动锻炼，如伸膝以收缩股四头肌、被动按摩等。如病情允许可早期下床活动 （3）利用机械作用，如穿加压弹力抗栓袜等，促进下肢静脉血液回流 5. 防止血液的高凝状态：病情允许时，鼓励照护对象多饮水，每日饮水量 >1 500 mL，进食低脂、高纤维素、易消化的食物，保持大便通畅 6. 指导照护对象避免可能增加静脉血液淤滞的行为，如长时间保持坐位、架腿而坐、穿着束膝长筒袜、长时间站立不活动等 7. 下肢深静脉血栓形成时，床上活动时避免动作幅度过大，患肢制动，严禁按摩、挤压、热敷患肢，防止血栓脱落 8. 肺栓塞急性期要绝对卧床休息，保持大便通畅，防止活动及用力排便致静脉血栓脱落而发生再次肺栓塞

续表

序号	健康问题	预期目标	照护措施
20	潜在并发症：静脉血栓栓塞		9. 避免剧烈咳嗽等增加腹压的动作 10. 对于进行抗凝溶栓治疗的照护对象 （1）宜使用软毛刷刷牙及电动剃须刀刮胡须 （2）病情允许时，应多饮水，保持大便通畅，避免坚硬、粗糙的食物 （3）避免创伤、碰撞 （4）观察有无出血症状和体征 11. 改善生活方式，戒烟戒酒，控制血糖、血脂 12. 告知照护对象或家属预防及避免再栓塞的危险因素 13. 告知照护对象或家属：突然出现胸痛、呼吸困难、咯血痰等表现时应及时告诉健康照护师或及时就诊 14. 告知照护对象或家属：长时间卧床的照护对象出现一侧肢体疼痛、肿胀，应注意下肢深静脉血栓形成的可能性，需及时告诉健康照护师或及时就诊
21	有自我伤害的可能	1. 照护对象能够选择无害的替代方式 2. 照护对象能够认识到自我伤害的想法 3. 照护对象能够确认诱发因素 4. 照护对象学会确定和适当地容忍不舒服的感觉	1. 明确照护对象是否有已确认的自我伤害计划 2. 鼓励照护对象立下不自我伤害承诺的口头合约 3. 确认照护对象自我伤害倾向的过去史 4. 保护照护对象以免自我伤害 5. 安置照护对象于限制最少且能兼顾必要的观察环境 6. 表达对于照护对象的关怀 7. 避免负向批评 8. 避免过分刺激 9. 移除照护对象活动环境中的危险物品 10. 适当地安置照护对象于有保护性窗户的房间内 11. 在照护对象有自我伤害的倾向时，密切观察照护对象 12. 照护对象参加室外活动时适当地予以监护 13. 及早介入，使照护对象恢复自我控制，避免事态扩大 14. 指导照护对象及重要亲友有关抑郁症的征象及症状 15. 促使照护对象讨论引发自我伤害念头的因素或事件 16. 帮助照护对象认识到希望和选择的存在 17. 确认照护对象已有的良好应对技巧

续表

序号	健康问题	预期目标	照护措施
21	有自我伤害的可能		18. 鼓励照护对象应用积极的主张，掌握放松技巧及其他可帮助建立自尊的活动 19. 提供 24 h 紧急情况热线电话号码
22	潜在并发症：高血糖		1. 做好评估，监测血糖，了解高血糖的原因，观察有无高血糖表现，如多饮、多尿、体重下降、口渴、虚弱、倦怠、视物模糊、头痛等 2. 病情允许时，鼓励照护对象经口摄取水分 3. 协助照护对象制订饮食及运动计划 4. 鼓励照护对象低热量、低糖饮食 5. 禁烟忌酒 6. 严格控制体重 7. 血糖值大于 250 mg/dl 时，严格限制运动 8. 遵医嘱记录 24 h 出入量 9. 保持口腔清洁 10. 告知照护对象及家属有关高血糖的预防、自我监测、判断、处置以及低血糖的紧急应对方法 11. 评价降糖效果
23	潜在并发症：低血糖		1. 做好评估，监测血糖，了解低血糖的原因，观察有无低血糖表现，如面色苍白、盗汗、心悸、饥饿感、注意力无法集中、说话含糊不清、视物模糊、嗜睡、无法从睡眠中唤醒等 2. 协助进食糖水、糖果、巧克力等 3. 必要时维持照护对象的呼吸道通畅 4. 卧床休息 5. 告知照护对象随时预备单糖类碳水化合物，以备不时之需 6. 避免照护对象单独活动，避免空腹运动 7. 必要时保护照护对象，使其远离损伤 8. 按照医嘱建议照护对象适时地改变饮食的摄取及药物的使用，以预防低血糖的发生。如禁食时，须减少胰岛素的需求剂量 9. 协助照护对象制定预防低血糖的自我照护措施。如增加运动量时，同时增加食物的摄取或按照医嘱减少胰岛素的需求剂量 10. 告知照护对象及家属有关低血糖的预防、自我监测、判断及处置方法 11. 评价低血糖处置效果 12. 鼓励照护对象自我监测血糖值 13. 指导照护对象随身携带医疗证明卡

续表

序号	健康问题	预期目标	照护措施
24	潜在并发症：烫伤		1. 新生儿 （1）按照医嘱并根据日龄、体温或疾病调节箱温及床温，使用前预热到适宜温度，使用中按要求监测体温与床温 （2）每小时观察新生儿，每 2 h 测体温，病情记录单有记录，对体温异常者应及时查找原因 （3）严禁戴手套给新生儿沐浴，因隔离需要必须戴手套操作时，只能选择盆浴，并测好水温后方可进行 （4）新生儿使用红外线治疗灯等局部热疗时，健康照护师须持续照顾，必要时遵医嘱给予保护性约束 （5）使用辐射床、保温箱、光疗箱等各种热治疗时，至少同时使用 2 种方法监测床、箱温度，每小时观察床、箱温一次，每 2 h 记录一次 （6）新生儿沐浴水温控制在 38～40 ℃，至少同时使用 2 种方法测量水温 2. 儿童 （1）低危儿童（大龄儿童）预防措施 1）指导儿童熟悉环境 2）热水瓶固定放置于床头柜内 3）使用加盖容器存放开水，禁止使用脸盆、水桶盛放开水。加强对儿童的监护，严禁儿童在开水房附近玩耍 4）加强观察，发现危险因素应及时处置 5）规范使用热水袋，对婴幼儿和感觉、意识障碍的儿童，热水袋温度不超过 50 ℃ 6）坐浴水温控制在 38～40 ℃ 7）向儿童解释热疗的目的并取得配合 8）儿童局部热疗时，健康照护师须持续照顾，必要时给予保护性约束 （2）高危儿童（低龄儿童、新生儿、烫伤儿童）预防措施 1）执行低危儿童预防措施 2）每隔 1 h 至少观察儿童一次，记录单有记录，每班交班 3）严禁戴手套给儿童沐浴，因隔离需要必须戴手套操作时，只能选择盆浴，并在测好水温后方可进行沐浴

续表

序号	健康问题	预期目标	照护措施
25	有皮肤完整性受损的危险	1. 照护对象 / 家属能识别可造成皮肤损伤的危险因素 2. 照护对象 / 家属能表述皮肤损伤预防方法 3. 照护对象不发生皮肤损伤	1. 评估皮肤损伤发生的危险因素 2. 向照护对象 / 家属讲解皮肤自护方法及皮肤受损的危险因素 3. 皮肤压力性损伤的预防 （1）避免局部组织长期受压，减轻压力：①适时翻身、更换体位；②正确摆放体位；③水肿和肥胖的照护对象避免使用气圈；④避免按摩；⑤使用减压装置；⑥建立翻身记录卡 （2）减轻摩擦力：①减轻皮肤摩擦；②正确翻身和移动照护对象，避免拖、拉等动作；③保持床单位清洁、干燥、无皱褶、无碎屑；④干燥皮肤使用润肤乳液；⑤正确选择保护性敷料；⑥正确使用便盆，避免摩擦皮肤；⑦抬空足跟 （3）避免出现剪切力：①保持尽可能低的抬高床头角度；②除非治疗需要，床头抬高 <30°；③半卧位或坐位时间每次在 30 min 内 （4）改善营养状况 （5）避免潮湿，做好失禁的照护 4. 穿着柔软宽松的棉质衣物，勤换洗 5. 皮肤瘙痒者剪短指甲，禁用手抓挠和热水烫洗 6. 严格掌握热水袋、冰袋使用要求 7. 放射性皮炎的预防 （1）保持照射区皮肤清洁、干燥 （2）内衣宜柔软、宽大、吸湿性强 （3）照射部位忌用肥皂和粗糙毛巾擦洗，局部不可粘贴胶布、涂抹酒精及刺激性油膏，避免冷热刺激。夏日外出要防止日光直射 （4）放疗期间应遵医嘱正确使用皮肤保护剂 8. 病情允许时，增加蛋白质和碳水化合物的摄入量
26	有口腔黏膜受损的危险	1. 照护对象能积极配合口腔清洁 2. 照护对象能说出预防口腔黏膜改变的方法	1. 向照护对象及家属讲解引起口腔黏膜 / 组织改变的危险因素 2. 观察并记录照护对象的口腔黏膜、牙龈、唇、舌的情况 3. 给予口腔清洁，根据照护对象自我照护能力指导采取刷牙、清洁、漱口、冲洗等不同方式 4. 使用润滑软膏滋润嘴唇及口腔黏膜 5. 指导照护对象咀嚼无糖口香糖，以增加唾液及清洁牙齿

续表

序号	健康问题	预期目标	照护措施
26	有口腔黏膜受损的危险	3. 照护对象口腔黏膜/组织维持正常状态	6. 提供的食物和饮水温度适宜，避免过烫、过冷的食物，避免粗糙、刺激性食物 7. 指导照护对象有感染征象时，马上告知健康照护师 8. 告知口腔卫生保健知识
27	有误吸的危险	1. 照护对象未发生误吸 2. 照护对象或家属能够陈述预防误吸的方法 3. 照护对象或家属知道易发生误吸的食物或液体	1. 做好评估 2. 减少误吸的危险 （1）当照护对象意识不清、虚弱无力或不合作时，按照医嘱予以鼻饲 （2）如没有禁忌证，保持半坐卧位或坐位，从健侧进食，进食后保持体位在 30 min 以上 （3）食物应调制成易于吞咽的状态，如稠厚的、糊状的 （4）用勺把食物放在健侧的颊部或舌后部，有利于食物的吞咽 （5）进食速度适宜，前一口食物吞咽完成后再给予下一口 （6）避免进食大粒的药片或胶囊 （7）照护对象有义齿时，进食时戴上，进食后清洗 （8）进食环境安静，避免大声说笑致照护对象分心 （9）进食后及时清理口腔残留物 （10）对有胃管或管饲的照护对象 1）喂食前检查鼻胃管或鼻肠管的位置 2）喂食前检查胃内残余量。残余量 >200 mL 时，如照护对象有恶心呕吐、腹胀、肠鸣音异常等不适症状，应减慢或暂停喂养 3）在喂食中和喂食后 1 h 内将床头抬高 30°～35°，以防止返流 3. 做好照护对象/家属教育 （1）向照护对象/家属解释正确的体位可以减少吸入的危险 （2）指导照护对象/家属正确进食的技巧 （3）指导照护对象/家属有效的排痰技巧 （4）指导照护对象/家属识别误吸的症状和体征 （5）指导家属如何处理紧急情况

续表

序号	健康问题	预期目标	照护措施
28	有跌倒的危险	1. 照护对象叙述跌倒次数减少和对跌倒的恐惧减少 2. 照护对象及家属能描述增加跌倒危险的因素 3. 照护对象叙述愿意采用一些安全措施预防受伤	1. 低跌倒风险照护对象的干预措施 （1）保持室内通道的通畅，移走多余的设备和橱柜，保持床单位与洗手间过道的通畅 （2）保证室内足够的照明度，尤其是晚上 （3）及时处理室内或走廊上的污渍，地面不能保持干燥时使用防滑垫，并及时放置警示标志 （4）确保照护对象呼叫系统和求救报警系统的有效性，妥善放置呼叫器，并将常用物品放在照护对象易取位置 （5）保持病床处于最低位置 （6）照护对象卧床时应将床栏拉起 （7）妥善固定床单位、平车和轮椅 （8）穿合适的衣裤和防滑拖鞋 （9）向照护对象宣教环境，包括卫生间的位置及如何使用床单位和呼叫器 （10）向照护对象及家属宣教有关跌倒风险的评估及干预措施 （11）鼓励照护对象和家属在需要时寻求帮助 2. 中跌倒风险照护对象的干预措施 （1）实施低跌倒风险照护对象的干预措施 （2）必要时协助照护对象在床边坐起和进行个人卫生的清洁、步行或如厕等 3. 高跌倒风险照护对象的干预措施 （1）实施低跌倒风险照护对象的干预措施 （2）照护对象在床边坐起和进行个人卫生的清洁、步行或如厕时，健康照护师须陪同 （3）每 60 min 观察一次照护对象，除非照护对象是躺在功能床上或具有报警系统的轮椅；夜间 2～4 h 观察一次照护对象 （4）转运照护对象的过程须在经过培训的健康照护师的协助下完成 （5）需要 24 h 陪护 4. 其他安全防护措施 （1）指导视觉和听觉障碍的照护对象正确使用助听器或助视器 （2）指导并确保照护对象能安全和独立使用助行器等辅助装置 （3）嘱照护对象服用可能引起体位性低血压的药物后半小时保持平卧位或坐位

续表

序号	健康问题	预期目标	照护措施
28	有跌倒的危险	4. 照护对象及家属能为自己及照护对象采取自护和防护措施 5. 照护对象不发生意外受伤	（4）移开易被儿童用来爬上高处的物体 （5）告知家庭成员避免抱着婴儿在潮湿或湿滑的地面走动 （6）告知家庭成员避免和儿童共睡一张床
29	潜在并发症：非计划拔管		1. 有效固定导管 2. 加强对置管的照护对象的观察 3. 准确评估照护对象的意识状态、置管的耐受程度及性格特征，对有拔管倾向或曾有拔管经历及躁动不安的照护对象，应遵医嘱给予约束，并按约束管理制度执行 4. 在操作中严格遵守操作规程，规范操作，如口腔清洁、翻身、移动等 5. 告知照护对象及家属各类导管的用途、重要性及活动时如何防止滑脱等知识 6. 告知照护对象及家属导管滑脱后的应急方法 7. 对于经口插管、听力障碍、吐字不清的照护对象，可采取非语言交流方法，使用辅助工具，如图片、画板和手势等与其交流情感，允许对方表达内心情感和需求，满足照护对象舒适的需要，以取得照护对象配合 8. 一旦发生非计划性拔管应及时通知医护人员处理

培训课程 3 效果评价

效果评价贯穿于健康照护程序全过程，是一种有计划、有目的和持续进行的活动。效果评价可以动态发现照护对象实际行为或反应的变化，客观地反映健康照护质量和效果，分析发生问题的原因，寻找改进的机会，进行持续改进，不断提高健康照护质量。

学习单元1　健康照护效果评价

健康照护效果评价是指将实施照护计划后所得到健康状况，即照护对象实际行为或反应与照护计划中的预期目标作比较，并对执行照护程序的效果、质量做出评定的过程。其作用是判断照护对象是否达到健康照护的预期目标，照护问题是否正确，照护计划是否适当，照护措施是否落实，并决定原计划是继续、修改还是停止。

一、健康照护效果评价内容

1. 生理健康

评价照护对象生命体征、症状、实验室检查以及日常生活活动能力在照护前后的差异。

2. 心理健康

评价照护对象自我认知、情绪和情感、压力与应对、文化以及家庭等方面在照护前后的差异。

3. 社会环境健康

评价照护环境安全性、舒适度，照护对象社会归属感的改变，以及医疗资源利用情况等。

二、健康照护效果评价方法

1. 照护流程的评价

（1）建立评价标准。以制订照护计划时的预期目标作为健康照护效果评价的标准。预期目标可指导健康照护师确定评价阶段所需要收集资料的类型，并提供判断照护对象健康与否的标准。

（2）收集资料。健康照护师可通过直接访谈法、体格检查及翻阅病历等方式收集相关主客观资料。照护评估与照护评价两者收集资料的方法相似，但目的不同，前者是将收集的资料与正常的资料作比较，以确定健康问题；后者则是将收集的资料与预期目标做比较，确定已知的健康问题是否改善、恶化或未发生改变及确定新出现的健康问题。

（3）重审照护计划。在效果评价的基础上，找出照护计划问题所在，包括：

1）收集的基础资料是否真实、全面、准确？

2）健康问题是否正确？

3）预期目标是否合适？

4）健康问题原因分析是否合理？

5）照护措施是否具有针对性？

6）照护措施是否得到有效落实？

7）照护对象及家属是否积极配合？

8）健康问题是否已经改变或有新的问题发生？

（4）判断预期目标是否实现。即评价通过实施照护措施后，原定计划中的预期目标是否已经达到，可通过以下两个步骤判断。

1）列出实施照护措施后，照护对象实际行为或反应的变化。

2）将照护对象的实际行为或反应与预期目标比较，判断目标实现的程度。

①预期目标全部达到，指照护对象的实际行为或反应与预期目标相同。

②预期目标部分达到，指短期目标已达到，但长期目标尚未达到，或仅部分内容达到预期目标。

③预期目标完全未达到。

3）按照预期目标实现情况，对健康问题重新进行评估，作出全面决策。一般有以下四种可能。

①完成。健康问题已经解决，停止照护计划。

②继续。健康问题有一定改善，但仍然存在，预期目标与照护措施合理，照护计划继续进行。

③终止。健康问题与照护对象当前状况无关，确认后终止照护计划。

④修改。健康问题未改善或出现新的健康问题，对照护计划加以改进。

2. 照护质量的评价

以结果质量为导向的评价是对照护对象最终的照护效果的评价，主要从照护对象角度进行评价。评价方法主要为现场检查、考核、问卷调查和资料分析。评价常采用健康问题改善评价、不良事件发生率评价、满意度评价等指标。

（1）健康问题改善评价。通过交谈法、观察法、体检法、阅读法、量表 / 问卷测评法获取主客观资料，与预期目标对照进行评价。可分为及时评价、阶段评价、最终评价。

1）及时评价。健康照护师实施照护程序的每一个步骤或每一项照护措施后，根据照护对象的实际行为或反应进行评价。

2）阶段评价。健康照护师进行一个阶段照护工作之后对照护对象的实际行为或反应进行评价。

3）最终评价。照护对象转介或死亡后的总体评价。

（2）不良事件发生率评价。通过主动上报的不良事件，对严重程度分级进行评价，统计发生率，为效果评价、质量改进提供客观依据。不良事件包括跌倒 / 坠床、压力性损伤、误吸、烫伤等情况。

（3）满意度评价。一般要求医院或疗养机构公开主动设立投诉热线电话，在重要场所设立投诉信箱，方便照护对象投诉，广泛获取意见，也可以采取直接沟通、问卷调查等方式进行满意度调查，及时了解照护机构及健康照护师的服务态度、服务质量情况，以便于进行持续质量改进。满意度评价可包括照护环境结构布局是否合理，照护对象所处环境是否安全、清洁、舒适，温度、湿度是否合适等。

学习单元 2　健康照护方案改进

通过健康照护效果评价，发现健康照护方案存在的问题，分析原因，进一步优化改进，有序解决照护对象首优、中优、其他问题，达到预期目标。

一、健康照护方案常见问题

健康照护方案实施过程中，健康问题评估、健康问题确定、预期目标制定、健康照护实施各环节存在可变因素，因此，及时发现健康照护方案中存在的问题，并进行修改，达到最佳照护目标。

1. 健康问题评估方面

（1）收集的资料不全面、不准确。资料收集包括主观资料和客观资料。存在问题主要包括主诉缺乏或不全、检查方法不当或遗漏、心理状态评估不准确等。

例 1：照护对象体温测试结果是 35 ℃，但照护对象无体温过低表现，复测发现是由于第一次测量时体温计位置放置不当所致。

例 2：照护对象尿失禁后，健康照护师未增加皮肤观察频次，照护对象出现失禁性皮炎。

（2）收集的资料有变化但未及时修订照护计划。当收集资料有变化时，未根据照护对象实际情况和具体照护措施，进行照护计划“完成、停止、新增”的修订，造成评估与措施不符。

例：照护对象便秘不适，给予乳果糖口服，两天后排便正常，健康照护师未及时将信息反馈给医务人员以更改计划，继续给予乳果糖口服后导致腹泻。

2. 健康问题确定方面

（1）健康问题判断不准确。在临床上常将健康问题与医疗诊断相混淆，与临床症状、体征相混淆，与其他健康问题相混淆。判断失误会影响目标及照护措施的选择，从而影响照护结局。

例：Ⅱ期压力性损伤与失禁性皮炎较为相似，容易混淆。

（2）健康问题排序不合理。表现在确立健康问题时，不能区分轻、重、缓、急，将所有的健康问题无主次罗列。当有危险但尚未出现的健康问题具有高危性且危及生命时，应予以首先考虑。健康问题排序不是固定不变的，而是随着病情的发展而变化。

例：照护对象脑梗后偏瘫、口角歪斜、进食呛咳，健康照护师提出首优的健康问题往往是活动无耐力而不是误吸，但是误吸的危险恰恰是会危及照护对象的生命，反而容易被忽视。

（3）健康问题相关因素不确定。相关因素不只是生理上的，还有心理、社会、精神方面的因素。同一健康问题可以因相关因素不同而需要采取不同的照护。相关因素过于笼统和不确定，不利于照护措施制定的针对性、具体性。

例：照护对象跌倒的相关因素有躯体活动能力受损、疲乏、活动区域有障碍物、药物影响等，不明确相关因素，则照护措施缺乏针对性，如治疗前列腺增生的药物需要在睡前口服，以降低跌倒风险。

3. 预期目标制定方面

（1）预期目标时间制定不合理。预期目标时间是指照护对象完成该行动所需要的时间，如果制定的时间不切合实际，会影响目标达成。

例：产后焦虑预期目标“照护对象一天内能熟练运用应对焦虑的有效方法”，时间过短，目标不易达到。

（2）预期目标不具体、不可测量。预期目标应具体，可观察、可测量，其陈述要用可衡量词，不宜使用无法衡量的词。

例：针对便秘的预期目标“养成规律的排便习惯”不够具体，可以具体到一天排便一次，或者是每天早上排便一次。

4. 健康照护实施方面

（1）健康照护师专业知识及专业技能不足。健康照护师应具备多学科专业知识及技能，明确所采取照护措施的原理，预测计划实施过程中可能出现的问题及解决方案，并对自己所不能理解或认为有潜在不安全因素的措施提出质疑。

例：照护对象的尿酸高，处于痛风急性发作期，健康照护师为照护对象选择动物内脏、鱼虾类、蛤蟹、肉类、菠菜、蘑菇、豆类及豆制品等高嘌呤食物就不合适。

（2）健康照护师未关注照护对象生理—心理—社会整体反应。实施照护措施同时要关注照护对象生理—心理—社会整体反应，评估照护对象是否有疲劳、疼痛、发怒或悲伤以及社会支持情况等，及时解决存在或潜在的身心健康问题。

例：产妇产后漏尿，健康照护师在指导功能锻炼时，应同时进行心理疏导，以减轻产妇因漏尿而导致的羞耻感。

（3）照护措施落实未始终贯穿人文关怀。健康照护师应具有良好的人文知识与态度、人文关怀能力与方法、人文精神与品行，为照护对象提供专业的人文关怀实践，全方位维护照护对象全生命周期的生理、心理、情感、精神健康，以获得舒适感、尊严感，提高生命质量。

例：照护对象在床上擦浴更衣时未遮挡和关门窗，隐私未受到保护。

5. 健康照护效果评价方面

（1）健康照护效果评价不及时。

（2）健康照护效果评价目标不明确。

（3）健康照护效果评价缺乏不良事件识别及防范。

二、健康照护流程

健康问题未改善或出现新的健康问题需进行健康照护流程的梳理、完善和改进。以案例为切入点，从评估健康问题、确定健康问题、制定预期目标、实施健康照护、评价健康照护效果五个步骤，进行健康照护流程改进。

案例：张大爷确诊帕金森病十年。脑梗死后左侧肢体偏瘫，面部僵硬，四肢肌张力高。目前服用美多芭片，现大便4天未解，有肛门排气现象，既往大便两天一次。汇报医生，医嘱予以乳果糖口服，1包/次，3次/天。两天后张大爷主诉大便已解，量少干硬、不易解出，继续执行原照护方案。5天后出现腹泻，汇报医生，医嘱停止乳果糖口服。一周后张大爷主诉三天排便一次。

以“便秘”健康问题为例，评价照护对象现状，改进照护流程。

1. 健康照护流程五个步骤

（1）评估健康问题

存在问题：

1）收集资料不全面，未查体，未评估是否有腹胀腹痛不适。

2）收集资料频次不够，没有每天评价排便及肠鸣音情况。

3）收集的资料有变化时，即两天后张大爷已排便，未汇报医务人员，未及时更改照护计划。

（2）确定健康问题

1）自理缺陷。与帕金森病引起的四肢肌张力增高、缺乏身体协调活动有关。

2）便秘。与服用美多芭药物有关，与缺乏运动继发肠蠕动减弱有关；与自主神经功能受损有关。

3）有皮肤完整性受损的危险。与使用尿布裤皮肤潮湿、活动局限于轮椅有关。

4）有跌倒的危险。与肢体协调障碍有关，有跌倒史，与不熟悉养老院环境有关。

5）有误吸的危险。与脑血管发生意外后面部僵硬有关。

存在问题：排序不合理，“有误吸的危险”是首优问题，应该放在首位。

（3）制定预期目标

1）张大爷两天后主诉便秘症状减轻或消失。

2）张大爷一周后能够建立每日晨起排便一次的习惯。

存在问题：每日晨起排便一次与张大爷既往大便两天一次排便习惯不同，预期目标不合适，难以实现。

（4）实施健康照护

存在问题：只是给乳果糖口服，无针对继发肠蠕动减弱的措施。

（5）评价健康照护效果

存在问题：

1）效果评价不及时，没有每天评价并及时改进；

2）缺乏不良事件识别及防范，没有预见性考虑到药物可能引起的腹泻。

2. 健康照护流程改进

（1）每天动态评估有无腹胀腹痛不适，听诊肠鸣音，发现异常应及时告知医务人员。

（2）按照重要性和紧迫性对健康问题排序：有误吸的危险，有跌倒的危险，便秘，有皮肤完整性受损的危险，自理缺陷。

（3）重新制定预期目标：张大爷两周后能够建立两天排便一次的习惯。

（4）根据相关因素采取针对性措施：多食蔬菜、水果等高纤维食物。每日液体摄入量不少于2 000 mL。以肚脐为中心顺时针环形按摩腹部，一天2~3次，每次不少于30圈。

（5）及时评价：照护措施落实后，每天评价排便情况，同时评价措施副作用。

三、健康照护措施改进方法

当健康照护效果评价不佳时需进行原因分析，针对不同原因进行措施改进。改进的方法有因果图法、排列图法、调查表法等。本学习单元重点讲解因果图方法。

1. 因果图定义

因果图是分析和表示某一结果（或现象）与其原因之间关系的一种工具。通过分层次列出各种可能的原因，帮助人们识别与某种结果有关的真正原因，特别是关键原因，进而寻找解决问题的更有效措施。

2. 因果图特征

因其形状像鱼刺，故又称鱼骨图，包括“原因”和“结果”两部分，原因部分又根据对质量问题造成影响的大小分大原因、中原因、小原因。

3. 因果图绘制步骤

（1）明确要解决的某个照护问题，写在图的右边，画出主干，箭头指向右端；

（2）针对要解决的问题，从人员、物品、方法、其他等方面找出各种影响因素；

（3）将影响质量的因素按大、中、小分类，依次用大小箭头标出；

（4）判断真正影响质量的主要原因。

以某疗养院照护师分析照护对象发生误吸的原因为例，绘出因果图如图 5–29 所示。

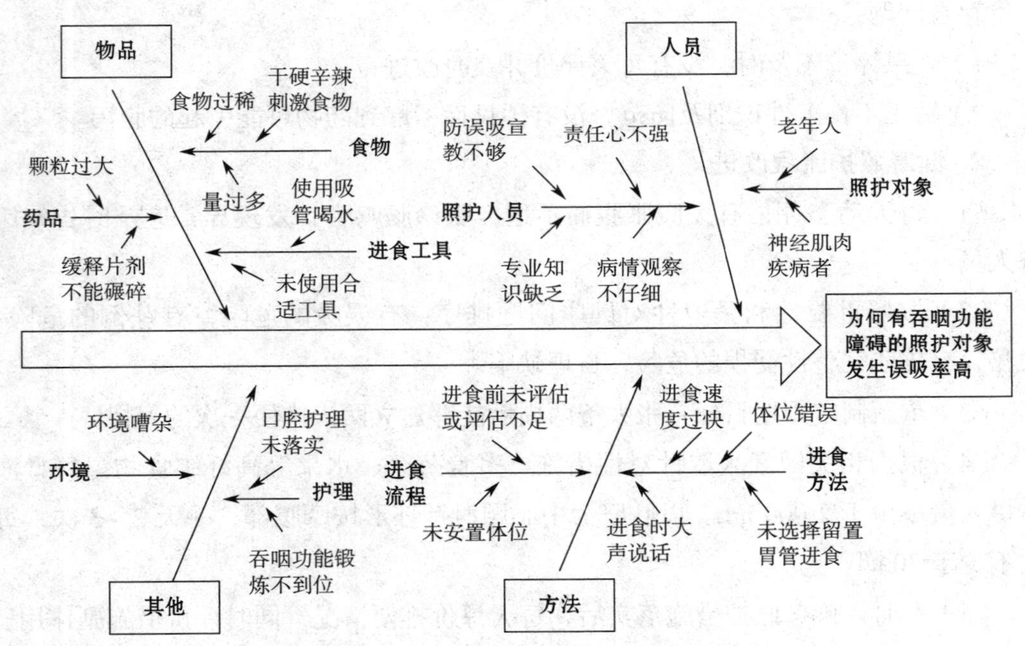

图 5–29　某疗养院照护对象发生误吸因果图

健康照护方案改进是为了更安全、高效地为照护对象提供服务，以最大限度地满足照护对象的生理、心理、社会需求，是迅速提高照护质量的有效途径。

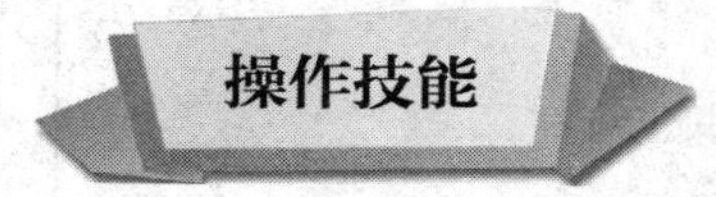

照护对象在医院

李大妈因“突发言语障碍、右侧肢体活动障碍 5 h”，被救护车送入院。入院诊断为“缺血性脑卒中”。

健康照护师通过与照护对象和家属的交谈、观察床边心电监护仪上数据的显示和全身状况，对照护对象进行了健康评估。

评估内容：

1. 基本资料。68 岁，退休在家，初中文化，医保，本地居民，入院时间：2023 年 4 月 21 日 14：20。

2. 一般情况。卧床休息，体型偏胖，体温 37 ℃，脉搏 80 次 / 分，呼吸 22 次 / 分，血压 156/86 mmHg。

3. 个人史。无烟酒嗜好，有高血压、高血脂病史，平时自觉服用降压药物（氨氯地平 5 毫克 / 次，1 次 / 日）和降脂药物（阿托伐他汀 10 mg，每晚睡前），每周一次测量血压，一般血压控制为 140 ～ 156 mmHg/82 ～ 90 mmHg。

4. 生活自理能力。Barthel 评定 40 分（生活大部分需要依赖，大小便能控制）。

5. 安全风险评估。约翰霍普金斯医院跌倒危险评分 13 分（中危跌倒风险），Braden 评分 13 分（中危压力性损伤风险，主要是活动能力和移动能力差）。

6. 系统评估。意识清楚，对答正确，但口齿含糊，口角歪斜，有流口水现象，右侧口腔颊部有食物残留，右侧肢体肌力Ⅰ级（偏瘫），胃纳 2 两米饭 / 餐，饮水偶有呛咳，床上用便盆接大小便。

7. 心理社会评估。生育一子，已成家，陪伴者为丈夫。家人关心陪伴支持。

8. 导管评估。外周静脉留置。

身心照护方案（医院）见表 5–8。

表 5-8 身心照护方案（医院）

排序	健康问题名称	症状体征和其他检查结果	相关因素	预期目标	照护措施	照护效果评价	照护方案改进
首优	有误吸的危险		1. 与偏瘫有关 2. 与卧床有关	1. 照护对象住院期间未发生误吸 2. 三天内照护对象或家属能够陈述预防误吸的方法 3. 三天内照护对象或家属知道易发生误吸的食物或液体	1. 减少误吸的危险 （1）进食时保持抬高头部和上半身30°～45°，从健侧进食，进食后保持体位30 min以上 （2）提供适当的用具，如勺子等 （3）食物应调制成易于吞咽的状态，如稠厚的、糊状的 （4）用勺把食物放在健侧的颊部或舌后部，有利于食物的吞咽 （5）进食速度适宜，前一口食物吞咽完成后再给予下一口 （6）避免进食大粒的药片或胶囊 （7）进食环境安静，避免大声说笑致照护对象分心 （8）进食后及时清理口腔残留物 2. 做好照护对象 / 家属教育 （1）向照护对象 / 家属解释正确的体位可以减少误吸的危险 （2）指导照护对象 / 家属正确进食的技巧 （3）指导照护对象 / 家属有效的排痰技巧 3. 照护对象一旦发生误吸，应立即采取平卧位，头偏向一侧，清除呼吸道异物，保持呼吸道通畅，并告知医护人员	1. 4月24日照护对象和家属知道易发生误吸的食物或液体，不能陈述预防误吸饮水注意事项，发现照护对象饮水偶有呛咳 2. 4月30日出院。照护对象住院期间未发生误吸	1. 4月24日修改：加强宣教，改进饮水工具，使用防呛咳专用水杯 2. 4月30日终止

续表

排序	健康问题名称	症状体征和其他检查结果	相关因素	预期目标	照护措施	照护效果评价	照护方案改进
首优	自理缺陷	不能独立进食、穿着、修饰、沐浴、卫生、如厕等	与脑梗导致右侧肢体活动障碍有关	1. 住院期间照护对象能安全地参与沐浴 / 卫生、穿着 / 修饰、进食、如厕等活动 2. 照护对象卧床期间生活需要能够得到满足	1. 与照护对象一起制定一个短期目标。在照护对象活动耐力范围内，适当进行部分生活自理活动和运动 2. 协助照护对象进行沐浴 / 卫生、穿着 / 修饰、进食、如厕等生活照护 （1）提供适当的隐蔽条件 （2）皮肤清洁每日一次，口腔清洁每日两次，每周修剪指 / 趾甲 （3）穿着宽松的衣服，使穿脱方便和穿着舒服，衣物有污渍、潮湿时及时更换。穿脱衣物时，应先脱健侧、再脱患侧，先穿患侧、再穿健侧 （4）正确使用便盆，协助照护对象床上进行大小便，便后及时清洁	4 月 30 日 照护对象住院期间生活需求得到满足	4 月 30 日终止
中优	有皮肤完整性受损的危险		与偏瘫导致局部持续受压有关	1. 一周内照护对象 / 家属能识别可造成皮肤损伤的危险因素 2. 一周内照护对象 / 家属能表述皮肤损伤预防方法 3. 住院期间照护对象不发生皮肤损伤	1. 向照护对象 / 家属讲解皮肤自护方法及皮肤受损的危险因素 2. 保持床头抬高 <30° 3. 半卧位或坐位时间每次在 30 min 内 4. 每 2 h 翻身、更换体位，正确翻身和移动照护对象，避免拖、拉等动作 5. 保持床单位清洁、干燥、无皱褶、无碎屑，穿着柔软宽松的棉质衣物，勤换洗 6. 清洁皮肤，使用润肤乳液保持皮肤滋润 7. 正确使用便盆，避免摩擦皮肤 8. 避免使用气圈	1. 4 月 23 日照护对象能识别压力性损伤高危因素及预防方法 2. 4 月 30 日出院，住院期间照护对象未发生皮肤损伤	1. 4 月 23 日继续 2. 4 月 30 日终止

续表

排序	健康问题名称	症状体征和其他检查结果	相关因素	预期目标	照护措施	照护效果评价	照护方案改进
其他	有跌倒的危险		1. 与肢体活动障碍有关 2. 与服用降压药有关	1. 住院期间照护对象及家属能为自己及照护对象采取自护和防护措施 2. 照护对象住院期间不发生意外受伤	1. 向照护对象宣教环境 2. 向照护对象宣教预防跌倒的安全措施 3. 保证室内足够的照明度 4. 妥善放置呼叫器，将呼叫系统放在易取位置，需要时及时寻求帮助 5. 妥善固定病床，保持病床处于最低位置，将床栏拉起 6. 协助照护对象转运，并交接病人跌倒风险情况 7. 服用降压药物半小时后进行体位更换	4月30日出院，照护对象住院期间未发生跌倒意外	4月30日终止
中优	有感染的危险		1. 与食物在口腔存留有关 2. 与外周静脉留置导管有关	1. 一周照护对象/家属能陈述与感染有关的危险因素和需要的预防知识 2. 住院期间照护对象无感染发生	1. 严格执行手卫生 2. 减少空气中的微生物，保持病室整洁，定时通风、消毒 3. 向照护对象/家属讲解导致感染发生的危险因素，指导照护对象掌握预防感染的措施 4. 正确喂食防误吸 5. 进食后及时清理口腔残留物 6. 观察照护对象有无发热、寒颤或置管部位有无红肿、硬结或有脓液渗出等。如有上述症状，立即告知医护人员	1. 4月25日照护对象/家属能陈述与感染有关的危险因素和需要的预防知识 2. 住院期间照护对象未发生感染	4月30日停止

续表

排序	健康问题名称	症状体征和其他检查结果	相关因素	预期目标	照护措施	照护效果评价	照护方案改进
中优	潜在并发症：静脉血栓栓塞		与右侧肢体肌力Ⅰ级、卧床有关		1. 加强观察，对比观察双下肢颜色、温度、肿胀程度，如出现一侧肢体疼痛、肿胀或突然出现胸痛、呼吸困难、咯血痰等表现时应及时告知医护人员 2. 帮助照护对象卧床期间进行主动或被动锻炼，如伸膝以收缩股四头肌、被动按摩等。病情允许下协助早期下床活动 3. 遵医嘱正确穿弹力抗栓袜，每天至少将弹力袜脱下并观察皮肤一次 4. 协助照护对象多饮水，每日饮水量 > 1 500 mL，进食低脂、高纤维素、易消化的食物，保持大便通畅	4 月 30 日照护对象开始进行离床康复训练，住院期间没有发生静脉血栓栓塞症	4 月 30 日停止

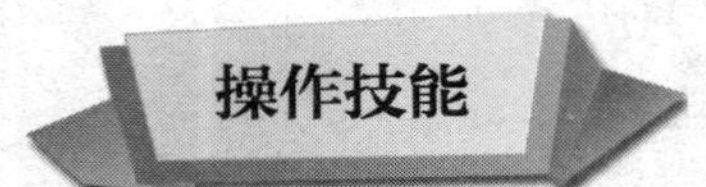

照护对象在养老院

张大爷，因“行动迟缓10年余、四肢肌张力增高2年、言语表达困难1年”，诊断为“帕金森病”，在儿子陪同下入住养老院。

健康照护师通过与家属的交谈，观察照护对象的神情，使用耳温仪、血压计对照护对象进行了全身体检，并阅读了张大爷以前的一些住院病史资料，对照护对象进行了健康评估。

1. 基本资料。79岁，小学文化，本地城市居住，医保，因“帕金森病、冠心病”多次入院。

2. 一般情况。轮椅，耳温37.5 ℃，脉搏90次/分，呼吸22次/分，血压143/81 mmHg。

3. 个人史。吸烟（20支/日），喝酒（白酒2两/日），烟酒已戒1年，帕金森病10年余，目前服用美多芭（250 mg，3次/日，餐前1小时鼻饲）和金刚烷胺（100 mg，2次/日，末次在下午4点前鼻饲），有冠心病史8年，长期不规律服用抗血小板聚集药（氯吡格雷）和降脂药（阿托伐他汀），每天测量血压，一般在135～150 mmHg/80～90 mmHg，没有糖尿病，丧偶多年，日常生活起居由居家保姆照顾。

4. 生活自理能力。Katz ADL评分3分（生活不能自理）。

5. 安全风险评估。摩尔斯跌倒风险评分65分（跌倒高风险），之前居家养老时跌倒2次（1个月内），无骨折情况；Braden评分15分（低危压力性损伤，主要是潮湿）。

6. 系统评估。意识清楚，面部僵硬，表情缺乏，言语对答缓慢，表达不清，四肢肌张力高，留置鼻胃管，每天自制营养膳300毫升/次，4～5次/日，尿布裤接尿，平均每天更换尿布5次，大便已有4天未解，有肛门排气现象，既往大便2天一次，通过照护对象断断续续的言语表示他对大便4天未解感觉不适，感觉肚子胀，想早点解决这个问题。轮椅活动，偶尔扶着轮椅在室内行走。

7. 心理社会评估。育有二子一女，均已成家，定期探望照护对象。

8. 导管评估。鼻胃管一根，留置深度 60 cm，已留置 2 周，面颊部固定，无皮肤及鼻黏膜破损现象。

身心照护方案（机构）见表 5–9。

表 5–9　身心照护方案（机构）

排序	健康问题名称	症状体征和其他检查结果	相关因素	预期目标	照护措施	照护效果评价	照护方案改进
首优	有跌倒的危险		1. 与肢体协调障碍有关 2. 行动迟缓、有跌倒史	1. 入住养老院期间照护对象能知晓预防跌倒的防护措施 2. 照护对象入住养老院期间不发生意外受伤	1. 保证室内足够的照明度 2. 保持室内通道的通畅，保持地面的清洁、干燥 3. 保持呼叫系统的有效性，并将常用物品放在照护对象易取位置 4. 保证 24 h 陪护，协助照护对象个人卫生的清洁、步行或如厕等 5. 穿合适的衣裤和防滑拖鞋 6. 妥善固定病床，保持病床处于最低位置，将床栏拉起 7. 离床活动时应陪护，避免突然改变体位，改变体位应遵守“三部曲”：平躺 30 s、坐起 30 s、站立 30 s，再行走 8. 使用易引起体位性低血压的药物后半小时嘱照护对象保持平卧位或坐位 9. 使用轮椅时需用安全带固定照护对象 10. 协助照护对象转运，并交接跌倒风险情况 11. 如照护对象在活动时出现头晕、双眼发黑等情况时，及时寻求帮助	1. 入住后 1 周照护对象知晓预防跌倒防护措施 2. 照护对象在养老院期间未发生跌倒	继续原照护计划

续表

排序	健康问题名称	症状体征和其他检查结果	相关因素	预期目标	照护措施	照护效果评价	照护方案改进
首优	便秘	1. 大便已4天未解 2. 感到肚子胀	1. 与服用美多芭药物有关 2. 与缺乏运动、继发肠蠕动减弱有关 3. 与自主神经功能受损有关	1. 一周内照护对象主诉便秘症状减轻或消失 2. 一月内照护对象能够建立定时排便习惯	1. 遵医嘱从肛门处挤入开塞露，必要时遵医嘱灌肠 2. 创造良好的排便环境，排便时保护照护对象隐私 3. 每天定时如厕，建立正常的排便习惯 4. 调整体位和姿势，尽可能使照护对象以习惯姿势排便 5. 告知照护对象食物、运动、水分摄取与便秘之间的关系，适当运动，每日液体摄入量不少于2 000 mL	1. 入住后一天照护对象大便已解 2. 入住一个月照护对象每日晨起解黄色软便一次	继续原照护计划
	自理缺陷	不能独立穿着、修饰、沐浴、卫生等	与帕金森病引起的四肢肌张力增高，缺乏身体协调活动有关	1. 入住养老院期间照护对象能安全地参与沐浴/卫生、穿着/修饰、如厕等活动 2. 照护对象入住养老院期间生活需要能够得到满足	1. 与照护对象一起制定一个短期目标。在照护对象活动耐力范围内，适当进行部分生活自理活动和运动 2. 协助照护对象进行沐浴/卫生、穿着/修饰、如厕等生活照护 （1）提供适当的隐蔽条件 （2）皮肤清洁每日1次，口腔清洁每日2次，每周修剪指/趾甲 （3）穿着宽松的衣服，使穿脱方便和穿着舒服，衣物有污渍、潮湿时及时更换	照护对象在养老院期间生活需求得到及时安全的满足	继续原照护计划

续表

排序	健康问题名称	症状体征和其他检查结果	相关因素	预期目标	照护措施	照护效果评价	照护方案改进
中优	有皮肤完整性受损的危险		与使用尿布裤皮肤潮湿、活动局限于轮椅有关	照护对象入住养老院期间不发生皮肤损伤	1. 向照护对象讲解皮肤自护方法及皮肤受损的危险因素。 2. 每 2 h 更换体位，半卧位或坐位时间每次在 30 min 内 3. 避免潮湿，勤更换尿布裤，排便后用温水洗净臀部，预防性地使用护臀膏	照护对象在养老院期间未发生皮肤损伤	继续原照护计划
其他	有误吸的危险		与留置胃管导致贲门括约肌持续开放有关	照护对象入住养老院期间未发生误吸	1. 喂食前检查鼻胃管的位置 2. 喂食前检查胃内残余量。残余量 >200 mL 时，如照护对象有恶心呕吐、腹胀等不适症状，应减慢或暂停喂养 3. 在喂食中抬高头部和上半身 30°～45°，喂食后保持体位 0.5～1 h 4. 在喂食时一旦发生呛咳，应立即予以拍背，鼓励照护对象咳嗽，清除呼吸道异物，并告知医护人员	入住养老院 2 周拔除鼻胃管，照护对象自主进食无呛咳	停止

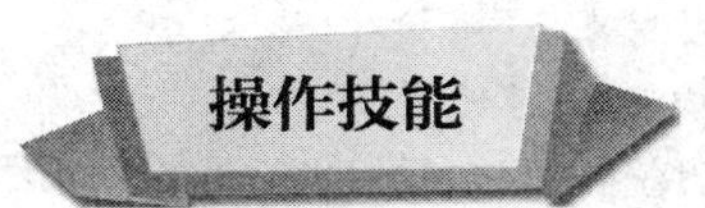

照护对象为婴幼儿

王小小，男，6 个月；“发热、咳嗽 7 天，气促 3 天”；血常规：白细胞 14×10^9 个 / 升，淋巴细胞 81%，单核细胞 19%；胸片显示：下肺野点片状阴影。诊断为“上呼吸道感染、肺炎”。

健康照护师通过与王小小的父母交谈、观察王小小的全身状况、阅读就诊资料，对王小小进行了健康评估。

1. 基本资料。农村合作医疗保险，父母小学文化，家庭经济条件一般，适龄生育，育有王小小一子。

2. 一般情况。面色略苍白，精神萎靡，身高 60 cm，体重 5 kg，耳温 38.5 ℃，脉搏 150 次 / 分，呼吸 40 次 / 分，血压 90/58 mmHg，SPO_2 89%，随机血糖 3.7 mmol/L。

3. 个人史。母乳喂养，未添加辅食，患儿出生时有先天性心脏病（室间隔缺损），无药物过敏史。

4. 安全风险评估。BradenQ 评分 17 分（为中危压力性损伤，主要为营养不足和组织灌注和氧合受限）。

5. 系统评估。咽部充血，咳嗽呈阵发性，有痰不易咳出，伴有喘憋，口周发绀，鼻翼扇动，有轻度的三凹征，不喜食。

身心照护方案（机构）见表 5-10。

表 5-10 身心照护方案（机构）

排序	健康问题名称	症状体征和其他检查结果	相关因素	预期目标	照护措施	照护效果评价	照护方案改进
首优	清理呼吸道低效或无效	1. 咳嗽无效，不能除去呼吸道分泌物 2. 呼吸 40 次 / 分，有鼻翼扇动、轻度的三凹征 3. 口周发绀、经皮血氧饱和度 90%	1. 与痰液黏稠、痰量多有关 2. 与年幼无力排痰有关 3. 与肺部炎症有关	照护对象 7~10 天表现出呼吸平稳，口周发绀等表现减轻	1. 定时开窗通风，保持室内空气新鲜，温湿度适宜 2. 保持呼吸道通畅，正确翻身、拍背排痰。拍背方法：用手握成背隆掌空状，自照护对象背部由下而上、由外至内均匀用力叩击，使黏附于器官上的痰液脱落，经咳嗽后排出 3. 摄入足够的水分，降低痰液黏稠度 4. 密切观察病情变化，如照护对象出现呼吸困难加重，应立即寻求专业治疗	照护对象呼吸困难、紫绀加重，建议就医	修改： 1. 措施增加： （1）指导正确留取痰标本 （2）协助进行雾化吸入 2. 健康问题增加： （1）潜在并发症：呼吸功能异常 （2）发热

续表

排序	健康问题名称	症状体征和其他检查结果	相关因素	预期目标	照护措施	照护效果评价	照护方案改进
中优	营养失调：低于机体需要量	1. 不喜食 2. 身高和体重低于标准	1. 与发热有关 2. 与先天性心脏病导致胃肠道淤血、吸收不良有关 3. 与缺乏正确的营养知识有关 4. 与食欲下降有关	照护期间照护对象营养状态有所改善	1. 与照护对象父母一起讨论导致照护对象发生营养不足的原因，并制订喂养计划 2. 监测并记录照护对象的入量和出量、身高、体重等 3. 分次少量喂养，喂养后不要立即平卧 4. 适当增加照护对象的活动以促进营养物质的代谢和作用，从而增加食欲 5. 保持室内环境舒适卫生，保持照护对象口腔、皮肤清洁，防止感染的加重	预期目标时间不确定、目标不可测量	修改预期目标： 1. 照护对象每天可以进食>600 mL母乳 2. 照护对象1周体重不下降
	有皮肤完整性受损的危险		1. 与使用尿布裤造成皮肤潮湿有关 2. 与营养不足有关 3. 与组织灌注和氧合受限有关	1. 1周内照护对象父母能识别可造成皮肤损伤的危险因素 2. 1周内照护对象父母能表述皮肤损伤的预防方法 3. 照护期间照护对象不发生皮肤损伤	1. 向照护对象父母讲解皮肤照护方法及皮肤受损的危险因素 2. 避免潮湿，勤更换尿布裤，排便后用温水洗净臀部。预防性地使用护臀膏 3. 定期检查并修剪指/趾甲	照护对象未发生皮肤损伤	照护措施中避免潮湿措施不够具体 具体修改：照护对象出汗后及时用温水软毛巾擦干，更换衣裤及尿布裤

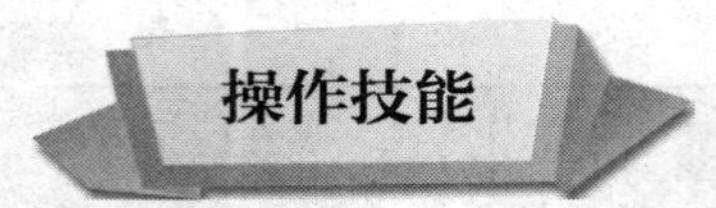

照护对象为产妇

樊某某，28 岁，“自然生产后 3 天、乳房疼痛伴发热 1 天”。

健康照护师通过与樊某某及其家属的交谈、观察樊某某的全身状况，评估以下健康内容：

1. 基本资料。办公室职员，大学文化，本地居民，生育保险。

2. 一般情况。T：39.1 ℃；P：96 次 / 分；R：25 次 / 分；BP：122/73 mmHg；SPO_2：99%。

3. 个人史。初产妇，单胎顺产（孕 38+1 周，顺产一活婴），孕 1 次产 1 次，常规接受产前保健，既往体健。

4. 生活自理能力评估。Barthel 评定 75 分（生活大部分自理，起床上厕所或行走需要协助）。

5. 安全风险评估。约翰霍普金斯医院跌倒危险评分 8 分（中危跌倒风险，下床需要辅助和监管、应用消炎痛栓剂和输液），Braden 评分 22 分（无压力性损伤风险）。

6. 疼痛评估。疼痛部位：右乳房；性质：胀痛，持续；程度：数字评分法（NRS）6 分，喂养后乳头疼痛。

7. 各系统评估。精神软弱，对答正常，胃纳一般、半流质、1 两 / 餐、5 餐 / 日，排尿正常，恶露少、无异味，右外侧乳房局部红、肿、热、胀痛（疼痛评分 NRS6 分），乳头突，乳汁分泌不畅。

8. 心理社会评估。夜间睡眠欠佳，自入院后每晚睡 5 h 左右，丈夫和其他家人陪伴、关心，产妇和家人的神情略显紧张和焦虑。

9. 导管评估。外周静脉留置，无渗出、红、肿，输液畅。

身心照护方案（产妇）见表 5–11。

表 5–11　身心照护方案（产妇）

排序	健康问题名称	症状体征和其他检查结果	相关因素	预期目标	照护措施	照护效果评价	照护方案改进
首优	高热	1. 右外侧乳房局部红、肿、热、胀痛 2. 乳汁分泌不畅 3. 血常规：白细胞15.1×10^9个/升	与右侧乳腺炎症有关	1. 三天内产妇能运用有效方法降低体温 2. 三天内产妇体温 <38 ℃	1. 监测体温变化及观察有无脱水的征兆，如出汗减少、尿量减少、皮肤弹性降低或黏膜干燥等 2. 室内通风，保持合适的环境温湿度 3. 高热时卧床休息 4. 保持口腔、皮肤清洁，保持衣着或被褥干燥，出汗后及时更换 5. 根据体温选择不同的降温方法（温水擦浴、冰袋降温等），评价降温效果，如持续高热，及时寻求专业治疗 6. 补充足够的液体，给予清淡、易消化的高热量、高蛋白、维生素丰富的饮食	两天后连续三天产妇体温波动在 36.7～37.3 ℃之间	终止
	急性疼痛	照护对象主诉疼痛（NRS6 分）	与右侧乳腺炎症有关	1. 三天内产妇诉说疼痛减轻（级别下降），或感到疼痛的次数减少且比较舒适	1. 去除或减少使疼痛加重的因素：排空乳汁 （1）鼓励产妇继续用双侧乳房哺乳。先喂健侧乳房，后喂患侧乳房 （2）若婴儿无法顺利吸出乳汁或医嘱建议暂停哺乳，则用手挤出或用吸奶器吸出乳汁 （3）在哺乳前温敷乳房 （4）在婴儿吸吮间期，用手指从阻塞部位腺管上方向乳头方向轻柔按摩 （5）变换不同的哺乳姿势或托起一侧乳房哺乳，以促进乳汁排出	两天后产妇能正确排空乳汁，疼痛评分 2 分	继续执行原照护计划

续表

排序	健康问题名称	症状体征和其他检查结果	相关因素	预期目标	照护措施	照护效果评价	照护方案改进
首优	急性疼痛	照护对象主诉疼痛（NRS6 分）	与右侧乳腺炎症有关	2. 照护期间产妇能运用有效方法消除或减轻疼痛 3. 三天内产妇疼痛评分≤3 分	2. 协助产妇使用恰当的、无创伤性的解除疼痛措施 （1）用宽松胸罩托起患乳，以减轻疼痛和肿胀 （2）热敷、药物外敷或理疗，以促进局部血液循环和炎症消散 3. 自我监测：指导产妇学会疼痛评估方法，当疼痛性质、程度发生改变时及时告知 4. 协助家属对产妇的疼痛作出积极反应	两天后产妇能正确排空乳汁，疼痛评分 2 分	继续执行原照护计划
中优	母乳喂养不当	1. 喂养后一侧乳房不能排空 2. 喂养后乳头有疼痛	与右侧乳腺炎症有关	1. 一周内产妇有信心建立令人满意的、有效的母乳喂养方式 2. 一周内产妇能独立进行有效的母乳喂养	1. 保持母乳喂养的连续性 2. 保持乳汁通畅，鼓励产妇让婴儿多吮吸 3. 正确掌握哺乳时间 4. 乳头疼痛的处理方法：缩短每侧乳房的哺乳时间，确保婴儿正确的乳头含衔姿势等 5. 如果左乳房出现乳腺炎症状或右乳房症状加重，及时寻求专业治疗 6. 强调休息的必要性，对缺乏自信和担心乳汁不足的焦虑做出反应 7. 评价婴儿是否获得充足的母乳	五天后产妇能独立进行有效的母乳喂养	终止

续表

排序	健康问题名称	症状体征和其他检查结果	相关因素	预期目标	照护措施	照护效果评价	照护方案改进
中优	睡眠形态紊乱	间断睡眠 5 小时 / 晚	1. 与疼痛有关 2. 与紧张和焦虑有关 3. 与环境改变有关	1. 一周内产妇能描述促进睡眠的方法 2. 两周内产妇主诉已得到充足的睡眠，表现出睡眠后精力较充沛	1. 保持室内温度适宜、睡眠环境安静，在产妇睡眠时拉上窗帘，夜间睡眠时使用地灯 2. 适当增加白天的活动量，尽量减少白天的睡眠次数和时间。尽量满足产妇以前的入睡习惯和入睡方式 3. 提供促进睡眠的措施 （1）减少睡前的活动量 （2）睡前避免喝咖啡或浓茶水 （3）热水泡脚、洗热水澡、背部按摩 （4）缓解疼痛，给予舒适的体位 （5）听轻柔的音乐或提供娱乐性读物 （6）指导产妇使用放松技术，如缓慢的深呼吸、全身肌肉放松等 4. 积极实施心理照护	第七天产妇每晚睡眠 7～8 h，精神佳	终止
	焦虑	1. 神情紧张	1. 与乳腺炎疼痛有关	1. 两天内产妇能说出引起焦虑的原因 2. 五天内产妇能运用应对焦虑的有效方法	1. 评估产妇年龄、受教育程度、职业 2. 评估产妇的焦虑水平，评估产妇对疾病、对治疗的态度、反应方式和行为表现 3. 陪伴或守护产妇，耐心倾听产妇的诉说 4. 创造安静的环境，尽量减少不良的环境刺激 5. 指导产妇运用放松技巧，如静坐、渐进性放松、听音乐等。帮助并指导产妇及家属应用松弛疗法、按摩等	1. 第二天产妇能说出焦虑与乳腺炎疼痛及环境改变有关 2. 第四天产妇能自行采取听音乐、静坐等方式放松	终止

续表

排序	健康问题名称	症状体征和其他检查结果	相关因素	预期目标	照护措施	照护效果评价	照护方案改进
中优	焦虑	2. 夜间睡眠差	2. 与环境改变有关	3. 一周内产妇焦虑有所减轻，生理和心理上的舒适感有所增加	6. 明确及时回答产妇提出的问题，对照护对象的激动、自责等异常情绪予以理解、安慰 7. 鼓励产妇参加力所能及的活动，如散步、下棋、看电视、聊天等 8. 缓解疼痛 9. 焦虑情绪严重时及时就医	3. 第七天产妇神情平静、睡眠良好	终止
	有跌倒的危险		1. 与发热导致疲乏、无力有关 2. 与使用退热镇痛药有关 3. 与输液影响移动有关	照护期间产妇不发生意外受伤	1. 保证室内足够的照明度 2. 保持室内通道的通畅，保持地面的清洁、干燥 3. 协助产妇清洁个人卫生、步行或如厕等 4. 穿合适的衣裤和防滑拖鞋 5. 离床活动时应陪护，避免突然改变体位，改变体位应遵守“三部曲”，即平躺 30 s、坐起 30 s、站立 30 s，再行走 6. 使用消炎痛栓剂后半小时，嘱产妇保持平卧位或坐位 7. 向产妇宣教预防跌倒的安全措施，在需要时寻求帮助	照护期间产妇未发生意外受伤	继续执行原照护计划

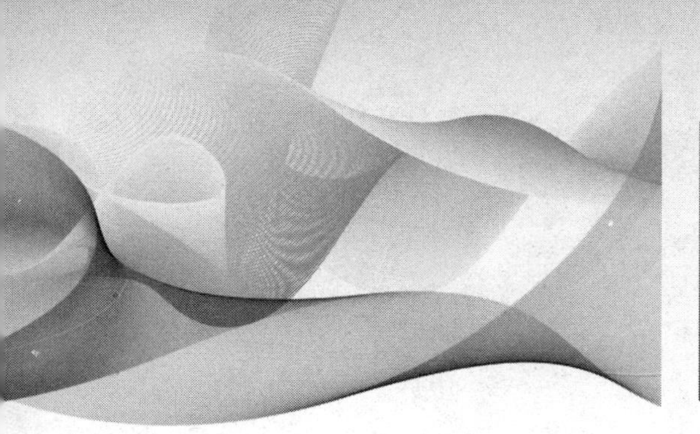

职业模块 6 照护管理

培训课程 1　照护质量管理

学习单元 1　照护质量管理标准制定

学习单元 2　照护管理评价指标制定

学习单元 3　照护质量持续改进方案制定

培训课程 2　照护人员管理

学习单元 1　在职培训计划制订

学习单元 2　岗位胜任力评价

照护服务质量管理是指按照照护质量形成过程和规律，对构成照护质量的各个要素进行计划、组织、协调和控制，以保证照护服务质量达到规定的标准和满足服务对象需要的活动过程。因此，照护服务质量标准、照护服务质量管理评价标准的制定以及照护质量持续改进方案制定是照护管理者必须具备的能力。

培训课程 1

照护质量管理

学习单元 1　照护质量管理标准制定

一、照护质量管理标准制定概述

1. 照护质量管理标准制定的意义

照护质量管理标准是照护质量管理的基础，是照护质量的保证和促进因素，是保证照护工作惯性运行的行为规范，也是协调高质量照护工作和管理的秩序。照护质量标准不仅是指导照护人员工作的指南，也是评价照护人员工作的准则，有利于照护工作的规范化和标准化。

2. 照护质量管理标准制定的依据

照护服务质量管理标准制定的依据是国家标准（GB）、行业标准（MZ）、地方标准（DB）以及本企业的环境和员工的工作成熟度等实际情况。标准编辑应符合《标准化工作导则　第 1 部分：标准化文件的结构和起草规则》（GB/T 1.1—2020）、《标准体系构建原则和要求》（GB/T 13016—2018）、《服务业组织标准化工作指南》（GB/T 24421—2023）。

例如：养老服务照护质量管理标准制定应符合《养老机构等级划分与评定》（GB/T 37276—2018）、《养老机构服务质量基本规范》（GB/T 35796—2017）、《养老机构服务安全基本规范》（GB 38600—2019）等标准，也应符合相关性质照护服务的国家政策和要求，如儿童社会福利院的基本规范、残疾人社会福利机构基本规范。

3. 照护质量管理标准制定内容

（1）日常生活照护服务清洁标准见表 6–1。

表 6–1　日常生活照护服务清洁标准

序号	项目	服务标准	措施与目标
1	居室	清洁、空气新鲜、无异味	清扫房间一次 / 日
2	床单位	床单整洁，平整干燥	晨晚间扫床 / 日；定期更换床单位；有失禁防护措施
3	面部	清洁无污垢，口唇、口角清洁不干燥，无食物残渣	按需清洁口腔，每餐清洗活动义齿，每晚清水浸泡
4	手足	清洁、甲下无污垢，指（趾）甲、修面胡须短	每周修剪指甲；每月修剪趾甲，每晚温水泡脚
5	皮肤	清洁、皮肤无压痕、无压力性损伤	每日温水擦身或每周一次沐浴服务，每 2 小时翻身、拍背
6	服装	清洁、穿着舒适、干净得体	起居协助穿衣脱衣，夏季及时换洗。冬春秋换洗至少 1 次 / 周
7	餐饮	按需送饭到居室，喂水、喂饭，温度、速度适宜	鼻饲喂食，喂毕温开水冲管，纱布包裹
8	如厕	提醒或帮助排便，便后清洗、留置尿管固定合理	便器用后冲洗，定期消毒；每日更换尿袋，留置导尿需要定期对尿道口进行清洁消毒
9	睡眠	房间宁静、窗帘拉闭、温度适宜、床单位温暖舒适	关大灯、拉窗帘、调温度、铺床、开小夜灯。必要时为老人做晚间照护等服务
10	记录	连续性提供服务记录，记录完善；定期检查个人生活照料服务	每日自查，每周重点查，每月进行效果评估与考核，有记录

（2）照护质量管理服务目标

1）照护服务提供完成率≥100%。

2）照护操作技能合格率≥90%。

3）照护服务满意率≥85%。

4）照护记录合格率≥90%。

5）Ⅱ期压力性损伤发生率为 0。

（3）制定照护服务管理标准

1）四无。照护服务要做到无坠床、无压力性损伤、无烫伤、无跌伤。

2）五关心。要关心照护对象的饮食、卫生、安全、睡眠和排泄。

3）六洁。照护服务要做到头发、面部、口腔、会阴、手足、皮肤清洁无异味。

4）七知道。要知道照护对象姓名、照料重点、个人爱好、所患疾病情况、家庭情况、治疗情况、精神心理情况。

二、照护质量管理标准制定方法

1. 制定照护质量标准书写说明

（1）书写规范性文件主要参考国标（GB）、行标（MZ）、地标（DB）等文件。

（2）术语与定义主要写文件的关键词及关键词的定义。

（3）服务规范主要写服务应达到的水平和要求，服务提供过程结果的质量要求，包括明示的、必须履行的期望或需求。

（4）服务提供规范主要写服务怎么做，包括对服务提供过程所用的方法和程序的规定以及在服务实现过程中，对服务提供的要求、提供的方法、程序所制定的标准。具体包括服务流程、职责、人员资质、安全、设施物品等内容。

（5）服务控制规范主要写服务怎么管，包括提供服务的过程中，评价、改进、完善服务而制定的要求及服务质量控制达到的目标。

（6）报告和记录主要是完成服务过程中用到的表单和记录单。

2. 照护质量管理标准制定步骤

（1）工作准备。收集相关编写制定质量标准的知识准备、关于照护质量管理方面的资料准备以及对照护质量管理标准任务的性质、任务量及难度的评估。

（2）评估调研。在组织编写前，要进行照护对象的基本需求的调研、评估服务团队的服务能力，以及评估目前照护服务存在的问题。

（3）组织编写。选择有能力和有经验的编写人员，进行合理分工；依据分工的领域学习国家的相关政策和要求，尤其是国标和行标的标准规范，并检索同行相关文献资料以学习借鉴。

（4）形成框架。照护质量管理标准书写的框架，包括标准名称、范围、规范性文件、术语及定义、服务范围、服务提供规范、服务控制规范、报告和记录。

（5）现场实施。将形成的照护质量管理标准框架推荐到现场去实践与循证，探寻照护质量管理标准的科学性、可行性、可操作性等，并且在现场征求有关人员对照护质量管理标准的改进建议。

（6）形成文本。对现场实践与循证的结果及存在的问题进行完善和修正，最后按照护质量管理标准文本完成有关规范描述，并上报上级审批。

三、照护服务质量管理标准制定示例

照护服务质量管理标准制定示例如下：

《生活照料服务规范》书写示例

1　范围

本标准规定了 ××× 养老照料中心提供的生活照料服务的服务规范、服务提供规范、服务控制规范。

本标准适用于 ××× 养老照料中心提供的个人生活照料服务。

2　服务规范

为入住本中心老人提供个人生活照料服务规范，包括室内和床单位清洁照料、穿衣照料、个人清洁照料、饮食照料、如厕照料等生活照料服务，确保老人清洁舒适。

3　服务提供规范

3.1　入住房间清洁服务

3.1.1　室内清洁、空气新鲜、无异味，每日清扫房间一次。

3.1.2　床单整洁，平整干燥，晨晚间扫床，定期更换床单、被罩、枕巾；卧床老年人有失禁的防护措施。

3.2　老人穿衣服务

3.2.1　衣服穿着舒适，起床协助穿衣，睡前更衣；服装干净，得体，冬春秋季每周换洗 1 次，夏季及时换洗。

3.3　个人身体清洁服务

3.3.1　面部清洁服务

（1）口腔清洁。每天早上起居和晚睡前要进行刷牙或口腔清洁。做到口唇、口角清洁且不干燥，口腔内无食物残渣。有活动义齿，应做到每餐后取下清洗，每晚要取下进行清水浸泡。

（2）头面清洁。每天早上起居和晚睡前要进行洗脸，做到面部清洁，无污垢。

（3）修饰照料。包括梳头、剃须或修面每日 1 次，剪指甲每周 1 次。

3.3.2　身体清洁服务

（1）皮肤清洁，每日温水擦洗胸背部、腿部，每周提供至少 1 次沐浴服务，备有洗澡椅。

（2）保持皮肤无压痕，每 2 h 应翻身、叩背 1 次。

3.3.3　手足部清洁服务

手、足清洁，甲下无污垢，每晚温水泡足部，每月修剪趾甲。

3.4　饮食服务

3.4.1　自理老年人饮食服务，给予打饭、送饭、添饭菜等服务或协助相关活动，提醒老年人洗手、漱口、擦口周。

3.4.2　半自理老人饮食服务，按需给予软饭、碎食，协助老年人洗手、漱口、清洁口周。

3.4.3　卧床老人饮食服务，按需送饭到床旁，帮助喂水、喂饭以及鼻饲管喂食。

3.5　如厕照料

3.5.1　自理老年人如厕照料，定时提醒如厕，如厕后冲水、清洁阴部、洗手等。

3.5.2　半自理老人如厕照料，按需帮助如厕、排便，用后的便盆、便壶即时冲洗，定期消毒。

3.5.3　卧床老人如厕照料

（1）穿纸尿裤的老年人，定时更换纸尿裤，并清洁皮肤，涂抹护臀油。

（2）留置尿管的老年人，留置尿管固定合理，按要求更换尿袋，每天清洁消毒尿道口分泌物至少 2 次。

3.6　睡眠照料

3.6.1　居室准备，为老年人拉窗帘，并调节适宜温度，开小夜灯。

3.6.2　按照自理程度给予老人晚间照护，包括洗漱、洗脚、换睡衣等服务。

4　照护质量管理规范

4.1　健康照护师职责——《健康照护师岗位职责》

4.2　生活照料质量管理

4.2.1　控制规范

（1）照护主管应做到每日自查，每周重点检查，每月进行效果评估。

（2）机构质量控制小组每月应对服务现场和记录进行检查或抽查，发现问题及时纠正，并做好记录。

（3）照护主管根据《养老机构服务质量星级划分与评定》（DB11/T 219—2021）、员工绩效考核规范对照护人员实施百分制考核。

4.2.2　对照护服务的管理

（1）老年人居室做到室内清洁、整齐，空气新鲜、无异味。

（2）三前，巡视应在红灯呼叫之前，想在老年人需要之前，做在老年人开口之前。

（3）四声，来有迎声、问有答声、办有回声、走有送声。

（4）四无，无压力性损伤、无跌倒坠床、无烫伤、无跌伤。

（5）五关心，关心老年人的饮食、卫生、安全、睡眠、排泄。

（6）六洁，皮肤、口腔、头发、手足、指（趾）甲、会阴部清洁。

（7）六知道，知道每位老年人的姓名、个人生活照料的重点、个人爱好、所患疾病情况、家庭情况使用药品治疗情况、精神心理情况。

4.3　生活照料操作考核标准

4.3.1　老年人房间清洁技术考核标准。

4.3.2　使用便盆排泄考核标准。

4.3.3　更换纸尿裤考核标准。

4.3.4　穿脱衣考核标准。

4.3.5　床上擦浴考核标准。

4.3.6　鼻饲管进食考核标准。

4.3.7　床－轮椅－如厕转移考核标准。

4.3.8　翻身叩背技术操作考核标准。

4.3.9　为卧床老人整理床单位考核标准。

4.3.10　提醒老人如厕服务流程考核标准。

4.3.11　为老年人热水泡脚操作技术考核标准。

5　照护质量管理服务目标

5.1　服务控制要求

5.2　服务质量目标

5.2.1　服务提供完成率 100%。

5.2.2　服务满意率≥85%。

5.2.3　操作技能合格率≥90%。

5.2.4　记录合格率≥90%。

5.2.5　Ⅱ期压力性损伤发生率 0。

6　报告与记录

6.1　照护服务百分制考核指标

6.2　生活照料执行单

6.3　各项生活照料操作考核标准

学习单元 2　照护管理评价指标制定

一、质量管理评价指标概述

评价一般指衡量所定标准或目标是否实现或实现的程度如何，可以理解为对一项工作好坏、进展快慢、成效大小等作出判断的过程。

指标是管理学科不断前进和发展的产物，也是进行质量管理最基本、最重要的手段，是测量和进行质量管理的基本要素。照护服务质量指标是评价照护质量的工具和依据，也是照护质量管理的重要手段。

通过可行、合理的评价指标，可以为照护服务质量的现状提供依据，可以使高质量和安全的照护服务得到肯定，可以使劣质照护服务得到惩处和改进。因此，制定照护质量管理评价指标成为照护质量管理的重要环节，具有重要意义。

二、照护质量管理评价指标内容

按照管理流程，可将照护质量分为要素质量、环节（过程）质量、终末质量，相应的质量评价可以依据此结构来进行。目前，要素质量—环节质量—终末质量评价结构是在照护服务领域应用最为广泛的相关理论。

1. 照护质量评价结构的评价指标

（1）要素质量评价指标。要素质量是指构成照护工作的基本要素。要素质量评价指标主要着眼于评价照护工作的基本要素，包括组织机构和人员、照护技能、环境、物资和仪器设备、规章制度等，是照护服务中相对稳定的部分。其基本特点是相对稳定，可为照护服务的实施提供一种“工作环境”，对环节质量有好或坏的影响。

（2）环节质量评价指标。环节质量是指各种要素通过组织管理形成的各项工作项目及其工作程序或工序质量，属于照护活动过程质量。环节质量的评价指标着眼于评价照护工作的过程，如照护者专业规范的生活照料、移位助行操作技能、健康教育、心理照护、制订照护计划等。

（3）终末质量评价指标。终末质量是照护对象所得到的服务效果的综合反映，终末质量的评价指标重视从照护对象角度评价所得到的照护效果与质量，如皮肤压力性损伤发生率、清洁照护合格率、照护对象及客户满意度是终末质量评价指标的重要方面。

要素质量和环节质量指标的制定，要基于判断照护服务是否是在最好的环境或条件下用最恰当的方式进行实践的，这是保证照护对象获得最佳结果的前提。要素质量可影响环节质量的优劣，而环节质量的好坏最终可影响终末质量，因此，要素质量对终末质量有间接的影响，终末质量的优劣取决于要素质量和环节质量，因此制定各结构评价指标非常重要。

2. 照护质量评价指标体系的形成

一个指标反映事物的一个侧面、局部，一组相互联系、系统化的指标群才能较全面地反映事物的整体，所以，照护质量评价指标是由一组数据或多组数据组成的。环节质量内容是由服务人员仪表、服务项目的规范动作、服务的结果组成，只有当不同来源和用途的各个方面照护质量评价指标有序地集合在一起，形成照护质量评价指标体系，才能全面地评价照护质量。

三、照护质量评价指标制定方法

1. 照护质量评价结构与评价指标

（1）按照质量评价结构制定照护质量管理评价指标与评价方法，见表 6–2。

表 6–2　照护质量管理评价指标与评价方法

被检查区域		检查者		检查时间	
分类	**项目**	**评价指标**	**分值**	**评价方法**	**结果**
要素质量指标 30 分	工作环境 10 分	环境整洁、无异味	3	现场评价	
		人员配置、结构合理	2		
		各类标识清晰明了	2		
		工作有序、安全	3		
	规章制度 10 分	有实际相符的分级照护制度	4	制度、床卡	
		有定期检查制度，有质量，可追溯	4	查检查记录	
		有不良事件报告制度	2	检查不良报告	
	照护模式 10 分	实行责任照护模式	5	检查服务模式	
		有绩效考核标准	5	检查以往考核记录	
照护环节质量指标 50 分	职业素质 5 分	工装上岗、洁净无异味	2	现场评价	
		文明礼貌，端庄大方	3		
	清洁照护 20 分	居室清洁、空气新鲜、无异味	3		
		床单位整洁，平整干燥	2		
		服装清洁、穿着舒适、干净得体	3	检查半自理照护对象	
		面部、口腔清洁、无污垢	2		
		手足清洁、指（趾）甲短	2		
		阴部清洁、无异味、无臀红	4	检查卧床照护对象	
		皮肤清洁、皮肤无压痕、无压力性损伤	4		
	管路照护 5 分	留置尿管固定合理，操作合格	5	检查有管路照护对象	
		鼻饲管路固定牢固、操作安全			
		造瘘口干净、无异味			
	活动照护 10 分	康乐活动适宜照护对象	3	现场检查	
		坐轮椅照护对象安全带使用正确	5		
		活动场所安全无障碍物	2		
	照护计划 10 分	照护对象有照护计划	2	现场检查	
		照护计划符合实际及个性化	3		
		有照护文件书写标准及考核标准	3		
		照护记录按规定书写并有审核签字	2		

续表

分类	项目	评价指标	分值	评价方法	结果
照护终末质量指标 20分	满意度 5分	照护对象与亲属满意度	3	现场询问或调查表	
		照护人员满意度	2		
	合格率 15分	抽查照护人员操作流程考核	5	现场抽查	
		抽查照护对象服务合格率	5		
		抽查照护人员对质量指标的知晓率	5		
总分			100		

（2）照护质量管理评价方法

1）能正确执行者在检查结果栏内用“√”表示，不符合要求在检查结果栏内用“×”表示。

2）应得总分 = 总分 – 未涉及项目分；实得总分 = 涉及项目得分总和；得分百分率 = 实得总分 / 应得总分 ×100%。

3）照护技能操作合格率≥90% 为合格，合格率 = 合格人数 / 检查总人数 ×100%。

4）照护服务满意度≥85% 为合格，总满意度 = 满意项目数 / 总项目数 ×100%。

2. 针对照护人员制定的百分绩效考核指标

针对照护人员制定的照护人员绩效考核指标见表 6–3。

表 6–3　照护人员绩效考核指标（100 分）

项目	分类	标准	分值
职业素质规范	15 分	1. 仪表仪容符合员工手册要求	5 分
		2. 做到来有迎声、问有答声、办有回声、走有送声	5 分
		3. 劳动纪律符合员工手册要求	5 分
照护工作规范	50 分	4. 做好交接班，要做到“五清”、重点照护对象床旁交接	5 分
		5. 接待照护对象入住所负责床位流程和操作符合要求	15 分
		6. 照护对象卫生要做到“六洁”、“三短”、无异味	
		7. 居室空气新鲜，床单位平整清洁，地面整洁，无积水	5 分

续表

项目	分类	标准	分值
照护工作规范		8. 冰箱除霜整理做到干净整洁，无过期物品（每周1次）	5分
		9. 卫生间用品摆放合理、地漏清洁无异味、便器消毒（每周1次）	5分
		10. 门卡、等级标识符合居室照护对象信息（每周1次）	5分
		11. 照护文书按要求认真完成、及时填写，无漏项（每周1次）	5分
		12. 每日协助照护对象活动或“五关心”服务20 min	5分
安全服务规范	35分	13. 按等级服务内容100%服务照护对象，及时巡视，要做到“四无”	5分
		14. 不良事件及时上报，及时补救，及时记录，及时填报报告	5分
		15. 突发事件，按照应急流程处理，处理后及时记录	5分
		16. 照护对象照护记录每周1次，异常情况随时和连续记录（每周1次）	10分
		17. 有职业防护意识，洗手、消毒、隔离等符合感染控制要求	5分
		18. 每月参加培训4 h，培训需签字/每年完成培训40 h	5分
总分			100分

照护服务的质量能否保持，不仅取决于照护服务质量评价指标的制定，也取决于监管机制的持续稳定和公正公平的评价机制。三要素评价结构评价方法可与绩效考核机制挂钩，起到意想不到的效果。

学习单元3 照护质量持续改进方案制定

一、照护质量持续改进工具介绍

持续改进是增强满足需求能力的循环活动。其内涵为针对当前不合格的现状，包括已经发生的及潜在的质量问题，进行改进和寻求持续进行的过程。照护质量持续改进就是对不满意的现状或潜在质量问题寻求改善的优化方案，达到提升照护服务质量和提高照护对象和照护人员满意度的目的。常用的管理工具如下：

1. 管理计划制订与分析常用的工具有甘特图、关系图法、雷达图等。

2. 分析管理现状的常用工具有因果图、趋势图、SWOT 分析法等。

3. 方案实施后效果观察常用的工具有检查表、KPI、百分比。

二、照护质量持续改进步骤

1. 分析与评价现状

在照护管理中发现照护服务问题后，要分析问题存在的原因以及评估服务团队的服务能力和服务现状。

2. 确定改进目标

通过分析现状找到根本原因后，制定和确定改进的目标。

3. 寻找可能解决问题的方法

确立改进目标后需要寻找改进的方法，要在现状分析基础上，寻找团队可接受和可行的解决问题的方法，即改进措施。

4. 执行可行的改进措施

针对形成的照护质量管理改进措施进行培训后到现场去实践，在实践中探寻照护服务质量持续改进措施的可行性。

5. 评价和验证实施的效果

对现场实践与循证的结果进行评价，并验证实施效果，最终形成标准化方案。

三、照护质量持续改进方法

一般多应用 PDCA 循环管理工具来实施照护质量持续改进。

1. PDCA 管理工具运用

（1）P（Plan）——计划。主要是方针和目标的确定以及活动计划的制订。可以用甘特图来绘制完成任务的时间节点。制订计划前要解决如下问题：

1）评价目前状况。评价现有过程的有效性和效率。收集数据并进行分析，发现最常发生的问题，选择特定问题并确定改进目标。工具可以用检查表、关系图法、百分比、雷达图。

2）分析根本原因。识别过程中存在问题，分析识别并验证问题产生的根本原因，工具可以用因果图（鱼骨刺图）、趋势图、SWOT 分析法。

3）坚持两个原则。以“照护对象为关注焦点”的原则，即一定要站在照护对象的角度上，去思考他们的需求，理解他们的要求。以领导作用为原则，因为领导是引领者和指导者，也是改善工作的设计者和领航者。用优秀的设计来预防未来改善过程的困难，用正确的指引来完成改善的目标，关键是领导的作用。

（2）D（Do）——执行。执行就是具体运作，实现计划中的内容。计划实施前要进行的工作如下：

1）改善计划的培训。尤其须改进团队的全员培训工作，对实施的目标、实施的要求、实施的注意事项进行详尽的培训，使团队成员知道做什么、如何做、怎么安全地去做。

2）组建质控团队。组建改善计划的专项质控团队，按照质控评价标准，严格进行督查和评价，并进行及时的偏差分析，以及时纠偏。

3）坚持两个原则。这个阶段一定要坚持“全员参与”的原则，因为各级人员都是组织的根本，只有全员充分参与才能使其才干为组织带来收益。同时还要坚持“过程管理”的原则，将相关的资源和活动作为过程来进行管理，以更高效地达到预期目的。

（3）C（Check）——检查。检查就是检查执行效果，把执行效果和预定目标进行对比，也就是进行计划实施情况的总结，分清哪些对了，哪些错了，明确效果，找出问题。

1）持续监控执行。依照持续改进计划的内容和评价标准，持续监控并测量改进的效果是否依照改进产品需求的目标进行。常用工具有检查表、KPI、百分比。

2）基于证据决策。这个过程时要以“循证决策”为原则。用事实说话，用数据分析，及时调整不足，找到最佳的方式来更好地完成工作。将循证决策和过程方法相互结合，可以大大缩短过程与目标的距离。

（4）A（Action）——改进。改进就是对检查结果进行总结，对成功的经验加以肯定，并予以标准化，或制定作业指导书，便于以后工作时遵循；对于失败的教训也要总结，以引起重视。对于没有解决的问题，应提交下一个 PDCA 循环中去解决。

2. 运用 PDCA 管理工具制定照护服务质量持续改进方案的示例

运用 PDCA 管理工具制定某养老机构照护服务质量持续改进方案

1. 制定质量持续改进方案的背景

某养老照料中心有 60 张床位，现收住不能自理老年人 58 位，其中坐轮椅的 25 位，卧床老年人 20 位，还有 13 位老年人依靠助行架和手杖转移。照护部主任发觉有些卧床穿纸尿裤的女性老人臀部有红疹，有些男性老人的房间里有尿味，有些老人的衣服很脏。这些日常生活照护的质量经过管理者制定照护服务质量标准，经过健康照护师制定老人个人生活照料服务质量评价标准，经过培训和实施后有所提高，但仍存在问题，请您制定照护服务质量持续改进的方案，以不断稳定提升照护服务质量。

2. 制定照护服务质量持续改进方案

（1）P（Plan）——计划（5 个步骤）

1）主题选定。某养老机构生活照料质量持续改进方案。

2）现状把握。卧床穿纸尿裤的女性老人臀部有红疹，有些男性老人的房间里有尿味，有些老人的衣服很脏，不合格总数占总服务人数的 40%。

3）目标设定

①服务提供到位率达 100%。

②技能操作合格率达 90%。

③照护对象和照护人员满意度达 85%。

4）原因分析

①照护服务不到位。每个照护人员服务 8～10 位不自理老人，且薪酬不高，平均月薪 3 000 元左右，因此离职率高，新员工比例达 35%，工作成熟度低。

②服务标准不知晓。各项服务的标准只用于应对上级检查，也没有操作流程，更没有培训。领导觉得培训浪费时间，还不如让照护人员在老人身边干活，因此照护人员的服务没有标准和流程。

③监督检查不到位。领导职责不清，忙于事务性工作，没有时间来检查，造成养老院有异味。

④绩效考核不到位。照护人员干多干少一个样、质量好与差一个样，导致照护人员工作积极性不高。

5）对策拟定。按照日常生活照护服务清洁标准（见表6–1）所示规范对照护人员进行培训，强调照护人员绩效考核指标（见表6–3）以及管理者检查规范。

（2）D（Do）——实施或执行，是指执行对策、拟定培训实施方案。

1）培训达标。对生活照料各项服务标准和操作流程进行培训后考核。

2）对策落实。严格按照生活照料服务规范中的标准和流程进行落实。

（3）C（Check）——检查，检查执行效果，严格按照生活照料服务规范中服务控制规范中要求检查。

1）收集资料。根据服务控制规范要求进行检查，把多次检查的结果进行总结。

2）数据对比。把总结的执行结果与预定目标进行对比。

（4）A（Action）——改进，对检查结果进行处理。

1）对成功的经验加以肯定，并予以标准化。

2）对没有解决或解决不好的问题，提交下一个PDCA循环解决。

（5）照护质量持续改进过程的注意事项

1）持续改进过程中的关键人物是“制定者”，所以制定者的思路要清晰、目标要明确，以身作则，率先垂范，才能引领完成质量持续改进的活动。

2）在整个质量持续改进的过程中要及时总结，及时培训，及时纠偏，以保证质量持续改进目标的达成。

3）在整个质量持续改进的过程中，始终要鼓励员工用积极的心态去战胜困难，赋予其力量和能力，还要在物质上激励员工。

3. 制定照护质量持续改进方案的注意事项

（1）制定方案时要兼顾各方关系。各方关系贯穿着所有持续改进活动。因此，一定要建立起一种畅通的沟通渠道、双赢的合作关系。

（2）制定方案时要遵循照护质量持续改进的管理理念。

1）创造全员参与管理理念。为了使照护团队员工积极参与，制定者应当营造一种充分授权、各司其职、尽职尽责的氛围，通过激励机制，增强照护团队持续改进工作的效果。

2）建立目标管理理念。以“照护质量标准”为持续改进活动的标准，以提升“照护满意度”为持续改进活动的目的，以“多劳多得、优绩优酬”为持续改进活动的动力。

3）正确认识制定者角色。制定者扮演的角色是服务质量参与者、服务质量指导者、服务质量促进者的角色，真正起到引领照护质量持续改进的作用。

培训课程 2 照护人员管理

学习单元 1 在职培训计划制订

一、制订在职培训计划的意义

在职培训又称“工作现场培训”，其目的是在于改善员工的工作表现，是对企业内部具有劳动关系的劳动者所进行的能力提升培训。在职培训的优势是不耽误工作、节约培训费用、拓展管理者与员工沟通渠道、针对性更强。

二、在职培训目标

1. 通过在职培训，改善照护人员的职业心态和职业道德意识，使其忠诚于照护职业。

2. 通过在职培训，提升照护人员的团队意识和服务管理水平，提高工作成熟度。

3. 通过在职培训，强化照护人员的服务技能和解决问题的能力，改善照护团队绩效。

4. 通过在职培训，打造具有市场竞争优势的专业化团队，为企业专业化人才建设储备力量。

三、在职培训内容

1. 素质培训

如果照护人员具备了扎实的理论知识和过硬的业务技能，但却没有正确的价值观、积极的工作态度和良好的思维习惯，那么，他们给企业带来的很可能是损失，因此素质培训很重要。素质培训的内容有法律法规、企业文化、规章制度、职业心态、职业道德、职业礼仪等。

2. 知识培训

知识培训是照护人员获取持续提高和发展的基础，照护人员只有具备一定的基础及专业知识，才能为其在各个领域的进一步发展提供有力支撑，如照护基础知识、各类疾病照护知识、健康管理知识、助医与助康基本知识、心理健康相关知识、安宁疗护相关知识、照护管理知识等。

3. 技能培训

技能培训也是企业在职培训的重点环节，如生活照料中的助浴、助洁、助行、助餐技能以及综合评估技能、病情观察技能、协助训练技能、管路照护技能、移位照护技能、沟通技能、安全防护技能、照护记录书写技能、照护管理技巧等。

四、在职培训方法

1. 确定培训计划的对象

（1）照护管理者在职培训计划的制订

1）照护管理者在职培训内容。照护管理者将提高照护服务质量作为主要目的。其在职培训主要包括照护管理的 3 个维度，即行政管理、业务管理和教育管理，以三者关系为重点设计培训内容，以提高整合管理能力；以照护管理的 4 个管理任务，即计划、实施、监督、控制为抓手，制定照护服务标准、照护风险防范方案，以提高管理效率；以照护管理者的基本素质为培训内容，制定绩效考核标准，以提高影响力。

2）照护管理者在职培训方式。照护管理者最佳培训方式为“以问题为导向”，培训过程贯穿理论和实践融合、案例和问题融合、经验和标准融合、个性和普遍融合、作业和授课融合。让管理者带着问题来，满载自信去，在轻松的学习氛围中提高技能水平和管理能力。

（2）照护人员在职培训计划制订

1）照护人员在职培训内容。照护人员是一线服务的人员，主要提供优质照护质量、提高照护对象满意度。对其在职培训主要提高其照护技能和职业素质，使其符合照护质量要求，从而提高服务满意度。因此培训以生活照料照护技能为主体，辐射照护基础知识、工作技巧、安全与舒适等培训内容。

2）照护人员在职培训方式。照护人员文化程度通常较低，需要简洁明了的培训内容，因此，培训采用以“做什么”“怎么做”为主，以“知道什么”“为什么”为辅的“小理论大实操”的培训方式。培训呈现方式是“典型工作任务”。

2. 在职培训计划制订实例

1. 在职培训计划制订步骤

（1）调研现状

卧床穿纸尿裤的女性老人臀部有红疹，有些男性老人的房间里有尿味，有些老人的衣服很脏，不合格总数占总服务人数的 40%。15 个员工，9 个半年内上岗，占员工的 60%。

（2）选定主题

大练基本功，让老年人干干净净、舒舒服服！

（3）设定目标

1）照护对象房间清洁整齐无异味。

2）照护对象做到六洁，头发、面部、口腔、会阴、手足、皮肤清洁无异味。

3）卧床照护对象做到无压力性损伤、无臀红。

（4）确定时间地点

培训时间：×××× 年 ×× 月 ×× 日。

培训地点：培训教室。

（5）培训课程

1）伴有前列腺疾病的老年人的房间清洁技术。

2）个人卫生的清洁技术（洗漱、会阴部位清洁、泡脚、洗浴）。

3）协助照护对象如厕技术。

4）正确使用纸尿裤技术。

5）卧床照护对象的照护技巧。

（6）培训评价

1）培训出勤率 100%。

2）培训合格率 95%。

2. 在职培训计划制订示例

某养老机构新员工培训计划

（1）培训目的

1）让新员工了解机构的概况、发展前景、企业文化、员工福利待遇及相关规章制度。

2）让新员工熟悉岗位职责、岗位具备的基本素质和职业理念以及工作流程与相关知识。

3）让新员工规范行为，提供标准化服务，规范照护操作技术，保障机构安全。

（2）适用范围

适用于入职半年内的新员工。

（3）培训周期

1）3天公共课。

2）2天专业课。

（4）培训方式

1）公共课培训采用集中授课＋实训方式。

2）照护专业课培训采用模拟实训方式。

（5）培训效果评价

1）理论考试——60分合格。

2）操作考核——80分合格。

（6）培训要求

1）培训考勤——不迟到、不早退、不请假。

2）课堂纪律——不讲话、不睡觉、不走动。

3）培训效果——考核合格后上岗。

（7）培训安排

1）负责人：×××，×××。

2）地点：培训教室。

3）时间：××××年×月×日—×日，具体见课程表（见表6–4）。

表 6-4 某养老机构新员工培训课程表

项目	日期	时间	授课名称	授课教师	对象
公共课	16/7	13：00-13：15	新员工培训开幕式		全体新员工
		13：15-14：15	某养老机构企业文化及愿景		
		14：15-15：00	员工手册解析		
	17/7	13：00-14：00	职业素养（礼仪培训＋演练）		
		14：00-15：00	跌倒应急预案演练		
	18/7	13：00-15：00	急救＋演练＋考核（心肺复苏、噎食）		
专业课	19/7	13：00-14：00	老年人病情的观察要点		照护新员工
		14：00-15：00	照护技能 2 项（演练＋考核）		
	20/7	13：00-15：00	照护技能 4 项（演练＋考核）		
	21/7	13：00-14：00	理论考试＋闭幕式		全体

（8）培训说明

1）照护技能 6 项：

翻身叩背促进排痰考核标准（见本节后附件 1）。

鼻饲管进食考核标准（见本节后附件 2）。

床上擦浴考核标准（见本节后附件 3）。

床椅转移考核标准（见本节后附件 4）。

更换纸尿裤考核标准（见本节后附件 5）。

整理床单位考核标准（见本节后附件 6）。

2）每训练 1 项考核 1 项，做到当场培训当场验收。

附件 1 翻身叩背促进排痰考核标准

准考证号　　　　　　　　　　姓名　　　　　　　　　　成绩

项目	总分	技术操作要求	评分等级				实际得分	备注
			A	B	C	D		
仪表	5	仪表端庄，服装整洁（一项不合要求 B，两项不合要求 C，有长指甲或指环 D）	5	4	3	2		
评估	10	老年人健康状况（不询问咳嗽咳痰情况 B，饮水多少 C）	6	4	2	1		

续表

项目		总分	技术操作要求	评分等级				实际得分	备注
				A	B	C	D		
评估			向老年人解释操作配合方法（语言不得当 B，不解释 C，态度不礼貌 D）	4	3	2	0		
操作前准备		6	洗手	2	0	0	0		
			备齐用物，放置妥当（放置不妥 B，物品不齐 C）	2	1	0	0		
			环境清洁，关闭门窗（不关门窗 C）	2	1	0	0		
操作过程	更换体位	19	协助老年人平移身体至远侧（有推、拉为 B，不沟通 C）	2	1	0	0		
			翻转老年人身体呈侧卧位（翻身时手臂着力部位不正确 B，有拖、拉、推 C，导致老年人损伤 D）	5	3	1	0		
			用支撑物支撑老年人胸前、小腿下方法及部位正确，并与老年人沟通（衬垫不稳妥 B，部位不妥 C，不衬垫、不沟通 D）	6	4	2	0		
			查看老人皮肤有无损伤（不查看 B）	3	0	0	0		
			翻身后整理老年人衣服和被褥（未整理 C）	3	1	0	0		
	安全与舒适	6	翻身时注意老年人保暖（身体暴露过多 C）	3	2	1	0		
			老年人体位稳定舒适（体位不舒适 B，不稳定 C，体位不安全 D）	3	2	1	0		
	叩背排痰	44	用手定位（定位方法不正确 B，定位不准 C）	6	3	0	0		
			手呈环杯状叩击背部（平撑为 C）	6	3	0	0		
			叩背方向由肺底向上至肩下（由上至下 C）	6	3	0	0		
			叩背两肺区的部位正确（叩拍脊柱、肾区为 D）	6	4	2	0		
			叩背手腕灵活，两次叩击部位之间重叠 1/3（手腕不灵活为 B，重叠 <1/3C，不重叠 D）	10	6	2	0		
			叩背用力适当（用力过轻 B，过重 C，用力随意 D）	3	2	1	0		

续表

项目		总分	技术操作要求	评分等级				实际得分	备注
				A	B	C	D		
操作过程	叩背排痰		一次叩背至少 3 遍（2 遍 B，1 遍 C，随意叩拍 D）	5	3	2	0		
			叩背后保持体位，利于引流	2	0	0	0		
操作后		4	整理床单位，开窗通风换气（未通风换气 B，未整理床单位 C）	2	1	0	0		
			洗手	2	0	0	0		
评价		6	动作准确熟练、节力（动作不节力 D，不熟练 C）	2	1	0	0		
			时间 <5 min（每超过 30 s 扣 1 分）	4	3	2	1		
总分		100							

考评员：　　　　　　　　　　　　考核日期：

附件 2　鼻饲管进食考核标准

项目	总分	技术操作要求	得分				备注
			A	B	C	D	
仪表	2	服装整洁、洗手	2	1	0	0	
评估	10	查看鼻饲灌注器的完好备用情况	2	1	0	0	
		备齐用物（水杯、温水、毛巾和记录单）	2	1	0	0	
		与意识清楚老人核对信息	2	1	0	0	
		协助摆放舒适体位（摇高床头 30° 角）	2	1	0	0	
		正确核对床号、姓名、鼻饲种类和量	2	1	0	0	
操作要点	80	颌下垫毛巾方法正确	4	3	2	0	
		检查鼻饲管方法、内容正确	10	5	2	1	
		抽吸胃液方法正确	8	4	1	0	
		注入温开水方法正确（抽 20 mL 温开水）	6	3	0	0	
		检查鼻饲液温度方法正确	4	2	0	0	
		掌握鼻饲饮食温度（38～40 ℃）	4	3	2	1	
		灌注方法顺序正确	10	6	3	1	
		推注速度适宜（10～13 mL/min）	5	3	0	0	
		推注时间适宜（15～20 min）	5	3	0	0	

续表

项目	总分	技术操作要求		得分				备注
				A	B	C	D	
操作要点		每次推注量正确，不超过 200 mL		8	4	2	1	
		二次鼻饲间隔时间正确，不小于 2 h		8	4	0	0	
		鼻饲后冲管方法及量正确（30～50 mL 温开水）		8	4	0	0	
评价	8	鼻饲后保持体位时间正确（30 min）		2	1	0	0	
		清洗用物方法正确（流动水清洗、开水烫洗）		2	1	0	0	
		灌注器更换频率正确，每周一次		2	1	0	0	
		观察老人鼻饲后情况并正确记录		2	1	0	0	
总分	100		合计					

主考教师：　　　　　　　　　　　　　　　　　　考核日期：

附件 3　床上擦浴考核标准

学号：　　　　　　　　　　姓名：　　　　　　　　班级：

项目	内容	技术操作要求	分值	减分	备注
操作前（10 分）	自身准备	仪表、服装、洗手	1		
	环境准备	关闭门窗、室温、注意遮挡	2		
	物品准备	物品准备齐全	5		
	老人准备	做好老人的评估及沟通	2		
操作中（70 分）	擦浴前	物品放置合理	5		
	擦浴顺序	面部清洁顺序正确	5		
		上肢擦浴方法正确	5		
		胸腹部擦浴方法正确	5		
		背臀部擦浴方法正确	5		
		下肢擦浴方法正确	5		
		会阴部擦浴方法正确	5		
		足部清洁方法正确	5		
		全身擦浴顺序正确	10		
		换水换盆换毛巾擦浴	10		
	擦浴后	整理床单位、床	5		
		与老年人沟通及老年人饮用白开水	5		

续表

项目	内容	技术操作要求	分值	减分	备注
操作后（10 分）	整理清洗用物		5		
	洗手		2		
	及时、准确记录		3		
评价（10 分）	操作时间 5 min，每超 1 min 扣 1 分		3		
	老年人保暖及皮肤观察		2		
	动作轻稳、准确、安全、节力、环境整洁		5		
总分			100		

主考教师： 考核日期： 得分：

附件 4 床椅转移考核标准

项目	总分	技术操作要求	得分 A	得分 B	得分 C	得分 D	备注
仪表	2	仪表端庄，服装整洁	2	1	0	0	
评估	15	环境评估（环境干净明亮，地面无障碍物）	4	3	2	1	
		轮椅功能检查	5	4	3	2	
		与老年人解释要进行的操作	3	2	1	0	
		与老年人沟通态度和蔼	3	2	1	0	
操作要点	75	推轮椅到老人房间（轮椅放置位置正确）	6	5	4	3	
		刹车制动	4	3	2	1	
		解释（态度和蔼，语气亲切）	5	4	3	2	
		检查老年人肢体功能活动情况	10	8	6	4	
		协助站立方法正确	5	4	3	2	
		老年人坐位舒适、正确	5	4	3	2	
		双手交叉放在腿上	5	4	3	2	
		推轮椅方法正确	5	4	3	2	
		必要时保暖	5	4	3	2	
		下坡时方法正确（防止老年人从轮椅上滑落）	5	4	3	2	
		协助老年人上床方法正确	5	4	3	2	
		再次解释	5	4	3	2	
		轮椅放置正确	5	4	3	2	
		洗手记录	5	4	3	2	
评价	8	操作动作熟练、节力、沟通有效、感受好	8	6	4	2	
总分	100						

主考教师： 考核日期：

附件 5　更换纸尿裤考核标准

学号：　　　　　　　　　　　　　　　　姓名：　　　　　　　　　　　　　　　　班级：

项目	内容	技术操作要求	分值	减分	备注
操作前（10分）	自身准备	服装整洁，仪表端庄，无长指甲，洗净并温暖双手，必要时戴口罩	2		
	环境准备	环境整洁，温湿度事宜（温度 22～24 ℃，湿度 50%～60%），关闭门	2		
	物品准备	一次性中单，便盆，适量手纸，污物桶，手套，必要时备护臀霜	4		
	老人准备	向老年人解释需要更换纸尿裤，以取得合作	2		
操作中（70分）	将水盆和毛巾放在床旁桌上或治疗车上		2		
	放下床档		2		
	松开老年人被尾至远侧腿上		5		
	协助老年人脱远侧裤腿并放置近侧腿上		5		
	调整卧位，铺一次性中单		5		
	解开纸尿裤黏扣，戴手套，观察排泄物		5		
	用前片擦净大小便并放在两腿间，观察会阴部皮肤		5		
	用温湿的毛巾从上至下擦拭会阴部，并擦干		5		
	协助老年人侧卧向对侧		5		
	将污染纸尿裤向内侧卷，并用净纸擦干净大小便		5		
	观察臀部皮肤，用温湿毛巾和干毛巾分别擦拭，用护臀霜		5		
	将干净纸尿裤向内卷至中线处，放于老年人臀下		5		
	协助老年人平卧，撤出污染纸尿裤，脱手套		5		
	拉平干净纸尿裤，整理好后黏好黏扣		5		
	沿腿内侧整理检查松紧度		2		
	穿上裤子，整理衣服		2		
	撤下中单，盖上盖被		2		
操作后（10分）	询问老年人情况，拉好床档		2		
	开窗通风，撤云屏风		3		
	收拾物品		3		
	洗手记录		2		
评价（10分）	动作轻柔、准确、节力		2		
	老年人安全、舒适		3		
	操作中不玷污床单及老年人衣服		3		
	操作过程中随时与老年人沟通		2		
总分			100		

主考教师：　　　　　　　　　　　　　　考核日期：　　　　　　　　　　　　　　得分：

附件 6　整理床单位考核标准（8 分钟）

项目	总分	技术操作要求	分值	评分	备注
自身准备	15	仪表、服装、洗手	2		
环境准备		开窗通风、无治疗或进餐的老年人	3		
物品准备		床刷、扫床套、盆或桶、床单、被套若干	7		
		物品齐全、放置顺序正确			
老人准备		做好与老年人的沟通	3		
整理床单位	65	把护理车推进房间，拉下床档	5		
		放平老年人，将枕头与老年人一起移向远侧	5		
		使用床刷立面清扫枕头	5		
		用床刷的一侧，从床头扫至床中	5		
		中单、尿垫各层彻底扫净至床尾，床刷放置正确	5		
		扫净的床单拉平铺好（尾端）方法正确	5		
		协助老年人翻身卧于净侧方法正确	5		
		拉上护栏方法正确	5		
		操作者转至对侧（拉下床档）	5		
		用床刷另侧同法逐层清扫、拉平床单正确	5		
		整理床单位，拉上床档、清洁床档方法正确	5		
		转到对侧，用床刷清洁床头、床尾、床档方法正确	5		
		脏床刷和扫床套放置方法正确	5		
整理用物	10	床刷、扫床套消毒浸泡方法正确	5		
		洗手方法正确、未用的净物品归位	5		
评价	10	动作轻稳、安全、节力、老年人舒适	10		
总分	100				

主考教师：　　　　　　　　考核日期：　　　　　　　　得分：

学习单元 2　岗位胜任力评价

一、岗位胜任力评价概述

1. 照护人员岗位胜任力定义

岗位胜任力是指要做好某一特定工作和管理岗位的各项任务所需要具备的知

识、能力和素质的总和。照护岗位胜任力是促使照护人员能够胜任照护工作并且在照护岗位上创造优秀绩效的照护知识、技能、能力、特质的总和。因此，以胜任力为基础的照护人才管理模式可增强照护机构竞争力，助其长远稳定发展，更为重要的是照护人员岗位胜任力的构建，能够为照护对象带来福祉，减轻家庭乃至整个社会的照护压力。

2. 岗位胜任力评价目标

（1）通过照护岗位胜任力的评价，为照护人员分层使用和考核标准制定提供有力的理论依据，为照护队伍建设及照护职业可持续发展提供有力支撑。

（2）通过照护岗位胜任力评价，增强照护人员工作的自律性和提高职业素质的自觉性，促进照护职业能力提高，帮助照护人员成长。

（3）通过照护岗位胜任力评价，加速机构对照护岗位准入标准的制定和实施，促进照护人员职业生涯健康发展。

（4）通过照护岗位胜任力评价，照护人员培训要以岗位需求为导向、以岗位胜任力为核心，突出专业内涵，重视实践能力，提高人文素养，适应临床照护服务的需要。

二、岗位核心胜任力评价内容

照护岗位胜任力可分为核心胜任力、专业胜任力和管理胜任力。其中，核心胜任力，是健康照护师最根本最核心的能力，也是其可持续发展必需的能力。专业胜任力是针对专业知识、技能所掌握的能力，如对照护对象异常情况的发现和敏锐的判断力以及对突发事件的应对能力所形成的特质。管理胜任力是对照护管理者而言的能力。岗位核心胜任力包括价值观、个人特质、专业知识、专业技术、专业能力五个方面。

1. 价值观

价值观是指个人对客观事物及对自己的行为结果的意义、作用、效果和重要性的总体评价。价值观是指个人采取决定和行动的原则、标准，是个性心理结构的核心因素之一。价值观使人带有倾向性，区别好坏，分辨是非。价值观包括责任心、同理心、团队精神、慎独精神等。

2. 个人特质

个人特质是照护人员在个人成长和职业活动中形成比较固定的、共性的人格特征，包括自信、情绪控制、时间管理、服务意识、压力应对等。

3. 专业知识

专业知识是指照护工作所必需的相对稳定的系统性知识，包括医药康养知识、照护理论知识、照护专业知识等。

4. 专业技术

专业技术是指照护人员运用已有的知识、经验，通过反复练习形成的完成照护操作较为稳定的行为方式，如各类照护操作技术、急救技术、辅助器具使用技术、安全防护技术等。

5. 专业能力

专业能力是指照护人员顺利完成照护工作所具备的能力，包括观察评判能力、人际交往能力、管理协调能力、自我管理能力等。

三、岗位胜任力评价方法

1. 照护岗位核心胜任力评价方法

照护岗位核心胜任力评价内容见表 6–5。

表 6–5　照护岗位核心胜任力评价内容

被评价者：		部门：			评价者：		
一级指标	序号	二级指标	分值				
			5	4	3	2	1
价值观	1	责任心					
	2	同理心					
	3	团队精神					
	4	慎独精神					
个人特质	5	自信					
	6	情绪控制					
	7	时间管理					
	8	服务意识					
	9	压力应对					
专业知识	10	医药康养知识					
	11	照护理论知识					
	12	照护专业知识					

续表

一级指标	序号	二级指标	分值				
			5	4	3	2	1
专业技术	13	照护操作技术					
	14	急救技术					
	15	辅助器具使用技术					
	16	安全防护技术					
专业能力	17	观察评判能力					
	18	人际交往能力					
	19	管理协调能力					
	20	自我管理能力					

（1）评价表分值100分，评价者根据对该照护人员的行为表现进行打分。评价标准80分以上为优秀，70分以上为称职，60分以上为基本称职，60分以下为不称职。

（2）评价方法有自己评价自己称为自我评价；有同事匿名评价称为测评；由与被评价者密切关系的人，包括被评价者的上级、同事、下属和客户等，分别匿名对被评价者进行评价，称为360°评价。

2. 管理者岗位胜任力评价方法

照护管理者管理效能的高低，直接影响照护质量和服务水平，对照护管理者进行科学、客观的评价已成为调动其积极性，提高管理效能的手段之一。照护管理者岗位胜任力评价指标见表6–6。

表6–6　照护管理者岗位胜任力评价指标

一级指标	二级指标	评价
个人态度与特质	具有良好的职业素养，敢于担当、勤勉敬业、乐于奉献	
	具有良好的人际关系及团队合作精神，善于表达与交流	
	具有正确的人生观、价值观、处事正直、诚信公平	
	具有严谨的工作作风、自律性强、执行力强	
	具有健全的人格，身体健康	
专业知识与技能	熟悉临床照护及与照护相关的政策、规范、法律法规	
	掌握院内感染控制管理的法律法规、管理规范及政策要求	
	掌握照护服务、各类照护操作及急救技能	

续表

一级指标	二级指标	评价
专业知识与技能	全面掌握基础照照护论知识及管理学基础知识	
	掌握计算机 Word、Excel、PPT 等办公软件的使用方法	
管理能力与水平	照护人力资源合理配置、科学排班、能级对应	
	能运用质量管理工具开展质量管理和持续改进活动	
	管理工作计划强、思路清、能高效完成各阶段计划任务	
	建立绩效考核与薪酬分配挂钩机制，充分体现多劳多得、优绩优酬	
	具有成本管理意识，照护用具、耗材、能源管理精细化	
管理成效与发展	照护团队具有良好的职业道德和专业水平，组织文化氛围浓厚	
	全年照护纠纷、投诉和严重不良事件零发生	
	照护人员岗位培训落实率达 100%，合格率达 90% 以上	
	照护人员满意度≥90%，离职率≤10%	
	照护服务管理得到上级领导的肯定和表扬	

3. 岗位胜任力评价方法

（1）序列比较法。序列比较法是对按员工工作成绩的好坏进行排序考核的一种方法。在考核之前，首先要确定考核的模块，但是不确定要达到的工作标准。将相同职务的所有员工在同一考核模块中进行比较，根据他们的工作状况排列顺序，工作较好的排名在前，工作较差的排名在后。最后，将每位员工几个模块的排序数字相加，就是该员工的考核结果。总数越小，绩效考核成绩越好。

（2）相对比较法。相对比较法是对员工进行两两比较，任何两位员工都要进行一次比较。两名员工比较之后，相对较好的员工记“1”，相对较差的员工记“0”。所有的员工相互比较完毕后，将每个人的得分相加，总分越高，绩效考核的成绩越好。

（3）强制比例法。强制比例法是指根据被考核者的业绩，将被考核者按一定的比例分为几类（最好、较好、中等、较差、最差）进行考核的方法。

（4）全视角考核法。全视角考核法（360° 考核法），即上级、同事、下属、自己和客户对被考核者进行考核的方法。通过这种多维度的评价，综合不同评价者的意见，则可以得出一个相对全面、公正的评价。

4. 用序列比较法评价照护管理者岗位胜任力示例

某机构照护部用序列比较法对照护管理者岗位胜任力进行评价，见表 6–7。

表 6–7　某机构照护部对 5 位照护管理人员岗位胜任力的评价

序号	模块名称	照护管理人员 1	照护管理人员 2	照护管理人员 3	照护管理人员 4	照护管理人员 5
1	个人态度与特质	1	5	2	3	4
2	专业知识与技能	1	4	3	2	5
3	管理能力与水平	2	4	1	3	5
4	管理成效与发展	2	4	1	3	5
总分		6	17	7	11	19
排名		1	4	2	3	5

从表 6–7 中可以看出，照护管理人员 1，分值最小，所以是第一名；照护管理人员 5，分值最大，所以排名最后。如果多个上级进行评价，先相加成总分或平均分也可算出排名。

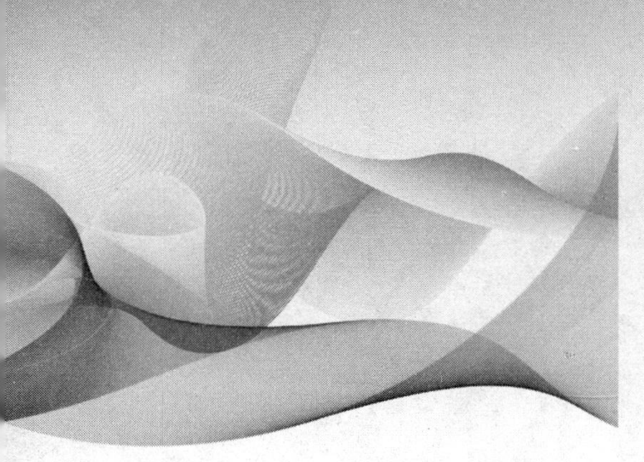

职业模块 7 培训指导

培训课程 1　理论培训指导

学习单元 1　理论授课计划制订与实施

学习单元 2　案例教学设计与实施

学习单元 3　理论授课效果评价

培训课程 2　技能培训指导

学习单元 1　技能授课计划制订与实施

学习单元 2　情景模拟教学设计与实施

学习单元 3　技能授课效果评价

本模块内容将理论与实践相结合，案例与应用相结合，旨在帮助健康照护师高级技师能够运用理论和技能授课理论和方法、技能和技巧，有效地完成培训任务。

培训课程 1

理论培训指导

学习单元 1　理论授课计划制订与实施

在健康照护师培训教学过程中，要讲授好一堂健康照护理论课首先要对理论授课过程进行规划，通过制订授课计划，使授课过程按计划有条不紊地进行，因此，制订授课计划是讲授好理论课的关键环节。

一、理论授课方法与技巧

1. 理论授课方法种类

授课方法包括老师教的方法和学生学的方法，是教授方法与学习方法的统一。教授方法必须依据学习方法，在授课过程中才能体现出针对性，才能有效地达到预期的授课目的。

（1）以信息传递为主的授课方法，包括讲授法、谈话法、讨论法、读书指导法等。其特点为老师为主导，通过叙述、描绘、解释、推论来传递信息、传授知识、阐明概念、引导学生分析和认识问题。根据学生的理解能力和知识水平调控传授知识的方法，此类授课方法主要由老师控制教学进程、掌握授课的主导方向。

（2）以直接经验为主的授课方法，包括参观法、演示法、实习法等。其特点为老师讲授与学生参与相结合，使学生在实践中获得感性认识，加深对讲授内容的理解。

2. 理论授课技巧

老师在课堂授课中要讲究条理性、生动性、规范性，授课老师需要应用授课技巧，激发学生的学习积极性、兴趣性，有效调控课堂氛围，以达到良好的授课效果。

（1）讲授的技巧。通过语言表达更好地激发学生的学习兴趣和内在动机，使学生的思维处于活跃状态，体验学习乐趣。

1）语言表达要有科学性，通俗易懂。以下以讲授居住环境调节为例说明。

科学性表达。世界卫生组织（WHO）规定的噪声标准是，白天居室环境中较理想的噪声强度应为 35 ~ 45 dB。

通俗易懂讲解。健康照护师在为照护对象实施照护措施过程中要控制噪声，做到“四轻”，即说话轻、走路轻、动作轻、开关门窗轻。

2）层层讲析，循序诱导。例如，良好的人际关系可以使照护对象心情舒畅，有利于身心健康。那么，如何才能为照护对象营造良好的人际关系环境呢？

层层讲析。为照护对象营造良好人际关系氛围，重视照护对象的心理支持，满足其被尊重的需要及爱与归属的需要，应营造良好的照护与照护对象的关系、照护对象的家庭关系、照护对象与邻里和相关人员的关系等。

建立良好的照护与照护对象的关系：耐心解释沟通，取得理解；满足照护对象的需求，尊重照护对象的家人；为照护对象做好健康教育和健康指导；尊重照护对象的隐私。

协调建立融洽的照护对象的家庭关系。指导照护对象的家人多给予关心、体贴和探望，多抽时间陪伴其散步、聊天、下棋、看电视、听音乐等，使照护对象在融洽的家庭环境中得到心理支持和慰藉。

建立和谐的邻里和相关人员的关系。利用陪伴照护对象到小区散步的机会，通过聊天、活动增加邻里间的联系，通过“互帮互助、与邻为善”营造和谐的邻里关系。

（2）提问的技巧。通过提问来激发学生的学习兴趣、启发学生思维，引导学生积极主动地探求知识，培养学生的表达能力和思维能力。

1）提问内容要有启发性。设计提问内容和问题，要能抓住教学内容的内在矛盾及其变化发展的思考性问题，为学生提供思考机会，让学生不但了解“是什么”，而且能发现“为什么”。同时，还要适当设计一些多向思维指向、多向思维途径、多向思维结果的问题，强化学生的思维训练，培养其创造性思维能力。

例如，健康照护师为照护对象进行皮肤清洁和照护，其目的是除了使照护对象舒适以外，还可以起到哪些作用呢？学员可以根据自身的知识基础、知识结构、生活经历和照护经验等进行思考和回答。

2）提问内容可以激发学生学习兴趣。提问内容的设计要富有情趣、意味和吸引力，能够引起学生学习兴趣，激发其主动思考的积极性。

例如，在讲授健康照护师沟通技巧时，列举不同的沟通方式，提出问题引起学员兴趣——“你认为哪种沟通方式在与照护对象沟通时最为适合呢？”

3）提问内容要有预见性。提出问题时要能事先想到学员可能回答的内容，猜想学员回答中可能出现的错误或不确切的内容及可能出现的思维方法上的缺陷，据此设计解答方案。

例如：“你选择了健康照护师这个职业，你认为健康照护师是做什么工作的呢？”此时，学员会根据自己理解进行回答，但会存在着不全面之处，这正是老师重点讲授的内容。

（3）点拨技巧。针对学员在学习过程中存在的知识障碍、思维障碍，运用理清思路、排除故障的“艺术手段”启发学员开动脑筋进行思考，寻找解决问题的途径与方法。

例如，对于生活不能自理的照护对象进行口腔照护的方法与平时的刷牙、漱口不同，此时，老师从口腔的解剖结构、口腔分区、擦拭方法、擦拭原则、注意事项等方面，紧扣主题，突出重点和难点，层层讲解，帮助学员理清思路、排除误区，掌握知识和技能。

（4）课堂调控技巧。课堂调控技巧是老师驾驭课堂的能力和课堂的教学艺术。

1）掌握课堂主动权，调动学员的学习积极性。老师在课堂上应以自己广博的知识，良好的亲和力，调动学员的学习积极性，主动参与到教学过程中去。要具有敏锐的观察能力，根据学员的情绪反应调整授课节奏，用丰富的语言感染学员的情绪，调动其学习积极性，掌握课堂进程的主动权。

2）有效调控时间，课堂教学层次分明。抓住授课开场的 10 ~ 15 min，用精彩的内容导入，调动学员对课堂内容的兴趣和对学习内容的期待。对于所授的重、难点内容，所占讲授篇幅较大，时间分配要有侧重。讲授过程中随时把握内容进程，控制时间恰到好处，尽量不提前下课，不推迟下课。提前或推迟下课不超过 5 min。如果下课时间到了，内容还没有讲完，应简单概括讲解，尽快完成授课。

如果内容讲完了，时间还有不少，可以用提问题形式指导学员复习讲过的内容。

二、理论授课计划制订

理论授课计划设计包括设计课题导入方式、明确学习目标、设计授课教学过程和确定授课评价策略，如图 7–1 所示。

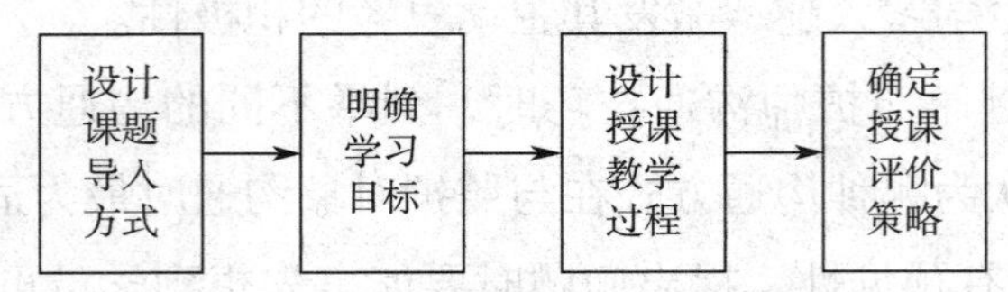

图 7–1　理论授课计划设计流程

1. 设计课题导入方式

课题导入是老师在一个新的教学内容开始时，激发学员学习兴趣，引导学员进入学习状态的一种教学行为。一种精妙的导入可以引起学员对所学内容的关注，激发学员求知的欲望，激活学员的探索性思维，极大地提高教学的效果。可以通过情景等方式唤起学习兴趣，例如选用照护案例导入、照护情景导入、照护实践问题导入等引起学员对于学习内容的思考和寻求解决实际问题方法的期待。

（1）经验导入。经验导入是以学员原有的生活经验为出发点，通过生动而富有感染力的讲解，提出问题，进行短时间讨论，概括不同观点，设疑引起学员思考，导入课目。例如：

【课目】居住环境整理

【经验导入】舒适的居室环境是我们每个人的生活需求，那么，你认为什么样的居室环境能使你感到舒适呢？

通过讨论，有的学员说室内要有绿植和充足的阳光。有的学员说室内要有电视、音响……。那么作为健康照护师，你应该如何为照护对象提供一个舒适的生活起居和休养的居室环境呢？这就是我们今天要学习的内容——居住环境整理。

（2）直观导入。先引导学员观察实物、模型、图表、多媒体画面、视频等，引起学员的兴趣，再从观察中提出问题，创设问题的情境。例如：

【课目】皮肤照护

【直观导入】用多媒体画面或实物模型展示压力性损伤的皮肤损伤程度，特别是Ⅱ、Ⅲ期压力性损伤的画面或创面模型有强烈的视觉冲击力，引起学员对学习内容的期待。

（3）案例导入。选择生活中熟悉的事件或关心的事例来导入教学，起到触类旁通的功效，也可以将学员的学习向生活世界延伸。例如：

【课目】饮食卫生照护

【案例导入】应用多媒体图文并茂展示案例“1988 年上海发生了一次罕见的甲型肝炎暴发流行事件”。此事件主要是毛蚶养殖被污染食物链所致，以此引出饮食卫生照护的课题。

（4）情景导入。让学生通过情景演示，亲身参与，真实感受，带着疑问进入教学主题内容。例如：

【课目】晨、晚间照护

【情景导入】请两位学员分别扮演健康照护师和照护对象，健康照护师为照护对象进行晨、晚间照护。

在演示完成后让学员概括晨、晚间照护的内容，提问：“为生活不能自理的照护对象进行晨晚间照护时还应特别注意做好哪些照护工作?”引出课目：为生活不能自理的照护对象进行晨晚间照护。

（5）设疑导入。设疑导入是针对课目中的关键点、重点和难点，以新颖的角度巧妙设问，以疑激思，善诱善导，如此学员能在问题的引导下展开思索。例如：

【课目】饮食照护

【设疑导入】照护对象张先生，56 岁，患有高血压、冠心病、高脂血症、动脉硬化，体型肥胖。照护师小王在为张先生准备膳食时应注意什么？每日三餐应为张先生准备什么样的治疗膳食有利于机体健康？在膳食搭配上应注意什么？在膳食烹调过程中应注意什么才能有利于张先生的机体健康和康复？以此引出课目“饮食照护”。

2. 明确学习目标

学习目标在学习活动中起着方向性和决定性的作用。有了明确、具体、切实可行的学习目标，学员才能有序、有方向地进行学习，所以学习好一堂课的内容，学习目标是基本前提。

学习目标是根据课程标准、授课内容的重点和难点和学员对于知识的认知而制定的，因此在制定学习目标时应熟悉课程标准、授课内容和学员情况，做到有的放矢地制定学习目标。

学习目标体现授课内容的重点和难点，包括知识、能力、情感态度和价值观目标，兼顾由易到难、由低到高的梯度进行设计。

例如，在讲授健康照护师清洁照护、晨晚间照护课程时，学习目标要根据初级健康照护师对于照护知识的认知能力而制定。课前要对学情进行调查，了解学员的知识水平和认知能力。确定其理论知识目标是能够归纳叙述晨晚间照护的实施内容；情感态度和价值观目标是养成严肃的科学态度、严格的科学作风、严密的科学方法和以人为本的照护精神。制订授课计划应以此为依据选择授课方法、手段，规划教学环节。

3. 设计授课教学过程

授课教学过程的设计是使课堂教学达到最佳效果的关键，授课教学过程设计包括精选授课内容、授课时间分配、设计授课方法、设计课堂小结等。

（1）精选授课内容

1）授课内容注重将知识的连贯性和渐进性相结合

①注重知识的连贯性。健康照护知识是一个连续性的有机整体，其健康照护概念和健康照护理论知识、实践之间有着内在的逻辑性、系统性、连贯性和关联性。例如，以人为本的健康照护理念贯穿整个照护理论知识和实践之中。因此，在讲授每一项照护知识时均要将以人为本的健康照护理论知识贯穿其中，不断强化，最终使学员形成稳定的心理定式，形成良好的素质修养。

②注重知识的连贯性和渐进性相结合。授课内容的选择要考虑到学员的认知角度和认知发展存在着内在的连贯性和渐进性。例如，从未知到已知、从感知到理解、从巩固到应用、从具体到抽象、从易到难、由简到繁、由近及远等。通过对授课内容的合理组织，把授课的知识结构和学员的认知结构很好地结合起来，才会有利于学员快速有效地掌握知识。可以通过从简到繁、由近及远、由具体到抽象、由简单到复杂组织授课内容，通过由外部的、直观的活动来讲授新知识。

2）授课内容需注重学科内和学科间知识相互渗透

①健康照护理论知识与相关学科知识间紧密联系。健康照护理论知识与实践体现该学科的综合性和应用性。在对照护对象整体照护服务过程中，健康照护师的角色功能与作用，照护对象的健康需要与照护措施，健康照护师工作中沟通技巧的应用，照护对象的生命过程与照护需求之间，都有着密切的关系。根据知识的迁移性，健康照护师在学习健康照护理论知识过程中，要将医学基础知识和照护专业知识相结合，将健康照护理论知识与社会学科、自然学科、人文学科知识相结合并灵活运用。例如，设计生活照护授课内容时，应将其与照护基础知识、生理卫生知识、心理卫生知识等内容相结合，将基础照护授课内容与生理卫生知识、常用药物知识等相结合。

②健康照护理论知识间紧密联系、相互渗透。照护知识间存在着联系，因此，要环环相扣，捋清楚知识脉络，对重、难点内容要前有铺垫，后有延伸、发展。同层次知识间的相互联系、贯通，授课内容设计要兼顾学科内及学科间知识的相互渗透。例如，晨晚间照护授课内容涉及淋浴、盆浴、床上擦浴、口腔清洁照护等多项内容，在照护过程中还要始终体现以人为本理念，穿插舒适照料、周到服务、细致观察以及沟通理论等体现人文照护的理论知识。

（2）授课时间分配。授课时间分配是影响课堂教学活动的重要因素，授课时间分配在一定程度上意味着控制和改变教学活动的时间分配。

1）根据授课内容的侧重点进行时间分配。授课内容中的重点和难点内容比重占整体授课时间要大。为了使授课更具指导性，每一部分讲授时间分配不超过 15 min。

2）根据学员的专注学习时间进行时间分配。每节课的前 30 min 是学员学习状态最佳的时间。教师应用启发式、案例式、情景式等方式导入新课，激发学员学习兴趣，引起其学习动机，恰到好处地把知识传授在学员精力最充沛、注意力最集中、求知欲最旺盛的时间。

（3）设计授课方法。授课方法是将知识转化为学员精神财富的手段，是引导学员学习，激发学习兴趣，有效促进掌握知识的重要环节。

1）根据教学内容的不同类型设计授课方法。在讲授健康照护课程过程中可以应用的授课方法要根据教学内容的不同进行选择。

①理论概念、原理等内容可采用讲授法。讲授法可以使学员在短时间内获得大量系统性知识，有利于帮助学员全面、深刻、准确地理解掌握知识，大幅提高

课堂教学效率。例如，健康照护师概述、健康照护师工作职责、道德与职业道德的概念等内容采用讲授法。在讲授进程中注意科学性、启发性、趣味性、层次性，使学员明晰概念并准确掌握。

②需要学员通过独立思维以达到灵活运用知识的内容可采用讨论法。例如，讲授健康照护师职业规划内容时，老师设计讨论题目，学员分组讨论，提出自己对于健康照护师职业规划的认识和对未来发展的憧憬等。讨论时老师参与其中，共同探究并对于学员所讨论的内容进行归纳、梳理、概括，使学员通过独立思维，主动地运用知识，加深对知识的理解、记忆和灵活应用。讨论法还可以培养学员间的合作与交往能力，激发学习兴趣，培养学员独立思考和解决问题的能力。在应用讨论法时，老师应注意讨论的问题要有吸引力和引导力，要善于启发引导学员积极思考，讨论结束时要精准概括小结，以达到良好的教学效果。

③授课内容中涉及学员已知知识时，可采用提问式教学法。例如，讲授清洁照护中的居住环境整理时，可设计问题："你认为在日常的生活环境中，什么样的环境条件能使你感觉舒适呢?"此时学员会根据自身生活经历罗列出若干条件信息。每位学员的生活经历不同，所罗列的条件信息也不同，老师将若干信息进行归纳，并结合教材内容进行系统讲解。通过教与学双方的积极互动，调动学员思维，加深学员对知识的理解和记忆，提高教学效果。

2）以激发学员兴趣为侧重点设计授课方法。在健康照护师授课过程中，激发学员学习兴趣的关键是使教学内容紧扣知识的实用性，指导学员如何应用理论知识指导应用实践。

以启发式教学方法引导学员积极参与。采用理论讲授结合情景式、案例式、讨论式教学方法等，让师生之间进行互动，学员之间进行互动，通过互动启发鼓励学员自主探索、思考、质疑、求异，以达到灵活应用知识解决实际问题的目的。

突出技术性和艺术性，提高学员感性认识能力。随着数字化教学技术的发展，教学手段更加灵活多样，通过多媒体将抽象的理论、概念、原理直观地展现在学员的面前，使学员在感性认识中加深对知识的理解、记忆，强化技能，提高学习的兴趣性。

教学课件的设计要具有科学性、直观性和有序性，图文并茂，插入动态视频展示，有助于展示知识的层次性、相关性，揭示知识的本质和规律，通过教学媒介，把教学内容化静为动，化难为易、化抽象为直观，激发学员的学习兴趣。

3）以突出实用性教学特色设计授课方法。健康照护师课程的特点是突出其实用性。应用讲授理论结合演示法、实训法、角色模拟操作、情景演示等展开教学，通过提高学员的感性认识，角色适应、角色转换、观摩与动手实践相结合，提高学员掌握知识和技能的效率。

在教学中凡能够让学员身临其境感受和体验知识应用的内容都可以采用情景演示、角色模拟的教学方法。例如，健康照护师的行为规范、健康照护师的沟通技巧、生活照护、基础照护、健康问题照护、活动与康复照护等，均可设计照护情景，模拟健康照护师和照护对象角色，使学员在情景演示中加强对于角色功能的理解和对于照护知识的灵活应用。

（4）设计课堂小结。课堂小结是对课堂教学进行归纳梳理，给学员一个整体印象，突出要点、重点、难点、规律和方法，使学员明晰要点，有助于他们从整体上把握和巩固知识。

1）归纳点睛式课堂小结。用准确简练的语言和文字，把整节课的主要内容加以总结、概况、归纳。重点内容条理化，相关内容口诀化，给学员以系统、完整的印象，起到帮助学员整理思路、加深理解、巩固知识的效果。

2）图表式课堂小结。可以对知识点相关或存在异同知识点的内容运用图表形式进行概括小结。例如，基础照护知识中体温、脉搏、呼吸、血压的测量方法、观察要点、测量注意事项等内容，用图表清晰展现知识要点，方便学员理解记忆。

3）前后呼应式小结。在课目引入时，以一个思考型情景和问题引发学员思考，从而引入新知识的学习。在授课结束前，应该再回到引入情景，对问题做出正确而完整的解答，也可以让学员进行罗列和归纳，促进学员对知识的掌握、理解和记忆。

4）梳理分析比较式小结。应用思维导图梳理知识主线，分析知识要点，比较相似、相同、相异点，使学员思路清晰、记忆深刻。

5）视图罗列式小结。应用形象视图给学员以感性认识，将知识点罗列展现。例如，将视图展现成一棵树，主线重难点知识形成树的主干，分层讲解知识形成树的分支。形象的视图给予学员整体的知识概括，使其易于理解记忆。

4. 确定授课评价策略

对教学过程、教学效果进行评价，总结经验，发现不足，提出改进措施，是提高课堂授课效果的重要措施。

（1）过程性评价。这是诊断教学过程中对存在的问题，及时纠正，以达到顺利完成教学目标的评价方式。一般采取提问、讨论、小测验、问卷、观察等评价方式。

（2）总结性评价。这是一种阶段性评价，也是一种目标参照性评价，其目的在于检测教学目标的实现程度，例如，进行单元测试、阶段测试和课程总结性测试。

5. 理论授课计划案例（见表 7–1）

表 7–1　理论授课计划案例

授课内容	辅助手段和时间分配
	（授课 90 min）
【课程导入】	情景演示 5 min
情景演示：清晨一位健康照护师在为照护对象整理居室内环境。	
（课前布置情景演示内容，由学员进行演示）	
提问：你认为如何为照护对象提供舒适的居室环境？刚才的情景演示中哪些做得比较好？还需要补充哪些内容？	问题讨论 7 min
老师将学员所述内容进行归纳、罗列，引出本次课讲授内容。	板书归纳 5 min
课目：居住环境整理	多媒体辅助讲授 5 min
【学习目标】	
知识目标：1. 说出居室环境要求。	
2. 能叙述舒适居室环境标准。	
情感目标：1. 培养爱心、耐心、细心与责任心。	
2. 通过移情表达为照护对象提供健康舒适的居住环境。	
【授课教学过程】	
一、居室内环境要求	
1. 安全。	
2. 舒适。	多媒体辅助讲授
3. 整洁。	举例讲授 5 min
4. 安静。	
二、居住环境的调节	
1. 居住的物理环境	举例讲授 5 min
（1）卫生。	举例讲授 5 min
（2）温度。	举例讲授 5 min
一般室温保持在 18～22 ℃较为适宜。对新生儿、老年人、疾病康复期和体质虚弱的照护对象，室温以保持在 22～24 ℃为佳。	重点讲授
1）异常室温对人体的影响。	举例讲授 5 min
2）照护措施。	举例讲授 5 min
（3）湿度	
湿度为空气中含水分的程度。居住室内的相对湿度以 50%～60% 为宜。	举例讲授 5 min
1）异常室内湿度对人体的影响。	
2）照护措施。	

续表

授课内容	辅助手段和时间分配
（4）通风 1）通风不良对人体的影响。 2）照护措施。 一般通风 30 min 即可达到换置室内空气的目的。通风时应避免使照护对象处于对流风处，防止受凉引起伤风感冒。	举例讲授 5 min
（5）控制噪声 世界卫生组织（WHO）规定的噪声标准，白天居室环境中较理想的噪声强度应为 35～45 dB。 1）环境噪声对人体的不良影响。 2）照护措施。 健康照护师在为照护对象实施照护措施的过程中要做到“四轻”，即说话轻、走路轻、动作轻、开关门窗轻。	举例讲授 5 min
（6）光线 居室采光有自然光源和人工光源。 1）居室适宜的光线对人体的影响。 2）照护措施。	举例讲授 4 min
2. 社会环境	举例讲授 4 min
【课堂小结】 梳理本次课所讲授的主要内容，帮助学员理清思路，突出强调重点和难点。回到课程引入情景，让学员说出居室环境要求和为照护对象提供适宜、舒适的居住环境、标准和条件，以此深化学员对知识的掌握。布置新预习内容。	举例讲授 5 min 概括讲授，提问强化 5 min
【授课评价】 巩固练习，精心设计练习题 3～5 题，用以强化授课重点、难点内容，检验学员对于所授知识的理解和记忆及课堂吸收率。	习题测试 5 min

三、理论授课实施

1. 授课前准备

按照理论授课计划安排，授课前进行充分准备是上好每一次课的基础。

（1）课前做到“五备”。课前“五备”即备学员、备教材、备教法、备教案课件、备教具。

1）备学员。老师只有全面了解学员，才能确定切合实际的教学深度和难度。要研究学员的身心特点和个性需求，因材施教，不仅让学员“学”，而且要让学员“爱学”“会学”，尽可能使他们获取所需要的知识。例如，健康照护师培训，老师需要对初级、中级、高级技师不同等级的培训层次和需求了如指掌，有的放矢地展开教学。

2）备教材。健康照护师教材是按照《健康照护师国家职业技能标准（试行）（2022 年版）》培训要求和课程规范编写的，体现了健康照护师培训的知识范围、深度及其结构，是老师备课的主要依据。深入分析教材和全面掌握教材是课堂教学设计的基础，是取得良好教学效果的前提条件。

3）备教法。老师应考虑到教材的重点内容如何把握，难点如何突破，重点内容如何设疑，以及学员思维如何启发等。不同内容选用不同教学方法。例如，要思考用什么样的方法自然地引入本次课，用什么方法讲解难点让学员可以容易理解、记忆，怎样才可以将所有知识点顺利进行衔接与串联等。

4）备教案课件。按照理论授课计划和教学内容认真准备教案，对于教案中的教学内容、教学方法手段、教学时间分配、教学媒体配合、教学案例应用、时间把握准确等反复斟酌，熟悉授课内容，必要时准备讲稿配合。根据教案制作多媒体课件，图文并茂，图形、文字大小适宜，课件颜色搭配合理，展示授课内容效果更好。

5）备教具。教具是老师辅助教学的用具，应用教具可以使抽象复杂、难于理解的问题通过直观的形式变得具体、简单，从而加深学员的理解和记忆。老师在课前应对于授课过程中应用的教具进行预试验，确保教具性能良好，排除应用过程中可能出现的问题和故障，确保授课过程中应用无误。

（2）课前反复进行试讲。模拟讲课，检查自己对于授课内容是否熟悉，时间安排是否合理，语言运用是否准确，讲授与示教是否配合良好，案例引用是否恰当，媒体播放是否流畅，投影显示效果是否良好，课件内部各个环节链接是否良好等。通过反复试讲达到授课过程的准确、流畅。如果有机会可聆听有经验的专业照护老师的说课，学习授课设计思路、授课技巧、感受教学氛围，有助于提高授课效果。

2. 进行授课

授课过程一般包括引入新课、探索新知识、新知识巩固、课堂小结等环节。

（1）引入新课。根据授课内容采用不同的导入方式，激发学员的学习欲望。

（2）探索新知识。知识点层层递进，由易到难，精讲重、难点，应用启发式教学，充分调动学员积极参与教学过程、主动学习的积极性。

（3）新知识巩固。在授课过程中对于重点内容采用提示、提问、演示、案例、习题等不同形式进行不断强化，加深理解记忆。

（4）课堂小结。课堂小结是对所授课程内容的概括，重点、难点内容的强化，可以帮助梳理思路，更好地理解掌握所学内容。课堂小结可根据授课内容不同，采用概括归纳总结式、表格对比式、梳理分析比较式、视图罗列式等多种形式，加深学员对本课知识点的记忆。

3. 布置作业

围绕授课知识点，精选案例式问题、点睛式问题，让学员通过分析、思考，将知识点串联，不但可以强化对知识的记忆，还可以提高应用知识去分析问题和解决问题的能力。

4. 预习新课

布置预习内容，提出预习中所需要注意的知识点和需要思考的问题。使学员带着问题去读书、查阅资料，寻求解决问题的答案，提高学员学习的主动性和积极性。

学习单元 2　案例教学设计与实施

案例教学法是一种以案例为基础的教学方法，是在教学过程中通过选取有代表性的案例，将抽象的理论概念置于具体的案例之中加以阐述的教学方法。

一、案例教学设计原则

健康照护师培训具有较强的实践性，应用案例教学法，可以使学员通过身临案例之中，去思考寻求解决问题的答案，在探索中促使知识转化为实践能力，提高应用知识解决实际问题的能力，并能够在发挥解决实际问题的能力中激发学习兴趣。要使案例教学达到预期效果须把握以下几方面原则。

1. 案例选题与教学内容相适宜，调动学员积极思维

教学案例的选题要根据学习单元教学内容和要求及课程教学目标进行选择，使案例具有思考性、综合性和理论联系实际性。如设计案例为一位患有高血压、冠心病的老年照护对象的晨晚间照护，通过案例使学员思考晨晚间照护包括哪些内容，健康照护师在为照护对象进行晨晚间照护过程中需要注意哪些问题，等等。案例将照护理论知识与实践融合为一体，使学员通过对相关知识的温故知新，强

化对新知识的理解、记忆，并学会应用理论知识解决实际照护问题的方法。

2. 案例应包含教学内容的主要知识点

为把握案例讨论中的主导方向，使教学主线沿着教学目标的轨迹运行，在案例设计中应注意将主要知识点涵盖于案例情景之中。例如，前面所述案例中应包括为照护对象进行晨晚间照护的内容和程序，与照护对象的沟通技巧及健康照护指导等。通过案例讨论使学员思路清晰，知识要点记忆牢固，掌握晨晚间照护的内容和程序，培养与照护对象沟通的能力，强化对照护对象健康照护指导的技能。

3. 利用知识迁移，将知识融会贯通

在案例设计中，注意利用知识迁移，促进学员将所学知识融会贯通。在案例情景导入过程中，通过课前导读提示学员联系已学习知识；通过复习所学习过的知识和查阅相关资料，将知识运用于分析案例情景之中加以强化学习，并加深理解记忆新学知识。

4. 启发思维，巧妙设疑

在传授知识的同时采用设疑引思，激发思维。例如，为患高血压、冠心病的老年照护对象进行晨晚间照护的特殊照护要点和观察照护要点是什么？老师提示关键词“高血压”“冠心病”“老年照护对象”，结合基础照护知识列出特殊照护要点和观察照护要点，启发学员思维，巩固所学内容。

二、案例教学设计方法

1. 精选案例

选择经典案例，案例具有真实性、精准性，全面涵盖知识点，使学员通过分析案例理解记忆知识要点，这是案例教学的关键环节。

2. 设计案例讨论题

围绕案例中的重要知识要点设计讨论题，采用启发式设疑，讨论题突出重点，剖析难点。

3. 设计概括归纳要点

概括归纳学员应掌握的知识要点，预测学员在案例讨论中可能提出的问题、可能遗漏的知识点，罗列出强化讲解要点。

4. 设计案例小结

（1）归纳点睛式案例小结。应用多媒体将案例讨论的重点内容分类概括、归纳，使内容条理化，起到帮助学员整理思路、加深理解、巩固知识的效果。

（2）前后呼应式小结。将讨论问题分类概括、归纳带入案例，对问题做出正确而完整的解答，促进学员对知识的掌握、理解和记忆。

（3）梳理分析比较式小结。应用思维导图梳理知识主线，分析知识要点，比较相似、相同、相异点，使学员思路清晰、记忆深刻。

三、案例教学实施

1. 进行课前导读预习

在课前指导学员结合书本知识和所学知识，查阅相关资料进行预习。

（1）精选案例。结合学员学习过的基础医学知识、健康照护知识选择案例，通过知识迁移，调动学员思维，加深其对新知识的理解。

（2）案例包含关键要素。案例必须包括课堂讲授内容的各个要素，如评估照护问题、根据照护问题提出照护目标、制订照护计划、实施照护措施、评价照护效果等。

2. 课堂案例导入

以案例引入，通过分析案例、提出问题引起学员的学习兴趣，并调动学员积极思考问题，以此导入课目，布置学习目标，展开讲授。在此过程中注意问题的设置紧扣理论讲解内容，并环环相扣，步步引向深入，将抽象的理论内容具体化，将复杂的阐述内容简单易懂化，指导学员展开对于“评估照护问题—制订照护计划—实施照护措施—评价照护效果”过程的思考。

3. 展开案例讨论

在引入典型案例之后，通过设疑展开讨论，探讨案例需要解决的照护问题是什么？哪些信息至关重要？解决问题的方法有哪些？做出决策的标准是什么？什么样的决策是最适宜的？使学员在问题讨论中寻求解决问题的答案，加深对知识的理解和记忆，在活跃的课堂气氛中充分调动学员主动学习的积极性。

4. 概括总结系统讲授

概括总结阶段，通过从案例讨论中引申出的结论，让学员进行总结，老师进行概括，讲明案例中的关键点，以及讨论中存在的长处和不足。在总结中，揭示出案例所包含的理论，强化讨论的内容，并对已形成的照护措施加以概括，形成解决实际问题的方案。系统讲授知识要点，突出重点，剖析难点，形成系统的知识链。

5. 课堂小结

将前后呼应式与归纳点睛式课堂小结形式相结合进行课堂小结。首先回到引入案例，对问题做出正确而完整的解答，也可让学员进行罗列和归纳，促进学员对知识的掌握、理解和记忆。应用准确简练的语言和文字，把整节课的主要内容加以总结、概括、归纳。应用思维导图梳理知识主线，分析知识要点，比较相似、相同、相异点。使重点内容条理化，相关内容口诀化，给学员以系统、完整的印象，起到帮助学员整理思路、加深理解、巩固知识的效果。

6. 案例教学实例（见表 7–2）

表 7–2　案例教学实例

授课内容	辅助手段和时间分配
	共 2 学时（90 min）
【课题】晨、晚间照护 【布置案例进行课前导读预习】 照护对象张某，女，78 岁，身高 1.60 m，体重 75 kg，高血压病史 20 年，平时坚持应用药物治疗，血压 160/94 mmHg 左右。晚饭时婆媳间发生争吵，血压 180/98 mmHg，头痛、头晕，舌下含化心痛定一片，卧床休息，一小时后测量血压 156/92 mmHg，情绪稍稳定，但仍然闷闷不乐。 1. 课前导读问题 （1）为照护对象进行晚间照护时应特别注意观察哪些内容？ （2）对该照护对象的照护内容除常规晚间照护内容外还应增加哪些照护内容？ （3）在次日清晨，为其进行晨间照护时，除常规晨间照护内容外，还应增加哪些照护内容？ 2. 复习内容 （1）健康照护师职业规范、沟通技巧及协调人际关系。 （2）生理卫生知识中的循环系统及血压、脉搏、心率观察。 （3）常用药物知识，家庭用药，治疗心脑血管系统疾病的药物作用和副作用，镇静药物的作用和副作用等。 （4）预习晨晚间照护内容和措施。	课前布置案例，提供参考书目，提出思考问题，指导学员进行思考
【课堂案例导入】 运用多媒体手段，图文并茂导入案例。提出案例讨论的问题，主导讨论过程根据课目主题展开。	多媒体辅助讲授 5 min
【案例讨论】 学员根据讨论问题，结合课前查阅资料，畅所欲言地提出自己的观点和拟定的照护策略，展开师生间、学员间的讨论。	问题讨论 15 min 给予充分的讨论时间，分组展开讨论

续表

授课内容	辅助手段和时间分配
【概括总结系统讲授】 老师将学员讨论的问题进行归纳、概括，运用多媒体或板书将主题内容条理性展示。	多媒体辅助讲授＋板书归纳 15 min
1. 根据案例，应用人际关系原则和沟通技巧，调节照护对象与其儿媳的关系，通过其儿媳的道歉和安慰语言可以稳定照护对象的情绪，有益于调节血压和促进睡眠。	多媒体辅助讲授 15 min
2. 观察血压和用药的效果。	多媒体辅助讲授 15 min
3. 按照晚间照护的内容实施照护，重点讲授照护内容、措施和注意事项。	
4. 进行晨间照护时，如何与照护对象沟通？晨间照护的内容、措施和注意事项，特别应注意观察照护对象的血压情况，通过安慰、体贴的照护措施使照护对象心情愉悦。	讲解示范＋流程图 15 min
【课堂小结】 应用前后呼应式小结，归纳案例中协调人际关系和应用沟通技巧改善照护对象的情绪、协同药物作用稳定病情的做法。	多媒体辅助小结 5 min
归纳点睛式＋思维导图，梳理概括晨晚间照护的一般内容和本案例的特殊内容。	习题强化知识要点 5 min

学习单元3 理论授课效果评价

理论授课效果的评价是运用评价方法对老师的教学过程、教学效果和学员参与教学过程中的学习兴趣、学习积极性、学习效果的综合性评价。具体包括对老师教学进程中的教学设计、教学实施过程、教学基本功、教学效果等进行综合评价；对学员参与教学过程、积极主动思维、创新能力培养的综合评价。其目的是使老师与学员都能及时获得反馈信息，更好地改进教与学，以促进教学进程符合教学规律，正向发展。

一、理论授课效果评价内容与标准

1. 理论授课效果评价内容

理论授课评价内容包括对教学目标、教学内容、教学方法、情感教育、教学基本功、教学效果等进行综合评价。

2. 理论授课效果评价标准

（1）教学目标。这是教学的出发点和归宿，教学目标越清晰、明确，课堂效果越好。评价标准是：教学目标全面、具体、明确，符合大纲、教材和学员实际。重点强化，难点突出。

（2）教学内容。要体现知识的连贯性和渐进性相结合；要结合学员的知识结构，注重将学科内和学科间知识要点进行渗透，充分调动学员的学习潜能。评价标准是：教学思路清晰，课堂结构严谨，时间分配合理。因材施教，教学内容符合学员的认知需要。传授知识量适宜，重点突出，难点明了。给予学员参与教学过程的机会，调动学员主动思维，激发学习兴趣。

（3）教学态度。老师的教学态度是影响学员学习的一个极其重要的因素。老师的主要职责就是教书育人。评价标准是：为人师表，态度端正，治学严谨，教学准备充分。

（4）教学方法手段。这是引导学员学习、激发学员学习兴趣、有效促进学员掌握知识的重要环节。根据教学内容的不同类型、以激发学员兴趣为侧重点、以突出实用性教学特色设计授课方法。教学方法应灵活多样，充分利用现代化教学手段，形象具体展示教学内容。评价标准是：教学方法灵活多样，符合教材和教学内容，符合学员接受理解知识的实际。教学信息多向交流，反馈及时，矫正奏效。多媒体课件设计图文并茂，感性认识性强。

（5）情感教育。培养学员积极参与教学活动，有好奇心和求知欲，在学习过程中获得成功的体验。评价标准：课堂气氛融洽和谐，能培养学员创新能力；注重对学员学习动机、兴趣、信心等非智力因素的培养。

（6）教学基本功。指老师履行、胜任教育教学工作，完成教书育人任务的能力，包括仪态仪表展现、运用信息技术的能力、组织教学的能力、表达演示能力和随机应变的课堂调控能力等。评价标准：语言规范简洁、生动形象，声音洪亮，语速适中；仪表端庄、得体；教态亲切、自然、大方；板书工整、美观，言简意赅，层次清楚；灵活运用现代化教学手段；应变和调控课堂能力强。

（7）教学效果。指教学取得的成效，教学目标达标程度，老师对学员掌握知识点的关注度，学员是否积极参与教学、是否掌握了有效的学习方法、是否获得了知识发展的能力、是否获得了积极的情感体验等。评价标准：教学目标达成，教学效果好。学员学习生动，课堂气氛活跃，学员参与面广，突出学员的主体性。师生互动良好，互动时机得当，互动导向明确，互动方式灵活，互动效果明显。

（8）教学特色。即教学中的特点，独具的教学风格。评价标准：能够渗透先进的教育理念，贯穿先进的教学方法。具有较明显的教学风格，新意明显，效果好。

二、理论授课效果评价方法

1. 专家评价

（1）专家听课。安排有丰富教学经验的专家随堂听课，听课专家一般为 2 ~ 3 人为宜，以使评价客观公正，具有指导意义。

（2）专家评价。听课后，听课专家与授课老师一起针对授课过程进行讲评。

2. 同行老师评价

安排具有一定教学经验的同行老师参与听课评价，有利于从本专业的角度提出专业见解，互帮互助互学，相互督促，共同提高专业水平。

3. 管理领导评价

业务管理领导参与评价有利于完善教学管理，宏观把控教学质量。

4. 授课老师自评

授课老师自身认真分析授课过程，总结经验，查找不足，及时制定改进措施。

5. 学员学习过程评价

通过课堂提问、随堂练习检测对学员学习过程进行评价。

6. 授课结束评价

通过随堂测试、课后发放问卷、课后组织学员座谈对授课情况进行综合评价。

三、理论授课效果评价实施

理论授课的评价过程通常采取专家听查课进行评价、结合管理领导评价和同行老师之间进行相互评价、对学员学习过程进行评价、授课结束评价等，达到对授课教学效果和学员学习效果的双向评价。

1. 专家听查课进行评价

（1）专家听课。专家根据理论授课评价内容，应用评价表对老师的授课过程进行评价。如课题的导入方式是否灵活新颖，引人入胜；教学过程是否紧扣教学目标；重难点是否突出，方法是否灵活；是否能引导学员积极思维；教学基本功是否规范、扎实；是否能灵活运用现代化教学手段；课堂气氛是否活跃、融洽、和谐；授课专业特色和个性特点是否突出等。每位专家对评价表分别进行打分，逐项进行客观评价，然后将得分综合后取平均值。

评价表设有评语栏，用于听课专家对所听理论授课情况的优点、优势、教学风格和教学个性等进行评价，对需要改进之处提出建议并指出改进方向，见表 7–3。

表 7–3　理论授课质量评价表

授课老师姓名		健康照护师等级			
授课内容					
评价项目	评价标准		好	一般	差
教学目标（6分）	1. 教学目标全面，具体、明确，符合大纲、教材和学员实际（3分） 2. 重点强化，难点突出（3分）				
教学内容（16分）	1. 教学思路清晰，课堂结构严谨，时间分配合理（4分） 2. 因材施教，教学内容符合学员的认知需要（4分） 3. 传授知识量适宜，重点突出，难点明了（4分） 4. 给予学员参与教学过程的机会，调动学员主动思维，激发学习兴趣（4分）				
教学态度（6分）	1. 态度端正，治学严谨（3分） 2. 教学准备充分（3分）				
教学方法手段（20分）	1. 教学方法灵活多样，符合教材和教学内容，符合学员接受理解知识实际（8分） 2. 教学信息多向交流，反馈及时，矫正奏效（6分） 3. 多媒体课件设计图文并茂，感性认识强（6分）				
情感教育（8分）	1. 课堂气氛融洽和谐，培养学员创新能力（4分） 2. 注重学员学习动机、兴趣、信心等非智力因素培养（4分）				
教学基本功（20分）	1. 语言规范简洁、生动形象，声音洪亮，语速适中（4分） 2. 仪表端庄、得体。教态亲切、自然、大方（4分） 3. 板书工整、美观，言简意赅，层次清楚（4分） 4. 灵活运用现代教学手段（4分） 5. 应变和调控课堂能力强（4分）				
教学效果（20分）	1. 教学目标达成，教学效果好（6分） 2. 学员学习生动，课堂气氛活跃。学生参与面广，突出学员的主体作用（8分） 3. 师生互动良好，互动时机得当，互动导向明确，互动方式灵活，互动效果明显（6分）				

续表

评价项目	评价标准		好	一般	差
教学特色（4分）	1. 能够渗透先进的教育理念，贯穿先进的教学方法（2分） 2. 具有较明显的教学风格，某方面具有特色，新意明显，效果好（2分）				
分数（满分 100 分）					
评语					
评课老师姓名		评课日期、节次			

（2）专家评价。每位听课专家对授课过程提出自己的观点，讲评优点和不足，提出改进建议。授课老师认真记录专家意见，虚心请教疑义，列出改进措施。

此评价过程对专业管理领导应用评价量表进行评价和同行老师之间应用评价量表进行相互评价进行结合，综合做出评价结论。

2. 授课老师自我评价

授课老师自我评价授课计划实施的效果，认真分析授课过程，总结经验，查找不足，及时制定改进措施。

3. 对学员学习过程进行评价

（1）课堂提问。在课程讲授过程中，老师注意不断强化知识要点，通过设疑提问，使学员加深对重点知识的记忆，对难点知识的理解，调动学员主动思维。通过学员对问题的回答情况，检验其对关键内容的授课效果。

（2）课堂练习检测。在授课过程中可随时通过练习题进行检测，可在讲授重点内容后或授课内容结束时，通过案例式习题、测验性习题，强化学员对重点知识的理解记忆，同时通过学员习题回答的正确率，检测知识点讲解是否透彻，学员理解和掌握程度如何等。

4. 授课结束进行评价

（1）随堂测试。授课结束时，进行随堂测试，检验学员对知识点的吸收情况。试题内容涵盖学员所要记忆、理解和掌握的内容，用测试卷方式呈现，让学员短时间（10 min 以内）答卷，以考查学员对于内容的掌握程度。

（2）问卷。课后发放问卷，对教学效果进行评价。问卷设计问题涵盖授课内容评价，例如，通过本次课学习，主要学习了哪些内容？重点内容是什么？解决了哪些问题？（请将具体内容罗列出来）你认为授课老师的哪些或哪一项授课内容、方式、方法能引起你的学习兴趣和形成深刻印象？对授课内容和授课方式、方法，你有哪些设想和合理化建议？

（3）座谈。课后组织学员座谈，让学员畅谈通过本次课的学习主要获得哪些收获，掌握了哪些知识点，解决了哪些主要问题，还有哪些问题没有完全理解，还有哪些问题需要解决，哪些问题需要强化，希望老师用哪种授课方式授课能增强学习兴趣等。

座谈后将座谈内容加以分类整理，梳理教与学达标效率和需改进问题，达到双向评价的效果。

5. 评价分值比例计算

专家听查课占评价分值的 70%，学员学习过程评价占评价分值的 15%，授课结束评价占评价分值的 15%。

培训课程 2　技能培训指导

学习单元 1　技能授课计划制订与实施

技能授课计划是根据授课目的及授课对象特点，由技能授课教师制定的关于一次技能授课的目标、内容及方法等，是组织技能授课的依据。在进行技能授课前应首先制订授课计划，使授课过程按计划有条不紊地开展。

一、技能授课方法与技巧

1. 技能授课方法选择的技巧

授课方法应灵活多样，在合适条件下可以选择情景模拟、案例分析等具备情境的授课方法，紧抓授课对象的注意力，引人入胜。但是，并非繁多、华丽的授课方法即为好的授课方法，选择授课方法要注重方法的实用性，切不可本末倒置。技能授课方法选择的原则是服务于学习目标，适用于授课对象，突出重点难点，方法应是讲授、示教、回示教、小结等。

（1）根据学习目标选择授课方法。在选择技能授课方法时应当以学习目标为基础。技能授课的基本目标通常是掌握某项技能操作的方法，因而常常需要使用演示法，可以使授课对象更直观地认知与体会某项操作方法，并通过授课者详细、准确的描述使授课对象把握操作的重点、难点及注意事项。而在进行技能授课时，如果选择单纯的讲授法或者问答法则难以达到该目标。

（2）根据学习内容设计授课方法

1）概念、目的等内容可采用讲授法。技能授课中有关概念、目的等内容并不多，多作为理论提示指导操作，因此，学员只需简单了解即可，老师讲授概念、目的时应当简单明了、突出重点。

2）前期已学过的相关内容可采取问答法。例如，在讲解示范操作步骤时，对已讲过的注意事项，在示范结束、总结注意事项时，便可提问，由学员来回答，以此检验学习效果。

3）示范操作步骤时可采取演示法。例如，在首次讲解示范操作步骤以及纠正学员的错误动作、为其展示规范操作时，可采用演示法。演示过程可借助图片、视频等手段强化重点、分解难点，也可总结口诀、要点等帮助学员从整体上把握操作要求。

4）让学员体验、巩固操作步骤时可采取练习法。例如，在老师示范操作步骤后，可安排学员分组练习，一人扮演健康照护师，另一人扮演照护对象，完成操作过程，然后互换角色进行练习。

（3）根据授课对象选择授课方法

方法的选择与实施需要考虑授课对象的知识水平与接受能力。例如，技能授课中也可以使用案例分析法进行授课，但是对于比较复杂的案例，需要考虑授课对象是否具备必要的知识储备，是否具有相应的分析、解决问题的能力等，因而案例分析法更适合用于较高级别的健康照护师授课。

（4）根据重难点内容选择授课方法

方法的选择与实施必须突出本次课的重点与难点。例如，在技能授课中操作的方法与流程常常是授课的重点，因而在学习时，通常需要综合运用讲授法、问答法、演示法、练习法等多种授课方法，将操作步骤化整为零，层层剖析，然后再化零为整。而当某一个步骤为授课的难点时，则需要对该步骤进行更深入、详细讲授与示范。

2. 技能授课方法实施技巧

（1）示教的技巧

1）整理操作步骤，绘制流程图。为了让学员更好地把握操作的整体流程，便于理解和记忆，应将操作步骤分解、整合，并绘制成清晰的流程图。流程图步骤不宜太多，每一步的表述也应做到精炼、简洁明了、一目了然。

2）操作严谨、规范。操作熟练、严谨、规范、美观，是对技能授课老师的基本要求。做到这一点，可以为学员提供一个良好的示范，有助于将正确、规范的操作方法传授给学员。

3）操作与讲授配合得当。在规范操作基础上，老师应当通过简洁明了、清楚规范的语言将每一个步骤的具体实施方法清晰地描述出来，要求语言严谨规范，与操作步骤配合得当。操作注意事项的强调可穿插在操作步骤的讲授中，待操作结束后再进行总结巩固。

4）传授操作经验技巧。在教授规范操作步骤基础上，老师还应当把工作中的经验、技巧与方法传授给学员，使学员对操作有更立体的认识，帮助学员思考、发现、分析、解决工作实践中可能遇到的问题。

（2）课堂调控的技巧

1）擅于吸引学员注意。通过设计丰富、深入的课堂互动，时刻紧抓学员的注意力，确保教学效果。例如，可使用复习提问、启发提问、随堂练习、回示教等多种手段，启发学员思考，督促学员跟上课堂进度，并随时检验学习效果。

2）合理把控教学时间。教学时间应当根据一堂课的教学内容及重难点来安排，且教学过程中要随时把控教学进度，既要完成教学任务，又不能随意拖堂。以口腔清洁照护为例，该课目以口腔清洁照护的目的以及常用漱口液种类及口腔照护注意事项为理论提示的内容，操作步骤简单提示。对于 45 min 的技能授课，一般讲授最好控制在 15 min 以内。而口腔照护技能操作为技能授课的重点内容，采用教师示教、学员回示教的方式进行授课，约 25 min，学员回示教时可分段让几个学员做。5 min 的时间进行授课小结和布置练习题。接下来的课时安排学员练习，练习课上老师巡视指导纠错。

3）做好课堂应急预案。做好应对突发情况的预案，尤其是在使用情景模拟、案例教学等方法时，提前考虑到实施过程中可能出现的问题，如是否可能超时、学员有可能提出的疑问等，并制定应对措施，保证教师有条不紊地授课。

二、技能授课计划制订

1. 技能授课计划组成要素

（1）课堂导入。技能授课的课堂导入指根据学习目标与学习内容所设计的、引导学员进入学习状态的一种教学行为。

（2）学习目标。技能授课的学习目标是授课对象通过技能学习后应达到的预期效果。制定学习目标的出发点是为学员指明学习方向，所以学习目标应当是通俗易懂、简洁明了的。

（3）课目。技能授课的课目指的是所要学习的技能项目，如口腔清洁照护、皮肤清洁照护等。

（4）学习内容。技能授课的学习内容指的是学习一个课目必须掌握的内容要点。学习内容应当具有层次清晰、循序渐进、重点突出的特点。

（5）时间安排。技能授课的时间安排指的是完成课目下各部分学习内容所需要的授课时间。时间安排应比较具体，有利于更恰当地把握授课进度。

（6）授课方法。技能授课方法指的是授课老师与学员为实现技能学习目标，在授课过程中采取的方法与措施。授课方法应灵活多样，根据学习内容来选择，为达到学习目标而服务。

（7）评价策略。技能授课的评价策略指的是判断学员是否达到学习目标要求及对技能掌握程度的方法。评价策略应当条理清楚、通俗易懂、可操作性强。

2. 技能授课计划制订流程

技能授课计划流程：设计课堂导入方式→明确学习目标→设计教学过程→确立授课评价策略。如图 7–2 所示。

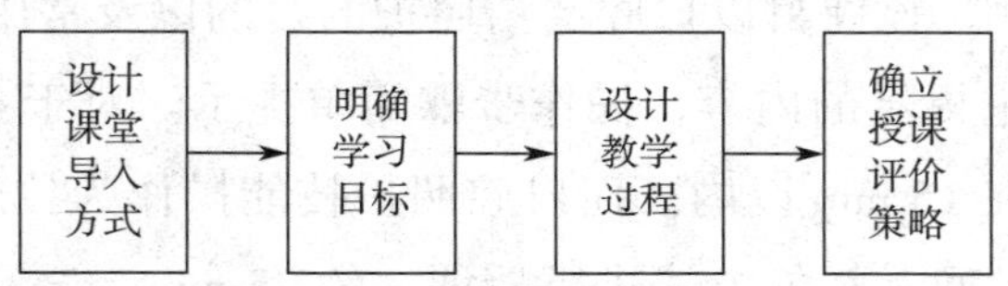

图 7–2　技能授课计划设计流程

首先，根据课目、学习内容、授课对象、已学知识等各类因素设计课堂导入方式。然后，根据授课课目确定学习目标，即解决“学什么”“学到什么程度”的问题。接着，围绕学习目标，设计教学过程，重点包括所需学习的内容、各部分内容需要的授课时间及其授课方法等，即对“学什么”的具体化，同时解决“怎么学”的问题。最后，确立授课评价策略，检验学习效果，以判断“学得怎么样”。

（1）设计课堂导入方式。好的课堂导入可以迅速吸引学员注意，启发学员思考，引导学员进入课堂。课堂导入方式有多种，技能授课中常见的有经验式导入法、直观式导入法、案例式导入法、情景式导入法等。

1）经验式导入法。以学员原有的生活经验为出发点，了解学员对相关内容的了解程度，同时启发学员的思考。例如：

【课目】冰袋、温水擦浴物理降温

【经验式导入】请同学们回忆，以前发热时，父母与医生通常会采取什么方式进行降温呢？哪些方法是正确的？哪些方法是错误的呢？

通过讨论，同学们有的说盖厚被子捂汗，有的说敷凉毛巾，有的说吃退烧药……。那么作为健康照护师，你应该如何为发热的照护对象降温呢？这些方法的原理是什么呢？

2）直观式导入法。通过实物、模型、图片、视频等方式吸引学员注意，然后据此提出问题，导入学习内容。例如：

【课目】皮肤过敏症状、出血点的观察及处置

【直观式导入】请同学们观看图片、视频等，通过直观的方式展现皮肤发生过敏症状或产生出血点时的常见表现，使学员通过视觉、听觉的冲击快速记住皮肤过敏与皮下出血的典型症状。提问：应该如何处置？

3）案例式导入法。选用典型案例、重大事件或者时事来导入教学内容，使学员充分认识到某项技能操作的重要意义以及作为健康照护师的重要责任。例如：

【课目】失火、煤气泄漏、触电的预防及应急处置

【案例式导入】请同学们观看近期发生的或者是曾经发生的失火、煤气泄漏、触电事件的有关报道，使学员深刻认识到相关事件发生的严重后果，以及预防相关事件发生的重要性。提问：应该如何预防？一旦发生如何进行处置？

4）情景式导入法。通过情景演示，让学员亲身参与到情景中，感受场景的真实性，在加深印象的同时引发思考。例如：

【课目】徒手心肺复苏

【情景式导入】通过对几名骨干学员进行培训，让其模拟突遇家中老人晕倒并发生心跳呼吸骤停的场景，呈现健康照护师进行判断、呼救、抢救、观察等过程，请同学们观看并总结重要步骤以及注意事项。

（2）明确学习目标。学习目标既是制订授课计划的基础依据，也为授课对象指明了学习方向。课堂导入完成后，需要为授课对象明确本次课的学习目标。陈述学习目标的行为动词应当使用较为准确的词语，如“完成”“识别”“学会”等。

【课目】测量体温、脉搏、呼吸、血压

【学习目标】

知识目标：能复述体温、脉搏、呼吸、血压的正常值及测量时的注意事项。

技能目标：能测量体温、脉搏、呼吸、血压，并识别异常情况。

情感目标：培养耐心与爱心，培养慎独精神。

（3）设计教学过程。教学过程的设计，应当以达到学习目标为目的，围绕学习目标进行，包括所需学习的内容、各部分内容需要的授课时间、针对不同内容需要采取的授课方法、授课小结等。

1）安排学习内容及教学时间。学习内容应当根据学习目标来安排，并且突出重难点。技能授课的学习内容应该包含精炼的理论提示、详细的操作方法以及重要的注意事项等内容。教学时间则通常根据学习内容及重难点进行恰当分配。

2）选择技能授课方法。详见“一、技能授课方法与技巧”。

3）设计授课小结。好的授课小结，可以再次激起学员的学习兴趣，启发学员思考，产生以下三方面效果：对教学内容进行梳理、归纳，理清知识脉络与结构；促进知识的拓展、延伸和迁移；激发学习热情，鼓励探索发现。

常见的技能授课小结方法包括概括式总结、对比式总结等，并可对练习时发现的问题进行总结与讲评，指出学员练习中出现的问题，并予以纠正。

①概括式总结。这是最常用的方法，通过将操作的主要步骤与主要注意事项以精练的语言简述出来，使学员对技能操作有整体的把握。如在总结体温、脉搏、呼吸、血压的测量方法时，可这样表述：“通常，测量的顺序是先测体温，然后测脉搏和呼吸，最后测量血压。测量体温时通常选择对侧腋下进行测量，腋温测量时间为 10 min；测量脉搏时选择近侧的桡动脉，以食指、中指、无名指诊脉，测量 30 s×2；脉搏测量完毕后不松开测脉搏的手，紧接着测量呼吸，看照护对象的胸廓起伏，胸廓一起一伏计为 1 次呼吸，测量 1 min，然后记录呼吸、脉搏值；测血压时注意充气不宜过猛，放气缓慢均匀，听诊器听到的第一声搏动记为收缩压，最后一声搏动记为舒张压，记录血压值；最后记录体温值。”

②对比式总结。主要通过对比类似操作的异同点来加深对不同操作的印象与理解。如在学习眼、耳、鼻用药的方法时，可提问学员眼、耳、鼻用药与协助口服用药有什么异同，眼、耳、鼻用药之间又有什么异同等。

（4）确立授课评价策略。技能授课评价是指对老师教学效果和学员学习效果的评价。其目的是为了判断学员通过学习，是否达到学习目标的预期要求。因而，授课评价应当围绕学习目标来展开。技能授课的评价策略包括过程性评价和总结性评价两部分，过程性评价常用的方法有提问、习题、回示教、随堂考核等方法，总结性评价可使用综合技能考核、技能比武等方法。

3. 技能授课计划实例（见表 7–4）

表 7–4　技能授课计划实例

授课内容	辅助手段和时间分配
【课题导入】 照护对象张某，女，80 岁，平时生活能够自理，近日感冒发热两天，不思饮食，进少量半流质饮食，因不能起床洗漱，口臭不适。此时，健康照护师为其进行口腔清洁照护。请同学们思考一下，为该照护对象进行口腔清洁照护时最好选用哪种漱口液？口腔清洁照护的方法与平时的漱口、刷牙的方法有什么不同？这就是我们本次课要讲授的内容：为生活不能自理的照护对象进行口腔清洁照护。	案例导入 + 问题讨论 3 min
【课目】口腔清洁照护 【学习目标】 知识目标： 1. 明确口腔清洁照护的目的； 2. 能根据照护对象口腔情况正确选择口腔护理液。 技能目标：能为生活不能自理的照护对象行口腔清洁照护。 情感目标：培养对照护对象的爱心与耐心。	学习目标：多媒体辅助讲授 1 min
【教学过程】 一、口腔清洁照护的目的 二、常用漱口液 三、操作技能 1. 操作准备 （1）核对照护对象 （2）评估 （3）解释 （4）准备 1）操作者准备 2）物品准备 3）环境准备 4）照护对象准备 2. 操作步骤 步骤 1　携用物至床旁 步骤 2　协助取舒适体位 步骤 3　观察口腔 步骤 4　按顺序擦拭口腔	多媒体辅助讲授 1 min 1 min 操作技能 + 多媒体 + 实物讲授 8 min

续表

<table>
<tr><th>授课内容</th><th>辅助手段和时间分配</th></tr>
<tr><td>步骤 5　擦拭固有口腔
步骤 6　擦拭口腔前庭
步骤 7　擦拭咬合面
步骤 8　擦拭上腭舌面两颊部
步骤 9　协助漱口
步骤 10　观察口腔
步骤 11　操作后整理
步骤 12　操作后沟通
3. 注意事项
四、示教
可以是老师边讲边示教，也可以是老师讲，教学助理示教，或者是放视频进行示教。示教室最好是环形阶梯式，学员均能观看。
五、回示教
让学员上来示范口腔照护操作，可以请几个学员分别示教口腔照护不同内容。
【课堂小结】
梳理本次课所讲授的主要内容，帮助学员理清思路，突出强调重点和难点。回到引入情景，让学员说出清除口臭应用哪种口腔漱口液最好。请学员复述口腔清洁擦拭顺序和注意事项，以此深化学员对知识和技能的掌握。
【授课评价】
巩固练习，精心设计练习题 3～5 题，用以强化授课重点、难点内容，检验学员对于所授知识的理解和记忆及课堂吸收率，或安排学员进行回示教，由老师和其他学员对操作进行点评，帮助发现学员练习中存在的问题，加深学员对操作的理解和掌握。</td><td>实物示教 15 min

学生回示教 10 min

概括讲授，提问强化 3 min

习题测试 3 min</td></tr>
</table>

三、技能授课实施

1. 授课前准备

（1）“六备”。技能授课的主要目标是使学员学会并完成某项技能操作。因而在进行授课前准备时，应在理论授课“五备”的基础上，加上“备技能操作”，即备学员、备教材、备教法、备教案课件、备教具、备技能操作。在“备技能操作”方面要求做到：操作步骤简明清晰，操作严谨、规范，操作与讲授配合得当。这要求老师反复研读、分解、整合操作步骤，同时反复练习规范操作，并在此基础上不断改进语言和操作的配合。

（2）反复试讲。教学管理者应当合理安排老师的试讲，并邀请有经验的专家为老师提供宝贵建议；老师也应当积极准备、参与试讲，为授课做好充分的准备。通过课前的反复试讲，可以帮助老师检验课件、板书、讲授、教具及操作等是否准备齐全，它们之间的配合是否得当，时间安排是否合理，互动设计是否恰当，不同环节之间的衔接与过渡是否顺畅等，并在专家指导下改进。同时，反复试讲还可以帮助老师进一步熟悉教学内容与教学过程，克服恐惧心理，不断建立讲好这堂课的信心。

2. 完成授课

在充分准备的基础上，根据授课计划完成技能授课。在授课过程中应当做到：语言规范简洁、生动形象，声音洪亮，语速适中；仪表端庄、得体，教态亲切、自然、大方；课件与板书美观，言简意赅，层次清楚；操作规范、标准，与讲授配合得当；注重启发，有效互动，及时反馈，纠正错误；课堂管理有序，老师具有应变能力和调控课堂的能力等。

3. 授课后总结

授课后及时进行总结有助于老师完善教学设计、改进教学方法，提升把控课堂的能力。例如，通过学员参与课堂互动的积极性、回示教与回答提问的效果等，可以了解学员本次课的学习积极性与学习效果，并深入分析存在问题的原因，考虑改进课堂互动的方式方法、调整授课的方法技巧、加强对重难点内容的强化与破解等。

学习单元 2　情景模拟教学设计与实施

情景模拟教学法具有生动、有趣、形象、直观等特点，有利于激发学员学习兴趣，启发学员思考，使学员在模拟情景中学习知识与技能，这种教学法被广泛应用于教学中。

一、情景模拟教学法特点

情景模拟教学法是老师根据教学目标与内容，通过设计接近真实的情景，模拟事情发展过程，让学习者参与其中，从而获取知识、提高能力、增进情感体验的教学方法。情景模拟教学法具有如下特点。

1. 加强对知识的理解与记忆

情景模拟教学法可以使抽象的知识更加具体化、形象化，易于学员理解和记忆。一方面，通过演示，可以让学员更直观地感受到知识与技能的运用；另一方面，通过对模拟情景的讨论与思考，可以加深对知识与技能的印象与理解。

2. 有利于提高学员的学习兴趣

直观而生动的模拟情景可以有效提高学员的学习兴趣。同时，为完成情景模拟教学任务，学员需要主动学习相关知识，积极开展小组讨论，不断沟通、协调与完善，反复演练模拟情景，无形中调动了学员的学习积极性和创造性，提高了学习效果。另外，也可以在情景细节中设置个别不恰当的处理方式，启发观看情景的学员思考与发现，提高学员的学习兴趣与参与热情。

3. 启发学员思考，培养综合能力

在情景模拟教学中，需要组织策划、分工合作、反复研究讨论、共同协作完成任务，在这个过程中增强了学员的语言表达能力、人际沟通能力及团队合作能力，促进综合能力的发展；模拟真实的照护事件发生、发展过程，有助于培养学员预测、判断与处理问题的能力；通过情景的思考与讨论，有助于提高学员发现、分析、解决问题的能力。

4. 有利于情感态度的培养与形成

通过情景模拟教学法，学员在情景模拟中扮演健康照护师的角色，实际体会健康照护师的工作内容、特点与环境，感受照护情景的真实性，体会与理解扎实的照护技能基本功在岗位任职中的重要意义，有助于培养学员的职业情感和职业能力；同时，学员可能需要扮演照护对象、家属等角色，产生多种情感体验，有助于学员从照护对象及其家属的角度去思考问题，培养爱心、耐心、细心、责任心等观念。

5. 对教师的综合能力要求较高

情景模拟教学法的开展对教师提出了更高要求。为了有效指导与进行情景模拟教学，教师应在专业知识、操作技能、临床实践经验以及对情景模拟教学的认知、态度与经验等方面都具备足够的资质。使用情景模拟教学法进行教学，教师在授课前需要精心设计与准备，且需要积极参与、陪伴、监督、协调模拟情景的演练，准备充足的预案来应对各类可能发生的情况，并对情景模拟进行评价和反馈。

二、情景模拟教学设计

1. 情景模拟教学设计原则

（1）选取适宜内容，设计符合工作需要的情景。开展情景模拟教学应选取适宜的教学内容，如沟通交流、急症处理、安全防护等情境性强、操作性强的内容。模拟情景的设计，既不宜过于简单，也不能太过繁杂，应当做到重点突出、细节到位、切合实际工作需要。例如，心肺复苏术教学的设计情景为，照护对象在家中突发心跳呼吸骤停，健康照护师立即判断情况、指导家属拨打 120、开展心肺复苏等。

（2）可广泛应用于健康照护教学中。情景模拟教学法可广泛应用于技能培训、健康教育培训、临床实习带教等健康照护教学中。该方法既可以在技能教学中使用，也可以在理论教学中使用。对不便于在真人身上开展的操作，可使用模型、模拟人进行操作；而对可在真人上实施的操作，则应尽量由真人来扮演照护对象，以更贴近真实情景，也能充分体现健康照护师与照护对象的沟通与交流。

（3）可与其他教学方法结合使用。教学方法的使用不是单一、孤立的。为了达到教学目标，需要通过不同教学方法的结合，构建知识框架，逐步呈现教学内容，突出重难点，层层深入。例如，在情景模拟教学法中，也需要使用讲授法、练习法、演示法等教学方法作为辅助，全面呈现技能的细节与注意事项。

2. 情景模拟教学设计流程

情景模拟教学设计的流程是：课前模拟情景设计与演练→课堂情景导入→情景讨论→概括总结。

（1）课前模拟情景设计与演练。模拟情景的设计与演练是情景模拟教学法的重要环节，开展步骤：模拟情景设计→模拟情景演练→课前思考提问。模拟情景的设计要科学合理、符合实际岗位需求、符合教学目标要求，然后进行反复演练、推敲，尽可能做到重点突出、细节到位。课前思考提问的目的是激发学生学习兴趣，引导学生预习学习内容，突出课堂重点和情景中的关键点，便于学生在参与情景或观看情景呈现时迅速把握内容要点。

（2）课堂情景导入。首先，由老师对模拟情景进行简要介绍，使观看情景的学员了解模拟情景的大致背景与过程，便于对情景的整体把握。接着，回顾课前提出的思考题，再次点出情景中的关键点，提醒学员观看时需要关注的重点内容。然后，再展现模拟情景。

（3）情景讨论。模拟情景展现完毕后，针对模拟情景与提出的问题，开展分组讨论，并推选代表阐述各组的观点。提前预计学员讨论的程度、可能存在的问题等，做好应对的准备。在此过程中，老师既要启发学员积极思考，充分调动学员的思维，又要与学员充分沟通交流，对学员提出的问题及时反馈。

（4）概括总结。概括总结的过程应当围绕课前的思考提问以及教学目标展开。学员分组讨论结束后，老师应根据模拟情景以及设计的问题，总结分组讨论的结果，并进行点评。同时，老师应对学员叙述不够完善的内容进行适当补充，充分挖掘情景中展现的重点要素。接着，概括照护或救治的全过程，这部分可根据学员讨论的情况，由老师自己完成，或通过提问的方式由学员与老师共同完成，以再次强化操作的流程与步骤。此时，老师应对重要操作步骤进行详细讲解与示范，强调重点及注意事项，使学员能更加全面地把握操作细节。

在此之后，可根据需要，按照一般技能授课的方法，安排分组练习、课堂小结和授课评价。

3. 情景模拟教学设计实例（见表 7–5）

表 7–5 情景模拟教学设计实例

授课内容	辅助手段和时间分配
【课目】心肺复苏术 【课前模拟情景设计与演练】 模拟情景：照护对象张某，女，70 岁，退休干部，患有冠心病，今日在家中如厕后突然晕倒。健康照护师呼之不应，查体发现其心跳呼吸骤停，紧急呼救，同时进行心肺复苏术。 思考题： 1. 如何判断照护对象是否发生心跳呼吸骤停？ 2. 心肺复苏术的关键步骤有哪些？ 3. 心肺复苏术有何注意事项？ 4. 如何判断复苏是否成功？ 5. 复苏成功后应该如何处置？	课前进行模拟情景设计与演练，并进行思考提问。同时制定针对各种问题的预案。 多媒体辅助讲授
【模拟情景导入】 1. 简要介绍模拟情景。 2. 回顾课前提出的思考题。 3. 展现模拟情景。	 1 min 1 min 6 min
【情景讨论】 1. 针对模拟情景与思考题，分组进行讨论，并推选代表阐述各组观点。 2. 启发学员思考，调动学员思维，与学员充分沟通交流，对学员提出的疑问及时反馈。	 情景讨论 7 min

续表

授课内容	辅助手段和时间分配
【概括总结】 1. 总结分组讨论的结果，并进行点评，并适当补充。 2. 概括救治的全过程，对重要操作步骤进行详细的讲解与示范，强调重点及注意事项。 【分组练习】 按照一般技能授课的方法安排分组练习。 【课堂小结】 紧扣情景内容与课前思考题进行小结，包括如何判断照护对象是否发生心跳呼吸骤停、心肺复苏术的关键步骤及注意事项、如何判断复苏是否成功、复苏成功后的处置措施等。	讲解示范＋流程图 12 min 分组练习 15 min 小结 3 min

三、情景模拟教学实施

1. 授课前准备

除了一般技能授课需要完成的“六备”以及试讲外，情景模拟教学顺利开展关键是模拟情景的合理设计与充分演练。

（1）模拟情景设计。首先，模拟情景应设计合理，接近真实场景，且模拟情景与教学内容应当密切相关，符合教学目标，由老师严格把关。其次，模拟情景设计与演练应当提前撰写脚本，有明确的分工，根据每个人的特长来分配角色；应注重团队合作，反复沟通讨论，最终确定各项细节。同时，对情景模拟教学中可能出现的问题要准备详细的预案，对学员可能提出的问题进行必要的设想，避免课堂失控。

（2）模拟情景演练。在模拟情景演练的过程中，学员应当做到团结协作、分工合理、配合恰当；老师则应兼具耐心与细心，适时引导、全程监控、及时协调，保证情景演练顺利开展，同时也要擅于发现学员在演练过程中表现出的能力与优点，便于总结讲评及日后教学工作的开展；老师与学生应充分沟通，解决演练活动中出现的问题。

（3）课前思考提问。通过课前思考提问，不仅可以导入课堂，也可在授课过程中将学习内容串联起来，在学员头脑中形成本次课的基本知识架构。因此，提问的内容需要精心设计，具有一定的质量与价值，着重体现技能操作中的关键要素。

2. 完成授课

按照情景模拟教学计划，实施情景模拟授课。这要求做到：模拟教学秩序良好，老师具有应变能力和调控课堂的能力；模拟情景展现完整，关键要素突出；师生配合默契，相互支持；老师对情景模拟及讨论过程进行记录，以便后续讲评与反馈；启发学员思考，充分调动思维；充分沟通交流，及时进行反馈。

3. 授课后总结

与一般的技能授课一样，情景模拟教学完成后，应当及时对授课过程和授课效果进行总结，从而不断完善教学计划，提升教学效果。如在情景模拟授课过程中有无突发情况，是课前未预想到的，或者情景模拟有何需要完善之处，以及学员参与的积极性、对知识与技能的掌握程度如何等。

学习单元 3　技能授课效果评价

对授课效果进行科学的评价，是提高教学质量的重要途径。技能授课效果的评价是对老师的技能授课过程、授课效果以及学员参与技能学习过程的学习兴趣、学习积极性、学习效果进行综合性评价的过程。其目的是督促老师提高教学质量，督促学员增强学习效果，完善教学管理制度，从而促进教学正性发展。

一、技能授课效果评价内容

技能授课效果评价主要是对技能授课中老师“教”的过程与学员“学”的过程进行价值判断，包括对教学目标、教学内容、教学方法及手段、学员的学习效果等各方面的实施或形成过程进行评价。

1. 教学设计

（1）教学目标。教学目标应具体、明确，符合大纲、教材和学员实际，并且做到重点强化，难点突出。

（2）教学内容。首先，要求教学过程完整，环节安排合理，时间分配得当。其次，传授知识量应适宜，做到重点突出，难点明了。同时，要求老师对教学内容理解透彻，条理清晰，讲解清楚。另外，要做到因材施教，教学内容应符合学员的认知需要。

2. 教学过程

（1）教学态度。老师应该具有端正的教学态度，责任心强，做到治学严谨，教书育人。并做好充分的教学准备，包括场地、教材、教案、课件、教具、技能操作等。

（2）教学方法手段。教学方法手段要灵活多样、应用得当，符合教学内容，符合学员接受理解知识的实际能力；能恰当运用课件、模型及现代技术手段辅助教学；能做到精讲多练，示教规范，步骤清晰；注重启发，有效互动，调动学员主动学习的思维，培养学员创新能力；注重教学信息的多向交流，注重观察学员反应，及时进行反馈与矫正。

（3）教学基本功。老师应做到语言规范简洁、生动形象，声音洪亮，语速适中；仪表端庄、得体，教态亲切、自然、大方；操作规范、标准，与讲授配合得当；训练秩序规范，能有效调控训练节奏，及时指导纠错；严格训练管理。

（4）情感教育。老师应注重课堂气氛融洽和谐；注重对学员动机、兴趣、信心等非智力因素的培养。

3. 教学效果

要求教学目标达成，学员能完成技能操作，教学效果好。同时，学员学习主动，课堂气氛活跃，学员参与度、专注度高，兴趣浓厚。

二、技能授课效果评价方法

授课评价主要是针对老师教学过程的评价以及学员学习效果的评价。针对老师教学过程的技能授课评价方法，包括专家评价、自身评价、同行老师评价、学生评价、管理领导评价等。针对学员学习效果的评价方法主要是学习效果检测，包括随堂学习效果检测及课后学习效果检测。

1. 专家评价

专家评价是技能授课效果评价的重要依据。通常由教学机构的教学督导组成员进行专家评价，有时也会外请同行专家进行授课效果评价。参与专家评价的专家应具有丰富的教学经验，他们往往能一针见血地指出授课老师教学中存在的问题并提出改进建议，使授课老师获益匪浅。评价结果应直接向教学管理部门反映，作为评价该老师技能授课能力与效果的重要依据；专家应与授课老师本人进行充分、有效的沟通，帮助授课老师汲取先进经验，改进教学质量。通常专家先听课，然后进行评分和点评。

2. 自身评价

自身评价指的是授课老师自我评价授课计划实施的效果，总结经验、查找不足，并及时制定相应改进措施，使自我评价过程成为教学质量提高的过程。自身评价不受时间和空间的限制，老师可以随时针对出现的问题进行自我检查、反思和调节；老师对自己的教学活动最为了解，其评价能考虑到整体的教学设计与安排，发挥其他评价主体不可替代的作用。

3. 同行老师评价

同行老师不一定是同行专家，但是具有一定教学经验，尤其是具有相同、相似内容教学经验的老师，对授课内容、授课方法等方面往往有自己独到见解和宝贵经验，其意见建议是授课老师的重要参考。同行老师之间进行相互评价可以有利于互帮互助，相互督促，共同进步。但为了建立良好竞争环境，需要构建完善的同行老师评价机制。

4. 学员评价

学员是课堂教学的主体，因此，学员评价是技能授课效果评价的重要组成部分，直接影响技能授课效果评价的结果。学员评价采取主要方式为问卷调查与座谈，评价的内容主要包括老师的教学态度、内容、方法、管理及效果。另外，学员可对老师提出意见建议，以促进教学的良性发展。但是，学员的评价并不能全面地反映老师的教学质量。一方面，学员对教学目标的理解不如专家与老师全面、深入，其评价有一定局限性；另一方面，学员水平、素质可能不一致，评价也带有一定的主观性和个人感情，可能会造成评价不够客观的现象。

5. 管理领导评价

授课评价中管理领导的加入有利于完善教学管理，激发老师的进取精神，但由于管理领导的行政权威，其评价的影响力是比较大的，因此，管理领导应具有一定的专业知识，并做到客观公允。

6. 学习效果评价

（1）随堂学习效果检测

1）课堂提问。课堂提问的内容，可以是一个有固定答案的知识点，也可以是需要思考与分析的讨论题。提问后，对于答案较为简单的问题，可选择让学员集体作答；而需要阐述或不适于集体作答的问题，可由单个学员作答；也可将学员分为多个学习小组，学员经讨论后派代表作答。可以建立适当的奖励制度，鼓励学员在课堂上多思考、多表达、多互动。

2）课堂习题。老师针对所学内容设置习题，由学员回答。在知识点选择上，考虑到课堂时间有限，应尽量选择重、难点内容设置习题；在题型方面，可以是选择、判断、连线、填空、名词解释、简答等多种题型；在作答形式上，可根据需要选择每题由一名学员回答，也可以小组形式作答；在组织方式上，可请学员直接回答或提交纸质作业本、作业单，也可以通过智能终端开展实时互动，便于老师更全面地了解学员对该知识点的掌握程度以及常见错误，及时作出反馈。

3）回示教。回示教是由学员进行技能操作示范，展现学习效果的方式。通常，可以在某个内容学习结束之后，或者课堂小结之前，请 1～2 名学员对已学的技能操作进行展示，操作结束后由操作者本人、其他学员以及老师进行点评。学员在回示教过程中，老师要灵活把控。对于优点，老师应当不吝啬赞美之词，鼓励学员继续努力；对于不当之处，也应及时纠正，可由老师指出，也可由其他同学提出，可根据具体情况在操作过程中指出，也可在操作结束后统一点评。通过回示教，不仅可以了解学员的学习效果，提高学员的心理素质，同时也可为学员之间提供沟通交流、相互学习的机会，培养学员发现问题、分析问题的能力。

（2）课后学习效果检测

1）课后作业。课后作业的主要目的是帮助学员复习、整理课上的知识点，因而课后作业的量不宜太大，同时也要充分利用课后时间相对灵活、方便进行资料查询等特点。作业的内容不局限于有固定答案的习题，也可以围绕一个话题进行资料查询，学员形成观点后在合适的时机与老师进行沟通交流。

2）理论知识测试。理论知识测试是教学评价最基本的方式之一，通常采取闭卷考试方式进行。其主要目的是判断学员是否已经掌握了完成相关技能操作所必要的理论知识，尤其是对高级别的健康照护师应当提出更高要求。

3）技能操作考核。技能操作考核是评价学员技能操作功底的重要方式。通常，先设置考核题目，制定考核评分标准，然后再依次进行考核。考核题目可以是单项技能，也可以设置情景与案例，进行多项技能的综合考核；技能考核的评分标准，通常是针对操作技能的准备、步骤、速度、质量等方面制定评价的标准、扣分项与分值；考核时由考核老师对学员的技能操作进行评价与打分。通过技能操作考核，尤其是综合技能考核，不仅可以了解学员对技能操作步骤的掌握程度，也可以培养学员判断、发现、分析、解决问题的能力，有利于岗位任职能力的提升。

4）技能操作比武。技能操作比武与技能操作考核有一定的相似性，均是为了检验技能操作的学习效果、提升学员的综合处置能力。技能操作比武比一般的技能操作考核增加了一定的竞技性，且通常具有更丰富的组织形式，如小组积分赛、组队 PK 赛等，还可以增设团队合作的项目比拼，增加了趣味性与参与感，对学员的学习积极性也有较强的促进作用。另外，技能比武通常还设置了一定的奖品和奖励，使其比技能操作考核具有更强的吸引力。

三、技能授课效果评价实施

1. 建立基于不同维度的评价机制

技能授课效果评价对技能授课的各环节进行诊断、导向、反馈及甄别，使老师明确自己在授课中的优势与不足，及时发现和解决存在的问题，为老师指明了技能授课改进方向，促进老师自身技能授课能力不断完善。老师根据各评价主体反馈信息对教学方案做出适当的、及时的调整，改进教学方法，提高技能授课的教学质量，这也是技能授课效果评价的主要目的。

授课评价包括针对老师教学过程的评价以及学员学习效果的评价。针对老师教学过程的评价可由不同的评价主体进行，因各评价主体的位置不同，评价的角度与方法也不同，得到的评价结果可能也是不同的。针对学员学习效果的评价方法主要是学习效果检测。

2. 制定技能授课质量评价标准表

针对不同的评价主体，制定相应的技能授课质量评价标准表。例如，针对专家评价，制定由专家评判打分的标准评价表，同时也作为老师授课准备的重要参考；针对学员评价，制定由学员评价授课过程与效果、提出改进建议的标准评价表，作为评判老师授课效果的维度之一。技能授课质量评价表（例）见表 7–6，学员评教问卷调查表（例）见表 7–7。

表 7–6　技能授课质量评价表（例）

老师姓名		健康照护师等级	
授课内容			
评价项目	评价标准		得分
教学目标（6分）	1. 教学目标具体、明确，符合大纲、教材和学员实际（3分） 2. 重点强化，难点突出（3分）		
教学内容（16分）	1. 教学过程完整，环节安排合理，时间分配得当（4分） 2. 对教学内容理解透彻，条理清晰，讲解清楚（4分） 3. 因材施教，教学内容符合学员的认知需要（4分） 4. 传授知识量适宜，重点突出，难点明了（4分）		

续表

评价项目	评价标准	得分
教学态度（10 分）	1. 态度端正，治学严谨（5 分） 2. 教学准备充分（5 分）	
教学方法手段（20 分）	1. 教学方法手段灵活多样、应用得当，符合教学内容，符合学员接受理解知识的实际能力（4 分） 2. 能恰当运用课件、模型及现代技术手段辅助教学（2 分） 3. 精讲多练，示教规范，步骤清晰（4 分） 4. 注重启发，有效互动，调动学员主动学习思维，培养创新能力（4 分） 5. 注重学员反应，反馈及时，矫正奏效（4 分） 6. 注重学习方法与经验的传授（2 分）	
情感教育（8 分）	1. 课堂气氛融洽和谐（4 分） 2. 注重学员学习动机、兴趣、信心等非智力因素培养（4 分）	
教学基本功（20 分）	1. 语言规范简洁、生动形象，声音洪亮，语速适中（4 分） 2. 仪表端庄、得体，教态亲切、自然、大方（4 分） 3. 操作规范、标准，与讲授配合得当（4 分） 4. 训练秩序规范，能有效调控训练节奏，及时指导纠错（4 分） 5. 严格训练管理（4 分）	
教学效果（20 分）	1. 教学目标达成，教学效果好（10 分） 2. 学员学习主动，课堂气氛活跃，学员参与度、专注度高，兴趣浓厚（10 分）	
合计（满分 100 分）		
评语		
评课老师姓名		评课日期、节次	

表 7–7 学员评教问卷调查表（例）

授课老师姓名			授课内容			
评价内容		评价等级				
		很好	较好	一般	较差	很差
教学态度：治学严谨，责任心强						
教学内容：内容充实，条理清晰，重难点明确，示教清楚						
教学方法：方法多样，注重启发，传授学习经验与方法						
教学管理：课堂安排紧凑，秩序良好						
教学效果：能引起学员兴趣，有效解答问题，学员学有所获						
对该老师的建议：						

3. 形成相互学习的良性竞争氛围

通过授课效果评价，可为管理者掌握老师的技能授课质量与效果提供信息依据，作为老师的评优、晋升、加薪等的重要参考指标之一，不仅有利于激发老师的进取精神，鼓励老师间互相学习，也有利于教学管理制度的不断完善。

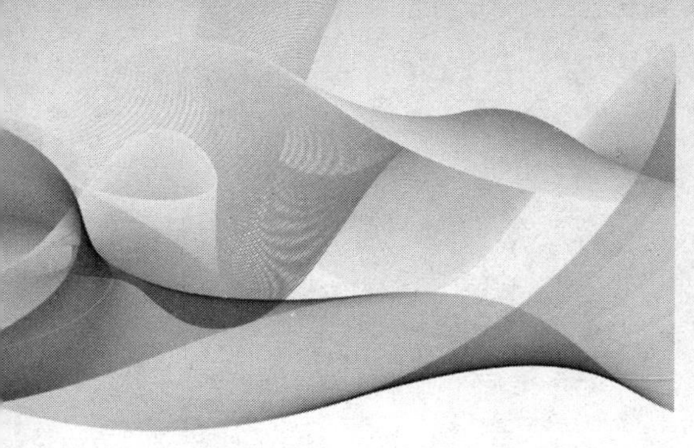

职业模块 8 技术改进

培训课程 1 照护方法改进

学习单元 1 照护个案实践经验的总结与撰写

学习单元 2 健康照护流程优化

培训课程 2 照护用具改进

学习单元 1 发现居家照护用具常见问题

学习单元 2 居家照护用具改进

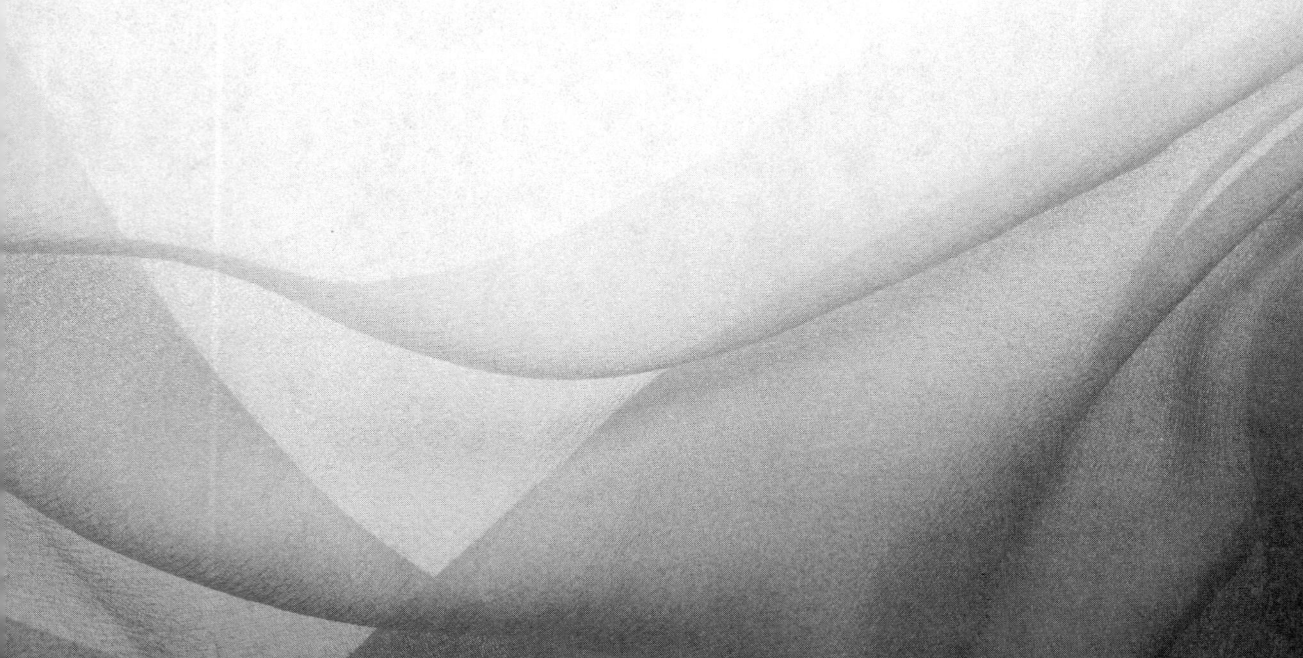

健康照护技术改进是健康照护师职业发展过程中的重要能力之一。技术改进的范围涵盖生活照护、基础照护技术、康复照护技术、心理照护技术等。健康照护师应在实际的健康照护过程中发现在照护流程、照护实践方法与技术过程中的问题与难题，并进行不断改进、优化、完善与总结，以提升照护对象的健康水平。本模块重点学习照护方法改进，照护流程优化，发现照护技术问题，制定照护用具改进方案等内容，不断提升健康照护师技术改进实践能力。

培训课程 1　照护方法改进

学习单元 1　照护个案实践经验的总结与撰写

一、照护个案实践经验撰写的内容与要求

1. 照护技术改进个案经验概述

经验是从多次实践中得到的知识或技能，是人的亲身经历，对自己和他人的工作具有指导意义，具有总结性、概括性、指导性、借鉴性、通用性等特性。

照护技术改进个案实践经验是在健康照护工作实践中亲自观察及照护过的一个实例，总结在照护过程中所实施的技术改进及流程优化的经验或体会。

2. 照护技术改进经验撰写原则

（1）照护技术改进的先进性。首先，要查阅本技术改进方法、技术在行业的发展现状。其次，要把本次的健康照护技术改进创新结合起来分析。如果是前人或他人未研究过的，填补某一领域的空白；前人或他人对某一课题虽作过研究或者技术改进，但现在又提出了新问题、新方法等，对同行的技术改进或者研究有所发展或补充；国外虽然已有报道，但尚未结合我国实情进行适宜的技术创新、

验证，因而引进新的医学科学原理或技术，填补国内此领域的空白；将别人已完成、已发表但尚未推广应用的技术改进成果，通过自己的应用和设计，促进成果的实用化，并在健康照护领域取得有价值的社会效益和经济利益。

（2）照护技术改进的科学性。健康照护技术应有一定的循证实践和科学理论为依据。在确定主题前，应阅读一定数量的文献，了解有关此题目的历史和现状，汲取别人的实践经验。科学性主要体现在确定技术改进实践是否有科学依据，实践结果能否为以后的实践所证实，能否切实回答和解决有关健康照护问题。

（3）照护技术改进的实用性。照护技术改进实践应有一定的实用价值，要重视解决照护实践中的实际问题，减轻照护对象的痛苦或不适，促进人的健康。

（4）照护技术改进的可行性。照护技术改进实践必须在具备了一定的主客观条件下才有可能完成。为保证选题顺利实施，应做到正确评价自身的知识结构和水平、研究能力、思维能力及个人素质；正确评价客观条件是否具备，包括研究手段、经费支持、研究时间、研究对象来源、伦理问题、协作条件等。

3. 照护个案实践经验撰写内容与要求

内容包括健康照护方法和技术改进题目、署名、健康照护方法和技术改进案例介绍、健康照护改进措施及效果、小结或体会、参考文献等。

（1）健康照护方法和技术改进题目。内容以健康照护为主题，概括准确、新颖、精炼，避免使用简称、缩写、标点符号，题中数字用阿拉伯数字表示。题目位置居中，一般不设副标题，长标题需回行时注意词的完整。

（2）署名。署名（单位）位置放于题目下面一行。

（3）健康照护方法和技术改进案例介绍。内容应详略得当，重点突出照护，与主题相呼应。主要包括照护对象的一般资料，健康照护过程中发现的问题、技术改进方法，健康照护改进效果。

（4）健康照护改进措施及效果。具体包括治疗过程中的照护、观察照护、生活照护、康复照护、感染防护、心理照护等。健康照护改进方法应针对提出的健康照护过程中发现的问题，措施应突出创新性和实用性，要强调“做了什么”。效果评价的核心是照护对象健康状况的改善情况。效果评价应通过使用过程中的观察去找寻由照护措施改进而使照护对象健康改善的客观证据。可以将采取照护措施后的客观观察资料与之前表现进行比较，真实反馈照护对象健康状况的好转数据。效果评价的内容包括症状改善等。

（5）小结或体会。总结全文，提出亟待解决的健康照护问题，创新实践方法和措施，观察与结果分析，实效及对今后健康照护的启示，分析其局限性，指出今后的研究方向。

（6）参考文献。参考近 5 年的核心期刊文献，至少 10 ~ 15 篇。

二、照护个案实践经验撰写方法及步骤（见图 8-1）

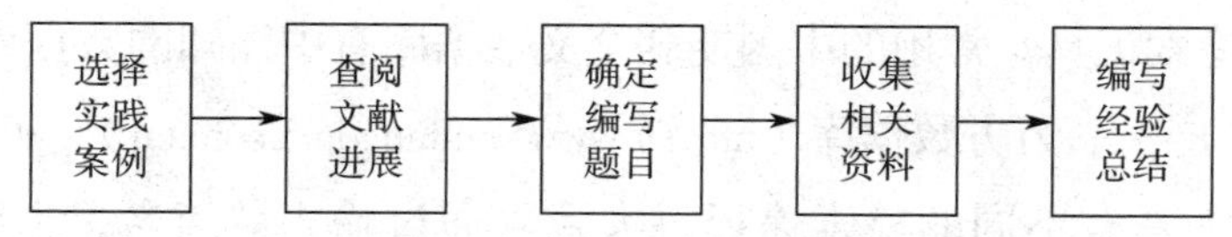

图 8-1　照护个案实践经验撰写方法及步骤

1. 选择实践案例

（1）饮食照护：如“一例高龄失智老年人的饮食照护方法及口腔清洁改进”。

（2）清洁照护：如“一例高龄失智老年人口腔清洁照护改进”。

（3）排泄照护：如“一例高龄失智老年人排泄照护方法改进”。

（4）康复照护：如“一例高龄老年人骨折后活动能力康复”。

（5）心理照护：如“一例血管性痴呆老年人精神心理问题照护方法总结”。

（6）风险管理：如“一例新生儿烫伤照护体会”。

（7）健康问题：如“一例孕产妇营养问题评估体会”。

（8）亲护案例：选择自己亲自参与的案例，由于亲自照护、亲自记录、对案例非常熟识，这样书写个案实践经验才会得心应手。

2. 查阅文献进展

了解他人的相关研究和经验，获得理论依据，思考所选案例的特殊性或创新性，来确定所选案例是否值得写，并通过查阅文献了解本案例的特殊之处，如图 8-2 所示。

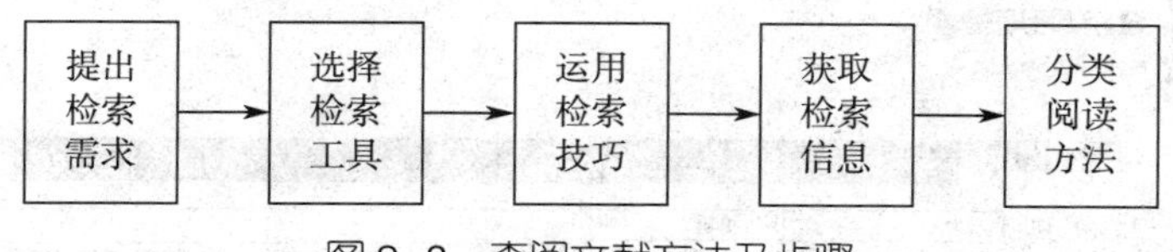

图 8-2　查阅文献方法及步骤

（1）提出检索需求。检索需求的提出是需要明确想要找什么的过程，围绕要撰写的内容及题目找出关键词。以“高龄老年人失智晚期唾液自行排出困难照护改进”为例说明。

技术改进选题：高龄老年人失智晚期唾液自行排出困难照护改进

关键词：高龄老年人失智晚期　唾液自行排出困难　照护改进

技术改进分析：

1）对象及要素：高龄老年人失智晚期。

2）健康照护问题：唾液自行排出困难（口腔唾液容易引起呛咳）。

3）技术改进要素：口腔唾液排出训练方法及成效。

（2）选择检索工具。常用的中国期刊全文数据库有中国知网数据库（http://www.cnki.net）（见图 8–3）、万方数据库（http:// www.wanfangdata.com.cn）（见图 8–4）。

不同检索工具有不同的检索途径，大致可通过输入“篇名、主题、作者、关键词”等进行检索。

（3）运用检索技巧。加法检索——文献检索需要用到关键词，通常包括 3 ~ 4 个关键词。

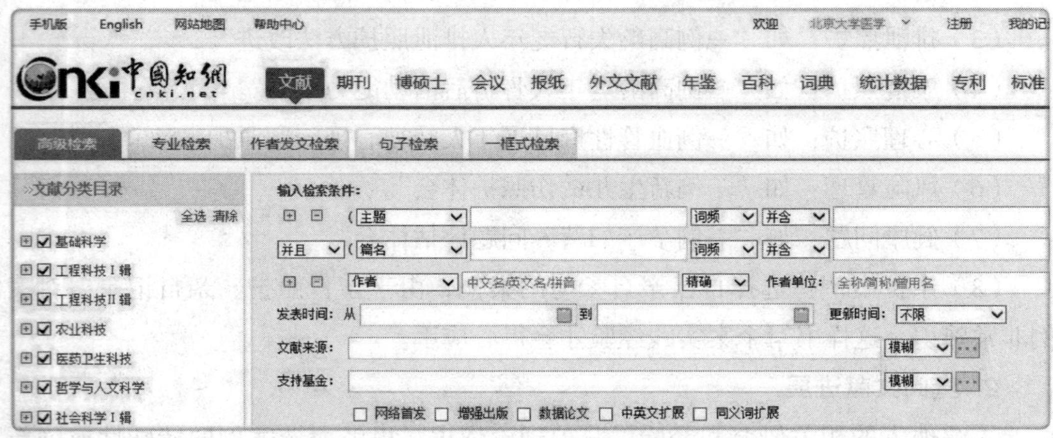

图 8–3　中国知网数据库

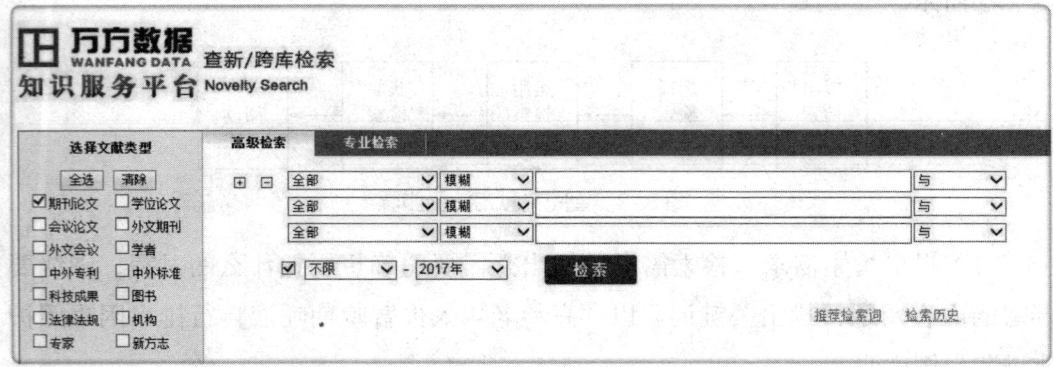

图 8–4　万方数据库

目的：可整体了解所选老年人能力评估类科普文章课题的研究进展水平，如增加“研究进展”。

减法检索——减去一组关键词，或者减去两组关键词检索方法。

目的：可以多角度了解老年人能力评估科普文章选题的研究进展，或者其他行业应用本项目选题方法的研究进展。如减去“创新方法”（减词后的效应，角度变宽、文献量倍增）。

文献检索方法：

乘法检索——通过老年人能力评估科普文章选题的研究进展及文献综述检索，提升对文献检索与综合查阅的质量。通常需要有 25 篇左右的文献，成倍数增加。

除法检索——通过一定原则筛选出高质量的文献或者是最必须阅读的文献。原则包括影响因子排序、重要性、权威性排序及时间排序等。

（4）获取检索信息。选择自己所需要的文献，然后打开它，可以看到该篇文献的基本信息，如题名、作者、单位、摘要、关键词等，确认是自己需要的文献后就可以下载全文，并对文献检索下载重要性排序。如：

★★★★★★省部级课题论文

★★★★★文献综述

★★★★研究性论文

★★★研究生论文

★★专利发明

★个案论文

（5）分类阅读方法

1）分类排序阅读。阅读每篇论文时，应考虑如影响因子排序等因素。

2）分时顺序阅读。阅读每篇论文时，应考虑其论文刊登时间，时间先近后远，如 2023—2013 年。

3）分层排序阅读。阅读每篇论文时，应考虑其论文重要性排序，排序原则为：①省部级课题论文；②文献综述；③研究性论文；④研究生论文；⑤专利发明；⑥个案论文。

4）分段比较阅读。阅读每篇论文时，应考虑阅读那些关键内容，如摘要、方法、结果、讨论。

5）阅读管理

文献阅读前：①文献题目建档；②关键阅读方法；③适宜阅读计划。

阅读过程中：①形成阅读日记；②阅读标注记录；③阅读内容梳理。

文献阅读后：①文献小结构思；②文献小结结构；③文献小结输出。

3. 确定编写题目

根据以上案例的选择及文献查阅为依据，确定本案例是否值得写，并确定个案实践经验总结的题目，如高龄老年人重度失智口腔清洁管理实践经验总结。

4. 收集相关资料

收集相关资料包括收集主观资料和客观资料。主观资料主要是主诉，如“我头疼”“我紧张”等；客观资料是指通过检查获取的资料，如“体温 38.5 ℃”“局部有红肿”等。注意应准确、全面。

5. 编写经验总结

内容主要包括：健康照护文题、健康照护实际中的焦点问题、重要主题、理论依据及论题等。

（1）健康照护实践经验总结文题，即什么题目；

（2）健康照护实践方法改进创新点及问题特征；

（3）健康照护实践方法改进创新结果与效果观察；

（4）理论依据论述，即讨论启示，形成有一定效果的个案实践经验总结。

三、照护个案实践经验撰写

【实例 1】

照护个案实践经验撰写的结构内容包含：题目、署名、案例介绍、措施与效果、小结或体会、参考文献。

（1）题目

1 例高龄失能老年人围裙轮椅约束衣研发与照护

（2）署名（单位）

1 例高龄失能老年人围裙轮椅约束衣研发与照护 辛胜利 北京第一社会福利院护理部

（3）案例介绍

某老年人，男，80 岁，双膝关节疼痛 20 余年，活动受限，多使用轮椅活动。入住养老机构 3 年。一次照护人员在庭院中与对面过来的一名照护人员推坐轮椅的老年人相向而行，途中遇坎儿，明显看到老年人身体前倾，感觉腰间单条约束带勒挤腹部。单条约束带卡扣大多在老年人腹前，遇紧急情况是否会使老年人感到不适呢？这在照护人员心里留下问号。照护人员坐在轮椅上去感受和体验，确实存在不适。我们会发现入住在养老机构中的多数老年人年事高，集多种疾病于一身，尤其患脑血管疾病的老年人，坐轮椅在院内晒太阳时会出现流涎，照护人员协助进食进水会打湿衣襟，进而照护人员大多给坐轮椅的老年人胸前围有毛巾或穿上围嘴 / 裙。因此，照护人员想到如果将围裙和约束衣二合一是否可行。

（4）措施与效果

“围裙轮椅约束衣”的概念映入脑海。一方面方便照护人员操作，另一方面可规避老年人弄湿衣襟，一举两得。随即开始尝试，“围裙轮椅约束衣”与普通的轮椅约束带相比，其优点：约束在老人的躯干部，面积加大，两对系带同时分别约束老人的胸部和腹部，稳定性高；系带或卡扣在轮椅背侧，不会有局部挤压感，减轻不适，不易自行解开，更加安全；选用防渗漏面料，可避免水渍、食物残渣弄脏衣襟；外观可根据老年人喜好而定；操作简便，并且减少遗漏扣系安全带的风险。对此，照护人员申请了专利《用于轮椅患者的约束服》并获批。

（5）小结或体会

体会：发明来源于实践，如果你热爱自己的职业，就会用眼睛、用心去观察和思考怎样让它发扬光大；给身边的人以提示，让他们参与进来，并获得成就感，从而更热爱自己的职业；发明创造并不是高不可攀的事情，动脑、动手、大胆去尝试。

（6）参考文献

（略）

学习单元 2　健康照护流程优化

一、健康照护流程优化目的、意义

1. 健康照护流程优化的概念

流程是一个或一系列连续有规律的行动，这些行动以确定的方式发生或执行，导致特定结果。流程是一种将输入转化为输出的相互关联和相互作用的活动。国际标准化组织 ISO 9000 认证对流程在实际工作中有很多种解释，即管理行动的路线，包括做事的顺序、内容、方法和标准。

（1）健康照护流程。为了提高照护质量，按照一定的逻辑组织起来的，可重复的系列活动的集合。照护服务流程具有起点和终点。根据照护活动的逻辑，把一个或多个相互关联、功能各异的输入组织起来，按照一定的顺序执行，最终转化为对照护对象有价值的输出，完成提高特定照护服务质量的任务。

（2）健康照护流程优化。对原有健康照护工作流程的薄弱或不切实际的环节，通过整合、删减、重组、改建，实施流程重新设计或调整；以“照护对象”为中心、“照护质量”为核心、“规范—创新—再规范—再创新”的思路，为照护对象提供更安全、更舒适、更优质的照护服务。

2. 健康照护流程优化的目的和意义

优秀的流程是在通过缩短时间、降低成本、减少资源投入等的情况下，提高效果和质量的。照护流程的三个主要测评指标是效果、效率和灵活性。

健康照护流程优化的目的和意义是更加便捷、安全、高效为照护对象提供服务，可以最大限度地达成照护对象生理、心理、社会的平衡和适应，从而提高照护对象的满意度。

二、健康照护流程优化范围

1. 健康照护流程优化范围

优化范围包括生活照护、基础照护、健康问题照护、心理照护。

（1）生活照护过程中的清洁照护、饮食照护、排泄照护、睡眠照护等；

（2）基础照护过程中的基本技术应用、感染防护、安全防护等；

（3）健康问题照护中的常见症状照护、症状观察、急症处置、临终照护等；

（4）心理照护过程中的心理观察和心理支持等。

流程具有可重复性，有一定的规律和连续性。

2. 健康照护流程优化原则

（1）应以照护对象的需求为导向。

（2）应识别分析照护流程中的问题。

（3）应考虑时间先后顺序的引导。

三、健康照护流程优化方法

1. 健康照护流程优化步骤（见图 8–5）

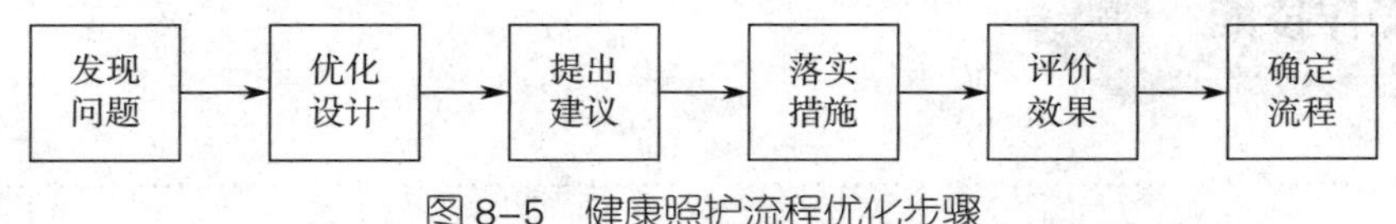

图 8–5　健康照护流程优化步骤

（1）发现问题。健康照护师需要了解和分析原有的健康照护流程，找出问题所在，对原来流程发生的问题进行分析，以找出原因。

（2）优化设计。要想设计出科学合理的优化方案，首先要确定优化目标。优化目标的设计可以从质量、成本、时间和风险等方面看，要保证优化的方案与流程效果是一致的。流程优化的内容有技术更新、设备更新、材料替换、环节简化、顺序调整等方面。

（3）提出建议。根据以上发现的问题提出修改建议，并设计出适合的方案，强化质量考核反馈，加强质量控制，建立长效机制以持续改进照护质量。

（4）落实措施。根据发现的问题所设计的改进建议去实施及落实。

（5）评价效果。措施实施以后，要评价流程优化后的效果。将流程优化后的反应与原流程进行客观比较，评价流程优化措施实施后的效果。流程的主要测评指标是效果、效率、适应性。效果指的是做正确的事，效率指的是正确地做事，灵活性是指可以适应不同情况和特殊要求的需要。

（6）确定流程。通过实施及评价，达到预定的目标和效果，就可确定本次优化的流程。

流程优化是一个动态循环过程，从发现流程问题，到优化设计，提出建议，落实措施，评价效果，再次确定新的流程，在运行过程中应不断总结完善，持续改进。

2. 健康照护流程优化基本方式

（1）完善。不断完善每个环节，使其专业化、标准化。

（2）清除。重复、多余的工作过程或环节可以清除。

（3）简化。指健康照护工作内容、步骤、动作的简化等。

（4）整合。指工作内容及人员等，如有的工作不能取消，则考虑能否与其他工作合并。

（5）重排。对不适合健康照护过程的顺序进行重新排列。

（6）智能。如数据收集分析等，尽量采取专业的网络工具。

（7）全面改造。如原流程确实有问题或不切实际，可以重新设计流程。

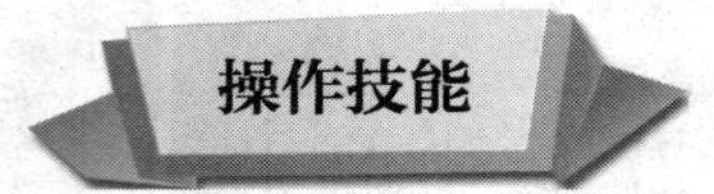

照护流程优化实例

李奶奶，84岁，常年卧床，健康照护师为她擦洗身体，以“先擦洗上半身，再擦洗下半身”的顺序来做，具体流程为：协助李奶奶取右侧卧位，擦洗左上半身——再让李奶奶取左侧卧位，擦洗右上半身——取右侧卧位，擦洗左下肢——取左侧卧位，擦洗右下肢，这样需要翻身四次。如果将流程改为“先擦洗一侧上下半身、再擦洗另一侧上下半身”的顺序，需要翻身两次就够了，由此可见流程在生活照护中的重要性。

3. 绘制流程图注意事项

（1）绘制流程图应按从左到右、从上到下的顺序排列。

（2）开始符号只能出现一次，结束符号可出现多次。

（3）当各项步骤有选择或决策时，需要认真检查，避免漏洞。

（4）处理符号应为单一入口和出口。

（5）连接线不要交叉。

（6）相同流程图符号的大小要一致。

（7）并行关系的，放在同一高度。

（8）必要时应采用标注，以此来清晰地说明流程。

培训课程 2 照护用具改进

学习单元 1　发现居家照护用具常见问题

一、常见居家照护用具类型

1. 清洁照护

吸尘器、洗衣机、室内温湿度计、加湿器、抽湿机、熨斗等。

2. 基础照护

血糖仪、体温计、血压计等。

3. 活动与康复

假肢、轮椅及助行器、健身器材等。

4. 健康问题照护

冰袋、家用胎心仪、排痰仪、造口袋等。

二、与照护相关的人工智能用具

人工智能是通过模拟人类的方式记录、积累、再现和运用知识的学科。人工智能用具一般指将现代科技应用到人的安全保障、生活起居、医疗卫生、保健康复等方面，能够对信息做自动监测、预警甚至主动处置，起到解决健康照护师短缺、提高照护质量等作用。

1. 常用人工智能用具

（1）智能腕带。可以自助测量体温、心率、血压等健康医疗数据，还能扩展接入其他类型医疗传感器，有的系统支持健康预警和跌倒报警等功能。

（2）智能起夜灯。可检测环境亮度，白天或者房间开灯时不工作，黑暗中才工作，使用全程不需要手动操作。照护对象在室内活动时，感应灯亮，睡觉时，感应灯灭，彻底解决了晚上反复开关灯的烦琐，避免或减少因灯光暗造成的跌倒等问题。

（3）全自动定时防渗漏电热毯。有效避免了照护对象可能发生的小便控制不好导致的尿液渗漏造成漏电风险。

（4）可穿戴设备。通过软件收集佩戴者健康状况和肌肉运动的数据，来评估佩戴者的声音、身体姿势、周围环境、生命体征、睡眠模式、日常活动、社会交往等。

1）记忆眼镜的主要功能是定位，可以了解佩戴者的位置；

2）智能衬衫、运动臂章可以测量心率、呼吸、血压、血氧饱和度等人体生理指标；

3）可穿戴式步态分析仪可以精准记录照护对象行走过程，测量步宽、步长、步频、相关关节屈伸角度等指标，帮助分析照护对象平衡步态、站立功能等，使用方便，不受周围环境影响，实现评估和训练一体化，有助于康复训练。

（5）人工智能照护床。由多功能床体、人工智能控制系统、供水系统、烘干系统、排污系统等组成，是一款高度智能化的照护产品。它可实时查看或远程看望、对讲，帮助照护对象坐起、翻身、处理大小便、开关灯、开关窗帘等。

（6）智能机器人。能辅助照护对象进行日常生活照料、监护、交流的机器人，包括：

1）床椅一体化机器人。主要满足卧床照护对象或腿部不便人士的自理生活需求，是一套可变形的多功能床椅一体化系统，可大大减轻健康照护师的负担，同时还扩大了照护对象的活动范围和独立生活能力。

2）中医按摩机器人。通过机械手完成专业按摩师的工作，该机器人能准确识别按摩位置、完成系统的按摩操作。

3）智能照护机器人。能够自动识别、清洗照护对象大小便，自动暖风干燥、清除臭味、净化空气，同时可以及时有效地对照护对象隐私处进行清洁，防止局部感染、尿路感染、压力性损伤、败血症等的发生。

4）多功能高端陪护机器人。具有高仿真度的人形外观，被赋予社会学、美学及情感元素，可以通过语言、面部表情、身体动作等与外界互动，并可为照护对象提供血压、脉搏、体温等生理状态的检测与报告，建立数据库档案等。智能机器人还能跟踪预测照护对象的行为并及时作出反应，协助健康照护师工作。

2. 人工智能用具使用问题

人工智能用具对缓解照护人力不足，提高照护对象的自尊起到了特别重要的作用，但在使用中也存在许多不足。

（1）忽视使用者需求，造成人工智能用具应用障碍。鉴于使用者需求的千差万别，而目前的技术并不能完全按照个性化的需求设计，导致智能用具及服务的性能不完善，其满意度不如预期。

（2）信息安全问题也制约着人工智能技术的传播和应用。人工智能用具会采集使用者的很多个人信息，当个人信息遭到泄漏，会导致使用者对智能照护系统失去信任。

（3）有的人工智能用具数据转化质量不高。由于一些社会因素等影响导致数据转换标准不一样，转化质量不高，可能造成信息的丢失或错误传送。

（4）人工智能用具的使用可能对照护对象的人际关系产生负面影响。有的照护用具可部分替代甚至完全取代健康照护师，使用者会担心科技影响他们的正常人际互动。

（5）人工智能用具需要照护对象和照护者花时间学习。部分照护者的学习能力下降，学习兴趣不高，学习新知识慢，导致抵触新知识的学习和人工智能用具的应用。

（6）人工智能照护用具的科学研究亟待加强。照护者与照护对象接触最多，最了解照护对象的需求，但是鉴于照护者科研能力弱的特点，导致发现的问题不能通过科学方法来解决。部分有思路的照护者也仅仅写几条经验来培训新的照护者。这些均限制了研究结果的推广和普及，所以急需培养有思路、懂研究的照护者。

三、人工智能用具数据收集与分析

1. 收集数据

首先考虑用什么方法收集数据，一般会采用表格的方法，表格可以自己画，也可以在电脑上打印或直接录入电脑，方便后期使用。收集数据要考虑照护对象的年龄、性别、身体或疾病的情况，时间以及环境因素等，考虑的内容尽量周全，方便后期分析。比如照护对象的血压波动明显，此时收集数据的内容应包括照护对象的年龄、性别、有无高血压病史、有无家族史、测血压的时间，当时照护对象的情况（如餐后、活动后等）收集得越全，后期分析就会越客观。

2. 描述数据

指将统计资料或统计指标的取值以特定表格形式列出，以简单明了的方式来表达结果。编制统计表的原则要符合重点突出、简单明了、主次分明、层次清楚、符合逻辑等原则。统计表的结构由标题、标目、线条、数字组成，必要时可附有备注。

3. 分析数据

分析数据要掌握一定的方法，可以利用电脑的简单统计功能计算发生率，也可使用扇形统计图、条形统计图和折线统计图。可以从身边的小事学习简单的统计，了解并掌握简单的数据分析，如对照护对象睡眠时间、身高、鞋子及衣服尺码、喜爱的饮食、参加各种活动的次数进行统计。数据来源要求真实可靠，数据务必认真核对。通过简单的统计练习，逐步明确统计的要求及数据分析的方法。常见分析法有：

（1）对比分析法。同一时间条件下对不同总体指标的比较叫横向比较，如不同年龄段照护对象血压水平的比较；同一总体条件下对不同时期指标数值的比较叫纵向比较，如照护对象不同时间段血糖水平的比较。

（2）分组分析法。把数据分析对象划分为不同类型来进行研究，如照护对象按照年龄或性别等分组来比较。

（3）结构分析法。总体内的各部分与总体之间进行对比的分析方法，即总体内各部分占总体的比例，如分析男性照护对象夜间如厕比率。

（4）平均分析法。运用计算平均数的方法来反映总体在一定时间 / 地点条件下某一数量特征的一般水平，如分析照护对象的平均年龄。

（5）交叉分析法。通常用于分析两个变量（字段）之间的关系，即同时将两个有一定联系的变量及其值交叉排列在一张表格内，使各变量值成为不同变量的交叉结点，形成交叉表，从而分析交叉表中变量之间的关系，所以也叫交叉表分析法。交叉表也有二维以上的，维度越多，交叉表越复杂。如分析照护对象的性别（男、女）和学历（本科及以上、本科以下）两个变量。

（6）综合评价分析法。人们通过对实践活动的总结，逐步形成了一系列运用多个指标对多个参评单位进行评价的方法，称为多变量综合评价分析方法，简称综合评价分析法。基本思路：将多个指标转化成一个能够反映综合情况的指标来进行分析评价。如评价照护质量可以包含礼仪、沟通、工作效率、工作时间、不良事件上报率、服务满意率等多个指标。

（7）杜邦分析法。利用各主要指标间的内在联系，对照护对象身体状况进行综合分析评价。

（8）高级数据分析方法。包括聚类分析、对应分析等高级的数据分析方法。

4. 发现问题

通过统计数据来提炼信息，寻找规律，形成具体的思路，让问题更具体，便于后期检索资料更有针对性。

四、居家照护用具常见问题

1. 选用照护用具的目标是否明确

选用照护用具，首先应考虑实现什么样的目标，例如是改善心功能衰退者的日常生活，帮助实现生活自理，还是要减少照护者的工作强度，或是补偿或替代被照护者丧失的部分功能，抑或是减少风险的发生。总之，一定要有明确的目标，如对居家而行动不便可选用自助式轮椅，对卧床照护对象可以选择气垫床以防止压力性损伤的发生。在气垫床的选择上，也要根据照护对象的病情，选择手动或电动并明确对不同材质的要求。

2. 照护用具是否适合照护对象使用

明确了使用目的，就需要考虑到底什么用具比较适合。例如前轮框式助行架是靠使用者双臂推进助行架前进的，标准型助行架是使用者双手握住并提起助行架前进的，还有手杖、轮椅等，这些用具的选择一定要根据照护对象的身体情况决定的，适合照护对象的就是最好的。

3. 产品的质量和安全性能也是重要考虑因素

选择产品时，一定要注意检查产品的外观质量和安全性能。例如，选择助行器时，要看产品的表面有无毛刺和锐边，连接螺钉有无防护帽，手柄套配合是否紧密不松动，手柄等塑胶和着色产品是否掉色，支脚垫是否有弹性和摩擦力，正常使用情况下产品是否产生异响等。

4. 使用方法是否正确

正确使用照护用具非常重要，如使用不合适的助行器与错误的使用姿势可导致手掌挫伤及跌倒，还会引起背部肌肉劳损和酸痛。如血压计使用时，加压过大，或者先加压再打开开关，会使水银从空气过滤器垫片中溢出；使用完毕后关闭血压计时没有向右略倾斜 45°，会使储水银罐中的水银从玻璃管顶端的空气过滤器中溢出；血压计的通气管路随意折叠、弯曲放至盒子中，合上血压计上盖时会将通气管路卡断而造成慢漏气等。

5. 是否定期校验、维修、保养

用具如果没有定期维修保养，很容易在使用时出现安全问题。例如，轮椅要定期检查轮胎是否有漏气，轮椅的金属部件（主要包括轮轴、手把、活动脚踏等）是否生锈。轮子有无变形和松脱，制动装置功能调校是否合适；血糖仪、血压计等是否能定期送到专门的机构校验数据。

6. 用具所测数据是否准确

数据如果不准确，照护用具就失去了意义。例如，血糖仪在使用中，试纸是否在有效期内；血糖仪中的代码与试纸瓶上的代码是否一致；插入试纸是否过早、过快，或者血量不足等，都会造成数值不准。

7. 是否了解用具使用的安全注意事项

每一种照护用具都应该由专业人员告知或培训使用者在使用过程中的注意事项，考核通过后方可使用，从而避免因使用不当可能引发的安全事故。例如，水银体温计一旦被打碎，处理不当，水银很快蒸发会造成空气污染，将收集起来的水银倒入下水道也会造成污染。

五、发现居家照护用具常见问题具体步骤

1. 了解照护用具的类型

在落实照护过程中，要不断学习各种照护用具相关知识，了解照护用具的类型，具体方法包括与同事交流或上网查阅资料等。

2. 学习照护用具的使用

积极学习照护用具的使用方法，参加培训或请教专业人员讲解，也可以观察其他人员的使用情况，并与之沟通交流，记录使用情况及心得体会。

3. 分析照护用具的使用问题

在使用过程中，要善于观察、勤于思考，对发现的问题要做好详细记录，并及时与使用者沟通，进一步确定问题原因，将找到的原因全部罗列出来，并按照重要性及影响力排序。

4. 整理、归纳问题

对发现的问题，及时查找能够解决此问题的相关理论知识，或检索相关的研究文献等，了解他人的研究成果，有助于进一步明确问题及原因。对问题及原因进行整理、归纳，之后对现有照护方法、技术提出初步改进想法。

学习单元 2　居家照护用具改进

居家照护用具改进方案制定是前期大量分析问题、研究工作的总结与提炼，是改进方案实践过程的重要阶段。方案的内容务必真实，侧重健康照护师自己做过的事，结果可靠，结构符合要求，立意要有创新。总结出来的内容在理论上对实践有指导意义，对专业发展有帮助和有参考价值。所以，学习制定改进方案要熟悉文献的检索方法，掌握基本的专利知识，并且需要不断培养自己的创新思维。

一、文献检索方法

1. 检索方法

（1）直接法。指直接利用检索系统（工具）检索文献信息的方法。它又分为顺查法、倒查法和抽查法。

1）顺查法。顺查法是指按照时间的顺序，由远及近地利用检索系统进行文献信息检索的方法。这种方法能收集到某一课题的系统文献，它适用于较大课题的文献检索。例如，已知某课题的起始年代，需要了解其发展的全过程，就可以用顺查法从最初年代开始查找。

2）倒查法。倒查法是由近及远、从新到旧、逆着时间的顺序利用检索工具进行文献检索的方法。

3）抽查法。抽查法是指根据项目特点，选择有关该项目的文献信息最可能出现或最多出现的时间段，并利用检索工具进行重点检索的方法。

（2）追溯法。追溯法是指不利用一般的检索系统，而是利用文献后面所列的参考文献，逐一追查原文（被引用文献），然后再从这些原文后所列的参考文献目录逐一扩大文献信息范围，一环扣一环地追查下去的方法。它可以像滚雪球一样，依据文献间的引用关系，获得更好的检索结果。

（3）循环法。又称分段法或综合法。它分期交替使用直接法和追溯法，以期取长补短，相互配合，获得更好的检索结果。

2. 检索步骤

（1）分析研究问题。分析研究问题的主题内容、所属学科，从而分析出主题概念，然后确定问题所需查找文献的时间范围、国家范围和文献类型范围。

（2）制定检索策略。在分析检索提问基础上，确定检索的数据库、检索的关键词，并明确检索词之间的逻辑关系和查找步骤的科学安排。

（3）选择检索工具。检索工具包括综合性检索工具、专科性检索工具、专题性检索工具、全面性检索工具、单一性检索工具。

（4）确定检索途径。各检索系统都具有许多索引体系（即检索途径），应根据课题需要选择自己熟悉的检索途径，可多途径配合使用。

（5）调整检索策略。根据检索过程中出现的各种问题及时调整方案，扩大或缩小检索范围。

（6）索取原文。可选择全文数据库进行查询，也可通过含有全文的电子期刊网、图书馆互借、复印等方式获取。

3. 检索的一般途径

（1）分类途径→分类目录、分类索引。

（2）主题词途径→主题词索引、叙词索引。

（3）著者途径→著者目录、著者索引。

（4）机构途径→机构目录、地址索引。

（5）代码与序号途径→专利号、标准号、分子式。

（6）被引参考文献途径→引文索引。

（7）关键词途径→关键词索引、篇名、书名、刊名、摘要。

二、创新思维培养方法

创新思维是以新思维、新发明为特征的一种思维方法。它包括三层含义：一是更新，二是创造新的东西，三是改变。照护用具创新是指改进现有或创造新的产品、生产过程或服务方式的技术活动。在照护过程中会使用到很多的照护用具，这些用具因使用者个性或疾病的需要，或随着社会时代的发展，需要不断的改进以期更好地为照护对象服务，这就需要通过改进现有的或创造新的照护用品，以为照护对象提供更好的服务。因此，照护用具用品的改良是一项持续性的工作，需要在照护用具使用中的全程运用创新思维。

三、专利基本知识

1. 专利概述

专利是专利权的简称，它是国家按专利法授予申请人在一定时间内对其发明创造成果所享有的独占、使用和处分的权利，包括发明专利、实用新型专利、外观设计专利。其中，发明专利的技术含量最高；实用新型专利是只要有一些技术的改进就可以申请的专利；外观设计专利是涉及产品的形状、图案以及色彩与形状、图案的结合，并适用于工业上应用的新设计专利。

发明专利权的期限为 20 年，实用新型专利权和外观设计专利权的期限为 10 年，均自申请日起算。申请专利可以保护自己的发明成果，防止科研成果流失，同时也有利于科技进步和经济发展。人们可以通过申请专利的方式占据新技术及其产品的市场空间，并获得相应的经济利益（如通过生产销售专利产品、转让专利技术、专利入股等方式获利）。

2. 专利申请流程

发明专利申请要经过初步审查和实质审查，实用新型专利和外观设计专利只需初步审查就授权公告。

（1）准备申请文件。包括请求书、说明书、权利要求书、说明书附图、说明书。外观设计类的专利要有请求书、图片或照片、简要说明，可到国家知识产权局服务点索取相应表格。

（2）提交材料。直接到专利局大厅或地方的专利代办窗口提交材料，或通过邮寄方式提交材料。

（3）接受国家知识产权局下发的受理通知书。

（4）缴纳申请费。到知识产权局或知识产权局代办处缴费外，也可通过银行或者邮局汇款缴纳申请费。

（5）申请审查。首先初步审查，对于除了发明之外的专利申请，只要初审合格，则可进行专利授权，不合格的修改重新提交。

（6）专利通过审查，领取专利证书。

四、居家照护用具改进步骤

1. 评估问题

根据发现的问题，可以成立问题改进小组，互相交流对此问题的认识、看法，评估是否存在不安全的因素，评估用品使用中的优缺点，找出改良的必要性。例如，在清洁照护中，会阴部的清洁特别重要，固定式坐浴架会使被照护者下蹲过低，舒适感降低且风险增大。发现此问题后要立即记录下来，同时和其他同事交流沟通，了解大家对此问题的看法，评估解决此问题的可行性及意义。

2. 查阅文献

获取文献的途径一般有数据库、专业网站、App、专业微信公众号等。数据库包括万方数据、中国知网、维普期刊等，例如万方数据包括数字化期刊全文数据库、中国学位论文数据库、中国学术会议论文文摘数据库等；专业网站有医脉通等；专业微信公众号有 Pubmed 文献检索等。通过查找文献，可获取相关的措施、方法或技术的理论支持，了解他人的研究有无可以借鉴的地方，寻求是否有解决问题的新方法，或与之相关的理论依据，寻求新的解决方法，为用品技术改良打下基础。

3. 提出改良建议

通过创新思维，提出可解决问题的改良方法。利用常用的工具，在不影响用品原有功能的情况下，改变一些用品的结构，以更能适合照护对象使用。

4. 撰写改进方案

先写题目，即自己所准备撰写的方案主题，正文第一段写发现的问题及用具改良的必要性；第二段描述具体做法、具体技术、具体措施，以及方案采用的措施、方法或技术的理论支持及依据；第三段描述改良的经验或技术对照护对象有何种益处，照护对象在哪些方面得到改善，即使用后的照护效果，如果有改良前后的数据对比，请尽量在方案中列出，数据务必真实、可靠，原始数据务必保留；第四段讨论分析实施改良后的照护效果；最后列出所参考的文献。

5. 交流论证

将改良建议与同行进行交流，或试用改良用品，务必征求管理者和使用者及家属同意，同时进行多方循证。

6. 试行观察

观察改良后用品的使用情况。将改良意见告知家属或相关人员。

【照护改进实例】

写完的改进方案可以转化为论文或专利。论文或专利是研究工作的总结，是科研实践过程的重要阶段成果，要求立意创新、内容真实、结果可靠，在理论上对实践有指导意义。论文的内容须侧重健康照护师自己做过的事，总结出来的内容对专业发展要有帮助和有参考价值。

举例说明：一种计重型纸尿裤的研制和使用

一种计重型纸尿裤的研制和使用

黄素素[1]，张晓彤[1]，张帅[1]，刘玉君[2]，王丽娇[3]，刘彦慧[1]

（1. 天津中医药大学护理学院，天津 300193；2. 天津医科大学第二附属医院脑内科，天津 300211；3. 天津中医药大学第一附属医院急诊科，天津 300192）

题目：

题目可以草拟 2～3 个题目备选，也可以写出论文涉及的 3～5 个关键词。此文的题目为《一种计重型纸尿裤的研制和使用》，从题目中可以得出信息，此文的关键词包含计重和纸尿裤。题目拟定也可以等论文书写完毕后完成，仔细推敲后将关键词用合适的词语连接，形成最能表达方案的题目。文题要准确，让读者一看就能对全文有明确的了解。

作者署名：

书写作者姓名和工作单位，以便于联系或咨询（本文就是通过工作单位联系到作者，征得作者同意后作为案例进行展示讲解，所以单位一定要详细、具体）。

摘要：

摘要：普通成人纸尿裤给尿失禁等患者带来方便的同时，在使用过程中也存在一些不足：易暴露身体隐私、易导致皮肤压疮、不易测量尿量等。针对存在的诸多问题，本研究创新设计出了一种计重型纸尿裤，其整体外观设计为短裤形状，增加了按摩球、单向性透气孔、计重功能层等结构设计，旨在满足患者的多重需要，提高护理人员的工作效率和满意度。

摘要就是论文的概要，使读者能在较短的时间内了解论文的概况，方便他人快速阅读和理解论文。此案例的摘要包含两层意思，第一句话是说目前纸尿裤使用中的问题，特别是不能准确记录尿量；第二句话是说本文设计纸尿裤的结构，可以解决记录尿量方面的问题。两句话一目了然、简明扼要地说明了此论文的概况。

关键词：

尿失禁；纸尿裤；计重功能

关键词在论文中出现的频率比较多，关键词一般写 3 ~ 5 个。此论文的关键词是尿失禁、纸尿裤和计重功能。三个关键词充分反映了此文的主要内容，便于读者了解论文的主题，同时如果需要检索纸尿裤相关研究时，在数据库关键词检索栏输入纸尿裤，就可以检索到纸尿裤许多相关研究。所以关键词应尽可能用规范语言。

前言：

> 昏迷、瘫痪、尿失禁等患者，由于肢体活动受限或神经功能障碍不能自主控制排尿[1]，常需穿戴成人纸尿裤。成人纸尿裤在使用过程中存在一些问题：（1）目前市场上普通纸尿裤多设计为简易丁字形或内裤型，患者使用时会产生尴尬、自卑等负面情绪；（2）普通纸尿裤虽能够锁住水分，但不能锁住水蒸气和热气[2]，影响患者的舒适度；（3）昏迷、瘫痪、尿失禁等患者往往需要记录出入量，普通纸尿裤不具备测量尿量的功能。护理人员常根据自己的经验进行估算。针对以上问题，笔者对普通纸尿裤进行了改良，创新设计一种计重型纸尿裤，经临床应用，效果满意，现介绍如下。

前言中尽可能描述发现的问题，以及问题可能带来的危害性。此文的前言直接点题，描述纸尿裤目前使用中存在的问题有 3 个，3 个问题的描述逻辑关系严密，而且前两点均有参考文献，增强了说服力度，最后引出本文需要解决的问题是纸尿裤的计重，此文的前言虽然简洁，但逻辑关系清晰，问题提出明确，并且有相关的数据支持，让读者能获取本论文的研究价值和意义。

方法：

> 1　材料与制作方法
>
> 1.1　材料。包括柔软的棉布、无纺布、绒毛浆、高分子吸水材料等。
>
> 1.2　制作方法。计重型纸尿裤整体外观设计为男女均适用的短裤形状，主要由核心部分、重量显示器和裤管构成。核心部分设计成小码、中码和大码 3 种尺寸；重量显示器镶嵌在核心部分最外层；裤管为核心部分的延伸，由普通棉布料制成。
>
> 2　使用方法
>
> 使用计重型纸尿裤时，与穿戴其他普通短裤一样，仅需将患者下肢穿过纸尿裤的两个裤管即可。当需要记录患者的尿量时，仅需观察重量显示器显示的重量，必要时再换算成相应的毫升数即可。

此部分是论文的重要内容，将照护用具改造的做法、技术、措施等做详细的描述。此文对纸尿裤设计中所用的材料、设计方法逐一详细阐述，并通过图画的方式直观展示，使读者阅读此部分后可详细了解照护用具在哪些方面得到了改善，以及改善的原理、改进过程及内容等。

结果、结论与讨论：

3 优点

3.1 保护患者的隐私。计重型纸尿裤巧妙设计成短裤形状，与普通衣物无异，具有不惹眼、不醒目的特性，能够缓解患者尴尬、自卑等负面心理。

3.2 预防皮肤并发症。计重型纸尿裤在亲水层增加按摩球结构设计，减轻尿液对皮肤的刺激作用，减少皮肤发红、发炎、压疮等并发症。

3.3 提高患者的舒适度。计重型纸尿裤在防漏层增加单向性透气孔结构设计，又有效促进水蒸气向外蒸发扩散，有利于保持纸尿裤的干爽舒适。

3.4 计重功能提高护理人员的工作效率。计重型纸尿裤增加计重功能层结构设计，从而有效提高护理人员的工作效率和满意度。

此部分罗列本文的结果，对结果进行分析和综合，阐述纸尿裤设计的优点，说明此设计与他人研究的区别以及创新性等。